Stavemann (Hrsg.)

Therapie-Tools
Integrative KVT

E-BOOK INSIDE + ARBEITSMATERIAL

Mit diesem Buch erhalten Sie einen Download-Code
für die PDF-Version dieses Buches inklusive Arbeitsmaterial.

So laden Sie Ihr E-Book inside herunter:

1. Öffnen Sie die Website: http://www.beltz.de/ebookinside
2. Geben Sie den untenstehenden Download-Code ein und füllen Sie das Formular aus.
3. Nach Abschicken des Formulars erhalten Sie Ihren Download-Link per E-Mail.
4. Beachten Sie bitte, dass der Code nur einmal gültig ist. Bitte speichern Sie die Datei auf Ihrem Computer.

Download-Code

773MK-UZ6SD-DC4DV

Harlich H. Stavemann (Hrsg.)

Therapie-Tools Integrative KVT

Mit E-Book inside und Arbeitsmaterial

BELTZ

Anschrift des Herausgebers:

Dr. Harlich H. Stavemann, Dipl.-Psych.
Institut für Integrative Verhaltenstherapie (IVT)
Osterkamp 58
22043 Hamburg

1. Auflage 2015

Werderstraße 10, 69469 Weinheim
Programm PVU Psychologie Verlags Union
http://www.beltz.de

Lektorat: Claudia Silbereisen
Herstellung: Uta Euler
Umschlagbild: Sonja Frank
Satz: Markus Schmitz, Altenberge
Gesamtherstellung: Beltz Bad Langensalza GmbH, Bad Langensalza

Printed in Germany

ISBN 978-3-621-28264-2

Inhalt

Vorwort

Integrative Kognitive Verhaltenstherapie

Von der KVT zur Integrativen KVT. Die kontinuierliche Entwicklung Kognitiver Verhaltenstherapie wurde im letzten Jahrzehnt durch den Einbezug von Verfahren anderer therapeutischer Konzepte insbesondere zur Behandlung spezifischer Krankheitsbilder und durch Verfahren der »dritten Welle« befruchtet. Die Integrative KVT berücksichtigt etliche dieser Veränderungen, die sich widerspruchsfrei in das Konzept der KVT integrieren lassen, und beschreibt damit den State of the Art kognitiv-verhaltenstherapeutischer Behandlungs- und Interventionsstrategien.

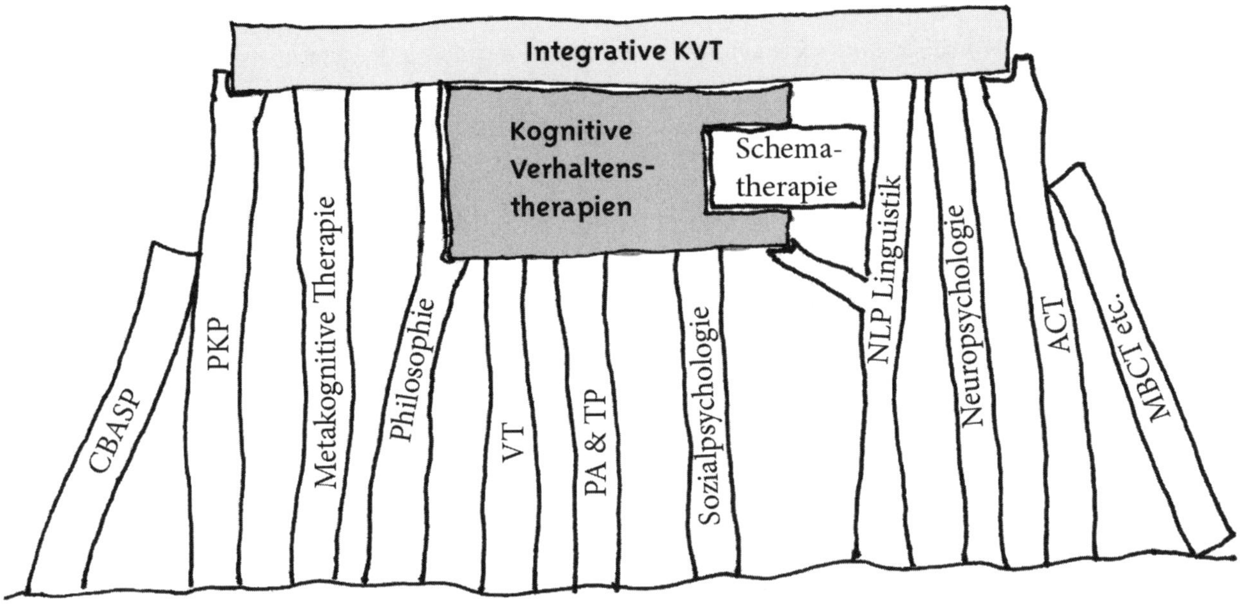

Ziel der Therapie-Tools

Dieser Band der Reihe »Therapie-Tools« stellt kognitiv-verhaltenstherapeutisch arbeitenden Kolleginnen und Kollegen nützliche Kurztests, Informations- und Arbeitsblätter für den psychotherapeutischen Arbeitsalltag zur Verfügung. Die Tools erleichtern nicht nur das Planen und Durchführen des Therapieprozesses, sondern unterstützen Therapeuten auch beim konkreten therapeutischen Vorgehen und liefern für Patienten informative, psychoedukative oder repetitive Arbeitsunterlagen.

Die Tools sind sowohl für problemorientiert arbeitende Kolleginnen und Kollegen geeignet (hierzu insb. Teil I), als auch für diejenigen, die ihre Therapie bevorzugt symptomorientiert ausrichten und manualisiert aufbauen (hier insb. die Teile 3 u. 4).

Gliederung des vorliegenden Bandes der »Therapie-Tools«

Teil I liefert Materialien für die typische Integrative KVT im ambulanten Setting in den acht Therapiephasen von Erstgespräch bis Training und das Bahnen der neu erarbeiteten Konzepte. Das eindeutig humanistische Therapiemodell sucht nach Einzelfalllösungen aus der Perspektive des Patienten und unterscheidet sich damit im Vorgehen wesentlich von dem, was bei standardisierten Modulen und Manualen beschrieben wird.

Teil II steuert zusätzliche Therapie-Materialien für spezifische Patientengruppen bei (z. B. Kinder und Jugendliche, Senioren, stationäre und Beratungssettings, Therapie mit Gewalttätern).

Teil III beschreibt Therapie-Materialien für spezifische Krankheitsbilder und Symptome (Angst-, depressive und bipolare Erkrankungen, Zwangs- und Essstörungen, Sucht, Schizophrenie, PTBS und neurologische Erkrankungen).

Teil IV liefert Arbeitsmaterialien für modifizierte KVT-Behandlungsansätze wie IRRT, CRT und für achtsamkeitsbasierte Verfahren.

Teil V beinhaltet in erster Linie Materialien für Therapeuten für besondere Therapiesituationen (Infos und Vorgehen bei gleichzeitiger Psychopharmakotherapie, Vorgehen bei Anfällen und Gewalt- oder Suizidandrohung des Patienten sowie das Vorgehen beim Einsatz hypnotischer Verfahren).

Bei der Bearbeitung der Arbeits- und Informationsblätter werden Ihnen folgende Icons in diesem Buch begegnen.

T **»Therapeut/in«:** Dieses Icon kennzeichnet Arbeits- und Informationsblätter, die nur für den Therapeuten selbst gedacht sind.

P **»Patient/in«:** Mit diesem Icon ausgehändigte Arbeits- oder Informationsblätter werden dem Patienten bzw. Klienten zur Bearbeitung ausgehändigt.

A **Angehörige:** Dieses Icon kennzeichnet Informationsblätter, die Angehörigen von Patienten/Klienten ausgehändigt werden.

»Ran an den Stift«: Dieses Icon fordert auf, einen Stift zur Hand zu nehmen. Überlegungen und Antworten auf Impulsfragen können dann entweder direkt auf dem jeweiligen, mit Schreiblinien versehenen Arbeitsblatt oder bei größerem Schreibzeilenbedarf bzw. bei Impulsfragen ohne vorgegebene Schreiblinien auf eigenen, zusätzlichen Notizblättern aufgeschrieben werden.

»Weiterdenken«: Dieses Icon weist auf Varianten hin. Es werden Hinweise zum Weiterdenken, Fortführen und Variieren der Übungen gegeben.

Ich danke allen Beitragsautorinnen und -autoren und deren jeweiligen Verlagen für ihre Bereitschaft, ihre Arbeitsmaterialien für dieses »Therapie-Tools«-Buch zur Verfügung zu stellen.

Vaisala (Savaii), im Frühjahr 2015 *Harlich H. Stavemann*

I Materialien für das typische ambulante Setting

Phasen einer ambulanten Integrativen KVT

(1) Erstkontakt:

- Problem(e) und emotionale Belastung herausarbeiten und provisorisch diagnostisch einordnen
- Überblick über einen möglichen Therapieablauf geben
- Therapiemotivation und Krankheitseinsicht prüfen
- Organisatorische Fragen klären

(2) Exploration, Anamnese, Diagnose und Therapieplanung:

- Problem(e) und zugehörige emotionale, kognitive, physiologische/organische und Verhaltenssymptome explorieren
- Ggf. diagnostische Verfahren anwenden
- Problemgenese erheben
- Problem- und Verhaltensanalyse mit aufrechterhaltenden Bedingungen aufstellen
- Diagnose stellen
- Behandlungsziel festlegen
- Behandlungsplan erstellen
- Prognose abgeben

(3) Lebenszielanalyse und Lebenszielplanung (falls problemrelevant):

- Vorhandene Lebensziele herausarbeiten
- Lebensziele auf Realitätsbezug, Funktionalität, logische Konsistenz und Widerspruchsfreiheit prüfen
- Lebensziele ggf. neu formulieren bzw. neu aufbauen oder reduzieren lassen

(4) Wissensvermittlung und Aufbau der Krankheitseinsicht bei Patienten mit psychosomatischen Erkrankungen oder Verhaltensauffälligkeiten (falls problemrelevant):

- Krankheitsbezogene Informationen vermitteln (z. B. bei psychosomatischen Erkrankungen: Wie funktioniert der Kreislauf?)
- Zusammenhang zwischen seelischem Stress- / hohem Erregungsniveau und organischen Reaktionen aufzeigen
- Zusammenhang zwischen selbst initiiertem Erregungsanstieg (z. B. durch internen Alarm) und physiologischen Reaktionen (z. B. Herzrasen, Erröten) erklären, dysfunktionale Erklärungen reattribuieren

(5) Das kognitive Modell zur Emotionsentstehung und -steuerung vermitteln:

- Die Emotionsdefinition vermitteln
- Das kognitive Modell zur Emotionsentstehung und -steuerung sokratisch erarbeiten
- Das ABC-Modell einführen

(6) Dysfunktionale Konzepte und Denkstile identifizieren:

- Die hauptsächlichen dysfunktionalen Konzepte und Denkstile vermitteln
- Das ABC-Modell zur Identifikation und Rekonstruktion eigener dysfunktionaler Konzepte und Denkstile anwenden

(7) Identifizierte Konzepte und Denkstile auf Angemessenheit prüfen und neue, funktionale Konzepte erstellen lassen:

- Zielsetzungen erstellen lassen und auf Funktionalität prüfen
- Prüftechniken vermitteln
- Alle Teile des Bewertungssystems mit Hilfe von Disputtechniken und Sokratischen Dialogen auf Angemessenheit prüfen
- Funktionale B-Alternativen (B^{neu}) als Zusammenfassung der vorherigen Prüfung erstellen lassen
- In das Modell zur Selbstanalyse von Emotionen (SAE-Modell) einführen

(8) Die neuen Konzepte trainieren und bahnen:

- Funktionale Übungen sammeln
- Übungsleitern erstellen lassen
- Drehbücher zu den einzelnen Übungen erstellen lassen
- Das B^{neu} der funktionalen Übungen mit sukzessiv steigendem Schwierigkeitsgrad (1) auf der inhaltlich-logischen Ebene mit Hilfe von SAE-Modellen, (2) auf der Vorstellungsebene durch Imaginationsübungen und (3) auf der Verhaltensebene durch In-vivo-Übungen trainieren

Die vorangegangene Übersicht zeigt die acht typischen Therapiephasen einer ambulanten Integrativen KVT (s. Stavemann, 2014c, S. 34 f.). Entsprechend dieser Anordnung werden anschließend die jeweiligen Therapie-Tools angeführt.

Literatur zu diesem Buchteil

Stavemann, H. H. (2015). Sokratische Gesprächsführung in Therapie und Beratung (3. Aufl.). Weinheim: Beltz.

Stavemann, H. H. (2014a). Konzept der Problemorientierten Kognitiven Psychodiagnostik (PKP). In H. H. Stavemann & Y. Hülsner (Hrsg.), Der Blick hinter das Symptom: Problemorientierte Kognitive Psychodiagnostik und abgeleitete Behandlungspläne. Weinheim: Beltz.

Stavemann, H. H. (2014b). Integrative KVT. Die Therapie emotionaler Turbulenzen (5. Aufl.). Weinheim: Beltz.

Stavemann, H. H. (2014c). KVT-Praxis. Strategien und Leitfäden für die Integrative KVT (3. Aufl.). Weinheim: Beltz.

Stavemann, H. H. (2013). Frustkiller und Schweinehundbesieger. Geringe Frustrationstoleranz und Aufschieberitis loswerden. Weinheim: Beltz.

Stavemann, H. H. (2011). … und ständig tickt die Selbstwertbombe. Selbstwertprobleme erkennen und lösen. Weinheim: Beltz.

Stavemann, H. H. (2010). Im Gefühlsdschungel. Emotionale Krisen verstehen und bewältigen (2. Aufl.). Weinheim: Beltz.

Stavemann, H. H. (2008). Lebenszielanalyse und Lebenszielplanung in Therapie und Beratung. Weinheim: Beltz.

Stavemann, H. H. (1982). Meine Gedanken machen mich krank! Strukturiertes Arbeits- und Lesebuch mit Übungen für Betroffene zur Emotions-Therapie von Angst, Aggression, Depression, Verzweiflung. Lisse: Swets und Zeitlinger.

Wilken, B. (2012). Methoden der Kognitiven Umstrukturierung. Ein Leitfaden für die psychotherapeutische Praxis. Stuttgart: Kohlhammer.

Therapie-Verlaufsdokumentation

Harlich H. Stavemann

Den einzelnen Therapiephasen soll ein Therapie-Tool vorangestellt werden, das für sämtliche Sitzungen benötigt wird: die Therapie-Verlaufsdokumentation.
Das »Gesetz zur Verbesserung der Rechte von Patientinnen und Patienten« (BGB § 630f) vom 11.1.2013 schreibt eine fachliche Dokumentation in unmittelbarem zeitlichen Zusammenhang mit der Behandlung vor (hierzu gehören u. a. sämtliche für die aktuelle und zukünftige Behandlung wesentlichen Maßnahmen und Ergebnisse, z. B. Anamnese, Diagnosen, Testergebnisse, Befunde, Interventionen und deren Erfolg, Einwilligungen wie Entbinden von der Schweigepflicht, Arzt- und Entlassungsberichte).
Das **AB 1**, die Verlaufsdokumentation, enthält die Therapiedokumentation des Therapeuten mit konkreten Interventionsbeschreibungen und ihrer Evaluation, der inhaltlichen Beschreibung der einzelnen Sitzungen, ihrer Ziele und den Bezug zum Therapieplan (mod. nach Stavemann, 2014c).

Achtung: Patienten besitzen gemäß § 630g BGB ein Recht auf Einsichtnahme in die *vollständige* Patientenakte (Ausnahme: begründeter Verdacht auf unmittelbare negative Auswirkungen durch die Einsichtnahme oder bei erheblicher Verletzung von Rechten Dritter). Persönliche Aufzeichnungen des Therapeuten gehören daher nicht in die einsichtsfähigen Daten der Patientenakte. Die Dokumentationsunterlagen sind nach Therapieende zehn Jahre missbrauchsgeschützt aufbewahrungspflichtig.

Quellennachweis

Das verwendete Arbeitsblatt stammt leicht modifiziert aus:
Stavemann, H. H. (2014). KVT-Praxis. Strategien und Leitfäden für die Integrative KVT (3. Aufl.). Weinheim: Beltz.

AB 1 /

Therapie-Verlaufsdokumentation

vom ..../........../.......... für Pat.-Code:

.... Std. von ...., Bewilligung vom .... durch ....-Krankenkasse

Diagnose: ....

zurzeit bearbeitetes Therapieziel: ....

Inhalt:

Stundenprotokoll besprechen: ☐ i. O. ☐ nicht gemacht, weil: ....

Verbesserungen: ....

....

Hausaufgabe besprechen: ....

....

....

Evaluation der HA: ....

....

....

Stundenziel: ....

Vorgehen: ....

....

....

....

Evaluation: ....

....

....

....

Störungen: ....

....

....

Beziehung: ....

....

....

Besonderes: ....

....

....

....

Neue Hausaufgabe: ....

....

Nächster Termin am: ....

KAPITEL 1 /

Erstkontakt

Harlich H. Stavemann

- ► INFO 1/Leitfaden für ein KVT-Erstgespräch
- ► INFO 2/Leitfaden zum Erheben des psychischen Problems anhand einer impliziten ABCZ-Erstellung
- ► AB 2/Eigenschaftsbeurteilungsliste
- ► AB 3/Fragebogen zur Lebensgeschichte und Problematik
- ► INFO 3/Psychotherapie und Kognitive Verhaltenstherapie
- ► AB 4/Therapiekontrakt (RVO- und Ersatzkassenleistungen)
- ► AB 5/Zusatzerklärung bei der Privatbehandlung von Kassenpatienten
- ► AB 6/Therapiekontrakt (Privatbehandlung nach GOP)
- ► AB 7/Schweigepflichtentbindung
- ► AB 8/Schweigepflichtentbindung zum Anfordern von Vorbefunden

Der Erstkontakt dient hauptsächlich dazu, um zu prüfen, ob eine Psychotherapie indiziert ist und ob der Klient die hierzu nötigen Inputs zu liefern bereit ist. Der Therapeut prüft, ob der Klient unter einem psychischen Problem leidet, das ambulant zu behandeln ist; der Klient entscheidet, ob er sich auf den vom Therapeuten grob skizzierten (noch vorläufigen) Therapieprozess einlassen möchte.
Die im Folgenden beschriebenen Arbeitsblätter helfen, diese inhalts- und arbeitsintensive Sitzung zu strukturieren und stellen Arbeitsblätter und Formulare zur Verfügung, um die notwendigen Voraussetzungen für die anschließende Anamnese und einen Therapiebeginn zu erhalten.

INFO 1/Leitfaden für ein KVT-Erstgespräch und **INFO 2/Leitfaden zum Erheben des psychischen Problems anhand einer impliziten ABCZ-Erstellung** dienen dem Therapeuten, um das hier notwendige Vorgehen zu planen und die therapeutische Struktur im Auge zu behalten.

AB 2/Eigenschaftsbeurteilungsliste hilft beim Erstellen des psychischen Befunds.

AB 3/Fragebogen zur Lebensgeschichte und Problematik wird zur Exploration und Problemanalyse verwendet. Es wird entweder nach dem Erstkontakt ausgegeben oder vor dem ersten Treffen zugeschickt.

INFO 3/Psychotherapie und Kognitive Verhaltenstherapie ist ein Informationsblatt für Klienten. Es wird nach dem Erstgespräch ausgegeben, um die dort bereits vermittelten Inhalte zu Hause nachlesen zu können.

AB 4/Therapiekontrakt (RVO- und Ersatzkassenleistungen) und **AB 6/Therapiekontrakt (Privatbehandlung nach GOP)** sind Therapiekontrakte für Kassen- und Privatpatienten. Sie werden nach dem Erstgespräch ausgegeben und sofort oder später, spätestens jedoch vor der nächsten Sitzung unterschrieben.

AB 5/Zusatzerklärung bei der Privatbehandlung von Kassenpatienten wird benötigt, wenn ein Kassenpatient eine Behandlung als Privatpatient wünscht (z. B. bei freiwillig gesetzlich Versicherten, bei denen eine Behandlung als Privatpatient zulässig ist, oder weil der Klient aus anderen Gründen keine Abrechnung über seine gesetzliche Krankenversicherung wünscht).

AB 7/Schweigepflichtentbindung dient der Schweigepflichtentbindung für den Therapeuten gegenüber anderen Behandlern, Familienangehörigen, Ämtern etc., für die der Klient den Therapeuten von seiner Schweigepflicht entbinden möchte.

AB 8/Schweigepflichtentbindung zum Anfordern von Vorbefunden wird eingesetzt für die Schweigepflichtentbindung von Vorbehandlern, z. B. wenn in Absprache mit dem Klienten Behandlungs- oder Entlassungsberichte, Befunde oder Diagnosen angefordert werden.

Literatur

Stavemann, H. H. (2014). KVT-Praxis. Strategien und Leitfäden für die Integrative KVT (3. Aufl.). Weinheim: Beltz.

Quellenverzeichnis

Die in diesem Kapitel verwendeten Arbeitsblätter stammen modifiziert aus Stavemann (2014).

INFO 1 /

T

Leitfaden für ein KVT-Erstgespräch

Versuchen Sie, in 30 Minuten das/die psychische/n Problem/e des Patienten und dessen/deren Symptomatik zu erfassen und es provisorisch diagnostisch einzuordnen. Folgende Fragen können Ihnen dabei dienlich sein:

(1) Patienten begrüßen und einleitend Inhalt und Ziel des Erstgesprächs erläutern: Was hat der Patient darin zu erwarten, was wird heute besprochen, was später?
(2) Warum kommt der Patient? Wer hat ihn »geschickt«? Warum kommt er gerade jetzt?
(3) Das/die psychische(n) Problem(e) herausarbeiten und resultierende Symptome erheben: Unter welchen Emotionen, Verhaltensweisen und Konsequenzen leidet der Patient? Kurze Problemgenese: Wie häufig? Wie lange schon? Wie stark? Welche Beeinträchtigungen gibt es im Alltag? Erstmalig? Falls nein: zeitliche Entwicklung.
(4) Welche kognitiven Muster sind erkennbar? Implizit ein exemplarisches ABCZ-Modell erheben (AB 3). Auf Symptomgewinn und aufrechterhaltende Bedingungen achten.
(5) Liegen weitere, z. B. hierarchische Probleme vor? In welcher Form und Bedingung? Zeitlicher Verlauf?
(6) Erster Eindruck: Wodurch ist die Patientenpersönlichkeit gekennzeichnet? (AB 4). Typische Widerstände und Muster?
(7) Vorläufige diagnostische Einordnung vornehmen und erläuternde Rückmeldung an den Patienten geben.
(8) Könnte es somatische Ursachen für die Beschwerden geben? Gibt es körperliche Beschwerden oder Erkrankungen, die die Problematik verursachen (z. B. Schilddrüsenerkrankung, Hormonstörung) oder die dadurch bedingt sein könnten (z. B. psychosomatische Erkrankungen)?

Versuchen Sie in den verbleibenden 20 Minuten folgende Punkte zu klären bzw. zu besprechen:

(9) Über welche Bewältigungsstrategien und Therapieerfahrungen verfügt der Patient?
(10) Welcher Erfolg?
(11) Welche konkreten Erwartungen und Therapieziele hat der Patient?
(12) Therapeutisches Vorgehen erläutern: Was hat der Patient in seiner Behandlung zu erwarten? Möchte er das? Motivation stärken.
(13) Therapieziel vereinbaren, Therapiekontrakt besprechen und abschließen.
(14) Organisatorisches: Kostenträger, Termine, ggf. somatische Abklärung veranlassen etc.
An Patienten aushändigen:
- Fragebogen zur Lebensgeschichte und Problematik (AB 5)
- Informationen zur Psychotherapie/Kognitiven Verhaltenstherapie (AB 6)

An Patienten aushändigen und unterschreiben lassen:
- Therapiekontrakt (AB 7 bei Kassenpatienten, AB 9 bei Privatpatienten)
- Ggf. Zusatzvereinbarung bei der Privatbehandlung von Kassenpatienten (AB 8)
- Schweigepflichtentbindung (AB 10)
- Schweigepflichtentbindung anderer Behandler zur Berichtanforderung (AB 11)

INFO 2 /

T

Leitfaden zum Erheben des psychischen Problems anhand einer impliziten ABCZ-Erstellung

Die Punkte 1 bis 8 bilden den Leitfaden für das Erheben eines emotionalen Problems anhand eines implizit erstellten ABCZ-Modells z. B. im Erstkontakt.

(1) **Rohmaterial sammeln.** Der Patient berichtet über sein Problem oder seinen Anlass für den Erstkontakt.

(2) **A und C1 erfragen und aufschreiben.** Aus dem, was der Patient berichtet, wird eine problemtypische Emotion oder Situation gewählt und das dazugehörige C1 oder A erfragt.

(3) **Bewertungen rekonstruieren.** In der Regel wird das Bewertungssystem (B1, B2 und B3) am einfachsten durch eine Rekonstruktion »von unten« erarbeitet (zum Vorgehen s. Stavemann, 2014b, S. 181 ff.).

(4) **ABC zusammenfassen.** Das gesammelte Material wird nach A, B1, B2, B3, C1 und C2 sortiert.

(5) **Problemidentifikation.** Ist dies ein typisches Beispiel für das Problem, weshalb der Patient kommt? Fall nicht: Zurück zu (1).

(6) **Zielformulierung.** Prüfen, ob der Patient bereits über funktionale Zielvorstellungen (Z1 und Z2) verfügt. Welche Emotion und welche Verhaltensweise hält er in der beschriebenen Situation für angemessen und zielführend?

(7) **Auf übergeordnete Probleme prüfen.** Was hält der Patient davon, wie er reagiert?

(8) **Problemhierarchie erstellen.** Liegen übergeordnete Probleme vor, wird zunächst deren hierarchische Struktur und interner Ablauf erarbeitet und dem Patienten der Zusammenhang deutlich gemacht.

(Im Erstkontakt können ggf. die Punkte 7 und 8 entfallen und dann in den weiteren Anamnesegesprächen exploriert werden.)

AB 2 /

Eigenschaftsbeurteilungsliste

YAVIS	(4)	(3)	(2)	(1)	(0)	(1)	(2)	(3)	(4)	non-YAVIS
misstrauisch	(4)	(3)	(2)	(1)	(0)	(1)	(2)	(3)	(4)	vertrauensvoll
kämpferisch	(4)	(3)	(2)	(1)	(0)	(1)	(2)	(3)	(4)	unterordnend
modisch	(4)	(3)	(2)	(1)	(0)	(1)	(2)	(3)	(4)	bieder
rigide	(4)	(3)	(2)	(1)	(0)	(1)	(2)	(3)	(4)	liberal
gehemmt	(4)	(3)	(2)	(1)	(0)	(1)	(2)	(3)	(4)	gewandt
ehrlich	(4)	(3)	(2)	(1)	(0)	(1)	(2)	(3)	(4)	maskenhaft
intellektuell	(4)	(3)	(2)	(1)	(0)	(1)	(2)	(3)	(4)	schlicht
introvertiert	(4)	(3)	(2)	(1)	(0)	(1)	(2)	(3)	(4)	extravertiert
gekünstelt	(4)	(3)	(2)	(1)	(0)	(1)	(2)	(3)	(4)	kongruent
orientiert	(4)	(3)	(2)	(1)	(0)	(1)	(2)	(3)	(4)	desorientiert
hektisch	(4)	(3)	(2)	(1)	(0)	(1)	(2)	(3)	(4)	ruhig
spontan	(4)	(3)	(2)	(1)	(0)	(1)	(2)	(3)	(4)	überlegt
emotional offen	(4)	(3)	(2)	(1)	(0)	(1)	(2)	(3)	(4)	kontrolliert
vermeidend	(4)	(3)	(2)	(1)	(0)	(1)	(2)	(3)	(4)	aktiv
dominant	(4)	(3)	(2)	(1)	(0)	(1)	(2)	(3)	(4)	unterwürfig
widerstandsbesetzt	(4)	(3)	(2)	(1)	(0)	(1)	(2)	(3)	(4)	kooperativ
lebensbejahend	(4)	(3)	(2)	(1)	(0)	(1)	(2)	(3)	(4)	suizidal
realitätsgeleitet	(4)	(3)	(2)	(1)	(0)	(1)	(2)	(3)	(4)	wunschgeleitet
schicksalsergeben	(4)	(3)	(2)	(1)	(0)	(1)	(2)	(3)	(4)	eigenverantwortlich

Besonderheiten:

P

Fragebogen zur Lebensgeschichte und Problematik

[Anschriftenfeld Praxis/Klinik]

Liebe Patientin, lieber Patient,
Sie haben sich für eine psychotherapeutische Behandlung oder psychologische Beratung angemeldet. Dieser Fragebogen soll in gedrängter Form ein Bild Ihrer Lebensgeschichte und Umwelt vermitteln, denn effektive Psychotherapie oder Beratung ist in besonderem Maße auf Ihre individuelle Lebensgeschichte, besonderen Lebensumstände, aktuelle Problematik und persönlichen Zielsetzungen zugeschnitten. Die Kenntnis dieser Bereiche ist daher wichtige Voraussetzung und Grundlage für Ihre Behandlung oder Beratung. In den nächsten Sitzungen werden ggf. offengebliebene und weiterführende Fragen besprochen. Ihre Mitarbeit ist für den Erfolg Ihrer Therapie oder Beratung maßgeblich. Beantworten Sie bitte möglichst alle Fragen. Bei einigen Fragen sind Antwortalternativen vorgegeben, kreuzen Sie dort bitte das am ehesten Zutreffende an. Bei allen übrigen Fragen schreiben Sie bitte Ihre Antwort so ausführlich wie möglich auf separates Papier. Vermutlich werden Sie 4 bis 8 Stunden für die sorgfältige Beantwortung benötigen, je nachdem, wie umfangreich Ihr Problem ist und wie lange Sie brauchen, um über die einzelnen Fragen nachzudenken. Je exakter und zutreffender Ihre Antwort, umso präziser ist Ihre erfolgreiche Behandlung planbar! Ihre Angaben unterliegen der Schweigepflicht und werden streng vertraulich behandelt. Kein Außenstehender ist berechtigt, diesen Fragebogen ohne Ihre Zustimmung einzusehen. Der Fragebogen ist kodiert, um keine Rückschlüsse auf den Beantwortenden zuzulassen. Geben Sie daher bei der Beantwortung der Fragen bitte keine Familiennamen an.

Allgemeine Angaben

Geschlecht: ☐ W ☐ M   Alter: .... Jahre   geboren am: ....
in: ....
Körpergröße: .... cm   Gewicht: .... kg
Schulabschluss: ....
erlernter Beruf: ....   zuletzt ausgeübte Tätigkeit: ....

Ich arbeite z. Zt.
☐ angestellt   ☐ beamtet   ☐ selbstständig   ☐ als Hausfrau/-mann   seit: ....

Ich bin momentan
☐ arbeitslos   ☐ berentet   ☐ berufstätig   ☐ krankgeschrieben   seit: ....

Familienstand:
☐ ledig   ☐ verlobt   ☐ verheiratet   ☐ in Trennung lebend   seit: ....
☐ geschieden   ☐ verwitwet   ☐ wiederverheiratet   seit: ....

Anzahl Ihrer Kinder mit Vornamen und Alter: ....
Bitte führen Sie alle Personen an, die z. Zt. in Ihrem Haushalt leben (keine Familiennamen):
....
Name und Anschrift Ihrer Krankenkasse und ggf. Beihilfestelle sowie Versicherungsnummer(n):
....
Falls Sie im Rahmen einer Familienversicherung mitversichert sind, geben Sie bitte den Vornamen, das Geburtsdatum und die Anschrift des Versicherungsnehmers an:
....
Ich bin an diese Praxis verwiesen worden durch: ....

Zum Problem

Beschreiben Sie bitte auf gesondertem Papier in eigenen Worten Ihre hauptsächlichen Probleme und Beschwerden und die Ereignisse und Erinnerungen aus Ihrem Leben, von denen Sie glauben, dass sie mit Ihrem jetzigen Problem oder Ihren aktuellen Beschwerden in Verbindung stehen.
Zur Einordnungshilfe Ihrer Probleme kreuzen Sie zunächst die Gefühls- und Verhaltensweisen an, unter denen Sie am meisten leiden:

☐ soziale Vereinsamung: ☐ aktuell oder ☐ drohend. ☐ Habe kein Interesse mehr an anderen.
☐ zwanghaftes Verhalten, Grübeln, Kontrollieren: ....
☐ übermäßig Essen, Naschen, Arbeiten, Spielen, Sex, Internet, Rauchen, Alkohol, Sonstiges:
....
☐ Neigung zur Selbstbestrafung, indem ich mich: ....
☐ kann mich schwer: ☐ unterordnen ☐ auf lästige Dinge konzentrieren ☐ zu etwas aufraffen
☐ ich bin zu oft: ☐ aggressiv ☐ impulsiv/unkontrolliert ☐ faul/träge ☐ schüchtern/angepasst
☐ ich will zu oft: ☐ Recht haben ☐ alles kontrollieren ☐ Mittelpunkt sein ☐ beliebt sein
☐ ich fange energievoll alles Mögliche an, führe es dann aber selten zu Ende
☐ ich mag an mir nicht, dass ich: ....

Ich leide zu häufig unter folgenden Gefühlen:

☐ Angst vor .... ☐ mit Panikanfällen
☐ Ärger wegen .... ☐ mit Wutanfällen
☐ Scham wegen .... ☐ mit Selbstärger ☐ mit Selbstwertproblemen
☐ Trauer wegen .... ☐ Mitleid mit .... ☐ Selbstmitleid
☐ Deprimiertheit ☐ Hoffnungslosigkeit ☐ allgemeine Gleichgültigkeit
☐ ich verliebe mich zu oft und leide an den Konsequenzen
☐ nachträglich betrachtet sehe ich vieles zu positiv und freue mich zu früh

Bei mehreren Problemen beantworten Sie bitte die Fragen 1 bis 10 für jedes Problem separat. Die nachstehende Gliederung soll Ihnen helfen, alle wesentlichen Punkte zu berücksichtigen.

(1) Was veranlasst Sie, gerade jetzt therapeutische Hilfe oder Beratung in Anspruch zu nehmen? Gibt es einen aktuellen Anlass, akute Beschwerden oder Probleme in Ihrem sozialen Umfeld?
(2) In welchen Situationen, bei welchen Personen oder Tätigkeiten tritt das Problem besonders stark oder besonders wenig auf? Haben Sie eine Erklärung dafür?
(3) Wie oft treten das Problem und die damit verbundenen Beschwerden pro Tag oder Woche auf?
(4) Wobei behindern Sie das Problem oder die mit dem Problem verbundenen Beschwerden?
(5) Wie reagiert Ihre Umwelt (Partner, Familie, Arbeitskollegen) auf Ihr Problem oder die Beschwerden?
(6) Wie verhalten Sie sich, wenn das Problem oder die Beschwerden auftreten? Welche Gedanken, Phantasien oder Gefühle haben Sie dabei?
(7) Gibt es körperliche Begleiterscheinungen, wenn Ihr Problem oder deren Symptome auftreten?
(8) Was würde sich in Ihren Lebensumständen verbessern, wenn Sie Ihr Problem nicht mehr hätten?
(9) Auf welche teilweise angenehmen oder entlastenden Konsequenzen oder Reaktionen Ihrer Umwelt müssten Sie vermutlich verzichten, wenn Sie Ihr Problem oder die Beschwerden nicht mehr hätten?
(10) Welche Ursachen sehen Sie selbst für das Problem? Haben Sie bisher schon etwas dagegen unternommen? Falls ja: Was?

Fragebogen zur Lebensgeschichte und Problematik

Elternhaus

(11) Heutiges Alter und Beruf der Eltern. Wie lange sind/waren sie berufstätig? Falls inzwischen verstorben: Wann und woran?

(12) Falls sich Ihre Eltern haben scheiden lassen: Wann war das? Wo wuchsen Sie auf? Wie alt waren Sie bei der Scheidung? Wie kamen Sie damit zurecht?

(13) Falls Sie in einem Heim oder Internat aufgewachsen sind: Wann bzw. wie lange und weshalb waren Sie dort? Wie kamen Sie damit zurecht?

(14) Beschreiben Sie bitte aus Ihrer damaligen und heutigen Sicht die Persönlichkeit Ihrer Eltern bzw. Erzieher und Ihre Einstellung ihnen gegenüber (früher und heute).

(15) Wie haben Ihre Eltern Sie erzogen? Worauf haben sie besonderen Wert gelegt? Auf welche Art wurden Sie durch wen wofür belohnt oder bestraft?

(16) Konnten Sie Ihren Eltern bzw. Erziehern vertrauen? Falls nein: Weshalb nicht?

(17) Beschreiben Sie die Atmosphäre in Ihrem Elternhaus bzw. dem Haus oder Heim, in dem Sie aufgewachsen sind. Wie war das Verhältnis zwischen den Eltern bzw. Erziehern und Kind(ern)?

(18) Geben Sie einen Überblick über Ihre religiöse Erziehung und Ihre heutige Einstellung zu religiösen Fragen. Sind Sie Mitglied einer Glaubensgemeinschaft?

(19) Falls Sie Geschwister haben: Führen Sie bitte ihren Vornamen, Alter, Beruf und Familienstand an, und schildern Sie Ihre Beziehung zu ihnen (früher und heute).

(20) Gibt es oder gab es in Ihrer Familie oder Verwandtschaft jemanden, der ähnliche Probleme oder Beschwerden hat wie Sie?

Schule, Ausbildung, Beruf

(21) Gab es besondere Auffälligkeiten, Erlebnisse oder Beschwerden in der Vorschulzeit, der Einschulung, Schulzeit, Lehrzeit oder Studienzeit?

(22) Beschreiben Sie Ihre Kontakte zu Mitschülern und Lehrern und Ihr Verhältnis zu Gleichaltrigen. Hatten Sie einen Spitznamen, wurden Sie oft gehänselt? Waren Sie Außenseiter? Weswegen?

(23) Geben Sie Ihre Schwächen und Stärken in Schule, Lehrzeit oder Studium an.

(24) Geben Sie bitte einen Überblick über Ihre Ausbildungszeit (Schule, Lehre, Studium) in zeitlicher Abfolge. Nennen Sie die Gründe für eventuelle Schwierigkeiten, Misserfolge, Wechsel oder Abbrüche.

(25) Beschreiben Sie Ihren beruflichen Werdegang und Ihre jetzige Arbeitssituation (Tätigkeit; Stunden pro Woche; Kontakt und Probleme mit Vorgesetzten, Kollegen, Untergebenen; Einkommen). Sind Sie zufrieden mit dem Ist-Zustand? Sehen Sie Probleme?

Soziale Kontakte, Partnerbeziehungen, Ehe

(26) Bitte beschreiben Sie Ihre Kontakte zu gleichaltrigen Jungen und Mädchen bzw. Männern und Frauen während und nach Ihrer Pubertät.

(27) Schließen Sie leicht Freundschaften? Falls es Ihnen schwerfällt: Woran liegt das?

(28) Fällt es Ihnen schwer, Freundschaften oder Partnerschaften aufrechtzuerhalten? Falls ja: Woran liegt das? Haben Sie zurzeit jemanden, um intime Themen oder Probleme zu besprechen? Falls ja: Wen?

(29) Geben Sie bitte einen Überblick über Ihre Partnerschaften und ggf. Ehe(n): Dauer, Schwierigkeiten, Gründe für den Abbruch und ggf. darauf noch heute basierende, andauernde Probleme.

(30) Falls Sie zurzeit in einer Beziehung leben: Alter und Beruf des Partners. Wie lange kannten Sie sich vor dem Zusammenziehen? Wo sehen Sie die wichtigsten Übereinstimmungen und Gegensätze? Gibt es Beziehungsprobleme? Worin bestehen diese? Gibt es einen Zusammenhang zu Ihrem Problem?

Sexualität

(31) Wie ist/war die Einstellung Ihrer Eltern oder Erzieher zu sexuellen Fragen? Wie ist Ihre eigene?
(32) Sind Sie aufgeklärt worden? Wenn ja: durch wen in welchem Alter?
(33) In welchem Alter hatten Sie zum ersten Mal welche sexuellen Erfahrungen?
(34) Hatten Sie einschneidende negative sexuelle Erlebnisse? Falls ja: Wann? Welche? Wie kommen Sie damit heute zurecht? Haben Sie Schuld-, Scham- oder Angstgedanken in Bezug auf Sex? Wenn ja: Welche? Seit wann?
(35) Sind Sie mit Ihrem Sexualleben zufrieden? Falls nein: Weshalb nicht? Ist Ihr Partner / Ihre Partnerin zufrieden? Falls nicht: Womit nicht?

Krankengeschichte

(36) Bitte führen Sie alle schweren Erkrankungen, chronischen Beschwerden, Verschickungen und Kuren in chronologischer Reihenfolge an: Art, Beginn, Dauer, Behandlungserfolg.
(37) Falls Sie bereits in psychotherapeutischer oder psychiatrischer Behandlung oder Beratung sind oder waren, geben Sie bitte Art, Beginn und Dauer der Beschwerden sowie Art und Erfolg der Behandlung an (Behandlername und Anschrift, Praxis, Beratungsstelle, Klinik? Ambulant oder stationär?). Bei Vorbehandlungen entbinden Sie den Behandler bitte von der Schweigepflicht und veranlassen die Zusendung des Behandlungs- oder Entlassungsberichts.
(38) Unter welchen körperlichen Beschwerden oder Krankheiten leiden Sie zurzeit?
(39) Falls Sie zurzeit verordnete oder nicht verordnete Medikamente nehmen: Welche? Seit wann? In welcher Dosis? Wogegen? Durch wen verordnet?
(40) Geben Sie bitte Namen und Anschriften Ihrer zurzeit besuchten Haus- und Fachärzte an.

Derzeitige Lebensumstände

(41) Bitte beschreiben Sie Ihre derzeitige Situation im Hinblick auf die familiären, finanziellen, Arbeits- und Lebensverhältnisse. Womit sind Sie zufrieden, womit unzufrieden?
(42) Nutzen Sie zur Linderung Ihres Problems oder auch sonst Suchtmittel wie Alkohol, Nikotin, weiche oder harte Drogen, Schnüffelstoffe etc.? Falls ja: Welche? Seit wann? In welcher Dosis? Wogegen? In welchen Situationen?
(43) Was wird in naher Zukunft passieren, wenn Sie Ihr Problem oder Ihre Beschwerden nicht lösen?
(44) Welche Schwierigkeiten (außer den hier behandelten Problemen) haben Sie zurzeit noch zu lösen?
(45) Gibt es momentan Umstände oder Personen, die eine erfolgreiche Bearbeitung Ihrer psychischen Probleme beeinträchtigen, behindern oder gar verhindern könnten?

Zielsetzung

(46) Was möchten Sie durch diese Behandlung oder Beratung erreichen? Was genau möchten Sie verändern, welche Gefühle und Verhaltensweisen abbauen, welche auf- oder ausbauen?
(47) Wie viel Zeit (Stunden pro Woche) wollen Sie für diese Ziele aufwenden?
(48) Haben Sie irgendwelche Befürchtungen, wenn Sie an die bevorstehende Behandlung denken?
(49) Was wird sich in Ihrem privaten und beruflichen Umfeld positiv, was nachteilig verändern, wenn Sie Ihre oben beschriebenen Ziele erreichen?
(50) Beschreiben Sie Ihre Erwartungen an diese Behandlung oder Beratung: Worauf kommt es Ihnen an? Wie sollen Ihre Ziele erreicht werden? Wie lange wird das dauern? Was geschieht inhaltlich? Was ist Ihre Aufgabe oder Ihr Anteil daran, was die bzw. der des Therapeuten?

Wie lange haben Sie in etwa zur Beantwortung dieses Fragebogens gebraucht? .... Std.

Weitere Informationen, die Sie für wichtig halten: ....

....

INFO 3 / P

Psychotherapie und Kognitive Verhaltenstherapie 1/2

Liebe Patientin, lieber Patient,

Sie haben sich zu einer psychotherapeutischen Behandlung entschlossen. Dieses Informationsblatt soll Ihnen dazu einige grundlegende Voraussetzungen für und Eigenheiten von Psychotherapie und insbesondere von Kognitiver Verhaltenstherapie vermitteln.

Ziel der Behandlung

Das Ziel der Behandlung ist, Ihr psychisches Problem und darauf beruhende emotionale Belastungen, Verhaltensauffälligkeiten oder -defizite und dessen/deren belastende Konsequenzen zu beseitigen. Ein psychisches Problem liegt vor, wenn jemand in bestimmten Situationen, bei bestimmten Personen, Entscheidungen oder Ereignissen unter unangemessen starken, belastenden Gefühlen wie Angst, Panik, Ärger, Wut, Verzweiflung, Deprimiertheit oder Scham leidet.

Verhaltenstherapie

Verhaltenstherapie ist eine sehr effektive Therapieform, der zufolge die meisten emotionalen Probleme entweder auf Lerndefizite oder auf unangemessene, krank machende Denk- und Verhaltensmuster zurückzuführen sind. Das heißt: Einige, für die alltägliche Lebensbewältigung oder Lebenszielsetzung notwendige Dinge wurden bisher nicht gelernt, oder das Gelernte ist sozial oder psychisch ungünstig und ungesund. Verhaltenstherapeuten setzen genau hier an, wenn sie mit Hilfe spezieller Übungsprogramme helfen, dass Sie fehlende Fähigkeiten aufbauen oder unangemessen verarbeitete Lernerfahrungen verändern. Der therapeutische Prozess besteht also in erster Linie aus dem Neuerlernen angemessener oder dem Umlernen ungünstiger Denk- und Verhaltensweisen.

Kognitive Verhaltenstherapie

Kognitive Verhaltenstherapie ist ein besonders effektives, wissenschaftlich untersuchtes Therapieverfahren mit nachgewiesener Effizienz und Wirkung. Sie ist gleichzeitig die modernste und wirksamste Form der Verhaltenstherapie. Hier wird besonderes Gewicht auf das Erkennen, Überprüfen und ggf. Verändern von verinnerlichten Konzepten, Wertmaßstäben, Normen und häufig ablaufenden Gedanken gelegt, da diese meist für das Entstehen emotionaler Probleme verantwortlich sind. Nach dem Verändern krankmachender Konzepte lernen Sie, diese neuen Alternativen mit Hilfe strukturierter Arbeits- und Übungsprogramme in Alltagssituationen umzusetzen, um die theoretischen Erkenntnisse durch neue Erfahrungen auch glauben zu lernen.
Der Ausdruck Kognitive Verhaltenstherapie mag zu der Schlussfolgerung verleiten, es gehe beim Bearbeiten psychischer Probleme in erster Linie um das Ändern von Verhaltensmustern. Das hieße jedoch, Ursache und Wirkung oder Problem und Symptom miteinander zu verwechseln. Wenn jemand bestimmte Fähigkeiten, Verhaltensweisen oder Fertigkeiten nicht gelernt hat, liegt das meist daran, dass er dies bisher für zu gefährlich, zu lästig oder zu peinlich hielt und es aus Angst oder Bequemlichkeit vermieden hat, sich damit zu beschäftigen. Sollte jemand bestimmte Dinge lediglich nicht gelernt haben, wäre das allein kein Grund zum Psychotherapeuten zu gehen, denn er könnte ja heute damit beginnen, sein Verhalten zu ändern und zum Beispiel lernen, Kritik angemessen auszudrücken oder zu ertragen, mit dem Alkoholtrinken oder Rauchen aufzuhören, Vorträge zu halten, Freunde oder Partner zu suchen, Reden zu halten oder im Mittelpunkt zu stehen. Es sei denn, irgendetwas hielte ihn davon ab, beispielsweise die Angst vor Blamage oder Ablehnung, Scham, Trauer oder Minderwertigkeitskomplexe.

Oft vermeiden Menschen wegen dieser unangenehmen Emotionen, sich mit Situationen, Personen oder Sachen so auseinanderzusetzen, wie es zum Aufbau eines angemessenen Verhaltensrepertoires notwendig wäre. Dadurch entstehen Defizite oder unangemessene Muster, die längerfristig zu psychischen Beschwerden und nachfolgend zu weiteren Verhaltenseinschränkungen führen können. Therapeutisch steht daher stets im Vordergrund, die emotionalen Hindernisse für die notwendigen Lernerfahrungen zu bearbeiten. So werden auch Patienten mit psychosomatischen, körperlichen Symptomen wie z. B. häufigem Erröten, Herzrasen, Magenbeschwerden, Schwindelanfällen erst akzeptieren lernen, dass es sich dabei nicht um körperlich bedingte Erkrankungen oder um Verhaltensdefizite handelt, sondern um (Begleit-) Symptome emotionaler Probleme.

Aktive Mitarbeit

Ihre aktive Mitarbeit ist dabei natürlich unerlässliche Voraussetzung. Nicht nur, dass Ihr(e) Therapeut(in) ja schlecht etwas für Sie neu- oder umlernen kann (das müssen Sie lästigerweise schon selbst besorgen), sie oder er braucht auch Ihre Unterstützung bei der angemessen Diagnose Ihrer Problematik, damit ein sinnvolles, auf Sie zugeschnittenes Behandlungsprogramm erstellt werden kann, denn auch noch so geschulte Therapeuten können Ihre Gedanken, Motive, Einstellungen, Befürchtungen und Wertmaßstäbe nicht allein von außen erkennen. Dazu bedarf es Ihrer Mitarbeit in Form von Selbstbeobachtung, Übungen oder Protokollen, damit Ihr(e) Therapeut(in) Informationen über die Eigenheiten von Ihnen erhält, die wesentlich Ihr Problem verursachen und damit auch Ihr Gefühlsleben steuern.
Anders als bei körperlichen Erkrankungen reicht es nicht, in die Sprechstunde zu kommen, um »behandelt« zu werden, etwas einzunehmen und dann auf Besserung zu warten, denn die Wirkfaktoren, die zu Ihrer Genesung führen, liegen in Ihnen selbst. Niemand – außer Ihnen! – hat dazu Zugang und könnte von außen, womöglich sogar gegen Ihren Willen, psychische Veränderungen bei Ihnen durchsetzen oder Ihre Beschwerden lindern. Ihr(e) Therapeut(in) wird Sie in der Therapie anleiten, wird mit Ihnen notwendige Erkenntnisse erarbeiten und Ihnen zeigen, wie Sie sie durch Neu- und Umlernen im Alltag umsetzen können.

Übungen und Hausaufgaben

Übungen und Hausaufgaben sind daher wesentliche Bestandteile Ihrer Therapie, da sie das Neu- und Umlernen fördern und den Therapieerfolg maßgeblich erhöhen. Für jede (in der Regel wöchentliche) Therapiestunde sollten Sie einen zusätzlichen Arbeitsaufwand von drei bis fünf Stunden einplanen, um Tonaufnahmen Ihrer Therapiesitzungen abzuhören, Therapieprotokolle anzufertigen, vorher besprochene Hausaufgaben durchzuführen (z. B. über bestimmte Themen nachzudenken oder neue Denk- und Verhaltensweisen nach einem vorher abgesprochenen »Drehbuch« in Ihrem Alltag zu üben) oder Therapie-Begleitlektüre zu lesen. Durch das Verlagern solcher Inhalte aus der Therapiestunde nach Hause wird Kognitive Verhaltenstherapie so effektiv und erreicht im Vergleich zu anderen Verfahren das Therapieziel in kürzerer Zeit.

Therapiedauer

Die Therapiedauer ist natürlich abhängig von der Art, Dauer und Tiefe Ihres Problems. Über fünf »probatorische Sitzungen« hinaus, die der Datenerhebung, Diagnose und Therapieplanung dienen, muss die Kostenübernahme von Psychotherapie bei Ihrer Krankenkasse beantragt werden. In der Regel gewährt sie einen Behandlungsumfang von zusätzlichen 25 Sitzungen bei Kurzzeitbehandlung oder 45 Sitzungen bei Langzeittherapie.

Therapiekontrakt (RVO- und Ersatzkassenleistungen)

[Behandlername, Praxisanschrift]

schließt folgende
Arbeitsvereinbarungen

mit
(Patientenname, Anschrift)

(nachfolgend: »der Patient«)
für eine psychotherapeutische Behandlung als Kassenpatient.
Der Patient wünscht die Behandlung in

☐ **freier Sprechstunde** (Mittwoch und Freitag zwischen 9.00 und 12.00 Uhr) ohne genaue Zeitabsprache in der Reihenfolge des Erscheinens.

☐ **Terminsprechstunden** mit genauer Zeitabsprache ohne Wartezeit.

Versäumte Terminsprechstunden werden dem Patienten als Privatliquidation direkt in Rechnung gestellt, wenn dieser speziell für den Patienten reservierte Termin nicht an andere Patienten vergeben werden kann. Das Ausfallhonorar beträgt 60 % der GOP-Nr. 870 (Verhaltenstherapeutische Einzelbehandlung über 50 Minuten, Erhebungsfaktor 1,8: 100,55 € × 60 % = 60,33 €) pro versäumtem 50-Minuten-Termin.

Eine kostenfreie Terminabsage ist unter folgenden Bedingungen möglich: 14 Tage im Voraus ohne besondere Begründung oder bis zu zwei Arbeitstage vorher (Montag bis Freitag, jeweils 8.00 bis 18.00 Uhr) bei unvorhersehbarer Erkrankung und bei Vorlage der Krankschreibung.

Krankenkassen erstatten keine Kosten für versäumte Terminsprechstunden!

Die Honorarabrechnung kann nur dann über die zuständige Krankenkasse erfolgen, wenn der Patient alle notwendigen Formalitäten erfüllt, z. B. rechtzeitige Vorlage einer gültigen Krankenversicherungskarte, Beschaffen eines ärztlichen Befundberichts, Antrag auf Kostenübernahme stellen, rechtzeitig zu den vereinbarten Terminen erscheinen. Andernfalls werden die Leistungen – wie bei Privatpatienten – dem Patienten direkt gemäß GOP (s. Rückseite) mit dem Erhebungsfaktor 1,8 in Rechnung gestellt.

Zur eigenen Kontrolle und fachlichen Supervision werden ggf. Ton- und/oder Bildaufzeichnungen von den Sitzungen gemacht. Die Inhalte aller Sitzungen unterliegen der Schweigepflicht.

Vereinbarte Arbeitszeiten

☐ in freier Sprechstunde Mittwoch und Freitag, 9.00 bis 12.00 Uhr

☐ in Terminsprechstunden am: .... um .... Uhr
am: .... um .... Uhr
am: .... um .... Uhr
am: .... um .... Uhr
am: .... um .... Uhr
am: .... um .... Uhr

Ort: ...., den ....

....
(Patient/in) (Therapeut/in)

Therapiekontrakt (RVO- und Ersatzkassenleistungen)

Auszug aus der Gebührenordnung für Psychologische Psychotherapeuten – GOP:

Leistung:	**GOP-Nr./ Punktzahl:**	**Kosten in € 1,0**	**Bei Erhebungs-faktor 1,8**	**Bei Erhebungs-faktor 2,3**
Beratung – auch mittels Fernsprecher	**1**/80	4,66	–	10,37
Ausstellung von Überweisungen, Übermittlung von Befunden – auch mittels Fernsprecher	**2**/30	1,75	3,15	–
Erhebung der Fremdanamnese über einen Kranken Unterweisung/Führung der Bezugsperson(en)	**4**/220	12,82	–	29,49
Einleitung und Koordination flankierender therapeutischer/sozialer Maßnahmen	**15**/300	17,49	31,48	40,22
Zuschlag für Leistungen außerhalb der Sprechstunde	**A**/70	4,08	–	–
… zwischen 20 und 22 Uhr oder 6 und 8 Uhr	**B**/180	10,48	–	–
… zwischen 22 und 6 Uhr	**C**/320	18,65	–	–
… an Samstagen, Sonn- und Feiertagen	**D**/220	12,82	–	–
Begleitung zur unmittelbaren stationären Behandlung	**55**/500	29,14	–	67,03
Konsiliarische Erörterung	**60**/120	7,00	12,59	16,10
Schriftl. gutachterliche Äußerung (gesteigerter Aufwand, ggf. wissenschaftl. Begründung) je angef. Std.	**85**/500	29,14	52,46	67,03
Schreibgebühr je angefangene DIN-A4-Seite	**95**/60	3,50	–	–
Kopie	**96**/3	1,17	–	–
Anwendung u. Auswertung eines orientierenden Tests	**857**/116	6,76	12,17	–
Erhebung einer biographischen Anamnese	**860**/920	53,62	96,52	123,34
Verhaltenstherapeutische Einzelbehandlung (50 Min.)	**870**/750	43,72	78,69	100,55
Verhaltenstherapeutische Gruppenbehandlung (50 Min.)	**871**/150	8,74	15,47	20,11
Porti (Normalbrief/Doppelbrief/Großbrief)		0,62/0,85/1,45		
Mahnschreiben		3,00		

Stand: 1.4.2015

AB 5 /

P

Zusatzerklärung bei der Privatbehandlung von Kassenpatienten

AOK	LKK	BKK	IKK	VdAK	AEV	Knappschaft
Name, Vorname des Versicherten					geb. am	
Kassen-Nr.	Versicherten-Nr.			Status		
Vertragsarzt-Nr.	VK gültig bis		Datum			

Erklärung über die Wahlentscheidung zur privatärztlichen Behandlung

gemäß § 18 Abs. 1 Bundesmantelvertrag – Ärzte bzw. § 21 Abs. 1 Bundesmantelvertrag – Ärzte/Ersatzkassen (Musterformular):
Ich wünsche durch meinen behandelnden Psychotherapeuten die folgende(n) Leistung(en) auf privatärztlicher Basis in Anspruch zu nehmen:

....

....

....

....

Dieser Wunsch ist auf meine eigene Initiative zustande gekommen. Ausschlaggebend für meine Entscheidung war dabei folgender Sachverhalt (Zutreffendes bitte ankreuzen):

☐ Die von mir gewünschte Behandlung ist nicht Bestandteil der vertragsärztlichen Versorgung.

☐ Die von mir gewünschten Leistungen sind zwar Bestandteil der vertragsärztlichen Versorgung, ich wünsche jedoch aus persönlichen Gründen eine privatärztliche Behandlung und Liquidation.

Ich bestätige Herrn/Frau (Behandler) hiermit, dass er/sie mir ausführlich erläutert hat,

- wie er/sie meine Erkrankung, meine Beschwerden zu Lasten meiner Krankenkasse behandeln kann, und
- welche Behandlungsmöglichkeiten es noch gibt, die aber keine Leistungen der gesetzlichen Krankenversicherung sind, weil sie nicht dem Wirtschaftlichkeitsgebot des § 12 des Sozialgesetzbuches V entsprechen.

Ich habe mich freiwillig für die Behandlungsmöglichkeiten als Privatpatient entschieden. Die Rechnung über diese Behandlung nach den Bestimmungen der Gebührenordnung für Psychologische Psychotherapeuten und Kinder- und Jugendlichentherapeuten (GOP) werde ich innerhalb von 14 Tagen nach Zugang zahlen. Mir ist bekannt, dass ich als pflichtversichertes Mitglied einer gesetzlichen Krankenkasse auf diese Privatrechnung und für privat verordnete Arznei-, Heil- und Hilfsmittel in der Regel keine Kostenerstattung von meiner Krankenkasse erhalten kann.

Ort: ...., den ....

....

(Patient/in) (Therapeut/in)

Therapiekontrakt (Privatbehandlung nach GOP)

[Behandlername, Praxisanschrift]

schließt folgende

Arbeitsvereinbarungen

mit

(Patientenname, Anschrift)

(nachfolgend: »der Patient«)
für eine psychotherapeutische Behandlung als Kassenpatient.
Der Patient wünscht die Behandlung in

- ☐ **freier Sprechstunde** (Mittwoch und Freitag zwischen 9.00 und 12.00 Uhr) ohne genaue Zeitabsprache in der Reihenfolge des Erscheinens.
- ☐ **Terminsprechstunden** mit genauer Zeitabsprache ohne Wartezeit.

Versäumte Terminsprechstunden werden dem Patienten als Privatliquidation direkt in Rechnung gestellt, wenn dieser speziell für den Patienten reservierte Termin nicht an andere Patienten vergeben werden kann. Das Ausfallhonorar beträgt 60 % der GOP-Nr. 870 (Verhaltenstherapeutische Einzelbehandlung über 50 Minuten, Erhebungsfaktor 1,8: 100,55 € × 60% = 60,33 €) pro versäumtem 50-Minuten-Termin.
Eine kostenfreie Terminabsage ist unter folgenden Bedingungen möglich: 14 Tage im Voraus ohne besondere Begründung oder bis zu zwei Arbeitstage vorher (Montag bis Freitag, jeweils 8.00 bis 18.00 Uhr) bei unvorhersehbarer Erkrankung und bei Vorlage der Krankschreibung.

Krankenkassen erstatten keine Kosten für versäumte Terminsprechstunden!

Die Liquidation erfolgt direkt mit dem Patienten. Er sagt zu, sie in voller Höhe innerhalb von zwei Wochen nach Rechnungsstellung zu begleichen, unabhängig davon, ob die private Krankenversicherung bereits gezahlt hat oder nur Teile der in Rechnung gestellten Leistungen übernimmt. Wegen der Vertragsfreiheit zwischen Patient und Krankenversicherung kann der Therapeut keine Zusage über die Höhe der zu erwartenden Erstattung machen. Es obliegt dem Patienten, hierzu Informationen einzuholen und die zur Kostenerstattung notwendigen Formalitäten zu klären und einzuleiten, z. B. den Antrag zur Kostenübernahme zu stellen.
Zur eigenen Kontrolle und fachlichen Supervision werden ggf. Ton- und/oder Bildaufzeichnungen von den Sitzungen gemacht. Die Inhalte aller Sitzungen unterliegen der Schweigepflicht.

Vereinbarte Arbeitszeiten

☐ in freier Sprechstunde Mittwoch und Freitag, 9.00 bis 12.00 Uhr

☐ in Terminsprechstunden am: .... um .... Uhr
am: .... um .... Uhr
am: .... um .... Uhr
am: .... um .... Uhr
am: .... um .... Uhr
am: .... um .... Uhr

Ort: ...., den ....

(Patient/in) (Therapeut/in)

Therapiekontrakt (Privatbehandlung nach GOP)

Auszug aus der Gebührenordnung für Psychologische Psychotherapeuten – GOP:

Leistung:	**GOP-Nr./ Punktzahl:**	**Kosten in € 1,0**	**Bei Erhebungs-faktor 1,8**	**Bei Erhebungs-faktor 2,3**
Beratung – auch mittels Fernsprecher	**1**/80	4,66	–	10,37
Ausstellung von Überweisungen, Übermittlung von Befunden – auch mittels Fernsprecher	**2**/30	1,75	3,15	–
Erhebung der Fremdanamnese über einen Kranken Unterweisung/Führung der Bezugsperson(en)	**4**/220	12,82	–	29,49
Einleitung und Koordination flankierender therapeutischer/sozialer Maßnahmen	**15**/300	17,49	31,48	40,22
Zuschlag für Leistungen außerhalb der Sprechstunde	**A**/70	4,08	–	–
… zwischen 20 und 22 Uhr oder 6 und 8 Uhr	**B**/180	10,48	–	–
… zwischen 22 und 6 Uhr	**C**/320	18,65	–	–
… an Samstagen, Sonn- und Feiertagen	**D**/220	12,82	–	–
Begleitung zur unmittelbaren stationären Behandlung	**55**/500	29,14	–	67,03
Konsiliarische Erörterung	**60**/120	7,00	12,59	16,10
Schriftl. gutachterliche Äußerung (gesteigerter Aufwand, ggf. wissenschaftl. Begründung) je angef. Std.	**85**/500	29,14	52,46	67,03
Schreibgebühr je angefangene DIN-A4-Seite	**95**/60	3,50	–	–
Kopie	**96**/3	1,17	–	–
Anwendung u. Auswertung eines orientierenden Tests	**857**/116	6,76	12,17	–
Erhebung einer biographischen Anamnese	**860**/920	53,62	96,52	123,34
Verhaltenstherapeutische Einzelbehandlung (50 Min.)	**870**/750	43,72	78,69	100,55
Verhaltenstherapeutische Gruppenbehandlung (50 Min.)	**871**/150	8,74	15,47	20,11
Porti (Normalbrief/Doppelbrief/Großbrief)		0,62/0,85/1,45		
Mahnschreiben		3,00		

Stand: 1.4.2015

AB 7 / Schweigepflichtentbindung

P

An
[Behandlername, Praxis- oder Klinikanschrift]

Schweigepflichtentbindung

Zur Unterstützung meiner Therapie entbinde ich Sie und meine behandelnden Ärzte von der gegenseitigen Schweigepflicht und gestatte den Austausch therapierelevanter Informationen über mich. Dies gilt auch für telefonische konsiliarische Besprechungen.
Ich entbinde Sie darüber hinaus von der Schweigepflicht gegenüber folgenden Personen oder Institutionen:

....

....

....

....

....

Ort: ...., den ....

Unterschrift

AB 8 / Schweigepflichtenbindung zum Anfordern von Vorbefunden

P

An
[Vorbehandlername, Praxis- oder Klinikanschrift]

Schweigepflichtentbindung und Bitte um Zusenden einer Kopie des Therapieberichts/Entlassungsberichts

Sehr geehrte Damen und Herren,
in der Zeit von .... bis .... war ich bei Ihnen in Behandlung wegen

....

....

Ich befinde mich zurzeit in psychotherapeutischer Behandlung bei
[Behandlername, Praxis- oder Klinikanschrift]

....

....

Zur Unterstützung meiner Therapieplanung bitte ich Sie, meinem Therapeuten eine Kopie Ihres Therapie- bzw. Entlassungsberichts zukommen zu lassen. Für diesen Zweck entbinde ich Sie hiermit von der Schweigepflicht. Dies gilt auch für telefonische konsiliarische Besprechungen mit meinem Therapeuten.

Mit herzlichem Dank für Ihre Mühe und freundlichem Gruß

Ort: ...., den ....

....	....
(Patient/in)	(Therapeut/in)

KAPITEL 2 /

Exploration, Anamnese, Diagnose und Therapieplanung

Harlich H. Stavemann

- INFO 4/Informationsblatt für Verhaltenstherapie (KBV-Vordruck)
- INFO 5/Leitfaden Problemorientierte Kognitive Psychodiagnostik (PKP)
- INFO 6/Der Unterschied zwischen SORKC- und ABC-Modell
- AB 9/Mikroanalyse SORKC analog zu ABC
- AB 10/Selbstwertprobleme und typische irrationale Denkstile
- AB 11/Frustrationsintoleranzprobleme und typische irrationale Denkstile
- AB 12/Existenzielle Probleme und typische irrationale Denkstile
- AB 13/PKP-Problemanalyse
- INFO 7/Behandlungsstrategien bei singulären und parallelen Problemen und Problemketten
- INFO 8/PKP und abgeleitete singuläre Behandlungskonzepte
- INFO 9/Behandlungsstrategien bei hierarchischen Problemen
- INFO 10/PKP-Behandlungskonzepte bei parallelen, nachfolgenden und hierarchischen Problemen

Zusätzlich zur klassischen symptomorientierten Diagnostik nach ICD-10 führen Integrative Kognitive Verhaltenstherapeuten eine »Problemorientierte Kognitive Psychodiagnostik« (Stavemann, 2014a) durch, auf deren Grundlage die Problemanalyse und der Behandlungsplan erstellt werden.
Hierfür wurden in diesem Abschnitt folgende Arbeitsblätter zur Anwendung bereitgestellt:

INFO 4/Informationsblatt für Verhaltenstherapie (KBV-Vordruck) ist ein Informationsblatt der Kassenärztlichen Bundesvereinigung für das Berichterstellen zum Antrag auf Kostenübernahme für Kurz- oder Langzeittherapie. Es ist in Struktur und Inhalt für den Bericht verbindlich.

INFO 5 stellt einen Leitfaden für Therapeuten dar, der das Vorgehen bei der Problemorientierten Kognitiven Psychodiagnostik, der Problemanalyse und der Therapiezielplanung beschreibt.

INFO 6 und **AB 9** sind Übersichtsblätter für Therapeuten, die beschreiben, welche Übereinstimmungen und Unterschiede es zwischen dem erweiterten ABC- und dem SORKC-Modell gibt.

AB 10, **AB 11** und **AB 12**. Hier handelt es sich um Arbeitsblätter für Therapeuten, die Besonderheiten und Symptome von zugrunde liegenden Problemen aufzeigen und eine Checkliste für problemtypische kognitive Stile liefern, anhand derer der Therapeut seine PKP vornehmen kann.

AB 13/PKP-Problemanalyse bietet einen Vordruck für Therapeuten, der der PKP-Problemanalyse dient. Hier diagnostiziert der Therapeut das zugrunde liegende Problem und stellt bei mehreren Problemen dar, ob bzw. in welchem Bezug diese zueinander stehen.

INFO 7/Behandlungsstrategien bei singulären und parallelen Problemen und Problemketten liefert dem Therapeuten die Behandlungspläne für alle drei Ursachenbereiche.

INFO 8/PKP und abgeleitete singuläre Behandlungskonzepte zeigt dem Therapeuten die Behandlungskonzepte für die zuvor in der PKP diagnostizierten, zugrunde liegenden singulären Probleme auf.

INFO 9/Behandlungsstrategien bei hierarchischen Problemen liefert dem Therapeuten Behandlungspläne bei miteinander horizontal und/oder vertikal korrelierenden Problembereichen.

INFO 10/PKP-Behandlungskonzepte bei parallelen, nachfolgenden und hierarchischen Problemen beschreibt die Behandlungskonzepte und das therapeutische Vorgehen, falls mehrere Probleme diagnostiziert wurden.

Literatur

Stavemann, H. H. (2015). Sokratische Gesprächsführung in Therapie und Beratung (3. Aufl.). Weinheim: Beltz.

Stavemann, H. H. (2014a). Konzept der Problemorientierten Kognitiven Psychodiagnostik (PKP). In H. H. Stavemann & Y. Hülsner (Hrsg.), Der Blick hinter das Symptom: Problemorientierte Kognitive Psychodiagnostik und abgeleitete Behandlungspläne. Weinheim: Beltz.

Stavemann, H. H. (2014b). Integrative KVT. Die Therapie emotionaler Turbulenzen (5. Aufl.). Weinheim: Beltz.

Stavemann, H. H. (2014c). KVT-Praxis. Strategien und Leitfäden für die Integrative KVT (3. Aufl.). Weinheim: Beltz.

Stavemann, H. H. (2013). Frustkiller und Schweinehundbesieger. Geringe Frustrationstoleranz und Aufschieberitis loswerden. Weinheim: Beltz.

Stavemann, H. H. (2011). … und ständig tickt die Selbstwertbombe. Selbstwertprobleme erkennen und lösen. Weinheim: Beltz.

Stavemann, H. H. (2008). Lebenszielanalyse und Lebenszielplanung in Therapie und Beratung. Weinheim: Beltz.

Stavemann, H. H. & Hülsner, Y. (2014). Der Blick hinter das Symptom: Problemorientierte Kognitive Psychodiagnostik und abgeleitete Behandlungspläne. Weinheim: Beltz.

Quellenverzeichnis

Die in diesem Kapitel verwendeten Arbeitsblätter stammen modifiziert aus Stavemann (2014a, c).
INFO 5 bis INFO 8 und AB 9 bis AB 12 sind unter Mitarbeit von Frau Dipl.-Psych. Yvonne Hülsner entstanden.
INFO 4 wird abgedruckt mit freundlicher Genehmigung der KBV.

Informationsblatt für Verhaltenstherapie (KBV-Vordruck)

Der Fragenkatalog für den Erst- und Fortführungsantrag wie auch für den Ergänzungsbericht des Therapeuten ist als Hilfsmittel zur Abfassung der Berichte an den Gutachter erstellt worden. Der Therapeut kann daher in seinem Bericht unter den aufgeführten Hinweisen seine fallbezogene Auswahl treffen. Die Berichte sollen sich auf die Angaben beschränken, die für das Verständnis der psychischen Erkrankung, ihrer ätiologischen Begründung, ihrer Prognose und ihrer Behandlung erforderlich sind.

Bericht zum KZT-Antrag – VT 3a/KZT bzw. VT 3a/KZT EK

(1) Beschwerden, Zeitpunkt und Anlass der Symptombildung
(2) Problemrelevante Angaben zur Vorgeschichte
(3) Psychische Symptomatik und psychischer Befund
(4) Somatische Symptomatik und somatischer Befund (s. ggf. Konsiliarbericht)
(5) Verhaltensanalytische Problemdefinition (Störungsmodell)
(6) Diagnose(n) (ICD 10)
(7) Therapieziele und Prognose
(8) Therapieplan inkl. Begründung der Indikation und der wesentlichen Interventionen

Der Bericht sollte 1 bis 1,5 Seiten nicht überschreiten.

Bericht zum Erst- oder Umwandlungsantrag/LZT – VT 3a bzw. VT 3a EK

(1) Angaben zur spontan berichteten und erfragten Symptomatik

Schilderung der Klagen des Patienten und der Symptomatik zu Beginn der Behandlung – möglichst mit wörtlichen Zitaten ggf. auch Bericht der Angehörigen/Beziehungspersonen des Patienten.
(Warum kommt der Patient zu eben diesem Zeitpunkt und durch wen veranlasst?)

(2) Lebensgeschichtliche Entwicklung des Patienten und Krankheitsanamnese

(a) Darstellung der lerngeschichtlichen Entwicklung, die zur Symptomatik geführt hat und für die Verhaltenstherapie relevant ist.
(b) Angaben zur psychischen und körperlichen Entwicklung unter Berücksichtigung der familiären Situation, des Bildungsgangs und der beruflichen Situation.
(c) Darstellung der besonderen Belastungen und Auffälligkeiten in der individuellen Entwicklung und der familiären Situation (Schwellensituation), besondere Auslösebedingungen.
(d) Beschreibung der aktuellen sozialen Situation (familiäre, ökonomische, Arbeits- und Lebensverhältnisse), die für die Aufrechterhaltung und Veränderung des Krankheitsverhaltens bedeutsam ist.

(Bereits früher durchgeführte psychotherapeutische Behandlungen (ambulant/stationär) und möglichst alle wesentlichen Erkrankungen, die ärztlicher Behandlung bedürfen, sollen erwähnt werden.)
Bei Verhaltenstherapie von Kindern sind möglichst auch Angaben zur lerngeschichtlichen Entwicklung der Beziehungspersonen, soweit sie für die Verhaltensanalyse relevant sind, zu machen.

(3) Psychischer Befund zum Zeitpunkt der Antragstellung
(Testbefunde, sofern sie für die Entwicklung des Behandlungsplans und für die Therapieverlaufskontrolle relevant sind)

(a) Aktuelles Interaktionsverhalten in der Untersuchungssituation, emotionaler Kontakt.
(b) Intellektuelle Leistungsfähigkeit und Differenziertheit der Persönlichkeit.
(c) Psychopathologischer Befund (z. B. Bewusstseinsstörungen, Störungen der Stimmungslage und der Affektivität, Störungen der mnestischen Funktionen, Wahnsymptomatik, suizidale Tendenzen).

(4) Somatischer Befund bzw. Konsiliarbericht

Das Ergebnis der körperlichen Untersuchung, bezogen auf das psychische und das somatische Krankheitsgeschehen, ist mitzuteilen.
Der somatische Befund soll nicht älter als 3 Monate sein. Die Mitteilung des körperlichen Befundes ist grundsätzlich erforderlich. Falls die körperliche Untersuchung nicht vom Ärztlichen Psychotherapeuten selbst durchgeführt wird, müssen Angaben zum somatischen Befund eines anderen Arztes, evtl. auch zu dessen Therapie (ggf. gebietsbezogen) beigefügt werden. Bei Psychologischen Psychotherapeuten oder Kinder- und Jugendlichenpsychotherapeuten muss der Konsiliarbericht eines Arztes beigefügt werden.

(5) Verhaltensanalyse

- Beschreibung der Krankheitsphänomene, möglichst in den vier Verhaltenskategorien: Motorik, Kognitionen, Emotionen und Physiologie. Unterscheidung zwischen Verhaltensexzessen, Verhaltensdefiziten und qualitativ neuer spezifischen Symptomatik in der Beschreibung von Verhaltensstörungen.
- Funktions- und Bedingungsanalyse der für die geplante Verhaltenstherapie relevanten Verhaltensstörungen in Anlehnung an das S-O-R-K-C-Modell mit Berücksichtigung der zeitlichen Entwicklung der Symptomatik.
- Beschreibung von Verhaltensaktiva und bereits entwickelten Selbsthilfemöglichkeiten und Bewältigungsfähigkeiten.

Wird die Symptomatik des Patienten durch pathogene Interaktionsprozesse aufrechterhalten, ist die Verhaltensanalyse auch der Beziehungspersonen zu berücksichtigen.

(6) Diagnose zum Zeitpunkt der Antragstellung

Darstellung der Diagnose aufgrund der Symptomatik und der Verhaltensanalyse. Differentialdiagnostische Abgrenzung unter Berücksichtigung auch anderer Befunde, ggf. unter Beifügung der anonymisierten Befundberichte.

(7) Therapieziele und Prognose

Darstellung der konkreten Therapieziele mit ggf. gestufter prognostischer Einschätzung (dabei ist zu begründen, warum eine gegebene Symptomatik direkt oder indirekt verändert werden soll).
Motivierbarkeit, Krankheitseinsicht und Umstellungsfähigkeit; ggf. Einschätzung der Mitarbeit der Beziehungspersonen, deren Umstellungsfähigkeit und Belastbarkeit.

(8) Behandlungsplan

Darstellung der Behandlungsstrategie in der Kombination bzw. Reihenfolge verschiedener Interventionsverfahren, mit denen die definierten Therapieziele erreicht werden sollen.
Angaben zur geplanten Behandlungsfrequenz und zur Sitzungsdauer (25 Minuten, 50 Minuten, 100 Minuten).
Begründung der Kombination von Einzel- und Gruppenbehandlung, auch ihre zahlenmäßigen Verhältnisses zueinander mit Angabe der Gruppenzusammensetzung und Darstellung der therapeutischen Ziele, die mit der Gruppenbehandlung erreicht werden sollen. Bei Verhaltenstherapie mit Kindern: Soll bei einer begleitenden Behandlung der Bezugspersonen vom Regelverhältnis 1:4 abgewichen werden, muss dies hier begründet werden. Begründung der begleitenden Behandlung der Bezugspersonen in Einzel- oder Gruppensitzungen sowie zur Gruppengröße und Zusammensetzung.
Andere Verfahren als die in den Psychotherapie-Richtlinien genannten therapeutischen Interventionen (B I 1,2) können nicht Bestandteil des Behandlungsplans sein.

(9)

Dient der Erstantrag der Umwandlung von Kurzzeittherapie in Langzeittherapie, sind im Bericht zusätzlich folgende Fragen zu beantworten und die Antworten im Bericht voranzustellen:

- Womit wurde die Kurzzeittherapie begründet?
- Welches sind die Gründe für die Änderung der Indikation und Umwandlung in Langzeittherapie?
- Welchen Verlauf hatte die bisherige Therapie?

Bericht zum Fortführungsantrag – VT 3b bzw. VT 3b E

(1) Wichtige Ergänzungen zu den Angaben in den Abschnitten 1.–3. und 5. des Berichtes zum Erstantrag auf VT 3a

Lebensgeschichtliche Entwicklung und Krankheitsanamnese, psychischer Befund und Bericht der Angehörigen des Patienten, Befundbericht aus ambulanten oder stationären Behandlungen, ggf. testpsychologische Befunde. Ergänzungen zur Diagnose bzw. Differentialdiagnose.

(2) Zusammenfassung des bisherigen Therapieverlaufs

Ergänzung oder Veränderungen der Verhaltensanalyse, angewandte Methoden, Angaben über die bislang erreichte Veränderung der Symptomatik, ggf. neu hinzugetretene Symptomatik, Mitarbeit des Patienten und ggf. Beziehungspersonen.

(3) Beschreibung der Therapieziele für den jetzt beantragten Behandlungsabschnitt und ggf. Änderung des Therapieplans

Prognose nach dem bisherigen Behandlungsverlauf und Begründung der noch wahrscheinlich notwendigen Therapiedauer mit Bezug auf die Veränderungsmöglichkeiten der Verhaltensstörungen des Patienten.

(4) Ergänzungsbericht – VT 3c

Die Inanspruchnahme der Behandlung im Rahmen der Höchstgrenzen nach E 1.2.8 der Psychotherapie-Richtlinien erfordert einen Antrag des Versicherten (des Patienten, ggf. seines gesetzlichen Vertreters) auf Fortführung der Behandlung (Formblatt PTV 1 bzw. PTV 1 E), dem ein aktueller Bericht nach VT 3b bzw. VT 3b E und zusätzlich ein Ergänzungsbericht (VT 3c bzw. VT 3c E) beizufügen ist.
Im zusätzlichen Ergänzungsbericht ist die Fortführung der Behandlung über den Leistungsumfang hinaus, der in den Psychotherapie-Richtlinien unter E 1.2.1–1.2.7 festgelegt wurde, zu begründen und zur beabsichtigten Überschreitung des Behandlungsumfanges Stellung zu nehmen. Dabei sollen folgende Fragen beantwortet werden:

(1) Welche Erwartungen knüpft der Patient an die Fortführung der Behandlung? Was möchte er noch erreichen?
(2) Welche besonderen Ereignisse sind eingetreten, die eine Fortführung der Behandlung in diesem Umfang notwendig machen?
(3) Wie schätzt der Therapeut die Möglichkeit zur Selbsthilfe und zur eigenverantwortlichen Bewältigung der Verhaltensstörungen ein?
(4) Welche Stundenzahl wird für die Abschlussphase der verhaltenstherapeutischen Behandlung unbedingt noch für erforderlich gehalten? Welche Sitzungsfrequenz und welche Behandlungsdauer bis zur Beendigung der Therapie ist vorgesehen?

In einem ggf. stattfindenden Obergutachterverfahren sind dem Obergutachter alle bisherigen Unterlagen (sämtliche Vorberichte, sämtliche Stellungnahmen der bisherigen Gutachter, sämtliche Vordrucke PTV 2) zur Verfügung zu stellen.

Leitfaden Problemorientierte Kognitive Psychodiagnostik (PKP)

Im Gegensatz zur orthodoxen Verhaltenstherapie, zur ICD-10 und DSM-IV oder zur medizinischen Diagnostik orientieren sich Kognitive (Verhaltens-)Therapeuten bei ihrem diagnostischen Einordnen in erster Linie am verursachenden Problem. Erst wenn sie diese(s) herausgearbeitet haben, werden auch sie diese(s) dann auch in seinen bzw. ihren symptomatischen Reaktionen beschreiben.
Um die für eine Problemanalyse nach PKP relevanten Informationen zu erheben, kann man sich im Rahmen der probatorischen Sitzungen an folgenden Schritten orientieren.

(1) PKP in Anamnese und Exploration (5 probatorische Sitzungen)

Die Problemursache(n) für die vom Patienten geschilderten Symptome lassen sich auf zwei Wegen erfassen.

Top-down-Erinnerung. Kann ein Patient schon von Beginn an seine Problemursache benennen, (z. B. dass er ein Selbstwertproblem, ein Frustrationsintoleranzproblem oder ein existenzielles Problem als ursächlich annimmt), dann kann der Therapeut sofort die auslösenden und aufrechterhaltenden Bedingungen sowie den zeitlichen Verlauf explorieren.

Bottom-up-Rekonstruktion. Im weit häufigeren Fall berichten die Patienten zwar von diversen Symptomen, unter denen sie leiden, aber die Ursache dafür ist ihnen unklar. Hier wird der Therapeut zunächst die Problemursachen mit Hilfe eines modifizierten ABC-Modells »von unten« explorieren. (Zum Vorgehen s. Stavemann, 2014b, S. 181 ff., Stavemann & Hülsner, 2014, S. 87).

Folgende Teilschritte sind in beiden Fällen notwendig, um die relevanten Informationen für die Problemanalyse und Behandlungsplanerstellung zu erhalten.

Problem(e) identifizieren, explorieren, auslösende/aufrechterhaltende Bedingungen bestimmen

Um bereits im Erstgespräch einen Eindruck vom zugrunde liegenden Problem des Patienten zu erhalten, wird der Therapeut beispielsweise eingangs folgende für die PKP relevanten Fragen stellen:

- »Was denken Sie selbst, aus welchem Grund brauchen Sie eine Psychotherapie?«
- »Welche Gefühle machen Ihnen zurzeit am meisten zu schaffen?«
- »Können Sie mir bitte ein konkretes Beispiel schildern, wann Sie sich so gefühlt haben?« [Anhand dieses Beispiels wird der Therapeut dann implizit ein symptomatisches ABC-Modell »von unten« erstellen (zum Vorgehen s. Stavemann, 2014b, S. 181 ff.), um dann anhand der problemtypischen Kognitionen auf das verursachende Problem schließen zu können. Zum Vorgehen siehe auch INFO 1.]

Ist ein Problem identifiziert, wird der Therapeut nach weiteren suchen und dazu ebenfalls ein ABC-Modell implizit erheben.
Weitere im Erstgespräch relevante Inhalte wie das Abklären, ob eine organische Ursachen für die Symptome anzunehmen sein könnte, oder das Aufklären über die Rahmenbedingungen finden Sie auf dem Arbeitsblatt INFO 3.

Biographische Anamnese erheben

In der Regel wird die biographische Anamnese aus zeit- und arbeitsökonomischen Gründen schriftlich mit Hilfe von Lebens- und Problemfragebögen erhoben. (s. z. B. AB 3).
Anamnese und Exploration sind in der PKP nicht symptom-, sondern strikt problemorientiert. Hier werden auch die lerngeschichtlich relevanten Erfahrungen für die Problementstehung sowie dessen auslösende und aufrechterhaltende Bedingungen exploriert und beschrieben. Hierzu gehören auch die Symptomgewinne und -kosten.
In der Anamnese sollte der Therapeut nur beschreiben, was er selbst oder der Begutachtende unbedingt wissen muss, um die vorliegende Störung, ihre Genese und Funktionalität nachvollziehen und auf dieser Informationsgrundlage die Diagnose und den vorgeschlagenen Behandlungsplan bewerten zu können.

Ein Aussortieren von redundanten oder für das Problem irrelevanten Informationen hilft, die Übersicht zu wahren. Andererseits sollten die spontan berichtete Problematik und die im Bericht aufgeführten Daten aus der Lerngeschichte des Patienten schlüssig zur später gefällten Diagnose passen und sie nachvollziehbar erklären.

Zum Ende der probatorischen Sitzungen sollten folgende Fragen beantwortet sein:

- Unter welchen Emotionen, Verhaltensweisen und anderen Konsequenzen leidet der Patient? In welchen Situationen treten die Emotionen, Verhaltensweisen und Konsequenzen auf? Welche kognitiven Muster sind erkennbar?
- Auf welche Ursache sind die geschilderten Probleme zurückzuführen? Wodurch werden sie aufrechterhalten? Welchen Symptomgewinn hat der Patient?
- Kurze Problemgenese: Wie häufig? Wie lange schon? Wie stark? Welche Beeinträchtigungen gibt es im Alltag? Erstmalig? Falls nein: zeitliche Entwicklung. (Dieser Punkt bezieht sich inhaltlich auch schon auf die Krankheitsanamnese, welche ja im Punkt 2 des Antrags an den Gutachter gefordert wird.)
- Finden sich weitere Probleme: Welcher Bezug besteht zwischen ihnen?

(2) PKP in der Verhaltens- und Problemanalyse und der Diagnose

Problem-, Verhaltens- und Funktionsanalyse erstellen. Kognitiv ausgerichtete Therapeuten achten besonders auf die vom Patienten oft schon sehr früh erlernten Schemata und Konzepte, sei es in Form von bewusstem oder unbewusstem Modelllernen über die Bezugspersonen oder als Ergebnis aus eigenen Erfahrungen.

Sind mehrere Probleme vorhanden, beschreibt der Therapeut, in welchem Zusammenhang diese zueinander stehen (z. B. unabhängig voneinander oder bedingte Ketten- oder hierarchische Probleme). (INFO 7 bis INFO 10 zeigen, woran Problemketten, parallele Probleme und hierarchische Probleme zu erkennen sind).

Aufgrund der in der Anamnese und Exploration erhobenen Daten und Zusammenhänge erarbeitet der Therapeut sein Problemverständnis. Dazu geht er chronologisch wie folgt vor:

- Welche(s) Problem(e) wurden diagnostiziert?
- Soweit möglich: Zuordnen der genannten Symptome zum Problem / zu den Problemen, um die »Problemkosten« besser beschreiben zu können.
- Falls mehrere Probleme diagnostiziert wurden:
  Horizontale Analyse. Den Bezug der Probleme zueinander auf der Zeitschiene herstellen und vorhandene Abhängigkeiten bzw. Problemketten beschreiben.
  Vertikale Analyse. Sekundäre, tertiäre etc. Probleme und ihre Bedingtheit beschreiben.
- Verhaltens- oder Mikroanalyse: Typische Reaktionsmuster anhand von SORKC-Modellen für die einzelnen Probleme beschreiben.

PKP-Diagnose stellen. Da es für die drei Problembereiche in der ICD-10 keine entsprechenden Verschlüsselungen gibt, werden in der PKP die Begründungen für die jeweiligen ICD-10 Symptombilder vor oder hinter der oder den ICD-10-Nummer(n) angeführt.

Beispiel: »Ausgeprägte Selbstwertinsuffizienz mit F33.1G« oder »F33.1G wegen ausgeprägter Selbstwertinsuffizienz«.

Achten Sie darauf, dass ihre Diagnose nachvollziehbar und schlüssig aus den zuvor dargestellten Daten der spontan berichteten Symptomatik, der lebensgeschichtlichen Entwicklung des Patienten, dem psychischen Befund sowie der Verhaltens- und Problemanalyse hergeleitet ist.

(3) Behandlungspläne aus der PKP-Diagnose ableiten

Ein wesentlicher Vorteil der PKP besteht darin, dass aus der PKP-Diagnose die Behandlungspläne für die Patienten stringent abgeleitet werden können. Beispiele hierzu finden Sie in INFO 7 und 9.

INFO 6 /

T

Der Unterschied zwischen SORKC- und ABC-Modell

Zeichenerklärung für das SORKC-Modell

	Erläuterung
S	**Stimulus** = interner (z. B. Herzklopfen) oder externer Reiz (z. B.: Kollege A geht grußlos an mir vorbei)
O	Die **Organismusvariable** beschreibt überdauernde, situationsüberreifende biologische/somatische Merkmale einer Person, die für das aktuelle Problemverhalten einer Person relevant sind (z. B. Stoffwechselstörungen, Herzrhythmusstörungen, Diabetes, Stoffwechselerkrankungen, ADHS, hormonelle Erkrankungen, Behinderungen). Die kognitiv-affektiven Schemata, Pläne, Grundüberzeugungen (z. B. »Ich muss von allen gemocht werden«), die manche Autoren ebenfalls der Organismusvariable zuordnen, wird bei uns den kognitiven Reaktionen zugeordnet und findet sich dort bei B1 (zur Erklärung »B1« s. u.).
R	**Reaktionen** einer Person ▸ auf der *kognitiven* (z. B.: Kollege A geht grußlos an mir vorbei, weil er mich nicht mag), *emotionalen* (z. B. Trauer), ▸ *physiologischen* (z. B. Herzklopfen, innere Unruhe, Magendruck) und ▸ *Verhaltens*ebene (z. B. Ich gehe mit gesenktem Kopf schweigend weiter)
K	Steht für das **Kontingenzverhältnis** und beschreibt die Form des Zusammenhangs zwischen den Reaktionen und den Konsequenzen, also dem Verstärkerplan. Auf die Reaktionen können intermittierend oder kontinuierlich bestimmte Konsequenzen folgen.
C	Beschreibt die **Konsequenzen**, die auf eine Reaktion folgen. Hier wird unterschieden zwischen dem zeitlichen Eintreten (kurzfristige [C-kf] und langfristige [C-lf] Konsequenzen) und der Qualität der Konsequenzen (positive Verstärkung wie z. B. ein Lob oder ein Eis bekommen und negative Verstärkung wie z. B. der Wegfall eines unangenehmen Ausgangszustandes [z. B. das Nachlassen von Angst], direkte Bestrafung [z. B. eine Strafarbeit bekommen] oder indirekte Bestrafung [z. B. die Wegnahme eines positiven Verstärkers wie Internetverbot].

Zeichenerklärung für das ABC Modell

	Erläuterung
A	**Ausgangssituation**. Beschreibt den Zeitpunkt, in dem ein aktivierter Bewertungsprozess zu einer emotionalen Konsequenz führt.
B	**Bewertungssystem.** In der Kognitiven Therapie unterscheiden wir das Bewertungssystem anhand unterschiedlicher kognitiver Qualitäten in drei Prozesse. **B1** beschreibt die persönliche Sichtweise der Ausgangssituation A. Hierzu gehören Prozesse der Wahrnehmung, der Wahrnehmungsverarbeitung und -speicherung, des Erinnerns und Vergleichens ebenso wie überdauernde kognitive Konzepte, Metakognitionen, Ziele und metaphysische Konzepte, persönliche Norm-, Moral- und Wertvorstellungen, Meinungen, Ansichten, die aus der eigenen Lerngeschichte entstanden sind, Vorwissen, Erfahrungen, und Annahmen (z. B. »Du sollst nicht stehlen, sonst bist du ein schlechter Mensch«, »Wer Fehler macht, ist weniger wert«, »Die war noch nie vertrauenswürdig und hat schon oft gelogen«, »Mein Vater ist an einem Herzinfarkt gestorben«).

	B2 beschreibt die aus B1 abgeleitete Schlussfolgerungen und die daraus vermuteten Konsequenzen. Hier stehen Prozesse schlussfolgernden Denkens, logischer Ableitungen und des Prognostizierens (z. B. »Weil ich die Prüfung nicht bestanden habe, bin ich ein Versager und damit nichts wert«, »Weil mein Herz so schlägt, könnte ich an einem Herzinfarkt sterben«, »Wenn ich meine Meinung nicht sagen darf, ist das ungerecht!«. **B3** enthält Bewertungsprozesse unter Berücksichtigung persönlicher (Ober-)Ziele. Hier steht die individuelle Bewertung der in B2 gefällten Schlussfolgerung und vermuteten Konsequenz auf Basis der persönlichen (Lebens-)Ziele (z. B. »Unverschämtheit!«, »Schade.«, »Klasse!«, »Wie peinlich«, »Das wäre furchtbar«, »Das ist und bleibt hoffnungslos«).
C1	**Emotionale Reaktion.** Sie beschreibt die Gefühlskonsequenz aus der Bewertung B3.
C2	**Verhaltensreaktion.** Sie beschreibt das Verhalten, das eine Person auf die Situation A hin zeigt.

Im Unterschied zu anderen Vorgehensweisen, die in der aktuellen verhaltenstherapeutischen Literatur beschrieben werden, haben wir uns in der Darstellung des SORKC-Modells dafür entschieden, unter der Organismusvariable (O) lediglich die überdauernden genetischen und somatischen Variablen anzuführen, die das psychische Problem mitbeeinflussen, wie z. B. psychosomatische Erkrankungen, Ein- und Durchschlafprobleme, Adipositas, Herzrhythmusstörungen, Missbildungen, Gendefekte, Infarkte, Schlaganfall oder ADHS. Sämtliche kognitiven Anteile, auch die überdauernder Art, führen wir unter $R^{kognitiv}$ an, da wir auch Metakognitionen oder überdauernde Konzepte für wichtige, kognitiv zu bearbeitende Elemente halten.
Unter »Kontingenz« benutzen wir nur die Begriffe »kontinuierlich« oder »intermittierend«, da wir konkretere Aussagen nicht für plausibel ableitbar halten.
Die kurzfristigen und langfristigen Konsequenzen beziehen sich auf die emotionalen Konsequenzen und ihre physiologischen Korrelate sowie auf die den emotionalen Reaktionen zugrunde liegenden Ursachen bzw. Problembereiche.

AB 9 /

T

Mikroanalyse SORKC analog zu ABC

Mikroanalyse einer typischen Problemsituation im Rahmen des

- ☐ Selbstwertproblems
- ☐ Existentiellen Problems
- ☐ Frustrationsintoleranzproblems

SORKC		**Patientenbeispiel**
S:	Stimulus	A:
O:	Organismusvariable	
R:	Reaktionen R-kognitiv	B1:
		B2:
		B3:
	R-emotional	C1
	R-physiologisch	C1:
	R-motorisch	C2:
K:	Kontingenzverhältnis	
C:	Konsequenzen $C-_{kurzfristig}$	
	$C-_{langfristig}$	

AB 10 /

Selbstwertprobleme und typische irrationale Denkstile

T

1/2

Selbstwertproblem (SWP)

Wenn wir unter einem »Selbstwert« die individuelle Wertzuweisung verstehen, die sich eine Person nach bestimmten, mehr oder weniger bewussten Regeln und Aspekten selbst zuschreibt, dann meinen wir mit dem Begriff »Selbstwertproblem«, dass bei dieser Wertzuschreibung unangemessene, unnötig psychisches Leid verursachende Regeln und Konzepte verwendet werden.
Bei einem Selbstwertproblem benutzt der Betroffene ein dysfunktionales Selbstwert-Konzept. Dieses Konzept enthält Regeln, nach denen aufgrund von Fertigkeiten, Eigenschaften oder Akzeptanz durch andere der pauschale Zugewinn oder Verlust eigener Wertigkeit bestimmt wird. Die Hauptirrationalität besteht dabei in der Verwendung einer generalisierenden und pauschalisierenden Selbstwertbestimmung, in der von einer oder wenigen Eigenschaften, Fähigkeiten, in vielen Fällen sogar von einer einzigen (Fehl-)Leistung der gesamte Wert einer Person definiert wird.

Typische irrationale Denkstile. Bei Patienten mit einem SWP sind die folgenden Denkmuster typisch.

Beispiel

Denkstil	Beim Patienten identifizierbar: Ja	Nein	Anhand folgender Patientenaussage erkennbar:
Punktekämpfer: Die Patienten machen den eigenen Wert davon abhängig, ob sie gewinnen, recht haben, stärker, weiser, besser sind als andere und geben auf gar keinen Fall nach.	☑	☐	Die Patientin berichtet, dass sie nach einem Streit mit ihrem Mann nicht als Erste wieder auf den Partner zugehen könne, da er dann denken könnte, dass er recht gehabt hat und sie dann unterlegen wäre, was für sie mit einem Wertverlust einhergehen würde.

Denkstil	Beim Patienten identifizierbar: Ja	Nein	Anhand folgender Patientenaussage erkennbar:
Menschenwertbestimmung: Die Patienten fällen unsinnige Pauschalurteile über Personen und machen ihren Selbstwert pauschal z. B. von Leistung oder Beliebtheit abhängig.	☐	☐	
Applausfetischismus: Die Patienten verfolgen aus Furcht vor Ablehnung nicht die eigenen, sondern die vermeintlichen Wünsche und Ziele anderer.	☐	☐	

Selbstwertprobleme und typische irrationale Denkstile

Denkstil	Beim Patienten identifizierbar: Ja	Nein	Anhand folgender Patientenaussage erkennbar:
Punktekämpfer: Die Patienten machen den eigenen Wert davon abhängig, ob sic gewinnen, recht haben, stärker, weiser, besser sind als andere und geben auf gar keinen Fall nach.	☐	☐	
Selbstschutzexperten: Die Patienten zeigen sich aus Angst vor seelischer Verletzung stärker oder anders, als sie sind.	☐	☐	
Erwachsene Küken: Die Patienten machen sich kleiner oder hilfloser, als sie sind, um nicht mit anderen konkurrieren zu müssen und dann als Unterlegene wertlos(er) zu sein.	☐	☐	
Schwarz-Weiß-Denken und Generalisieren: Die Patienten teilen Eigenheiten oder Leistungen in »gut« oder »schlecht« ein und bilden nur noch extreme Urteile.	☐	☐	
Versicherungsdenken: Die Patienten denken aus Angst vor möglichem Wertverlust *vorsichtshalber* unnötig negativ.	☐	☐	
Verrenkungsdenken: Die Patienten ziehen willkürliche und unlogische Schlussfolgerungen in Bezug auf den eigenen Wert oder den von anderen, die sehr unwahrscheinlich oder völlig ohne Realitätsbezug sind.	☐	☐	
Meinungen und Tatsachen verwechseln: Die Patienten gründen ihre Meinungen und Selbstbewertungen auf unüberprüfbare Normen, Spekulationen oder Vorurteile und tun so, als seien es Tatsachen.	☐	☐	

AB 11 /

Frustrationsintoleranzprobleme und typische irrationale Denkstile

T

1/2

Frustrationsintoleranzprobleme (FIP)

Ein *Frustrationsintoleranzproblem* beschreibt die emotionalen Turbulenzen – meist in Form von Ärger oder Angst – in denen sich jemand befindet, weil die (Um-)Welt gerade anders ist oder sein könnte als gefordert. Typische Situationen, in denen Menschen mit einem FIP sich in enormen emotionalen Stress begeben, sind die, in denen etwas Unerwünschtes eintritt, etwas Gewünschtes ausbleibt, wenn das Leben gerade als »zu schwer« empfunden wird, wenn man auf etwas Angenehmes verzichten soll oder wenn ein Ziel nicht ohne den dafür erforderlichen Aufwand zu erreichen ist.

Typische irrationale Denkstile. Bei Patienten mit einem FIP sind die folgenden Denkmuster typisch.

Beispiel

Denkstil	Beim Patienten identifizierbar: Ja	Beim Patienten identifizierbar: Nein	Anhand folgender Patientenaussage erkennbar:
Null-Verzicht-Denken: Die Patienten gehen von Wunschdenken und unrealistischen Zielsetzungen aus und erwarten Lösungen, die nur Vorteile mit sich bringen.	☑	☐	Der Patient beklagt mangelnde Zeit für sich und starke Erschöpfung, ist jedoch nicht bereit, seine Arbeitszeit zu reduzieren und weniger Geld zu verdienen.

Denkstil	Beim Patienten identifizierbar: Ja	Beim Patienten identifizierbar: Nein	Anhand folgender Patientenaussage erkennbar:
Null-Verzicht-Denken: Die Patienten gehen von Wunschdenken und unrealistischen Zielsetzungen aus und erwarten Lösungen, die nur Vorteile mit sich bringen.	☐	☐	
Absolutes Fordern und Muss-Denken: Die Patienten fordern, dass alles gefälligst so zu sein hat, wie sie es für richtig halten.	☐	☐	
Gerechtigkeitsdenken: Die Patienten fordern, dass es in der Welt immer dann »gerecht« zugehen muss, wenn sie selbst davon profitieren.	☐	☐	
Verantwortungslose Untertanen: Die Patienten glauben, dass es leichter sei, keine Verantwortung zu übernehmen, und jemanden zu haben, der stärker ist als sie selbst und der für sie die Verantwortung trägt.	☐	☐	

T

Frustrationsintoleranzprobleme und typische irrationale Denkstile

Denkstil	Beim Patienten identifizierbar: Ja	Nein	Anhand folgender Patientenaussage erkennbar:
Erwachsene Küken: Die Patienten machen sich kleiner oder hilfloser, als sie sind, um nicht lästigerweise mit anderen konkurrieren zu müssen.	☐	☐	
Verrenkungsdenken: Die Patienten ziehen willkürliche und unlogische Schlussfolgerungen und Prognosen hinsichtlich zu erwartender Konsequenzen, die sehr unwahrscheinlich oder völlig ohne Realitätsbezug sind.	☐	☐	
Meinungen und Tatsachen verwechseln: Die Patienten gründen ihr (Wunsch-) Denken auf unüberprüfbare Normen, Spekulationen oder Vorurteile und tun so, als seien das Tatsachen.	☐	☐	

AB 12 /

Existenzielle Probleme und typische irrationale Denkstile

Ein *existenzielles Problem* liegt vor, wenn Menschen wegen echter oder vermeintlicher Bedrohungen der eigenen physischen Existenz in emotionale Turbulenzen geraten. Sie befürchten, jetzt gleich oder demnächst sterben zu müssen oder sind deprimiert, weil sie bereits jede Hoffnung aufgegeben haben, jemals »in Sicherheit« zu sein oder »Kontrolle« über ihr Dasein zu besitzen.
(Merke: Erlebte Bedrohungen des eigenen materiellen oder sozialen Status gehören nicht zu den existenziellen Problemen, sondern zu den Selbstwertproblemen.)

Typische Denkstile. Bei Patienten mit existenziellen Problemen sind folgende Denkstile typisch:

Beispiel

Denkstil	Beim Patienten identifizierbar: Ja	Nein	Anhand folgender Patientenaussage erkennbar:
Verrenkungsdenken: Die Patienten ziehen willkürliche und unlogische Schlussfolgerungen hinsichtlich der eigenen Gefährdung, die sehr unwahrscheinlich oder völlig ohne Realitätsbezug sind.	☑	☐	Weil mir so oft schwindlig ist, habe ich bestimmt einen unentdeckten Hirntumor und kann plötzlich sterben.

Denkstil	Beim Patienten identifizierbar: Ja	Nein	Anhand folgender Patientenaussage erkennbar:
Katastrophendenken: Die Patienten übertreiben körperliche Gefahren maßlos und hegen Katastrophenerwartungen.	☐	☐	
Schwarz-Weiß-Denken und Generalisieren: Die Patienten übertreiben Gefahren für Leib und Leben und bilden nur noch extreme Urteile.	☐	☐	
Versicherungsdenken: Die Patienten denken aus Angst vor Gefahren *vorsichtshalber* unnötig negativ – z. B. über ihren Gesundheitszustand oder eine medizinische Prognose.	☐	☐	
Verrenkungsdenken: Die Patienten ziehen willkürliche und unlogische Schlussfolgerungen hinsichtlich der eigenen Gefährdung, die sehr unwahrscheinlich oder völlig ohne Realitätsbezug sind.	☐	☐	
Meinungen und Tatsachen verwechseln: Die Patienten gründen ihre Einschätzung der eigenen »Sicherheit« auf unüberprüfbare Normen, Spekulationen oder Vorurteile und tun so, als seien das Tatsachen.	☐	☐	

AB 13 /

T

PKP-Problemanalyse

Problemursache(n):

Bei mehreren – wie stehen diese zueinander?

Gibt es hierarchische Probleme in behandlungsbedürftigem Ausmaß?

Problem 1:	Problem 2:
Typische Situationen:	Typische Situationen:
Reaktionen	Reaktionen
Kognitiv:	Kognitiv:
Emotional:	Emotional:
Verhalten:	Verhalten:
Konsequenzen/aufrechterhaltende Bedingungen und Funktionalität?	Konsequenzen/aufrechterhaltende Bedingungen und Funktionalität?

INFO 7 /

T

Behandlungsstrategien bei singulären und parallelen Problemen und Problemketten

Zwei zeitgleich und unabhängig voneinander entstandene singuläre Probleme

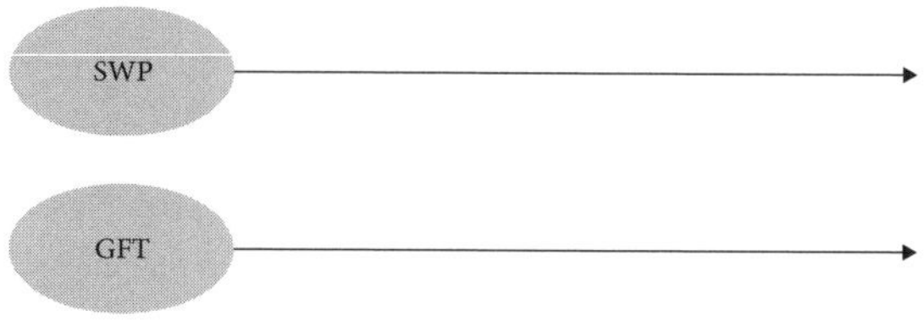

Behandlungsstrategie. Hierbei handelt es sich um zwei zeitgleich und unabhängig voneinander entstandene singuläre Probleme, die beide auch unabhängig von- einander behandelbar sind. Begonnen wird i. d. R. mit dem subjektiv belastenderen.

Zwei unabhängige, nacheinander entstandene singuläre Probleme

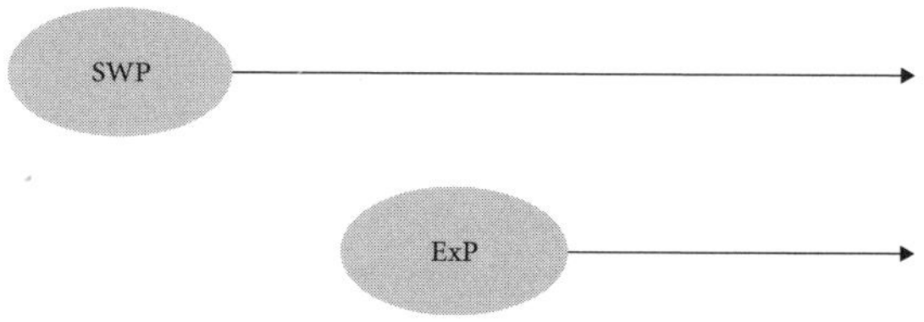

Behandlungsstrategie. Die hier beschriebenen Probleme sind zwar nachfolgend entstanden, sie bedingen sich jedoch nicht und können demnach auch unabhängig voneinander behandelt werden. Begonnen wird i. d. R. mit dem subjektiv belastenderen.

Eine Problemkette: Das nachfolgende Problem wird durch Konsequenzen des vorangegangenen bedingt

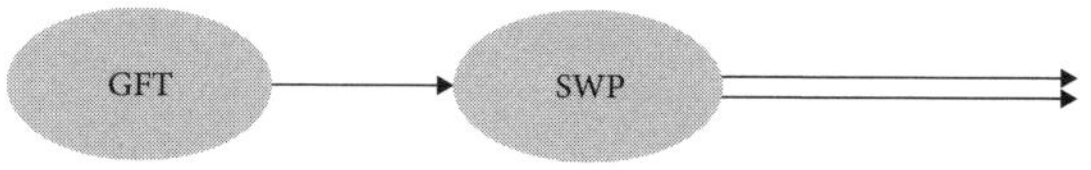

Behandlungsstrategie. Die Konsequenzen aus der Symptomatik des ersten Problems führen zur Ausprägung des zweiten. Bei Problemketten prüft der Therapeut nach erfolgreichem Behandeln des ersten Problems, ob das Bearbeiten des nachfolgenden obsolet ist, weil es nicht mehr getriggert wird.

Ein singuläres Problem verläuft parallel zu einer Problemkette

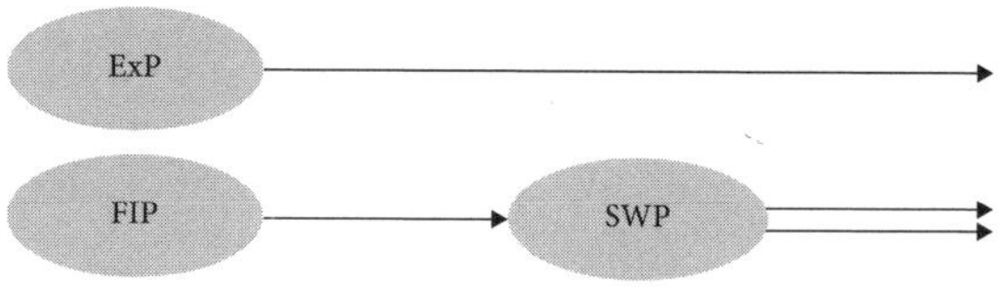

Behandlungsstrategie. Es wird i. d. R. mit dem subjektiv belastenderen Problem begonnen. Beim Bearbeiten der Problemkette wird wie zuvor beschrieben verfahren.

Zwei parallel ablaufende Problemketten

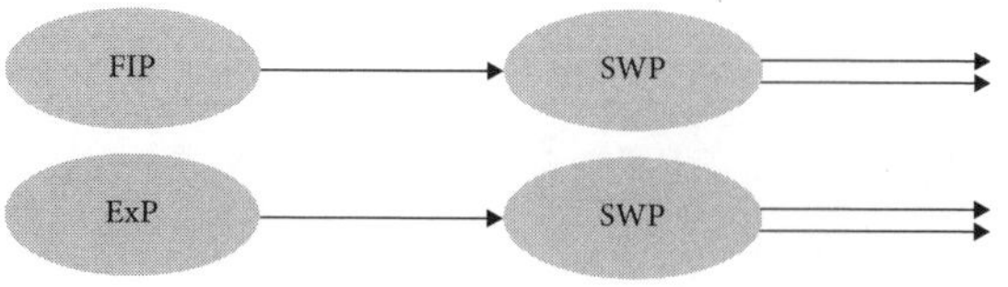

Behandlungsstrategie. Prinzipiell wird mit dem subjektiv belastenderen »ersten« Problem der Problemketten begonnen, hier also entweder mit dem FIP oder dem ExP.

PKP und abgeleitete singuläre Behandlungskonzepte

1 Behandlungskonzept bei SWP

Das Kennzeichnende an Selbstwertproblemen ist, dass die Betroffenen ihren persönlichen Wert an etwas knüpfen und anschließend daraus ableiten. Der Therapeut identifiziert zunächst diese Verknüpfung und versucht, sie anschließend mit unterschiedlichen Disputtechniken (vgl. Stavemann, 2014b, S. 199 ff.) und durch Reflexion in einem explikativen Sokratischen Dialog zum Thema »Was ist das: Ein wertvoller Mensch?« (vgl. Stavemann, 2015, S. 148 ff., 2014b, S. 291 ff.) als unangemessen zu entlarven. Er wird dazu herausarbeiten lassen, weshalb pauschale Beurteilung von Vielschichtigem (wie es der Wert eines Menschen darstellt) unangemessen ist und weshalb so etwas zu unnötigem emotionalen Aufruhr führt. Darauf aufbauend wird der Therapeut eine neue, angemessene Form der Selbstbewertung erarbeiten lassen, die auf pauschale Werturteile verzichtet und Mehrdimensionales aus entsprechend vielen Perspektiven betrachtet und jeden Aspekt einzeln beurteilt. So eine Möglichkeit für eine angemessene Selbst- oder Fremdbeurteilung besteht z. B. im Verwenden eines »Selbst- oder Fremdbilds« (genauer: Stavemann, 2011, S. 88 ff.).

Behandlungskonzept bei einem SWP

(1) Einführen in das kognitive Modell der Emotionsentstehung und -steuerung
(2) Herausarbeiten des eigenen Selbstwertkonzepts und seiner Konsequenzen
(3) Prüfen des eigenen Selbstwertkonzepts auf Angemessenheit mittels Disputtechniken und Sokratischer Dialoge (Thema: Was ist das: Ein wertvoller Mensch?)
(4) Aufbau eines vielschichtigen Selbstwertkonzepts (z. B. Selbstbild) ohne pauschale Selbstbeurteilungen
(5) Training des neuen Konzepts
- durch Übungen auf der theoretischen Ebene (SAE-Modelle erstellen und reflektieren lassen, S. dazu Stavemann, 2014b, S. 312 ff.),
- durch Übungen auf der imaginativen Ebene (Drehbücher für Problemsituationen erstellen lassen und Vorstellungsübungen dazu durchführen)
- durch In-vivo-Übungen zu den Situationen mit sukzessiv steigendem subjektivem Schwierigkeitsgrad, die zuvor auf der Vorstellungsebene zielführend bewältigt wurden

2 Behandlungskonzept bei einem FIP

Bei Patienten mit einem FIP verfolgt der Therapeut drei Hauptziele (s. Stavemann 2013):

(1) Der Patient möge akzeptieren, dass die Situation, die Realität oder die Vergangenheit zurzeit genau so ist, wie sie ist, und nicht so, wie der Patient sich das wünscht oder vehement fordert. Hierzu wird der Therapeut die vermeintlichen Konsequenzen von Entscheidungen oder zielgerichteten Tätigkeiten »entkatastrophisieren« und den Unterschied zwischen »unerträglich« und »lästig« herausarbeiten lassen. Zudem gilt es, rigide Anspruchshaltungen zu relativieren. Dazu wird der Therapeut diese gemeinsam mit dem Patienten beleuchten und mit Hilfe sämtlicher Disputtechniken reflektieren und prüfen (z. B.: »Weshalb sollte jemand nach *meinen* Normen leben statt nach seinen eigenen Normen?«).

(2) Der Patient möge erkennen, dass der Ist-Zustand nicht zufällig so ist, wie er ist, sondern als Konsequenz aus vorherigen Entscheidungen oder Verhaltensmustern entstanden ist. Hierzu wird der Patient die Zusammenhänge zwischen seinen alten Entscheidungen und Verhaltensweisen und den daraus resultierenden Konsequenzen betrachten.

(3) Der Patient möge erkennen, dass Ziele nicht einfach herbeizuwünschen sind, sondern dass es dazu seines Energieeinsatzes bedarf. Dazu wird Wunschdenken von realistischen Zielsetzungen diskriminiert und die »Kosten« für realistische Vorhaben angemessen bestimmt. Hat der Patient Schwierigkeiten damit, sich für Ziele zu entscheiden und sich festzulegen, besteht eine weitere Aufgabe darin, die Kosten dieser Entscheidung dafür, sich *nicht* zu entscheiden, zu beleuchten. Letztendlich gilt es dann, als unvermeidbar akzeptieren zu lernen, dass jede Entscheidung *für* etwas gleichzeitig den Verzicht auf die Vorteile aller anderen Alternativen bedeutet.

Häufig haben Patienten mit FIP Schwierigkeiten damit, Grenzen gezogen zu bekommen und/oder diese einzuhalten. Dann gehört auch dieses Lernziel in den Behandlungsplan.

Vom Kurzfrist- zum Langfristhedonismus. Das Typische an FIP-Patienten ist deren kurzfristig ausgerichteter Hedonismus. Der Therapeut wird die Patienten ihre bisherigen langfristigen negativen sozialen und ökonomischen Konsequenzen erarbeiten lassen, die sie bisher als »Symptomkosten« zu zahlen hatten, um diese dann den kurzfristigen, i. d. R. weitaus weniger bedeutsamen Symptomgewinnen gegenüberstellen und abwägen zu lassen. Das Lernziel besteht im Aufbau eines langfristig ausgerichteten Hedonismus.

Ungünstige Prognose. Die Prognose für Patienten mit einem ausgeprägten FIP ist leider selten »gut« oder »hinreichend«, denn ihren Hang zum Vermeiden und Ausweichen bringen sie auch in die Therapie mit, sodass die Abbruchsquote bei dieser Klientel circa dreimal höher ist als bei den übrigen Problembereichen. Der Therapeut wird deswegen von Beginn an besonders auf Widerstände achten und darauf, keine »Hintertürchen« zu übersehen. Er wird den Therapieprozess stringent und kleinschrittig planen und überwachen. Das gilt insbesondere für Hausaufgaben und abgesprochene Übungen des Patienten. Sollte er auf Widerstände oder eingeschleuste »Hintertürchen« stoßen, wird er diese sofort ansprechen und die erkannten »Hintertürchen« sofort vom Patienten selbst zunageln lassen.

Behandlungskonzept bei einem FIP

(1) Einführen in das kognitive Modell der Emotionsentstehung und -steuerung
(2) Herausarbeiten der Ursachen und der Konsequenzen von Frustrationsintoleranz
(3) Herausarbeiten der eigenen Intoleranzen anhand des modifizierten ABC-Modells (s. Stavemann, 2014b, S. 101 f.)
(4) Prüfen der Erwartungen und Forderungen sowie der emotionalen Reaktionen auf Angemessenheit mittels Disputtechniken und Sokratischer Dialoge
(5) ggf. Lebenszielanalyse und -planung zum Aufbau neuer, adäquater Zielvorstellungen
(6) Aufbau von Akzeptanz hinsichtlich notwendiger Kosten für die Zielverfolgung
(7) Training des neuen Konzepts
- durch Übungen auf der theoretischen Ebene (SAE-Modelle erstellen und reflektieren lassen, S. dazu Stavemann, 2014b, S. 312 ff.)
- durch Übungen auf der imaginativen Ebene (Drehbücher für Problemsituationen erstellen lassen und Vorstellungsübungen dazu durchführen)
- durch In-vivo-Übungen zu den Situationen mit sukzessiv steigendem subjektivem Schwierigkeitsgrad, die zuvor auf der Vorstellungsebene zielführend bewältigt wurden

3 Behandlungskonzept bei einem existenziellen Problem (ExP)

Bei Patienten mit einem ExP geht es zunächst darum, deren maßlos überzeichnete Eintrittswahrscheinlichkeiten von fatalen Ereignissen realistisch relativieren zu lassen. Hierfür nutzt der Therapeut empirische, logische, funktionale und hedonistische Dispute. Zudem wird er die Forderung des Patienten nach Sicherheit und Kontrolle mit Hilfe explikativer Sokratischer Dialoge (z. B.: »Was ist das: Sicherheit?«, genauer: Stavemann, 2015, S. 180 ff.) reflektieren und ad absurdum führen lassen, indem der Patient die Erkenntnis erarbeitet, dass seine Forderungen unrealistisch und unerreichbar sind. Anschließend wird an der Akzeptanz von Unsicherheit, Wahrscheinlichkeit und partiellem Ausgeliefertsein gearbeitet. Bei etlichen Patienten mit einem ExP ist die Zielfrage wesentlich. Manche haben entweder zu viel vor und fürchten, »zu früh« zu sterben, andere haben nichts Konkretes vor und fürchten sich davor zu sterben, bevor sie »etwas Positives« erreicht haben. In beiden Fällen ist zunächst eine Lebenszielanalyse und -planung sinnvoll (zum Vorgehen: Stavemann, 2008; 2014c, S. 132 ff.), um vorhandene Ziele realistisch gestalten oder um überhaupt erst einmal einen erreichbaren Zielhorizont aufstellen zu lassen.

Behandlungskonzept bei einem ExP

(1) Einführen in das kognitive Modell der Emotionsentstehung und -steuerung
(2) ggf. Lebenszielanalyse und -planung zum Aufbau eines realistischen Zielhorizonts
(3) Herausarbeiten der existenziellen Befürchtungen anhand des modifizierten ABC-Modells
(4) Prüfen der Befürchtungen auf Angemessenheit mittels Disputtechniken und Sokratischer Dialoge (Thema: Was ist das: Sicherheit/Kontrolle?)
(5) Reattribution der Bedeutung von physiologischer Erregung (erwünschte Anpassungsleistung des Organismus statt Gefahrensignal)
(6) Aufbau von Akzeptanz hinsichtlich Unsicherheit, Kontrollunfähigkeit, partiellem Ausgeliefertsein und unausweichlichen Alltagsgefahren mittels Disputtechniken und explikativer Sokratischer Dialoge
(7) Training des neuen Konzepts
- durch Übungen auf der theoretischen Ebene (SAE-Modelle erstellen und reflektieren lassen, S. dazu Stavemann, 2014b, S. 312 ff.),
- durch Übungen auf der imaginativen Ebene (Drehbücher für Problemsituationen erstellen lassen und Vorstellungsübungen dazu durchführen) und
- durch In-vivo-Übungen zu den Situationen mit sukzessiv steigendem subjektivem Schwierigkeitsgrad, die zuvor auf der Vorstellungsebene zielführend bewältigt wurden

INFO 9 /

T

Behandlungsstrategien bei hierarchischen Problemen

Ein singuläres Problem mit einem sekundären hierarchischen Problem

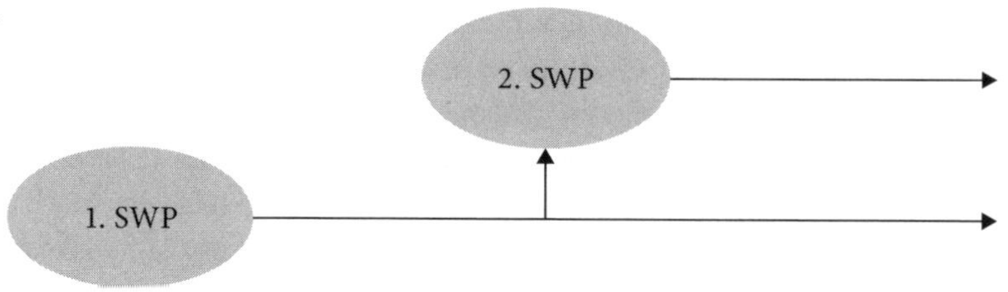

Behandlungsstrategie. Obwohl die PKP-Diagnose häufig auf beiden Ebenen identisch ist, wird der Therapeut die Bedingtheit der einzelnen Probleme beachten und zunächst das hierarchische Problem bearbeiten, um die Akzeptanz des unterge- ordneten zu erreichen. Erst danach wird das untergeordnete aufgegriffen, denn i. d. R. würde der Patient sonst das Bearbeiten seines primären Problems durch In-vivo-Übungen sofort einstellen.

Ein singuläres Problem mit hierarchischen sekundären und tertiären Problemen

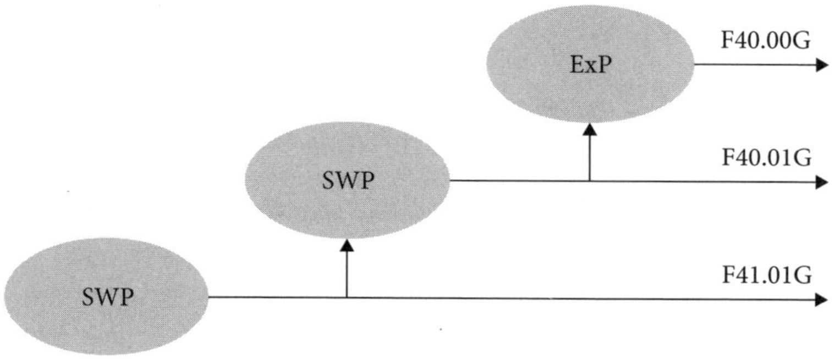

Behandlungsstrategie. Begonnen wird mit der Bearbeitung des tertiären Problems, damit der Patient lernt, die Symptome seines sekundären Problems zu akzeptieren. Das sekundäre Problem wird entsprechend behandelt. Sind die behindernden hierarchischen Probleme bearbeitet sind, kann auch das primäre Problem angegangen werden.

INFO 10 /

T

PKP-Behandlungskonzepte bei parallelen, nachfolgenden und hierarchischen Problemen

Behandlungskonzepte bei parallelen und nachfolgenden Problemen

Parallele Probleme. Die Behandlung zweier parallel verlaufender singulärer Probleme gestaltet sich – unabhängig davon, ob sie zeitgleich entstanden sind oder nicht – wie für singuläre Probleme beschrieben. Begonnen wird mit dem Problem, das der Patient subjektiv als Problem mit dem höchsten Belastungsgrad einschätzt. (Ausnahme: Es liegt ein ausgeprägtes FIP vor. In diesem Fall sollte damit in Form einer Probetherapie begonnen werden, um die Veränderungsbereitschaft des Patienten zu prüfen.)
Beim Behandeln des zweiten Problems entfällt Punkt (1) (das Einführen in das kognitive Modell) und alle weiteren Punkte, die bereits beim Bearbeiten des ersten Problems behandelt wurden.

Nachfolgende Problemketten. Begonnen wird prinzipiell mit dem zeitlich vorangegangenen Problem, da dieses mit seinen Konsequenzen die Grundlage für den Aufbau des nachfolgenden Problems liefert. Im günstigen Fall muss dieses nach erfolgreichem Behandeln des vorangegangenen Problems nicht mehr bearbeitet werden, da die Entstehungsvoraussetzungen für das nachfolgende Problem nicht mehr gegeben sind.
Das Vorgehen gestaltet sich wie bei den singulären Problemen beschrieben. Sollte die Behandlung des nachfolgenden Problems dennoch nötig sein, entfällt in dessen Behandlungsplan wieder Punkt (1) (das Einführen in das kognitive Modell) und alle weiteren Punkte, die bereits beim Bearbeiten des ersten Problems behandelt wurden.

Behandlungskonzept bei hierarchischen Problemen

Der Behandlungsplan hierarchischer Probleme gestaltet sich entsprechend folgender Behandlungsstrategie: Es wird mit dem Problem begonnen, das am höchsten in der Hierarchie steht, danach folgt das zweithöchste etc. Dabei werden für jedes identifizierte Problem die oben beschriebenen Behandlungspläne durchgeführt. Bei den hierarchisch untergeordneten Plänen können dabei i. d. R. die Punkte vernachlässigt werden, die bereits bei den höher angeordneten Problemen bearbeitet wurden.

Behandlungskonzept bei einem singulären Problem mit sekundären und tertiären hierarchischen Problemen

Primäres Problem:	SWP mit F40.1G und F40.00G
Sekundäres Problem:	SWP mit F40.01G
Tertiäres Problem:	ExP mit F41.0G

Der Behandlungsplan sieht so aus: Behandeln des ExP (und damit symptomatisch Abbau der generalisierten Angststörung) als tertiäres Problem durch

(1) Einführen in das kognitive Modell der Emotionsentstehung und -steuerung
(2) Herausarbeiten der existenziellen Befürchtungen anhand des ABC-Modells
(3) Prüfen der Befürchtungen auf Angemessenheit mittels Disputtechniken und Sokratischer Dialoge
(4) Reattribution der Bedeutung von physiologischer Erregung (erwünschte Anpassungsleistung des Organismus statt Gefahrensignal)
(5) Aufbau von Akzeptanz hinsichtlich Unsicherheit, Kontrollunfähigkeit und unausweichlichen Alltagsgefahren mittels Disputtechniken und explikativer Sokratischer Dialoge (Thema: Was ist das: Sicherheit/Kontrolle?)

T

PKP-Behandlungskonzepte bei parallelen, nachfolgenden und hierarchischen Problemen

(6) Training des neuen Konzepts
- durch Übungen auf der theoretischen Ebene (SAE-Modelle erstellen und reflektieren lassen, S. dazu Stavemann, 2014b, S. 312 ff.)
- durch Übungen auf der imaginativen Ebene (Drehbücher für Problemsituationen erstellen lassen und Vorstellungsübungen dazu durchführen) und
- durch In-vivo-Übungen zu den Situationen mit sukzessiv steigendem subjektivem Schwierigkeitsgrad, die zuvor auf der Vorstellungsebene zielführend bewältigt wurden

Anschließend Behandlung des SWP (und damit symptomatisch Abbau der Agoraphobie mit Panikstörung) als sekundäres Problem durch Akzeptanz des Ist-Zustands und durch Entkoppeln der Verknüpfung von Anerkennung und »Selbstwert«:

(7) Herausarbeiten des eigenen Selbstwertkonzepts und seiner Konsequenzen mittels modifizierter ABC-Modelle

(8) Prüfen des eigenen Selbstwertkonzepts auf Angemessenheit mittels Disputtechniken und Sokratischer Dialoge (Thema: Was ist das: Ein wertvoller Mensch?)

(9) Aufbau eines vielschichtigen Selbstwertkonzepts (z. B. Selbstbild) ohne pauschale Selbstbeurteilungen

(10) Training des neuen Konzepts
- durch Übungen auf der theoretischen Ebene (SAE-Modelle erstellen und reflektieren lassen, S. dazu Stavemann, 2014b, S. 312 ff.),
- durch Übungen auf der imaginativen Ebene (Drehbücher für Problemsituationen erstellen lassen und Vorstellungsübungen dazu durchführen)
- durch In-vivo-Übungen zu den Situationen mit sukzessiv steigendem subjektivem Schwierigkeitsgrad, die zuvor auf der Vorstellungsebene zielführend bewältigt wurden (z. B. »Angstreaktionen« / »auffälliges Verhalten« vor anderen zeigen)

Anschließend wird das primäre Problem bearbeitet (soziale Phobien und Agoraphobie) durch

(11) falls noch notwendig: wie (7)

(12) falls noch notwendig: wie (8)

(13) falls noch notwendig: wie (9)

(14) Training des neuen Konzepts
- durch Übungen auf der theoretischen Ebene (SAE-Modelle erstellen und reflektieren lassen, S. dazu Stavemann, 2014b, S. 312 ff.)
- durch Übungen auf der imaginativen Ebene (Drehbücher für Problemsituationen erstellen lassen und Vorstellungsübungen dazu durchführen)
- durch In-vivo-Übungen zu den Situationen mit sukzessiv steigendem subjektivem Schwierigkeitsgrad, die zuvor auf der Vorstellungsebene zielführend bewältigt wurden (z. B. die Situationen, in den das alte Selbstwertkonzept zu unzureichenden Ergebnissen geführt hat)

PKP-Behandlungskonzepte bei parallelen, nachfolgenden und hierarchischen Problemen

Behandlungsplan bei horizontalen und vertikalen Problemen gemischt

Wenn horizontal ausgerichtete Probleme zusammen mit hierarchischen Problemen auftreten, gestaltet sich der Behandlungsplan häufig komplexer. Betrachten wir das Vorgehen an einem Beispiel, in dem zwei singuläre Probleme parallel zu einem sekundären hierarchischen Problem bestehen.

Behandlungsplan für zwei singuläre Probleme, die parallel zu einem sekundären hierarchischen Problem bestehen

Angenommen, es liegt folgende Problemkonstellation vor:
- FIP (unklare ICD-10 Symptomatik, Selbstärger und Rigidität sind nach ICD-10 nicht symptomatisch klassifizierbar).
- ExP mit F40.2 (Hundephobie).
- SWP (unklare ICD-10 Symptomatik) mit hierarchisch angeordnetem sekundärem SWP (unklare ICD-10 Symptomatik).

Bei geringer Ausprägung des FIP entscheidet der Patient nach seinem Leidensdruck, ob er mit dem FIP, dem ExP oder dem sekundären SWP beginnen möchte. Das primäre SWP ist erst nach der Bearbeitung des sekundären SWP therapeutisch zugänglich.

In diesem Fall ist die FIP jedoch derart bestimmend, dass damit in Form einer Probetherapie begonnen werden sollte. Die Patientin wurde zuvor ausführlich in die Behandlungsstrategie eingeführt und hat ihr und den damit verbundenen Aufgaben und Übungen ausdrücklich zugestimmt.

Der Behandlungsplan gestaltet sich wie folgt:

(1) Einführen in das kognitive Modell der Emotionsentstehung und -steuerung

(2) Herausarbeiten der Ursachen und der Konsequenzen von Frustrationsintoleranz

(3) Herausarbeiten der eigenen Intoleranzen anhand des modifizierten ABC-Modells (s. Stavemann, 2014b, S. 101 f.)

(4) Prüfen der Erwartungen und Forderungen sowie der emotionalen Reaktionen auf Angemessenheit mittels Disputtechniken und Sokratischer Dialoge

(5) ggf. Lebenszielanalyse und -planung zum Aufbau neuer, adäquater Zielvorstellungen

(6) Aufbau von Akzeptanz hinsichtlich notwendiger Kosten für die Zielverfolgung

(7) Training des neuen Konzepts
   - durch Übungen auf der theoretischen Ebene (SAE-Modelle erstellen und reflektieren lassen, S. dazu Stavemann, 2014b, S. 3126b ff.),
   - durch Übungen auf der imaginativen Ebene (Drehbücher für Problemsituationen erstellen lassen und Vorstellungsübungen dazu durchführen)
   - durch In-vivo-Übungen zu den Situationen mit sukzessiv steigendem subjektivem Schwierigkeitsgrad, die zuvor auf der Vorstellungsebene zielführend bewältigt wurden

Anschließend möchte die Patientin ihr hierarchisches SWP bearbeiten. Der Behandlungsplan dazu sieht so aus: Behandeln des sekundären SWP (Ziel: Akzeptanz des primären Problems ohne Selbstabwertung und Entkoppeln der Verknüpfung von Anerkennung und »Selbstwert«) durch

(8) Herausarbeiten des eigenen Selbstwertkonzepts und seiner Konsequenzen

(9) Prüfen des eigenen Selbstwertkonzepts auf Angemessenheit mittels Disputtechniken und Sokratischer Dialoge (Thema: Was ist das: Ein wertvoller Mensch?)

T

PKP-Behandlungskonzepte bei parallelen, nachfolgenden und hierarchischen Problemen

(10) Aufbau eines vielschichtigen Selbstwertkonzepts (z. B. Selbstbild) ohne pauschale Selbstbeurteilungen
(11) Training des neuen Konzepts
- durch Übungen auf der theoretischen Ebene (SAE-Modelle erstellen und reflektieren lassen, S. dazu Stavemann, 2014b, S. 312 ff.)
- durch Übungen auf der imaginativen Ebene (Drehbücher für Problemsituationen erstellen lassen und Vorstellungsübungen dazu durchführen)
- durch In-vivo-Übungen zu den Situationen mit sukzessiv steigendem subjektivem Schwierigkeitsgrad, die zuvor auf der Vorstellungsebene zielführend bewältigt wurden (hier stehen Übungen, in denen die Patientin das Bestehen des primären Problems offen macht).

Anschließend erfolgt das Behandeln des primären SWP:
(12) Falls noch relevant: wie (8)
(13) Falls noch relevant: wie (9)
(14) Training des neuen Konzepts
- durch Übungen auf der theoretischen Ebene (SAE-Modelle erstellen und reflektieren lassen, S. dazu Stavemann, 2014b, S. 312 ff.)
- durch Übungen auf der imaginativen Ebene (Drehbücher für Problemsituationen erstellen lassen und Vorstellungsübungen dazu durchführen)
- durch In-vivo-Übungen zu den Situationen mit sukzessiv steigendem subjektivem Schwierigkeitsgrad, die zuvor auf der Vorstellungsebene zielführend bewältigt wurden (hier stehen Übungen, die das alte Selbstwertkonzept betreffen).

Abschließend erfolgt das Bearbeiten des singulären ExP nach folgendem Behandlungsplan:
(15) ggf. Lebenszielanalyse und -planung zum Aufbau eines realistischen Zielhorizonts (falls nicht bereits bei der Bearbeitung des FIP geschehen)
(16) Herausarbeiten der existenziellen Befürchtungen anhand des ABC-Modells
(17) Prüfen der Befürchtungen auf Angemessenheit mittels Disputtechniken und Sokratischer Dialoge
(18) ggf. Reattribution der Bedeutung von physiologischer Erregung (erwünschte Anpassungsleistung des Organismus statt Gefahrensignal)
(19) Aufbau von Akzeptanz hinsichtlich Unsicherheit, Kontrollunfähigkeit, partiellem Ausgeliefertsein und unausweichlichen Alltagsgefahren mittels Disputtechniken und explikativer Sokratischer Dialoge (Thema: Was ist das: Sicherheit/Kontrolle?)
(20) Training des neuen Konzepts
- durch Übungen auf der theoretischen Ebene (SAE-Modelle erstellen und reflektieren lassen, S. dazu Stavemann, 2014b, S. 312 ff.)
- durch Übungen auf der imaginativen Ebene (Drehbücher für Problemsituationen erstellen lassen und Vorstellungsübungen dazu durchführen)
- durch In-vivo-Übungen zu den Situationen mit sukzessiv steigenden subjektiven Schwierigkeitsgrad, die zuvor auf der Vorstellungsebene zielführend bewältigt wurden

KAPITEL 3 /

Lebenszielanalyse und Lebenszielplanung

Harlich H. Stavemann

- AB 14/Glaubensgrundsätze für die Lebenszielplanung
- AB 15/Lebenszielrelevante Wertvorstellungen
- INFO 11/Lebensziele
- AB 16/Vorhandene Lebensziele bestimmen
- AB 17/Aktivitäten-Wochenplan
- INFO 12/Fehlende Lebensziele erstellen
- INFO 13/Lebensziele reduzieren
- INFO 14/Lebensziele erreichbar machen
- INFO 15/Lebensziele widerspruchsfrei planen
- INFO 16/Eine eigene Zielhierarchie erstellen
- AB 18/Zeit- und Energieverteilung für Ziele

Nicht nur Klienten mit depressiven oder manischen Krankheitsbildern haben regelmäßig emotionale Probleme wegen nicht vorhandener oder wegen zu vieler Ziele. Auch Klienten mit einem Selbstwertproblem, mit existenziellen oder Frustrationsintoleranzproblemen leiden häufig an irrationalen oder widersprüchlichen Zielen oder daran, dass sie keine Zielhierarchie besitzen, die es ihnen im Zielkonflikt ermöglicht, sinnvoll Präferenzen zu setzen.
Immer dann, wenn der Therapeut in der Anamnese und Explorationsphase die Ziele seines Klienten nicht hinreichend klären konnte oder wenn er auf irrationale oder widersprüchliche Ziele gestoßen ist, wird er vor dem Beginn des eigentlichen Veränderungsprozesses eine Zielfindungs- oder Zielklärungsphase einfügen, um den Klienten widerspruchsfreie und aus eigener Kraft erreichbare Zielvorhaben aufstellen und in Langfrist- und Etappenziele differenzieren zu lassen. Hierfür stehen die folgenden Arbeitsblätter zur Verfügung.

AB 14/Glaubensgrundsätze für die Lebenszielplanung und **AB 15/Lebenszielrelevante Wertvorstellungen** dienen der vertieften Exploration der Klientenprämissen. Mit ihnen werden die grundlegenden Glaubensgrundsätze und Werthaltungen erhoben. Nach einer gemeinsamen Reflexion derselben soll der Klient entscheiden, ob er diese weiterhin als Prämissen für seine Ziele und Entscheidungen anerkennt und ob er bereit ist, den dafür nötigen Aufwand zu treiben und deren Konsequenzen zu ertragen.

INFO 11/Lebensziele ist ein Informationsblatt für Klienten. Es beschreibt, was Lebensziele sind, welche unterschiedlichen Arten es gibt, welche Funktion sie erfüllen und wie man sinnvolle und schädliche Lebensziele voneinander unterscheidet. Es beschreibt die Konsequenzen, die durch das Verfolgen schädlicher Lebensziele entstehen.

AB 16/Vorhandene Lebensziele bestimmen dient als Informations- und Hausaufgabenblatt zum Erheben eigener Lebensziele. Es beschreibt das Vorgehen und liefert einen Gliederungsvorschlag.
Die Summe der tatsächlichen oder geplanten Zeiteinheiten beträgt im Idealfall 100 Stunden pro Woche. Abweichungen über zehn Prozent sind relevant und sollten auf ihre Ursache, Funktionalität und Konsequenzen untersucht werden.

AB 17/Aktivitäten-Wochenplan dient dem Patienten dazu, einen Überblick zu gewinnen, wie und womit er tatsächlich seine Zeit verbringt, um anschließend anhand dieser Aufstellung prüfen zu können, ob dieses Verhalten seinen Zielen entspricht.

INFO 12–15 sind Informationsblätter für Klienten, die die Konsequenzen von zu wenigen, zu vielen, irrationalen und widersprüchlichen Zielen beschreiben und aufzeigen, was der Klient dagegen unternehmen kann.

INFO 16/Eine eigene Zielhierarchie erstellen wird für den Aufbau einer eigenen Zielhierarchie eingesetzt, wenn Klienten noch keine hinreichend klare Zielhierarchie besitzen, die ihnen im Konfliktfall eine rasche funktionale Entscheidung ermöglicht.

AB 18/Zeit- und Energieverteilung für Ziele ist ein Aufgabenblatt, in dem die Klienten festlegen, wie viel Zeit und Energie sie künftig für welches ihrer Ziele aufwenden möchten. Die Summe der tatsächlichen oder geplanten Zeiteinheiten beträgt im Idealfall 100 Stunden pro Woche. Abweichungen über zehn Prozent sind relevant und sollten auf ihre Ursache, Funktionalität und Konsequenzen untersucht werden.

Literatur

Stavemann, H. H. (2014). KVT-Praxis. Strategien und Leitfäden für die Integrative KVT (3. Aufl.). Weinheim: Beltz.
Stavemann, H. H. (2008). Lebenszielanalyse und Lebenszielplanung in Therapie und Beratung. Weinheim: Beltz.

Quellenverzeichnis

Die in diesem Kapitel verwendeten Arbeitsblätter stammen modifiziert aus Stavemann (2014, 2008).

AB 14 /

P

Glaubensgrundsätze für die Lebenszielplanung

Um entscheiden zu können, ob einige Ihrer Lebensziele ganz oder teilweise für emotionale Probleme verantwortlich sind, muss Ihr Therapeut oder Berater zunächst mit den Grundsätzen Ihres Glaubens vertraut sein. Nur so kann er erkennen, ob diese womöglich mit einzelnen Zielen kollidieren, sie behindern oder gar völlig verbieten, denn derart hervorgerufene Glaubens- und Zielkonflikte können zu starkem emotionalem Stress, zu psychischen und psychosomatischen Erkrankungen und zur völligen Blockade Ihrer Entscheidungsbereitschaft mit all ihren Alltagskonsequenzen führen.
Bitte beantworten Sie deshalb die folgenden Fragen zu Ihren Glaubensüberzeugungen:

(1) Wodurch existieren Sie: Glauben Sie zum Beispiel an einen Schöpfergott oder an eine naturwissenschaftliche Erklärung Ihres Daseins?

☐ Schöpfergott ☐ Evolution ☐ ....

....

(2) Falls Sie an die Existenz eines Schöpfergottes glauben: Hat dieser bestimmte Erwartungen an Sie und, falls ja, welche sind das?

☐ keine Erwartungen ☐ Erwartungen: ....

....

(3) Falls Sie glauben, dass er bestimmte Erwartungen an Sie hat: Was glauben Sie, geschieht, wenn Sie sie nicht erfüllen?

....

....

(4) Wenn Sie sterben, glauben Sie, dann kommt noch etwas, oder war's das dann?

☐ dann ist endgültig Schluss ☐ dann kommt: ....

....

(5) Falls Sie an ein Leben oder irgendeine Form der Existenz nach dem Tod glauben: Wer entscheidet nach welchen Regeln, was dann kommt?
Wer entscheidet? Wonach?

....

....

(6) Können Sie das Ergebnis beeinflussen? Falls ja: Wodurch genau?

☐ unbeeinflussbar ☐ beeinflussbar durch: ....

....

AB 15 /

Lebenszielrelevante Wertvorstellungen

P

Um zu verhindern, dass einige Ihrer Therapie- und Lebensziele mit Ihren grundlegenden Wertvorstellungen kollidieren und dann für neue emotionale Probleme sorgen, muss Ihr Therapeut oder Berater auch mit Ihren ethischen, moralischen, politischen, sozialen und kulturellen Wertvorstellungen vertraut sein. Nur so kann er erkennen, ob diese womöglich mit einzelnen Zielen im Widerspruch stehen, sie behindern oder gar völlig blockieren. Bitte beantworten Sie deshalb die folgenden Fragen zu Ihren grundlegenden Wertvorstellungen. Diese können sich auf völlig unterschiedliche Lebensbereiche beziehen, z. B. auf soziale Kontakte/Familie/Partner, Sexualität/Liebesleben, Karriere/Arbeitsleben/Einkommen, Kultur/Ausbildung/Wissen, Hobbies/Freizeit/Genuss, politische/soziale/kulturelle Werte, ethische/moralische Regeln und Grundsätze.
Hier einige Beispiele für Wertvorstellungen: treu sein, Gerechtigkeit, Chancengleichheit, »Jeder ist sich selbst der Nächste«, Lustmaximierung, politische/soziale Macht ausüben, Freundschaften pflegen, ein liebevoller Partner/Elternteil sein, Außerordentliches leisten, »Was du nicht willst, dass man dir tu', das füg' auch keinem anderen zu!«, »Genieße so viel und so lange du kannst«, ehrlich sein, anderen/Schwachen helfen, egoistisch sein.

Folgende Wertvorstellungen sind mir so wichtig, dass ich danach leben möchte:

Davon sind mir folgende Werte so wichtig, dass ich dafür auf Vorteile oder Ziele verzichten und auch erhebliche Nachteile in Kauf nehmen würde:

Nach folgenden Werten lebe ich zwar noch nicht, möchte es aber lernen:

Bitte überlegen und notieren Sie, welchen Preis Sie in Ihrem Alltag dafür zahlen müssten, wenn Sie künftig nach den oben beschriebenen Werten leben würden und ob Sie dauerhaft dazu bereit sind.

INFO 11 / Lebensziele

Was sind Lebensziele?

Als Lebensziele bezeichnet man das, was Menschen sich vornehmen, während ihres Lebens zu tun. Dabei folgen sie bestimmten Vorsätzen, Glaubens- und Moralvorstellungen.

Was sind »gute« Ziele?

Prinzipiell gibt es keine »guten« oder »schlechten«, »sinnvollen« oder »sinnlosen« Lebensziele. Damit sie uns keine unnötigen Probleme bescheren, sollten sie allerdings grundsätzlich erreichbar sein, zu unseren persönlichen religiösen, ethischen, moralischen, sozialen und kulturellen Normen passen und sich darüber hinaus nicht gegenseitig blockieren oder gar sabotieren. Weil aber die Moralvorstellungen, die religiösen und sozialen Glaubens- und Normensysteme und die ethische, kulturelle und spezifische Entwicklung der Menschen sehr unterschiedlich sind, gibt es keinen objektiv richtigen, für alle Menschen »gültigen« Maßstab, nach dem die eigenen Lebensziele erstellt werden könnten.
Beispiele für konkrete Lebensziele sind:

- »Ich will versuchen, einen Partner zu finden und eine Familie zu gründen.«
- »Ich möchte bis zu meinem 50. Geburtstag die Welt umsegeln.«
- »Ich möchte bei allem, was ich tue, meine eigenen moralischen Gebote befolgen.«

Beispiele für unkonkrete, untaugliche Lebensziele sind:

- »Ich möchte glücklich sein.«
- »Ich heirate Manuela und bekomme mit ihr zwei Söhne und eine Tochter.«
- »Ich tue nur, was hundertprozentig und absolut sicher ist.«
- »Kinder will ich nicht, aber im Alter würde ich mich gern um meine Enkel kümmern.«

Derartige Ziele sind untauglich, weil

- sie ein Ergebnis beschreiben und nicht die Bedingungen, die dahin führen
- sie nicht autark, aus eigener Kraft erreichbar sind
- sie etwas fordern oder unterstellen, was es nicht gibt
- sie sich gegenseitig widersprechen, verunmöglichen oder sabotieren

Wie erkennt man seine Lebensziele?

Die Frage nach den eigenen Lebenszielen ist für viele nicht so einfach zu beantworten, besonders dann nicht, wenn man noch nie konkret darüber nachgedacht hat. Häufig fällt die Antwort leichter, wenn man die Frage in einzelne Lebensbereiche und Lebensinhalte aufteilt:

- Was will ich im Bereich Familie, Partnerschaft und soziale Kontakte erreichen?
- Wodurch will ich meinen Lebensunterhalt verdienen und das Zieleverfolgen in den anderen Bereichen bezahlen?
- Was will ich in meiner Freizeit genießen? Welche Hobbys will ich verfolgen?
- Welche anderen Lebensinhalte sind mir wichtig?

Nun lassen sich diese einzelnen Bereiche mit Inhalten füllen, indem man sich folgende Fragen beantwortet: »Was will ich im jeweiligen Bereich mit der mir verbleibenden Zeit anfangen? Wie will ich sie nutzen, was will ich erreichen, sodass ich nach heutigem Wissen später sagen kann: Das war gut so! Das würde ich wieder so machen. Schade, wenn es jetzt vorbei ist, aber ich habe das Beste daraus gemacht!«

Kurz-, mittel- und langfristige Ziele

Es gibt Dinge, die stehen heute zur Entscheidung an, andere erst in etlichen Jahren und wieder andere erst in Jahrzehnten. Vielen Menschen fällt es zwar leichter, zunächst die Dinge zu benennen, die ihre unmittelbare Zukunft betreffen, die ihnen »auf den Nägeln brennen« und möglicherweise auch Probleme verursachen. Andere haben vielleicht keine Lust, so weit vorauszudenken und zu planen, oder sie wollen erst sicher sein, dass es auch so kommt, wie sie es hoffen. Aber sie wären schlecht beraten, deswegen zunächst darauf zu verzichten, ihre langfristigen Ziele zu erarbeiten und sich stattdessen mit den kurzfristigen zu beschäftigen, denn so lange ihnen die Oberziele fehlen, können kurzfristige Ziele nicht sinnvoll bestimmt werden, weil ihnen dann die endgültige Orientierung fehlt. Denn kurz- und mittelfristige Ziele sind nur Etappenziele auf dem Weg zu den langfristigen Zielen.

Zuerst die langfristigen Ziele bestimmen! Einer der häufigsten Fehler bei der Lebenszielbestimmung besteht daher darin, mit den kurzfristigen Zielen zu beginnen. Das wäre so, als wenn jemand auswandern will, obwohl er sich noch nicht entschieden hat, ob er lieber nach Australien oder Kanada möchte – und trotzdem unbedingt schon losreisen will. Aber in welche Richtung soll er fahren, sodass es ihm nachher nicht leidtut, weil er – wenn er sich dann doch endlich entschieden hat – womöglich in die falsche Richtung gereist ist und den gesamten Weg nun wieder zurück muss? Oder in einem anderen Fall: Ein Student hat Probleme, sich auf die Prüfung vorzubereiten, da er große Angst vor dem Versagen und dessen Konsequenzen hat. Eigentlich weiß er aber gar nicht so genau, warum er dieses Fach studiert, denn er hat keine Vorstellung davon, ob er jemals in diesem Bereich arbeiten möchte. Was sollte er zunächst klären: Wie er den Prüfungsstoff lernen kann, oder ob es überhaupt für seinen Lebensplan sinnvoll ist, dieses, ein anderes oder gar kein Studium abzuschließen?

Zeit- und Energieverbrauch für Ziele

Häufig unterscheiden sich die bereits gelebten Ziele gar nicht einmal inhaltlich so sehr davon, wie jemand sich dies idealerweise vorstellt, sondern er kommt lediglich mit seiner Zeit- und Energieverteilung ins Schleudern, sodass manche seiner Ziele auf der Strecke bleiben, weil der Tag eben nun einmal nur 24 Stunden hat. Es ist dann die bestehende Aufteilung von Zeit und Energie für die einzelnen Bereiche oder Lebensziele, womit manche unzufrieden sind (z. B. wenn jemand mehr Zeit und Energie für die Familie investieren möchte und weniger in seine Karriere).
Neben der reinen Lebenszielauflistung ist es daher auch zweckmäßig, zu schauen, wie viel Zeit und Energie man zurzeit für einzelne Ziele aufwendet, um danach entscheiden zu können, ob dies den eigenen Zielvorstellungen entspricht.

AB 16 / Vorhandene Lebensziele bestimmen

P

Bitte beschreiben Sie zunächst (auf separatem Papier) für die Felder (1) bis (4), wie der Ist-Zustand Ihrer einzelnen Lebensbereiche aussieht: Welche Ziele verfolgen Sie momentan mit welchem Zeitaufwand und Energieeinsatz?
Beschreiben Sie danach für die Felder (5) bis (8) Ihre langfristigen Lebensziele, indem Sie sich dabei für jeden einzelnen Bereich die Frage beantworten: Was müssten Sie ab sofort nach Ihrem heutigen Wissensstand und nach Ihren heutigen Normen, Idealen, Moral- und Glaubensvorstellungen umsetzen, anstreben und verfolgen, wenn Sie in 30 Jahren von sich behaupten können möchten: »Das habe ich gut gemacht. Zumindest in den letzten 30 Jahren habe ich ein sinnvolles, gutes und erfülltes Leben geführt. Das würde ich genau so wieder machen.«?
Nach dem Festlegen der langfristigen Lebensziele beschreiben Sie bitte die Etappenziele auf dem Weg dorthin, indem Sie bestimmen, was Sie in zehn Jahren (Felder 9-12) und in einem Jahr (Felder 13-16) erreicht haben wollen, um Ihren langfristigen Zielen näher zu kommen. In den Feldern 17–20 beschreiben Sie, womit Sie ab sofort beginnen wollen.
Achten Sie dabei darauf, dass der aktuelle und geplante Zeit- und Energieeinsatz für jeden Zeitpunkt über alle vier Zielbereiche insgesamt jeweils 100 Prozent nicht überschreiten soll.

Zeit: **Zielbereich**	**Ist-Zustand heute:**	**in 30 Jahren:**	**in 10 Jahren:**	**in 1 Jahr:**	**Soll-Zustand heute:**
Partner/Familie/ Sozialkontakte	Unterziele: (1) Zeit: % Energie: %	Unterziele: (5) Zeit: % Energie: %	Unterziele: (9) Zeit: % Energie: %	Unterziele: (13) Zeit: % Energie: %	Unterziele: (17) Zeit: % Energie: %
Beruf/Karriere/ verfügbare Geldmittel	Unterziele: (2) Zeit: % Energie: %	Unterziele: (6) Zeit: % Energie: %	Unterziele: (10) Zeit: % Energie: %	Unterziele: (14) Zeit: % Energie: %	Unterziele: (18) Zeit: % Energie: %
Hobbys/Freizeit	Unterziele: (3) Zeit: % Energie: %	Unterziele: (7) Zeit: % Energie: %	Unterziele: (11) Zeit: % Energie: %	Unterziele: (15) Zeit: % Energie: %	Unterziele: (19) Zeit: % Energie: %
Sonstiges	Unterziele: (4) Zeit: % Energie: %	Unterziele: (8) Zeit: % Energie: %	Unterziele: (12) Zeit: % Energie: %	Unterziele: (16) Zeit: % Energie: %	Unterziele: (20) Zeit: % Energie: %

AB 17 /

Aktivitäten-Wochenplan

vom: .... bis: ....

Uhr	Montag	Dienstag	Mittwoch	Donnerstag	Freitag	Samstag	Sonntag
1							
2							
3							
4							
5							
6							
7							
8							
9							
10							
11							
12							
13							
14							
15							
16							
17							
18							
19							
20							
21							
22							
23							
24							

INFO 12 /

P

Fehlende Lebensziele erstellen

1/2

Wozu Ziele?

Stellen Sie sich vor, Sie sind bei einem Querfeldein-Lauf angemeldet, sind gut vorbereitet und vermutlich der schnellste Läufer. Es spräche insofern nichts dagegen, dass Sie den Lauf und den ausgesetzten Preis gewinnen. Nur leider sind Sie etwas zu spät gekommen, und nun, auf der Startlinie, wissen Sie nicht, wo das Ziel liegt, und die Konkurrenten freuen sich und schweigen. Und nun? Jemandem hinterherlaufen, der es womöglich auch nicht kennt? Aufgeben und gar nichts tun?
Ähnlich hilflos – auch bei wichtigen Entscheidungen – sind Menschen, die sich ihrer Lebensziele nicht bewusst sind oder die sich nicht entscheiden, wo es im Leben für sie langgehen, was Sinn, Zweck und Inhalt ihres Lebens sein soll. Sie wissen dann nicht, wofür sie ihr Leben nutzen, was sie erreichen, genießen, verhindern oder fördern wollen.

Was sind »gute« Ziele?

Prinzipiell gibt es keine »guten« oder »schlechten«, »sinnvollen« oder »sinnlosen« Lebensziele. Sie sollten allerdings grundsätzlich erreichbar sein und zu den persönlichen moralischen, sozialen und kulturellen Normen einer Person passen und sich darüber hinaus nicht gegenseitig blockieren oder gar sabotieren. Es gibt allerdings keinen objektiv richtigen, für alle Menschen »gültigen« Maßstab, nach dem die eigenen Lebensziele erstellt werden könnten, da die Moralvorstellungen, die religiösen und sozialen Glaubens- und Normensysteme und die ethische, kulturelle und spezifische Entwicklung der Menschen sehr unterschiedlich sind, und die entscheiden ja maßgeblich, wie jemand sein Leben führen und gestalten möchte sowie was »gut« und was »schlecht« für ihn bedeutet.

Warum fehlen Ziele?

Viele Menschen finden es schwierig, selbst und eigenverantwortlich solche Entscheidungen zu treffen, denn sie könnten sich ja im Nachhinein als falsch herausstellen ... Und genau diese Verantwortung wollen manche Menschen lieber nicht tragen.
Andere hatten einmal Ziele, haben diese aber aufgrund von Schicksalsschlägen oder aus anderen Gründen inzwischen verloren, weil sich ein Ziel (z. B. Kinder zu bekommen) zwischenzeitlich aus Altersgründen erledigt hat oder weil ihnen ihre alten Ziele nicht mehr überzeugend oder verlockend erscheinen, ohne dafür Alternativen zu haben.

Welche Folgen hat die Ziellosigkeit?

Die Folgen sind für die Betroffenen ähnlich wie für obigen Querfeldein-Läufer: Sie laufen mal hierhin, mal dorthin, mal diesem hinterher und mal jenem, sie befürchten dabei stets, das Falsche zu tun, und irren orientierungslos umher. Oder sie geben ganz auf und machen gar nichts mehr.
In jedem Fall erreichen sie so nie ein Ziel, haben damit auch nie Erfolgserlebnisse und keinen Grund zu innerer Zufriedenheit.
Es ist leicht nachvollziehbar, dass diese Menschen langfristig unter erheblichen psychischen Problemen zu leiden haben. Es beginnt mit Selbstzweifeln, schwindendem Selbstvertrauen und geringer Selbstachtung, kann zu erheblichen Selbstwertproblemen mit Versagensangst und Scham im Gefolge und schließlich zu schwerer Niedergeschlagenheit bis hin zu einer ausgewachsenen Depression führen.

Wie erstellt man Lebensziele?

Lebensziele erstellt man, indem man sich folgende Fragen beantwortet: »Was will ich mit der mir verbleibenden Zeit anfangen? Wie will ich sie nutzen, was will ich erreichen, sodass ich nach heutigem Wissen später sagen kann: Das war gut so! Das würde ich wieder so machen. Schade, wenn es jetzt vorbei ist, aber ich habe das Beste daraus gemacht?«

Ziele nach Bereichen sortieren! Beim Erstellen von Lebenszielen ist es häufig hilfreich, diese nach unterschiedlichen Bereichen zu sortieren, z. B.:

(1) Partner/Familie/Sozialkontakte
(2) Beruf/Karriere/verfügbare Geldmittel
(3) Hobbys/Freizeit
(4) sonstige, genauer zu beschreibende Bereiche

Zeit- und Energieverteilung bestimmen! Neben der reinen Lebenszielauflistung ist es auch zweckmäßig zu bestimmen, wie viel Zeit und Energie man momentan für einzelne Ziele aufwendet (Ist-Zustand) und wie viel man dafür eigentlich aufwenden möchte (Soll-Zustand). Denn häufig wendet man sich inhaltlich bereits den »richtigen« Zielen zu, und ist lediglich mit der bestehenden Aufteilung von Zeit und Energie für die einzelnen Lebensziele oder Zielbereiche unzufrieden, z. B. wenn jemand eigentlich mehr Zeit und Energie für die Familie investieren möchte und weniger in seine Karriere.

Zuerst die langfristigen Ziele! Einer der häufigsten Fehler bei der Lebenszielbestimmung besteht darin, mit den kurzfristigen Zielen zu beginnen. Vielen Menschen fällt es zwar leichter, zunächst die Dinge zu benennen, die die unmittelbare Zukunft betreffen, die ihnen »auf den Nägeln brennen« und möglicherweise auch Probleme verursachen. Aber sie wären schlecht beraten, deswegen zunächst auf das Erarbeiten langfristiger Ziele zu verzichten und sich stattdessen mit diesen kurzfristigen Etappenzielen zu beschäftigen, denn so lange ihnen die Oberziele fehlen, können kurzfristige Ziele nicht sinnvoll bestimmt werden, weil ihnen dann die endgültige Orientierung fehlt.

Ziele hierarchisch ordnen! Um entscheiden zu können, auf welche Ziele man zuerst verzichten sollte, wenn man nicht alle zusammen sinnvoll verfolgen kann, braucht man eine Zielhierarchie. Diese Zielhierarchie gibt an, wie wichtig Ihnen einzelne Ziele im Vergleich zu anderen sind. Liegen Zielkonflikte vor, wenn sich Ziele gegenseitig blockieren, lässt sich somit leicht entscheiden, welches davon im Hinblick auf Ihre obersten Ziele und Glaubensgrundsätze wichtiger ist, welches Sie weiterverfolgen und auf welche(s) Sie künftig verzichten wollen.

INFO 13 /

P

Lebensziele reduzieren

1/2

Weshalb auf weniger Ziele konzentrieren?

Stellen Sie sich jemanden vor, der heute neben seinem Achtstunden-Arbeitstag auch noch seine Steuererklärungen der letzten Jahre aufstellen und abgeben, seine Fünfzimmerwohnung gründlich renovieren, zum Friseur gehen, das Fallschirmspringen erlernen, ins Theater gehen und am Abiturfest seiner Tochter teilnehmen will. Die nächsten Tage und Wochen sind ähnlich verplant.
Was meinen Sie, wie sich so jemand abends fühlt?
Vermutlich ziemlich ausgepowert. Und: Entweder hat er das meiste von dem, was er sich vorgenommen hat, noch nicht einmal angefangen, oder er hat alles angefangen, aber nichts so recht zu Ende gebracht. Wir wundern uns nicht, wenn so ein Mensch dann unzufrieden mit sich, frustriert und total erschöpft ist.
Und was würden Sie ihm raten, wenn er sich darüber bei Ihnen beklagte?
Vermutlich: »Tritt mal etwas kürzer!« Oder: »Mach' mal halblang!« Und Sie würden ihm damit nahelegen, um seiner eigenen Lebensqualität willen, Ziele zu reduzieren, also auf einen Teil davon zu verzichten.

Wann sind es zu viele Ziele?

Jemand hat immer dann zu viele Ziele, wenn er sie aus Zeit- oder Energiegründen nicht alle so intensiv verfolgen kann, wie er möchte, oder wenn er einige davon immer wieder vor sich herschieben muss, um die anderen verfolgen zu können. Hat jemand zu viele Lebensziele, ist eine Lebensspanne nicht ausreichend, um sie alle zu verwirklichen. Hat jemand zu viele kurzfristige Ziele, müsste der Tag mehr als 24 Stunden haben.
Häufig erkennt man Menschen, die zu viele Ziele verfolgen, daran, dass sie gehetzt, hektisch und angespannt wirken, oft erschöpft sind, sich ständig über zu kurze Tage oder die zu schnell verrinnende Zeit beklagen, immer wieder mit neuen Ideen auftauchen, wenig Zeit für Ruhe- und Schlafphasen einplanen (und vielleicht sogar damit prahlen) und für Lebensinhalte, die ihnen selbst wichtig sind, zu wenig Zeit finden (z. B. für Familienleben, Pflege des Freundeskreises oder Hobbys).

Warum setzt sich jemand so viele Ziele?

Manche Menschen finden es schwierig, sich zwischen verschiedenen verlockenden Zielen zu entscheiden. Die einen, weil sie fürchten, ihre Entscheidung könnte sich im Nachhinein als falsch herausstellen, die anderen, weil sie am liebsten auf nichts davon verzichten, alles auskosten und genießen möchten. Andere schätzen ihre Fähigkeiten, ihre Zeit- und Energiereserven schlichtweg falsch ein, verplanen 30 Stunden am Tag oder ein Pensum, das normalerweise für zwei gereicht hätte. Wieder andere meinen, überall dabei sein, alles erleben und mitmachen zu müssen, um nicht an Beliebtheit, Anerkennung und persönlichem Wert zu verlieren.

Welche Konsequenzen hat das Verfolgen zu vieler Ziele?

Die Folgen sind für die Betroffenen meist ähnlich wie im eingangs beschriebenen Beispiel: Wer mehr Ziele verfolgt, als er bewältigen kann, wirkt meist hektisch, rastlos, getrieben, unkonzentriert und ist ständig »auf dem Sprung« zu etwas anderem. Er wirkt gestresst und ist oft leicht erregbar.
Es ist leicht nachvollziehbar, dass diese Menschen, die immer wieder ihre Ziele verfehlen oder nicht ausreichend verfolgen, langfristig unter erheblichen psychischen Problemen leiden. Einerseits kann dies zu Selbstzweifeln, schwindendem Selbstvertrauen, geringer Selbstachtung und erheblichen Selbstwertproblemen mit Versagensangst und Scham führen, was schließlich in schwerer Niedergeschlagenheit – bis hin zu einer ausgewachsenen Depression – enden kann, andererseits kann auch die andauernde energetische Überforderung leichte bis schwere depressive Erschöpfungszustände nach sich ziehen.

Wie reduziert man Lebensziele?

Wenn Sie sich bereits über die zurzeit von Ihnen verfolgten Ziele in den vier Bereichen
(1) Partner/Familie/Sozialkontakte
(2) Beruf/Karriere/verfügbare Geldmittel
(3) Hobbys/Freizeit
(4) sonstige, genauer zu beschreibende Bereiche
Gedanken gemacht haben haben, ist ja der Ist-Zustand bereits erhoben. Vermutlich werden Sie feststellen, dass entweder der dabei verwendete Zeit- oder Energieaufwand 100 Prozent weit überschreitet oder dass Sie nicht alle Ziele so verfolgen können, wie Sie es sich vorgenommen haben und wie es zum Zielerreichen notwendig wäre.

Auf Energie- und Zeitplanung achten! Falls Sie bisher zu viele Ziele verfolgt haben, können Sie Ihre Zielplanung realistischer gestalten, wenn Sie neben dem reinen Lebenszielauflisten besonders darauf achten, wie viel Zeit und Energie Sie dafür aufwenden möchten. Werden nun die einzelnen prozentualen Energie- und Zeitangaben (separat für die lang-, mittel- und kurzfristigen Ziele) addiert, sollten sie jeweils nicht 100 Prozent überschreiten. Ist der Wert höher, zeigt dies an, wie viel mehr an Zeit oder Energie Sie verplanen, als tatsächlich vorhanden ist.
Grundsätzlich gibt es zwei Möglichkeiten, den Energie- und Zeithaushalt wieder ins Lot zu bekommen: Entweder verzichtet man auf einzelne Ziele komplett oder man verfolgt manche oder alle Ziele weniger intensiv – mit den daraus entstehenden Konsequenzen.
Das eingangs gezeigte Beispiel und die meist vielfältigen negativen Konsequenzen, die aus oberflächlichem Zieleverfolgen entstehen, legen die erste Alternative nahe: Für das psychische und körperliche Wohlbefinden wird man Ziele stets so intensiv verfolgen, wie es zu ihrer prinzipiellen Erreichbarkeit erforderlich ist. Reicht der dafür notwendige Energie- und Zeitvorrat nicht für alle Ziele, sollten Sie diejenigen streichen, die Sie am wenigsten wichtig finden. Darauf werden Sie verzichten lernen, um Ihre wichtigeren Ziele zu ermöglichen.

Ziele hierarchisch ordnen! Um entscheiden zu können, auf welche Ziele man zuerst verzichten sollte, braucht man eine Zielhierarchie. Diese Zielhierarchie gibt an, wie wichtig Ihnen einzelne Ziele im Vergleich zu anderen sind. Ist ein Zielereduzieren notwendig oder liegen Zielkonflikte vor, wenn sich Ziele gegenseitig blockieren, lässt sich somit leicht entscheiden, welches davon im Hinblick auf Ihre obersten Ziele und Glaubensgrundsätze wichtiger ist, welches Sie weiterverfolgen und auf welches Sie verzichten wollen.

Lebensziele erreichbar machen

Weshalb sollten Ziele erreichbar sein?

Kennen Sie jemanden, der meint, keine Fehler machen zu dürfen, oder jemanden, der bei allen gut ankommen möchte? Bestimmt.
Aber kennen Sie auch jemanden, der das schon erreicht hat? Wohl kaum.
Und was würden Sie so einem Menschen raten, wenn er sich darüber beklagte, dass er deshalb unendlich unzufrieden mit sich und frustriert ist und zudem total erschöpft wegen seiner ewig erfolglosen Versuche?
Vermutlich: »Niemand kann alles und ist überall beliebt. Schön wär's, aber darauf wirst du wohl verzichten müssen.«
Wer sich Ziele setzt, die prinzipiell unerreichbar sind, hat den Misserfolg gleich mit eingeplant, und wir können uns gut vorstellen, wie negativ sich so etwas langfristig auf das seelische Wohlbefinden auswirkt.

Wann sind Ziele unerreichbar?

Unerreichbar sind Ziele, wenn sie mit den uns zur Verfügung stehenden Möglichkeiten grundsätzlich nicht erreicht werden können (z. B. keine Fehler mehr zu machen, von allen Menschen geliebt zu werden oder nie sterben zu müssen). Erreichbar sind Ziele, wenn sie prinzipiell aus eigener Kraft zu verfolgen und zu erreichen sind, ohne dass man dabei auf andere, den Zufall oder Glück angewiesen ist (z. B. sich um den Partner und Freunde zu kümmern, versuchen, eine Partnerin zu finden, oder sich bemühen, nur noch Dinge zu essen, die einem schmecken).

Warum setzt sich jemand unerreichbare Ziele?

Manche Menschen finden den Alltag so schwierig zu bewältigen, dass sie lieber in Wunschwelten flüchten, zumindest dort ein erfolgreiches, glückliches Leben führen und von morgens bis abends die Heldenrolle besetzen. Ach, ist das schön! ... Leider holt sie die Realität schnell wieder ein.
Einige verfolgen allein deswegen unerreichbare Ziele, weil sie glauben, dass andere Menschen oder ein göttliches Wesen dies von ihnen erwarten (z. B. keine Fehler oder »Sünden« zu begehen). Und sie machen dann ihren Selbstwert davon abhängig, ob ihnen das gelingt oder nicht.
Anderen ist vielleicht noch gar nicht aufgefallen, dass sie unerreichbaren Zielen hinterherjagen, weil sie noch nie darüber nachgedacht haben.

Welche Konsequenzen hat es, unerreichbare Ziele zu verfolgen?

Die Folgen sind für die, die unerreichbaren Zielen nachjagen, ähnlich wie im eingangs beschriebenen Beispiel: Sie werden keinen Erfolg dabei haben.
Es ist leicht nachvollziehbar, dass Menschen, die immer wieder ihre Ziele verfehlen, langfristig unter erheblichen psychischen Problemen zu leiden haben. Häufig bringt dies Selbstzweifel, schwindendes Selbstvertrauen, geringe Selbstachtung und erhebliche Selbstwertprobleme mit Versagensangst und Scham mit sich, was schließlich zu schwerer Niedergeschlagenheit – bis zu einer ausgewachsenen Depression – führen kann. Viele geben irgendwann erschöpft auf und resignieren.

Wie ersetzt man unerreichbare Lebensziele durch erreichbare?

Wenn Sie bereits mit Hilfe des Arbeitsblatts AB 16 (»Vorhandene Lebensziele bestimmen«) die zurzeit von Ihnen verfolgten Ziele in den vier Bereichen
(1) Partner/Familie/Sozialkontakte
(2) Beruf/Karriere/verfügbare Geldmittel
(3) Hobbys/Freizeit
(4) sonstige, genauer zu beschreibende Bereiche

aufgestellt und die jeweils dafür aufgewendete Zeit und Energie angegeben haben, ist ja der Ist-Zustand bereits erhoben. Nachdem Sie nun alle Ziele im Hinblick auf das Kriterium, ob sie prinzipiell aus eigener Kraft erreichbar sind, geprüft haben, werden Sie alle Ziele aussortieren, bei denen das nicht möglich ist, d. h. all die Wunschziele, bei denen Sie auf Glück, Zufall oder höhere Mächte angewiesen sind, um sie zu erreichen.

Wunschziele und Wunschdenken vermeiden! »Ja, aber warum sollte man sich nichts wünschen dürfen?« Dürfen schon, doch schauen wir uns hierzu zwei Beispiele an: Jemand sitzt in seiner Lieblingssofaecke und denkt: »Ich möchte eine treue, fürsorgliche Frau und zwei glückliche Kinder haben, einen Jungen und ein Mädchen.« Oder: »Ich mache jetzt mein Abitur, studiere dann Musik und bin spätestens mit 30 weltberühmt.« Was meinen Sie: Ob solche Menschen wohl je aktiv werden?
Derartige Wunschziele gehören nicht in eine Lebenszielplanung, allenfalls auf einen Wunschzettel an das Schicksal oder eine göttliche Macht. Wer Wunschziele aufstellt und verfolgt, macht sich vom Zufall, Schicksal oder göttlichen Mächten abhängig und kann oder will meist nichts aus eigener Kraft dafür tun außer: hoffen, hoffen, hoffen.

Unerreichbare Ziele streichen, Wunschziele umformulieren! Auf unerreichbare Ziele wird man zum Wohl der eigenen psychischen Gesundheit völlig verzichten. Manche – und dazu gehören auch die meisten Wunschziele – lassen sich jedoch so umformulieren, dass sie einen Sinn ergeben, z. B. indem man daraus ein Aktivitätsziel formuliert: Aus »Ich möchte eine treue, fürsorgliche Frau und zwei glückliche Kinder haben, einen Jungen und ein Mädchen« wird dann: »Ich fange jetzt an, nach einer Partnerin zu suchen, die zu mir passt und auch gern zwei Kinder hätte. Sollte mir das gelingen, will ich versuchen, mit ihr zwei Kinder zu bekommen.« Das Ziel besteht nun nicht mehr in einem gelieferten Ergebnis, das nicht in der eigenen Macht steht, sondern in dem Versuch, es sich – auch mühsam, mit allem verfügbaren Einsatz – zu verschaffen oder zu erarbeiten. Und dieses Ziel ist aus eigener Kraft erreichbar.

Ziele hierarchisch ordnen! Um entscheiden zu können, auf welches Ziel man zuerst verzichten sollte, wenn einmal mehrere Ziele miteinander in Konflikt geraten und nicht sinnvoll zusammen weiterverfolgt werden können, braucht man eine Zielhierarchie. Diese Zielhierarchie gibt an, wie wichtig Ihnen einzelne Ziele im Vergleich zu anderen sind. Liegen Zielkonflikte vor, wenn sich Ziele gegenseitig blockieren, lässt sich somit leicht entscheiden, welches davon im Hinblick auf Ihre obersten Ziele und Glaubensgrundsätze wichtiger ist, welches Sie weiterverfolgen und auf welche(s) Sie verzichten wollen. Hierzu kann INFO 16: »Eine eigene Zielhierarchie erstellen« verwendet werden.

INFO 15 / P

Lebensziele widerspruchsfrei planen 1/2

Weshalb sollen Ziele widerspruchsfrei sein?

Stellen Sie sich jemanden vor, der gleichzeitig stets ausgiebig schlemmen und abnehmen möchte, oder jemanden, der seine Freiheiten unter keinen Umständen aufgeben will, aber sich gleichzeitig eine innige, vertrauensvolle Beziehung wünscht.
Haben Sie einen Vorschlag, wie das gehen kann?
Vermutlich nicht. Denn egal, welches dieser Ziele auch immer diese Person gerade verfolgt, sie schädigt damit automatisch das andere.
Und was würden Sie ihr raten, wenn sie sich darüber bei Ihnen beklagte?
Vermutlich: »Da wirst du dich schon entscheiden müssen: entweder duschen oder trocken bleiben. Beides zusammen geht nicht!« Sie würden dieser Person also nahelegen, sich unter ihren widersprüchlichen Zielen für eines zu entscheiden und auf die anderen zu verzichten.

Wann sind Ziele widersprüchlich?

Widersprüchliche Ziele lassen sich nicht gleichzeitig verfolgen, sondern allenfalls nacheinander. Doch je erfolgreicher gerade das eine Ziel verfolgt wird, umso mehr wird das andere sabotiert. Dies ist die Eigenheit von solchen, sich gegenseitig ausschließenden Entweder-oder-Zielen. Beispiele dafür sind:

- »Ich möchte im Casino spielen, aber kein Risiko eingehen.«
- »Ich will selbstständig sein, aber die Vorzüge des Angestelltenverhältnisses haben.«
- »Ich will alles essen, was mir schmeckt, und ich möchte abnehmen.«
- »Ich möchte tun und lassen, was ich will, und ich möchte, dass meine Frau immer toll findet, was ich mache.«

Warum hat jemand widersprüchliche Ziele?

Bei den meisten Betroffenen liegt das wohl daran, dass sie keine funktionierende Zielhierarchie haben, nach der sie entscheiden können, welches der sich widersprechenden Ziele für ihre Oberziele und ihre obersten Werte und Glaubensgrundsätze am bedeutsamsten ist.
Manche können zwar erkennen, dass sie widersprüchliche Ziele verfolgen und wissen sogar, welches davon ihnen wichtiger ist, sie wollen aber die Vorteile der anderen Alternative nicht aufgeben.
Einige entscheiden sich auch nicht, weil sie Angst haben, sie könnten die falsche Wahl treffen und dafür vielleicht sogar irgendwie bestraft werden.

Welche Konsequenzen hat das Verfolgen widersprüchlicher Ziele?

Wer widersprüchliche Ziele verfolgt, kommt mit seinen Vorhaben nie so recht voran, da Fortschritte bei der einen Zielsetzung die zuvor mühsam erarbeiteten Erfolge bei der anderen wieder zunichtemachen. So kommt man nicht vom Fleck.
Es ist leicht nachvollziehbar, dass diese Menschen sich als wenig erfolgreich erleben und dass sich dies negativ auf ihr Selbstbild, ihr Selbstvertrauen und ihre Selbstsicherheit auswirkt. Bei etlichen führt dies zu tiefgreifenden Selbstwertproblemen mit den entsprechenden emotionalen Turbulenzen.

Wie erreicht man widerspruchsfreie Lebensziele?

Wenn Sie sich bereits über die zurzeit von Ihnen verfolgten Ziele in den vier Bereichen
(1) Partner/Familie/Sozialkontakte
(2) Beruf/Karriere/verfügbare Geldmittel
(3) Hobbys/Freizeit
(4) sonstige, genauer zu beschreibende Bereiche
Gedanken gemacht haben, ist ja der Ist-Zustand bereits erhoben. Als Nächstes sollten Sie prüfen, in welchen Bereichen Sie auf der Stelle treten, obwohl Sie dort viel Zeit und Energie investieren. Schauen Sie dann, ob das daran liegen könnte, dass sich einige Ober- oder Etappenziele gegenseitig widersprechen, sich sabotieren oder blockieren. Sortieren Sie solche Ziele zunächst aus und stellen Sie die Alternativen gegenüber.

Ziele hierarchisch ordnen! Um entscheiden zu können, auf welche Ziele man zuerst verzichten sollte, braucht man eine Zielhierarchie. Diese gibt an, wie wichtig Ihnen einzelne Ziele im Vergleich zu anderen sind. Liegen Zielkonflikte vor, wenn sich Ziele gegenseitig blockieren, lässt sich somit leicht entscheiden, welches davon im Hinblick auf Ihre obersten Ziele, Werte und Glaubensgrundsätze wichtiger ist, welches Sie weiterverfolgen und auf welche(s) Sie verzichten wollen. Hierzu kann das Arbeitsblatt AB 3–9: »Eine eigene Zielhierarchie erstellen« verwendet werden.

Verzichten lernen. Und nun kommt für einige der schwierigste Part: Sie werden auf die Vorteile der abgewählten Alternative(n) verzichten lernen müssen, wenn Sie den Folgen, die aus dem Verfolgen widersprüchlicher Ziele erwachsen, entgehen wollen.
Für manche scheint das extrem schwer. Vielleicht fällt es Ihnen leichter, wenn Sie sich dabei immer wieder vor Augen führen, welche konkreten Vorteile dieser Verzicht mit sich bringt: Sie müssen nicht mehr die oben beschriebenen negativen Konsequenzen ertragen.

INFO 16 /

P

Eine eigene Zielhierarchie erstellen

Um eine Zielhierarchie zu erstellen, schreiben Sie bitte zunächst all Ihre langfristigen Ziele auf kleine Zettel. (Achten Sie dabei darauf, dass Sie zuvor alle Ziele danach sortiert haben, ob sie langfristige Lebensziele oder mittel- und kurzfristige Etappenziele darstellen, denn in die Zielhierarchie werden nur langfristige Ziele aufgenommen.)

Warum sind Etappenziele weniger wichtig?

Viele Menschen möchten am liebsten mit ihren kurzfristigen Zielen beginnen, denn es fällt ihnen erheblich leichter, die Dinge zu benennen, die ihre unmittelbare Zukunft betreffen, die ihnen »auf den Nägeln brennen« und möglicherweise auch Probleme verursachen. Aber sie wären schlecht beraten, sie nur deswegen – ohne Berücksichtigung ihrer langfristiger Ziele – zu verfolgen, denn so lange ihnen die Oberziele unklar sind, können sie kurzfristige Ziele nicht sinnvoll angehen, weil ihnen die endgültige Orientierung fehlt.
Da sich die Etappenziele also grundsätzlich an den Endzielen ausrichten sollten, sind die langfristigen Ziele immer wichtiger als Etappenziele. So würde es ja auch keinen Sinn ergeben, weiterhin kurz- oder mittelfristig Etappenziele zu verfolgen, wenn man sich bereits entschieden hat, das dazugehörende langfristige Lebensziel aufzugeben, um mehr Zeit und Energie für andere, wichtigere Ziele zur Verfügung zu haben.

Aufbau der Zielhierarchie

Bringen Sie die Zettel mit Ihren langfristigen Zielen in eine Wichtigkeitsrangreihe. Beim Aufbau dieser Hierarchie gehen Sie bitte wie folgt vor:

(1) Bestimmen Sie zunächst das Ziel, das Ihnen am unwichtigsten, und das, das Ihnen am wichtigsten ist. Diese erhalten die Rangplätze 1 und 10.

(2) Nun nehmen Sie sich den nächsten Zettel vor: Das Ziel, das auf diesem Zettel steht, ist entweder genauso wichtig wie das unwichtigste oder wichtigste und kommt ebenfalls auf Rang 1 oder 10 oder es liegt auf irgendeiner Wichtigkeitsstufe dazwischen.

(3) Alle weiteren Zettel fügen Sie nun ein, indem Sie sie mit jedem bereits eingeordneten Ziel daraufhin vergleichen, ob es wichtiger, unwichtiger oder gleich wichtig ist.
Auf diese Weise ordnen Sie all Ihre Ziele in die verschiedenen Wichtigkeitsstufen ein.

niedrigste	1	2	3	4	5	6	7	8	9	10	höchste

Wichtigkeit

AB 18 /

Zeit- und Energieverteilung für Ziele

☐ Ist-Zustand heute
☐ in 1 Jahr
☐ in 30 Jahren
☐ Soll-Zustand heute
☐ in 10 Jahren …

Zielbereich:	Ziel:	Zeit %	Energie %
Partner Familie/Sozial-kontakte:	(1) (2) (3) (4) (5) (6) (7) (8) (9)		
Beruf/Karriere/ verfügbare Geldmittel:	(1) (2) (3) (4) (5) (6)		
Hobbys/Freizeit:	(1) (2) (3) (4) (5) (6)		
Sonstiges:	(1) (2) (3) (4) (5) (6)		

KAPITEL 4 /

Wissensvermittlung und Aufbau der Krankheitseinsicht bei Patienten mit psychosomatischen Erkrankungen oder Verhaltensauffälligkeiten

Harlich H. Stavemann

- INFO 17/Körperliche Erkrankungen und psychische Probleme
- INFO 18/Verhaltensauffälligkeiten und psychische Probleme

Häufig kommen Klienten in die Therapie, bei denen die Problemeinsicht und – damit einhergehend – die Veränderungsmotivation noch nicht hinreichend ausgeprägt sind. In solchen Fällen wird der Therapeut diese wichtigen Therapieprämissen zunächst erarbeiten lassen, bevor er mit dem Veränderungsprozess beginnt.
Hierfür stehen folgende Materialien zur Verfügung:
Sowohl bei **INFO 17/Körperliche Erkrankungen und psychische Probleme** als auch bei **INFO 18/Verhaltensauffälligkeiten und psychische Probleme** handelt es sich um psychoedukative Informationsblätter für psychosomatisch erkrankte oder verhaltensauffällige Patienten, die beim ggf. notwendigen Aufbau der Krankheitseinsicht behilflich sind.

Literatur

Stavemann, H. H. (2014). KVT-Praxis. Strategien und Leitfäden für die Integrative KVT (3. Aufl.). Weinheim: Beltz.

Quellenverzeichnis

Die in diesem Kapitel verwendeten Arbeitsblätter stammen modifiziert aus Stavemann (2014).

Körperliche Erkrankungen und psychische Probleme

Das Zusammenwirken von Körper und Seele

Für viele Menschen ist es leicht nachzuvollziehen, dass körperliche Erkrankungen zu psychischen Problemen führen können, sei es, dass sich jemand wegen einer auffälligen Hauterkrankung schämt und unter einem Selbstwertproblem leidet, oder sei es, dass jemand wegen ungünstiger Prognose einer Krebserkrankung depressiv reagiert. Manchem ist jedoch nicht bekannt, dass dieses gegenseitige Aufeinander-Einwirken von Körper und Seele auch andersherum gilt, dass psychische Ursachen auch für körperliche Erkrankungen verantwortlich sein oder diese fördern können. Solche körperlichen Schädigungen aufgrund starker oder ausschließlich seelischer Verursachung bezeichnet man als psychosomatische Erkrankungen.

Häufig ist dieser Seele-Körper-Zusammenhang weder dem davon Betroffenen noch dem behandelnden Arzt auf Anhieb offensichtlich, sodass solche Erkrankungen oftmals jahrelang unerkannt bleiben. Erst nach diversen erfolglosen Versuchen, diesen körperlichen Symptomen mit Hilfe ärztlicher Heilkunst zu Leibe zu rücken, werden sie schließlich als »psychosomatisch« diagnostiziert, weil die allein körperliche Behandlung nicht zum Abklingen der Symptome führt. Viele Patienten sind dann bereits völlig verzweifelt, weil sie sich selbst oder andere sie als »unheilbar«, als »eingebildete Kranke«, »Spinner« oder gar als »Simulanten« ansehen.

Nachfolgend werden wir einige der häufigsten Zusammenhänge betrachten, wie psychische Ursachen zu körperlichen Erkrankungen führen oder vorhandene Störungen verstärken, und was dagegen auszurichten ist.

Stress und seine Auswirkungen

Unter Stress versteht man die starke Belastung eines Organismus durch innere oder äußere Einwirkungen. Häufige oder extreme Stressbelastung kann zum Schwächen der Widerstandskraft und langfristig zu organischen Schädigungen führen.

Bei äußeren Stressoren wie Anstrengung, Lärm, Hunger oder Strahlenbelastung ist dies meist leicht nachvollziehbar. Jemand, der täglich Marathondistanzen läuft oder stundenlang in der prallen Sonne liegt, exzessiv Alkohol trinkt oder raucht, wird irgendwann mit Organschädigungen zu rechnen haben. Aber auch innerer psychischer Stress kann das bewirken. Wer – zu Recht oder Unrecht – überall Gefahren wittert und sich deswegen innerlich andauernd im Alarmzustand befindet oder wer sich über alles oder jeden ärgert, der setzt seinen Organismus durch fortwährendes Ausschütten von Stresshormonen andauernd oder zu häufig in einen Stresszustand und kann damit langfristig Organschädigungen bewirken.

Solche psychosomatischen Erkrankungen können das Herz-Kreislauf-System betreffen (z. B. Bluthochdruck, Herzstechen und -schmerzen, Migräne), das Atmungssystem (z. B. Asthma, Hyperventilation), das Muskulatur- und Skelettsystem (z. B. schmerzhafte Verspannungen und Entzündungen, Rheuma), den Magen-Darm-Trakt (z. B. Magen- oder Darmgeschwüre, Magen- und Darmkrebs, Magenschleimhautentzündungen, Gallenerkrankungen, Verdauungsprobleme) oder die Haut (z. B. Allergien, Hautkrebs, chronische Hauterkrankungen, Herpes) oder das Nervensystem (z. B. Gürtelrose, Neuralgien).

Innerer psychischer Stress kann bestehende Empfindlichkeiten verstärken, die Erkrankungen selbst auslösen oder ein durch Dauerbelastung geschwächtes Immunsystem bewirken.

Körperliche Erkrankungen und psychische Probleme

Psychischer Stress

Während sich äußere Stressfaktoren noch relativ leicht erkennen und meist auch abstellen lassen – auch wenn das nicht immer ohne Konsequenzen geht –, fällt dies bei psychisch verursachtem Stress oft nicht so leicht. Hierzu muss zunächst herausgefunden werden, wie und wodurch sich der erkrankte Mensch unter Druck setzt, unter welchem emotionalen Stress er leidet und welche Normen, Denkmuster, Ziele und Einstellungen dafür verantwortlich sind.

So etwas wird natürlich nur unter Mithilfe der Betroffenen herauszufinden sein. Ein Psychotherapeut wird hierfür zunächst dazu anleiten, die »hausgemachten« Stressoren zu identifizieren, die Ursachen und Begründungen für den psychischen Stress herauszuarbeiten, bevor ein Behandlungsprogramm zur Problembewältigung erstellt werden kann.

Behandlungsmöglichkeiten

Wie oben dargestellt, wirken körperliche und seelische Zustände häufig wechselseitig aufeinander ein. Bei psychosomatischen Erkrankungen gilt dies in besonderem Maße, sodass in der Regel eine Behandlung beider Bereiche parallel erfolgen muss, um sie dauerhaft in den Griff zu bekommen. Dabei wird der Psychotherapeut die psychischen Ursachen, die inneren Stressoren erforschen und zusammen mit dem Betroffenen durch psychotherapeutische Maßnahmen abbauen, und der Arzt wird die psychisch verursachten körperlichen Erkrankungen medizinisch behandeln.

INFO 18 /

P

Verhaltensauffälligkeiten und psychische Probleme

Seelische Zustände und Verhaltensweisen

Die meisten Menschen können sich erklären, weshalb bestimmte Verhaltensweisen zu psychischen Problemen führen, zum Beispiel wenn jemand gegen die eigenen Überzeugungen und Moralvorstellungen handelt und sich deswegen schämt, wenn jemand immer wieder im Hinblick auf seine Ziele versagt und einen »Minderwertigkeitskomplex« entwickelt, oder wenn jemand feststellt, dass er ganz anders lebt, als er es sich vorgenommen hat, und nun in eine »Midlife-Crisis« rutscht.

Nicht jedem ist jedoch klar, dass umgekehrt auch psychische Probleme für Verhaltensauffälligkeiten verantwortlich sein können. Zum Beispiel dafür,

- dass mancher die Schule oder Arbeit schwänzt, weil er Versagensängste hat
- dass sich jemand besonders aggressiv verhält, weil er Ablehnung befürchtet
- dass jemand täglich unbezahlte Überstunden schiebt, um nicht zuhause in ein depressives Loch zu fallen
- dass manch einer lieber unangenehm auffällt, als überhaupt nicht wahrgenommen zu werden, und zu vereinsamen befürchtet
- dass hinter Tics und unkontrollierten, überschießenden Bewegungen meist Anspannung und Verkrampfung stehen, die durch bestimmte Befürchtungen und Ängste aufrechterhalten werden
- dass sowohl unauffällige als auch merkwürdige Verhaltensrituale in der Regel dazu dienen, Befürchtungen und Ängste »in den Griff« zu bekommen
- dass auch Verhaltensexzesse meist nur dazu dienen, von emotionalen Problemen, von Sinn- und Hoffnungslosigkeit, Lebensängsten oder Deprimiertheit abzulenken

Behandlungsmöglichkeiten

Wenn jemand an Verhaltensauffälligkeiten leidet, wird daher zunächst zu prüfen sein, ob es derartige psychische Auslöser oder Begründungen dafür gibt. Ist dies der Fall, wird der Therapeut zunächst zusammen mit dem Betroffenen versuchen herauszufinden, wozu diese Verhaltensweise dient, welche kurzfristigen Vorteile sie – bewusst oder unbewusst – mit sich bringt.

Die psychischen, meist emotionalen Probleme, die für die Verhaltensauffälligkeiten verantwortlich sind, müssen dann behandelt und gelöst werden, um das problematische Verhalten künftig überflüssig oder sinnlos werden zu lassen.

Da es sich dabei in der Regel um persönliche Ziele, Normen, Befürchtungen oder andere Denkprozesse des Betroffenen handelt, wird dieser bei dem Veränderungsprozess aktiv mitarbeiten müssen, unter anderem, indem er herausfindet, welche Wünsche, Gedanken, Befürchtungen oder Ziele davon betroffen sind und seine psychischen Probleme verursachen.

KAPITEL 5

Das kognitive Modell zur Emotionsentstehung und -steuerung vermitteln

Harlich H. Stavemann

- INFO 19/Kognitive Umstrukturierung
- INFO 20/Leitfaden für das implizite Erarbeiten des kognitiven Modells der Emotionsentstehung und -steuerung
- INFO 21/Leitfaden für das sokratische Erarbeiten des kognitiven Modells der Emotionsentstehung und -steuerung
- INFO 22/Gefühlsstern und Zuordnungskategorien
- INFO 23/Gefühlsstern mit Einteilung in Erregungsniveaus und der Zeitbezug von Emotionen
- INFO 24/Ein-eindeutige B3-C1-Logik
- INFO 25/ABC-Modell: Inhalt und Struktur
- INFO 26/Beispiel zum ABC-Modell mit differenziertem Bewertungssystem
- AB 19/ABC-Modell (Aufgabenblatt)

Mit dem Einführen in das kognitive Modell beginnt der therapeutische Veränderungsprozess und es ist der erste Schritt im Prozess der kognitiven Umstrukturierung. Die Inhalte dieser wichtigen KVT-Prämissen werden teils psychoedukativ vermittelt, teils auf sokratischem Wege erarbeitet. Hierfür stehen in diesem Abschnitt folgende Arbeitsblätter zur Verfügung.

INFO 19/Kognitive Umstrukturierung dient dem Therapeuten als Übersicht für den Prozess der kognitiven Umstrukturierung.

INFO 20/Leitfaden für das implizite Erarbeiten des kognitiven Modells der Emotionsentstehung und -steuerung und **INFO 21/Leitfaden für das sokratische Erarbeiten des kognitiven Modells der Emotionsentstehung und -steuerung** dienen dem Therapeuten als Leitfäden für das implizite Einführen des kognitiven Modells der Emotionsentstehung und -steuerung. INFO 21 zeigt dieses Vorgehen mit Hilfe sokratischer Dialogführung auf.

INFO 22/Gefühlsstern und Zuordnungskategorien und **INFO 23/Gefühlsstern mit Einteilung in Erregungsniveaus und der Zeitbezug von Emotionen** sind Informationsblätter für Patienten zur Differenzierung von Emotionen, Kognitionen, Körpergefühlen, Zustanden und Verhalten, sie differenzieren die Emotionen nach ihren Erregungsniveaus und ihrem Zeitbezug. Diese Arbeitsblätter werden nach der Modelleinführung zur Rekapitulation des Patienten ausgegeben.

INFO 24/Ein-eindeutige B3-C1-Logik, INFO 25/ABC-Modell: Inhalt und Struktur und **INFO 26/Beispiel zum ABC-Modell mit differenziertem Bewertungssystem** sind Informationsblätter für Patienten zur Rekapitulation des in der Therapie Erarbeiteten. Diese Arbeitsblätter werden nach der Modelleinführung zur Rekapitulation des Patienten ausgegeben.

AB 19/ABC-Modell (Aufgabenblatt) ist ein Hausaufgabenblatt für Patienten, um eigene ABC-Modelle erstellen zu lernen. Sie werden bis zur Erweiterung des Modells zum ABCZ-Modell verwendet.

Literatur

Stavemann, H. H. (2015). Sokratische Gesprächsführung in Therapie und Beratung (3. Aufl.). Weinheim: Beltz.
Stavemann, H. H. (2014a). Integrative KVT. Die Therapie emotionaler Turbulenzen (5. Aufl.). Weinheim: Beltz.
Stavemann, H. H. (2014b). KVT-Praxis. Strategien und Leitfäden für die Integrative KVT (3. Aufl.). Weinheim: Beltz.
Stavemann, H. H. (2010). Im Gefühlsdschungel. Emotionale Krisen verstehen und bewältigen (2. Aufl.). Weinheim: Beltz.

Stavemann, H. H. (1982). Meine Gedanken machen mich krank! Strukturiertes Arbeits- und Lesebuch mit Übungen für Betroffene zur Emotions-Therapie von Angst, Aggression, Depression, Verzweiflung. Lisse: Swets und Zeitlinger.

Wilken, B. (2012). Methoden der Kognitiven Umstrukturierung. Ein Leitfaden für die psychotherapeutische Praxis. Stuttgart: Kohlhammer.

Quellenverzeichnis

Die in diesem Kapitel verwendeten Arbeitsblätter stammen modifiziert aus Stavemann (2014a, b).

INFO 19 /

T

Kognitive Umstrukturierung

Das Kennzeichnende aller Formen Kognitiver (Verhaltens-)Therapien besteht im Prozess der »kognitiven Umstrukturierung«, in dem die herausgearbeiteten Bewertungssysteme der Patienten auf Realitätsbezug, Logik, Moralverträglichkeit, Funktionalität/Zielgerichtetheit und Hedonismusorientierung geprüft und in dem die für eine emotionale Störung oder Verhaltensauffälligkeit verantwortlichen Denkmuster modifiziert werden.

Im Unterschied zur orthodoxen Verhaltenstherapie bemühen sich Kognitive Verhaltenstherapeuten zunächst um das Verändern irrationaler oder dysfunktionaler Konzepte und Denkstile, bevor auch sie daran gehen, mit Hilfe strukturierter Arbeits- und Übungsprogramme die auf der Einsichtsebene gewonnenen Erkenntnisse in neues, zielgerichtetes Denken und Verhalten umzusetzen. Dieses Fußen im Konkreten und in der geforderten Handlungsumsetzung entspricht typisch stoischem Gedankengut. Dazu werden die Patienten in verhaltenstherapeutischer Manier ermuntert, ihr zunächst noch theoretisches Wissen durch neue Erfahrungen durch In-vivo-Übungen auch glauben zu lernen.

Die Fähigkeiten und Fertigkeiten, die eine erfolgreiche kognitive Umstrukturierung fördern, sind interaktionistisch und der Weg dorthin führt oftmals über philosophische Betrachtungen. Dieser Prozess lässt sich in fünf Phasen unterteilen und beschreiben (Stavemann, 1982, 2014a; Wilken, 2012):

(1) Das kognitive Modell zur Emotionsentstehung und -steuerung vermitteln:
- die Emotionsdefinition vermitteln
- das kognitive Modell zur Emotionsentstehung und -steuerung sokratisch erarbeiten
- das ABC-Modell einführen

(2) Dysfunktionale Konzepte und Denkstile identifizieren:
- die hauptsächlichen dysfunktionalen Konzepte und Denkstile vermitteln
- das ABC-Modell zur Identifikation und Rekonstruktion eigener dysfunktionaler Konzepte und Denkstile anwenden

(3) Identifizierte Konzepte und Denkstile auf Angemessenheit prüfen:
- Ziele erstellen lassen und auf Funktionalität prüfen
- Prüftechniken vermitteln
- alle Teile des Bewertungssystems mit Hilfe von Disputtechniken und Sokratischen Dialogen auf Angemessenheit prüfen

(4) Neue, funktionale Konzepte erstellen lassen:
- funktionale B-Alternativen (B^{neu}) als Zusammenfassung der vorherigen Prüfung erstellen lassen
- in das Modell zur Selbstanalyse von Emotionen (SAE-Modell) einführen

(5) Die neuen Konzepte trainieren und bahnen:
- funktionale Übungen sammeln
- Übungsleitern erstellen lassen
- Drehbücher zu den einzelnen Übungen erstellen lassen
- das B^{neu} der funktionalen Übungen mit sukzessiv steigendem Schwierigkeitsgrad trainieren:
  - auf der inhaltlich-logischen Ebene mit Hilfe von SAE-Modellen
  - auf der Vorstellungsebene durch Imaginationsübungen
  - auf der Verhaltensebene durch In-vivo-Übungen

T

Leitfaden für das implizite Erarbeiten des kognitiven Modells der Emotionsentstehung und -steuerung

Nach Abschluss der Exploration/Anamnese, der Problem- und Verhaltensanalyse, der Diagnose und dem Erstellen des Therapieplans erfolgt in der Regel das Einführen in das kognitive Modell der Emotionsentstehung und -steuerung. (Ausnahme: Die Art der Problematik erfordert zunächst den Einbezug der Therapiephasen 3 und/oder 4, z. B. weil keine Lebensziele oder Lebenszielhierarchien vorliegen oder weil zunächst die psychogene Ursache eines psychosomatischen Symptoms oder der Verhaltensauffälligkeit herausgearbeitet werden muss.) Beim Einführen des Modells empfiehlt sich die folgende chronologische Vorgehensweise.

Was sind Emotionen?

In der Stunde vor der Modelleinführung erhält der Patient zwei schriftliche Hausaufgaben:
(1) Schreiben Sie alle Gefühle auf, die Sie kennen und
(2) erklären Sie, wie oder wodurch Gefühle entstehen.
Der Therapeut erklärt, wozu diese Aufgaben dienen (z. B.: »Wir haben in den letzten Stunden herausgefunden, dass Sie hauptsächlich unter bestimmten Gefühlen wie ... leiden. Um hieran etwas verändern zu können, halte ich es für sinnvoll, dass wir zunächst betrachten, was Gefühle überhaupt sind, wie sie entstehen, wodurch sie gesteuert werden und wie man sie verändern kann. Sind Sie einverstanden?«).
Der erste Teil der Hausaufgabe dient der Vorbereitung einer Definition dafür, was nachfolgend unter »Gefühlen« verstanden werden soll. Nach dem Betrachten der Patienten-«Gefühlsliste« verstärkt der Therapeut Begriffe, die mit dem, was er unter »Gefühl« versteht, übereinstimmen, stellt danach seine eigene Definition vor und begründet die vorgenommene Differenzierung. Der Patient lernt so, zwischen Emotionen, physiologischen Begleitsymptomen, Kognitionen, Körpergefühlen und Verhaltensweisen zu unterscheiden (s. z. B. Stavemann, 2010, S. 19 ff.).

Wie entstehen Emotionen?

Hat der Therapeut seine Gefühlsdefinition vermittelt, erfragt er nun den zweiten Teil der Hausaufgabe, das Modell des Patienten für die Emotionsentstehung, aus einer Position des unwissenden Interessierten, um die inhaltliche Begründung und Logik des Patienten zu verstehen.
Dabei sucht er nach unrealistischen Vorannahmen, inhaltlichen Widersprüchen oder unlogischen Ableitungen im Patientenmodell. Wird er fündig, formuliert er die Schwachpunkte nicht als Kritik, sondern als eigene Hilflosigkeit oder eigenes Unvermögen, diesen Teil des Modells begreifen, diese Ableitung nachvollziehen oder jene Widersprüchlichkeit verstehen zu können, um das Modell so auf sokratische Weise vom Patienten selbst widerlegen zu lassen (s. INFO 21).
Um ein bestehendes Glaubens- oder Normensystem dauerhaft zu verändern, ist es notwendig, zunächst das alte unglaubwürdig werden zu lassen. Denn kaum jemand wird ein alternatives Modell übernehmen, solange er von seinem alten noch überzeugt ist.
Erst wenn der Patient die Unzulänglichkeiten seines alten Modells erkennt, ist er i. d. R. motiviert, nach neuen Erklärungen zu suchen. Zusammen mit dem Therapeuten erarbeitet er nun eine funktionale Alternative.
Der Patient soll seine neuen Erkenntnisse selbst erarbeiten und als eigenen Erfolg verbuchen, um sie später überzeugter (auch gegen den Therapeuten in der Rolle des Advocatus diaboli) verteidigen zu können. Der Therapeut kann sich dann künftig auf diese neue Erkenntnis des Patienten berufen.

Leitfaden für das implizite Erarbeiten des kognitiven Modells der Emotionsentstehung und -steuerung

Wie lassen sich unangemessene oder unangemessen starke Emotionen verändern?

Hat der Patient das kognitive Modell der Gefühlsentstehung erarbeitet, soll er logisch ableiten, was dies für die Veränderbarkeit von emotionalen Zuständen bedeutet: »Angenommen, es stimmt, was Sie eben herausgefunden haben. Was könnte dann jemand, der unter einem bestimmten Gefühl leidet, prinzipiell tun, um das Gefühl zu verändern?«
Als Nächstes soll der Patient seine neuen Erkenntnisse auf die eigene Problematik beziehen: »Wenn wir Ihre neuen Erkenntnisse nun auf Ihr eigenes Problem übertragen: Was müssten Sie verändern, um künftig weniger unter ... zu leiden?«
Kann er die neu erarbeiteten Einsichten auf die eigene Problematik übertragen, soll dieser Erkenntnistransfer durch Beispiele aus dem eigenen Alltagserleben verstärkt werden. Dazu führt der Therapeut das ABC-Modell ein, zunächst noch ohne die »technischen« Bezeichnungen A, B und C, und stellt dann die im Folgenden dargestellte Hausaufgabe.

»Bitte notieren Sie zum nächsten Mal drei Beispiele für Gefühlsreaktionen in Ihrem Alltag und berücksichtigen Sie dabei Ihre heute erarbeiteten Erkenntnisse, indem Sie die folgenden Punkte dazu aufschreiben.
- Erstens die Ausgangssituation, das heißt, den konkreten Zeitpunkt, auf den hin Sie mit einem Gefühl reagiert haben.
- Zweitens Ihre Gedanken und Ihre Bewertung zu diesem Zeitpunkt.
- Drittens das daraus resultierende Gefühl.
- Schreiben Sie auch Ihre Verhaltensreaktion auf, also das, was Sie daraufhin getan haben.

Wir werden dann beim nächsten Mal prüfen, ob alles so funktioniert, wie Sie das heute herausgefunden haben. Suchen Sie danach auch nach Beispielen, in denen Ihrer Meinung nach dieses neue Modell nicht funktioniert. Auch diese Beispiele werden wir dann das nächste Mal betrachten und prüfen.«

INFO 21 /

T

Leitfaden für das sokratische Erarbeiten des kognitiven Modells der Emotionsentstehung und -steuerung

Für die vorliegende Thematik erfolgt das Vorgehen in Anlehnung an die explikative Sokratische Gesprächsführung (s. Stavemann, 2015, 2014a, S. 211 ff.):

(1) **Festlegen der Thematik.** Das Thema »Wie entstehen Gefühle?« wurde in der vorangegangenen Stunde begründet und einvernehmlich als Hausaufgabe vereinbart.

(2) **»Wie entsteht das?« Erster Erklärungsversuch des Patienten.** Der Patient liest die als Hausaufgabe erarbeitete Erklärung vor.

(3) **Konkretisieren des Themas und Herstellen des Alltagsbezugs.** Der Therapeut lässt sich vom Patienten konkrete Beispiele für dessen Erklärung aus dessen Alltagsleben geben, bemüht sich, dessen Modell zu verstehen, und merkt sich vorhandene Widersprüche und Schwachpunkte.

(4) **Ggf. weiteres Konkretisieren, Umformulieren oder Aufteilen in Subthemen.** Sollte der Patient zunächst das Entstehen einzelner Emotionen erklären, kann die Ausgangsfrage in Subthemen aufgeteilt werden. Der Therapeut wird darauf achten, diese am Ende wieder zum Beantworten der Ausgangsfrage zusammenzuführen (z. B.: »Nachdem Sie mir nun das Entstehen von Angst, Ärger und Trauer erklärt haben, möchte ich auf unsere Ausgangsfrage zurückkommen: Wie entstehen denn Gefühle ganz allgemein?«).

(5) **Patientenmodell prüfen:** Der Therapeut prüft in der Position des naiven Fragers das Modell des Patienten. Erkennt er Schwachstellen, greift er diese mit empirischen, logischen, normativen, funktionalen und hedonistischen Disputen mit dem Ziel auf, der Patient möge die Widersprüchlichkeiten und Unzulänglichkeiten seines Modells selbst erkennen und dadurch unglaubwürdig finden.

(6) **Lösungssuche.** Nun erfolgt die gemeinsame Suche nach einem alternativen, funktionalen Modell. Der Therapeut bringt dazu eigene, einfache Beispiele (noch nicht aus dem Problembereich des Patienten!), in denen verschiedene Menschen in derselben Situation unterschiedlich emotional reagieren und fragt, ob und – falls ja – wieso das sein kann, oder weshalb derselbe Mensch in gleichen Situationen zu unterschiedlichen Zeitpunkten verschiedene Gefühle haben kann. Der Therapeut verstärkt funktionale Lösungen des Patienten (z. B.: »Diese Erklärung finde ich schlüssig. Lassen Sie uns das nochmals an einem anderen Beispiel überprüfen ...«). Er liefert so lange neue Beispiele, bis der Patient einen logischen Zusammenhang zwischen Bewertungen und Gefühlen erkennt und formuliert.

(7) **Ergebnis des Dialogs.** Der Patient wird gebeten, das Ergebnis des Dialogs selbst in eigenen Worten zu formulieren. (Hilfestellung ggf.: »Fassen wir noch einmal zusammen, was Sie jetzt herausgefunden haben: Gefühle entstehen nicht durch ... [altes Patientenmodell], sondern wodurch?«)

INFO 22 /

T

Gefühlsstern und Zuordnungskategorien

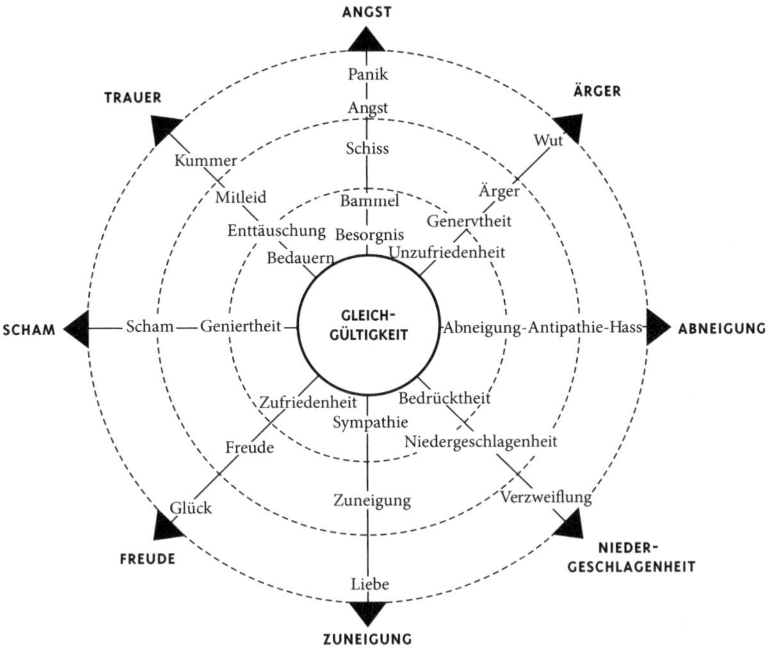

Emotionen	**Physiologische Begleit-symptome**	**Kognitionen**	**Körpergefühle**
Freude	Erröten	Unsicherheit	Hunger
Zuneigung	Schwindelgefühl	Misstrauen	Körperschmerz
Gleichgültigkeit	Ohrensausen	Unglaubwürdigkeit	Kälte
Hass	Herzrasen	verhöhnt werden	Durst
Zufriedenheit	Herzstiche	Vertrauen	Druck
Scham	Schwitzen	Einsamkeit	Müdigkeit
Besorgnis	Zittern	Sicherheit	Wärme
Enttäuschung	Atembeschwerden	Verbundenheit	
Angst	Harndrang	Abhängigkeit	
Kummer	Übelkeit	Freiheit	
Niedergeschlagenheit	Kreislaufstörungen	verpflichtet zu sein	
Trauer	Verstopfung	ohnmächtig zu sein	
Unzufriedenheit	Kopfschmerzen	ausgeliefert zu sein	
Panik	Muskelspannung	gemocht zu werden	
Wut	Erblassen	ausgelacht zu werden	
Liebe	ohnmächtig werden	abgelehnt zu werden	
Ärger			
Abneigung			

INFO 23 /

T

Gefühlsstern mit Einteilung in Erregungsniveaus und der Zeitbezug von Emotionen

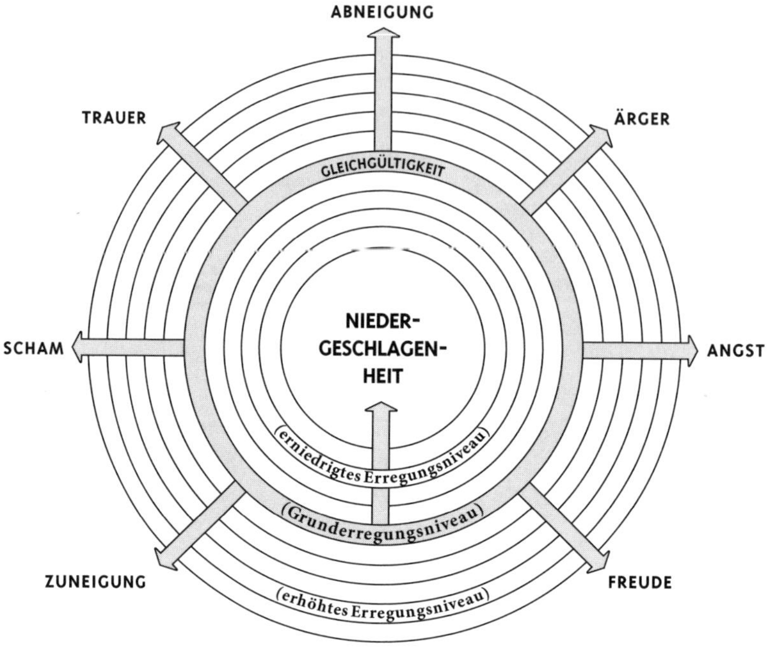

Gefühlsstern mit Einteilung nach dem Erregungsniveau. Der graue Kreis in der Mitte bezeichnet das Grunderregungsniveau, das mit dem »neutralen Gefühl« Gleichgültigkeit einhergeht. Je weiter die Emotionen nach außen auf den Strahlen angesiedelt sind, umso höher ist das sie begleitende Erregungsniveau. Mit wachsender Entfernung vom neutralen Gefühl zum Zentrum hin schwächt es sich ab. Es liegt dann unter dem Normalniveau. Die konzentrischen Kreise stellen diese unterschiedlichen Erregungsniveaus dar.

Emotionen und ihr Zeitbezug

Angst	Zukunft
Ärger	Gegenwart/Vergangenheit
Abneigung	Gegenwart/Vergangenheit
Freude	Gegenwart/Vergangenheit
Scham	Gegenwart/Vergangenheit
Zuneigung	Gegenwart/Vergangenheit
Trauer	Gegenwart/Vergangenheit
Gleichgültigkeit	Gegenwart/Vergangenheit
Niedergeschlagenheit	Gegenwart/Vergangenheit + Zukunft

INFO 24 /

P

Ein-eindeutige B3-C1-Logik

Gefühl	Bewertung
Freude	toll, schön
Ärger	Sauerei, unverschämt
Scham	peinlich
Trauer	schade, schlimm
Niedergeschlagenheit	hoffnungslos und furchtbar
Sympathie	Den/die/das finde ich toll.
Angst	Das wäre furchtbar/peinlich.
Ablehnung	Die/den/das finde ich ätzend!
Gleichgültigkeit	egal

INFO 25 /

P

ABC-Modell: Inhalt und Struktur

	Was steht hier?	**Mit welchen Hilfsfragen finde ich das heraus?**
A Ausgangssituation	Die »objektive«, sachliche Beschreibung der Situation	Wo bin ich und was geschieht gerade, als ich diesen Gedanken / dieses Gefühl habe? Was könnte hier jeder ohne Vorwissen wahrnehmen und beschreiben?
B Bewertungssystem	Alle bewussten und unbewussten Gedanken zum Zeitpunkt A	**1. (Meine persönliche Sichtweise von A):** Was sehe ich mit meinem Vorwissen und meinen persönlichen Normen in der Situation A? **2. (Schlussfolgerungen und vermutete persönliche Konsequenzen):** Wie interpretiere ich das? Welche Schlussfolgerungen ziehe ich aus meiner persönlichen Sichtweise von A? Welche persönlichen Konsequenzen vermute ich? **3. (Bewertung):** Wie finde bzw. fände ich das?
C Konsequenzen	Gefühls- und Verhaltenskonsequenzen aus der Bewertung	**1. (Gefühlsreaktion):** Welches Gefühl habe ich? Wie stark? Spüre ich körperliche Begleiterscheinungen? **2. (Verhaltensreaktion):** Was tue ich daraufhin? Wie verhalte ich mich?

Beispiel zum ABC-Modell mit differenziertem Bewertungssystem

Dargebotener Hunderter

Stellen Sie sich vor, Sie stehen an einer Bushaltestelle, zehn Meter neben einem Ihnen unbekannten Mann. Als eine Frau näher kommt und an dem Mann vorbeigehen will, greift der in seine Hosentasche, holt einen 100-Euro-Schein hervor und reicht ihn der Frau wortlos entgegen. Sie beobachten, dass die Frau wütend reagiert, dem Mann eine Ohrfeige verpasst und mit hochrotem Kopf davon stapft.
Nach kurzer Zeit erscheint eine weitere Passantin und der Mann zeigt dasselbe Verhalten. Die Reaktion dieser Frau ist jedoch völlig anders: Sie errötet vor Scham, sieht auf den Boden und läuft schnell weiter.
Nach zwei Minuten kommt eine weitere Frau vorbei. Wieder greift der Mann in die Tasche, holt den Schein heraus und hält ihn der Frau wortlos hin. Bei dieser Passantin beobachten Sie, wie sie lächelt, sich freut, den Schein nimmt und »Danke!« sagt.
Schließlich kommt eine vierte Frau vorbei. Der Mann verhält sich wie zuvor. Doch diese Passantin reagiert mitleidig, sieht ihn an und geht schweigend an ihm vorbei.
Inzwischen wissen wir ja, dass Emotionen nicht durch die Situation, sondern durch die dazu getroffenen Bewertungen entstehen. Deshalb flitzen wir den vier Frauen hinterher und befragen sie nach ihren Kognitionen zum Zeitpunkt, als ihnen der 100-Euro-Schein entgegengehalten wird. Wenn uns die einzelnen Frauen ihre Denkmuster zu den soeben beobachteten Reaktionen verraten, könnten daraus folgende ABCs rekonstruiert werden:

1. Frau	**2. Frau**	**3. Frau**	**4. Frau**
A: Ein Mann hält mir auf der Straße 100 Euro hin.	**A:** Ein Mann hält mir auf der Straße 100 Euro hin.	**A:** Ein Mann hält mir auf der Straße 100 Euro hin.	**A:** Ein Mann hält mir auf der Straße 100 Euro hin.
B: Der hält mich für eine Nutte.	**B:** Der hält mich für eine Nutte.	**B:** Der hält mich für eine Nutte.	**B:** Der hält mich für eine Nutte.
C1: Wut (Erröten)	**C1:** Scham (Erröten)	**C1:** Zufriedenheit	**C1:** Bedauern
C2: Ich knalle ihm eine und gehe weiter.	**C2:** Ich sehe weg, gehe mit gesenktem Kopf weiter.	**C2:** Ich sage »Danke« und nehme den Schein.	**C2:** Ich sehe ihn an und gehe schweigend an ihm vorbei.

Nanu …?
Dieses Beispiel bestätigt zwar, dass offensichtlich nicht das Verhalten des Mannes bestimmt, wie die einzelnen Frauen in dieser Situation emotional reagieren, denn sonst müssten es ja alle auf die gleiche Art und Weise tun. Aber diese Art des ABC-Erstellens erklärt uns noch nicht, weshalb sie so unterschiedlich reagieren. Sämtliche Frauen haben uns lediglich einen Teil ihrer Sichtweise verraten. Über ihre Schlussfolgerungen, vermuteten persönlichen Konsequenzen und Bewertungen haben sie nichts ausgesagt.
Um die unterschiedlichen emotionalen Reaktionen zu verstehen, müssen wir genauer nachfragen. Wir müssten dazu wissen, wie die einzelnen Frauen ihre Wahrnehmung in der Situation A verarbeiten, welche Schlussfolgerungen und Konsequenzen sie – jede für sich – daraus ziehen und letztendlich, wie jede diese vermuteten Schlussfolgerungen und Konsequenzen vor dem Hintergrund ihres eigenen Normen- und Moralsystems und ihrer jeweiligen (Lebens-)Ziele für sich bewertet.

Beispiel zum ABC-Modell mit differenziertem Bewertungssystem

Betrachten wir nun, wie solche Bewertungssysteme aussehen könnten, wenn wir das, was die einzelnen Frauen in der Situation A denken, in die drei oben beschriebenen unterschiedlichen Denkprozesse unterteilen:

(B1) Die persönliche Wahrnehmung: Was sehe ich in der Situation A? Welches Vorwissen habe ich dazu? Welche meiner grundlegenden moralischen, sozialen oder privaten Normen und Glaubensgrundsätze sind dadurch berührt?

(B2) Die Interpretationen aus der persönlichen Wahrnehmung: Was glaube ich, hat das für mich zu bedeuten? Welche Konsequenzen vermute ich für mich?

(B3) Die Bewertung dieser Interpretationen: Wie finde oder fände ich diese Interpretationen und vermuteten persönlichen Konsequenzen?

1. Frau	2. Frau	3. Frau	4. Frau
B1: Es gibt Männer, die Sex mit Geld kaufen wollen. In dieser Gegend gibt es Prostituierte. Solche Männer verhalten sich unmoralisch und frauenverachtend. Nutten sind minderwertig. Der hält mich für eine Nutte.	**B1:** Es gibt Männer, die Sex mit Geld kaufen wollen. In dieser Gegend gibt es Prostituierte. Prostitution ist unmoralisch, solche Menschen werden abgelehnt und verachtet. Wer abgelehnt wird, ist weniger wert. Der hält mich für eine Nutte.	**B1:** Es gibt Männer, die Sex mit Geld kaufen wollen. In dieser Gegend gibt es Prostituierte. Das ist in Ordnung. Ich verdiene meinen Lebensunterhalt auch lieber so, als auf den Knien rutschend Fußböden zu schrubben. Der hält mich für eine Nutte.	**B1:** Es gibt Männer, die Sex mit Geld kaufen wollen. In dieser Gegend gibt es Prostituierte. Das ist schon okay, aber so etwas tun nur Menschen, die sich in bedauernswerten sozialen Situationen befinden. Der hält mich für eine Nutte.
B2: So was darf der nicht von mir denken! Diesem Mistkerl muss man mal richtig die Meinung geigen, sonst denkt er, er kann sich alles erlauben!	**B2:** Ich sehe wohl besonders aufreizend oder nuttig aus, sonst hätte er mich nicht angesprochen. Jetzt denken alle, ich bin auch so eine und verachten mich. Ich bin nicht okay.	**B2:** Ich muss wohl heute besonders erotisch aufreizend aussehen, sonst hätte er mich nicht angesprochen. Ich kann auf die Schnelle einen Hunderter verdienen.	**B2:** Der arme Kerl muss ja schlimm dran sein, wenn er es nötig hat, sich seine Zuwendung zu erkaufen.
B3: So eine Sauerei!	**B3:** Wie peinlich!	**B3:** Toll!	**B3:** Schlimm für ihn.

Erst nach dieser differenzierten Betrachtung der einzelnen Bewertungssysteme verstehen wir, weshalb die Frauen emotional so unterschiedlich reagieren: Die erste Frau ist deswegen so wütend, weil der Mann in ihren Augen eine Normenverletzung begeht und dafür bestraft werden sollte. Die zweite hat durch ihre Sichtweise in Bezug auf Prostitution und die Art ihrer Selbstwertbestimmung durch andere deutlich gemacht, weshalb sie sich schämt, denn in ihren Augen erleidet sie gerade einen Wertverlust. Die dritte Frau sieht in dem Angebot einen Gewinn und freut sich demzufolge. Die letzte Passantin betrachtet Prostitution weniger aus dem moralischen, sondern aus dem sozialen Blickwinkel. Sie empfindet Mitleid, weil sie sich in die Lage des vermeintlichen »sozial verarmten Freiers« versetzt.

Festzuhalten bleibt, dass keine der vier Betrachterinnen geprüft hat, weshalb ihnen der 100-Euro-Schein entgegengehalten wird. Eine unvoreingenommene Haltung und die Frage: »Ja, was möchten Sie denn?«, hätten ihnen einige emotionale Turbulenzen erspart, falls der Mann beispielsweise nur Kleingeld für den Bus brauchte und dazu seinen Schein wechseln will.

AB 19 / ABC-Modell (Aufgabenblatt)

P

A: Ausgangssituation

(»Wo bin ich und was geschieht gerade, als ich diese Gedanken / dieses Gefühl habe? Was könnte hier jeder ohne Vorwissen wahrnehmen und beschreiben?«)

B: Bewertungssystem

1. Meine persönliche Sichtweise in der Situation A (»Was sehe ich mit meinem Vorwissen und meinen persönlichen Zielen und Normen in der Situation A?«)

2. Schlussfolgerungen und vermutete persönliche Konsequenzen (»Welche Schlüsse ziehe ich aus meiner persönlichen Sichtweise von A? Welche persönlichen Konsequenzen vermute ich?«)

3. Bewertung dieser Schlussfolgerungen und Vermutungen (»Wie finde/fände ich das?«)

C: Konsequenzen

1. Gefühlsreaktion (»Welches Gefühl habe ich? Wie stark? Spüre ich körperliche Begleiterscheinungen?«)

2. Verhaltensreaktion (»Was tue ich daraufhin? Wie verhalte ich mich?«)

KAPITEL 6 /

Dysfunktionale Konzepte und Denkstile identifizieren

Harlich H. Stavemann

- ► INFO 27/Emotionen und zu erwartende Inhalte im Bewertungssystem
- ► INFO 28/Ketten-ABC
- ► INFO 29/Probleme mit dem Problem: Hierarchische ABCs und hierarchische Probleme

Mit den in Phase 5 erlernten Therapiewerkzeugen trainiert der Klient nun, eigene bewusste Konzepte aufzuspüren und alte, unbewusste zu rekonstruieren, um sie danach (in Phase 7) auf Angemessenheit prüfen zu können.
Zu diesem Zweck stehen den Klienten die folgenden Informationsblätter zur Verfügung.

INFO 26/Emotionen und zu erwartende Inhalte im Bewertungssystem ist ein Informations-Blatt für Patienten zur Hilfestellung beim Erstellen eigener ABC-Modelle. Hier wird beschrieben, welche Inhalte bei welchen Emotionen und bei welchen Problemursachen in B1 und B2 zu erwarten sind. Es wird ausgegeben, sobald der Patient eigene ABCs als Hausaufgabe erstellen soll.

Bei INFO 27/Ketten-ABC und INFO 28/Probleme mit dem Problem: Hierarchische ABCs und hierarchische Probleme handelt es sich ebenfalls um Informationsblätter für Patienten zum Rekapitulieren. Sie beschreiben die Struktur nachfolgender ABCs (Ketten-ABC) und übergeordnete ABCs und Probleme. Sie werden ausgegeben, wenn der Patient ein Ketten- und/oder ein hierarchisches ABC vorlegt.

Literatur

Stavemann, H. H. (2014a). Integrative KVT. Die Therapie emotionaler Turbulenzen (5. Aufl.). Weinheim: Beltz.
Stavemann, H. H. (2014b). KVT-Praxis. Strategien und Leitfäden für die Integrative KVT (3. Aufl.). Weinheim: Beltz.

Quellenverzeichnis

Die in diesem Kapitel verwendeten Arbeitsblätter stammen modifiziert aus Stavemann (2014a, b).

INFO 27 /

P

Emotionen und zu erwartende Inhalte im Bewertungssystem

Die Rekonstruktion des Bewertungssystems

Kann jemand seine Emotion C1 in einer konkreten Situation A benennen, ohne sich an die zuvor abgelaufenen Gedanken zu erinnern, dann kann mit Hilfe der B3-C1-Logik vom bekannten C1 auf das diesem zugrundeliegende B3 logisch geschlossen werden.
Danach lassen sich, von B3 ausgehend, die dazugehörigen B2 und B1 erfragen.

B2. Auf B2 kann allerdings nur indirekt logisch zurückgeschlossen werden, denn jede Emotion C1 lässt einen ganz bestimmten kognitiven Inhalt bei B2 erwarten, den man zur Rekonstruktion des Bewertungssystems nutzen kann:

- bei Freude steht hier der Gewinn, das, was jemand toll findet
- bei Liebe, was man so gern an jemandem mag
- bei Trauer der Verlust, das, was man schlimm findet
- bei Angst müssen bei B2 die Befürchtungen auftauchen, das, was furchtbar wäre
- bei Ärger eine Normenverletzung, also das, was man für eine Sauerei hält
- bei Niedergeschlagenheit das, was so aussichtslos ist und bleibt
- bei Ablehnung das, was man so unsympathisch oder abstoßend findet
- bei Scham das, was jemand für nicht in Ordnung an sich hält (und meist mit einer Selbstabwertung verbindet)

B1. Bei B1 stehen die persönlichen Vorerfahrungen, das Vorwissen und die überdauernden Lebensphilosophien, Ziele und Grundsätze, die für die Schlussfolgerungen und vermuteten persönlichen Konsequenzen bei B2 verantwortlich sind. B1 lässt sich daher mit der Antwort auf die Frage erheben »Wie kommen Sie darauf, dass … (was bei B2 gefolgert wurde)?«
Nachfolgende Übersicht zeigt für alle Gefühlsdimensionen die entsprechenden B3 und die Fragen, um die (diesen B3 vorangegangenen) B2 und B1 zu ermitteln:

Gefühl	B3	Frage nach B2	Frage nach B1
Freude	toll, schön	Was finde ich toll? Worin besteht der Gewinn?	Wie komme ich darauf?
Ärger	Sauerei, unverschämt	Was finde ich eine Sauerei? Welche Norm wurde verletzt?	Wie komme ich darauf?
Scham	peinlich	Was finde ich peinlich? Gegen welche Norm habe ich verstoßen?	Wie komme ich darauf?
Trauer	schade, schlimm	Was finde ich daran so schlimm? Worin besteht der Verlust?	Wie komme ich darauf?
Niedergeschlagenheit	hoffnungslos und furchtbar	Was finde ich so hoffnungslos und furchtbar?	Wie komme ich darauf?
Sympathie	den/die/das finde ich toll	Was finde ich an der/dem so toll?	Wie komme ich darauf?
Angst	das wäre furchtbar/ peinlich	Was wäre daran so furchtbar? Wie heißen die Befürchtungen?	Wie komme ich darauf?
Ablehnung	die/den/das finde ich ätzend	Was mag ich an der Person nicht?	Wie komme ich darauf?
Gleichgültigkeit	egal	Was ist mir egal?	Wie komme ich darauf?

INFO 28 / Ketten-ABC

Ein ABC bildet in typischer Weise die kognitiven und emotionalen Abläufe zu einem Zeitpunkt ab. Einzelne Bewertungssysteme stehen allerdings selten ohne Bezug zu vorangegangenem und nachfolgendem Denken. Das Denken in ABC-Ketten ist daher gewissermaßen der Normalfall. Mit dem ABC-Modell wird versucht, einzelne problemtypische Atome dieser »Denkmoleküle« herauszulösen, um darin die dysfunktionalen Anteile in der Wahrnehmung, der Wahrnehmungsverarbeitung und -speicherung, des schlussfolgernden Denkens, Prognostizierens und Bewertens erkennen und verändern zu können.
Problematisch sind Ketten-ABCs erst, wenn der Betroffene unbewusst mehrere ABCs ineinanderschiebt und so Teile aus unterschiedlichen ABCs miteinander verbindet. Dann findet man im B-System Bewertungsfragmente aus unterschiedlichen (vorangegangenen oder nachfolgenden) »ABC-Atomen«, sodass die Erklärung eines C1 aus dem beschriebenen Bewertungssystem nicht mehr schlüssig nachvollziehbar ist. So können bei B2 Inhalte stehen, die bei diesem C1 nicht zu erwarten wären (z. B. eine Befürchtung oder ein empfundener Verlust bei »Ärger« in C1), oder die B3-C1-Logik wird verletzt (z. B. bei einem B3 »Sauerei« und dem C1 »Angst«), oder das B3 passt zeitlich nicht zu C1 (z. B. bei B3 das zukunftsgerichtete »das wäre peinlich« und ein vergangenheitsorientiertes C1 »Scham«). Um derartiges Vermischen herauszufinden, hilft ein Prüfen auf inhaltliche Logik.

Woran erkennt man Ketten-ABCs?

Ketten-ABCs bestehen aus »ABC-Atomen«, die häufig unterschiedlichen Problembereichen zugehörig und inhaltlich horizontal ausgerichtet sind. Typische Beispiele hierfür sind Ursachenzuschreibungen für vorherige C1 (z. B. »die/der ist schuld, dass ich so traurig/ängstlich/verschämt bin«), C1-Änderungen im Zeitablauf (z. B. aus dem C1 Angst wird nach dem Eintreten der Befürchtung Scham) oder Gedankenkreise wie Angst- oder Depressionsspiralen.

Beispiele:

A: Auf der Betriebsfeier sagt meine Kollegin plötzlich laut vor allen: »Du bist doch jetzt in einem Chor. Sing' uns doch mal was vor!«

B1: Die weiß, dass ich erst seit vier Wochen dabei bin. Ich bin noch nicht perfekt.

B2: *Ich könnte mich unsterblich blamieren.* Die sollte mich nicht in so eine *peinliche Situation* bringen.

B3: Unverschämt

C1: Ärger (9), Erregungsanstieg, Herzklopfen

C2: Ich antworte: »Das geht leider nicht, ich bin erkältet.«

Die kursiv gesetzten B-Teile sind Indizien für vorangegangene oder nachfolgende Bewertungssysteme: In das Ärger-ABC passen weder die Selbstbeurteilung in B1 noch die Befürchtung und der Schamindikator in B2.

Ketten-ABC

Nach dem Berücksichtigen der verschiedenen enthaltenen ABC-Modelle ergibt sich folgendes Ketten-ABC:

A: Auf der Betriebsfeier sagt meine Kollegin plötzlich laut vor allen: »Du bist doch jetzt in einem Chor. Sing' uns doch mal was vor!«

B1: Ich singe erst seit vier Wochen und bin noch lange nicht perfekt. Wer nicht perfekt ist, sollte sich nicht in den Vordergrund stellen, sonst ist das idiotisch. Wer sich idiotisch verhält, ist blöd und weniger wert.

B2: Ich könnte mich versingen oder stecken bleiben. Alle würden mich dann insgeheim auslachen und ich stünde wie ein Idiot da und wäre weniger wert.

B3: Das wäre furchtbar peinlich!

C1: Angst (6), Erregungsanstieg, Schwitzen, Herzklopfen

C2: Ich antworte: »Das geht leider nicht, ich bin erkältet.«

A': Ich bin auf der Betriebsfeier, einige Kolleginnen lachen.

B1': Ich habe den Wunsch, etwas vorzusingen, abgelehnt und gesagt: »Das geht leider nicht, ich bin erkältet.« Nun merken sie, dass ich kneife. Angsthasen sind lächerlich, nicht ernst zu nehmen. Wer nicht ernst genommen wird, ist weniger wert.

B2': Ich bin auch wirklich ein unglaublicher Schisshase. Niemand nimmt mich jetzt noch für voll. Ich bin auch wirklich der letzte Heuler.

B3': Wie peinlich!

C1': Scham (8), Erregungsanstieg, Erröten

C2': Ich stehe mit gesenktem Kopf schweigend da.

A'': Auf der Betriebsfeier stehe ich mit gesenktem Kopf schweigend da.

B1'': Die weiß, dass ich erst seit vier Wochen dabei bin. Wer andere bloßstellt, verhält sich feindselig und aggressiv. Das macht man nicht. Man darf mich nicht bloßstellen, weil ich das nicht will!

B2'': Die sollte mich nicht in so eine peinliche Situation bringen. Die ist schuld, dass ich jetzt wie der letzte Heuler dastehe.

B3'': Unverschämt

C1'': Ärger (9), Herzklopfen

C2'': Ich stehe mit gesenktem Kopf schweigend da.

Die ersten beiden ABCs beziehen sich auf das Selbstwertproblem der Patientin, das dritte auf ihr Frustrationsintoleranzproblem. Im ersten stehen sozialphobische Gedanken, im zweiten selbstabwertende und im dritten die Normenverletzung der vermeintlich Schuldigen für die erlittenen emotionalen Turbulenzen.

Eine andere Patientin legt folgendes ABC vor:

A: Freitag um 11.00 Uhr, ich liege in der Badewanne.

B1: Ich habe tödliches Herzrasen. Am Herzinfarkt kann man sterben.

B2: Womöglich bekomme ich jetzt einen Infarkt und muss sterben!

B3: Das wäre ja entsetzlich!

C1: Panik (Angst 10), Herzrasen, Atemnot

C2: Ich liege regungslos da, eine Hand am Herzen.

Die Hinweise auf ein vorliegendes Ketten-ABC sind kursiv gesetzt. Hier erklärt B1 nicht, wodurch das Herzrasen entsteht, was dem vorausgegangen ist.
Aus dem anschließenden Betrachten und Differenzieren ergibt sich folgende Angstspirale:

A: Freitag um 10.58 Uhr, ich liege in der Badewanne.

B1: Das Wasser ist ziemlich warm. Es gab Menschen, die beim Baden gestorben sind, weil sie ohnmächtig wurden, einen Anfall oder Infarkt bekamen. Ich will nicht sterben!

B2: Vielleicht ist das Wasser zu warm und belastet meinen Kreislauf.

B3: Das wäre schlecht.

C1: Besorgnis (Angst 2), leichter Erregungsanstieg

C2: Ich fühle meinen Puls

A': Freitag um 10.59 Uhr, ich sitze in der Badewanne und fühle meinen Puls.

B1': Nanu, mein Puls rast ja so! Rasender Puls ist ein Zeichen für Kreislaufprobleme. Daran kann man sterben. Ich will nicht sterben!

B2': Ich könnte einen Kreislaufkollaps erleiden und nicht mehr aus der Wanne kommen.

B3': Das wäre furchtbar.

C1': Angst (6), Erregungsanstieg, beschleunigter Herzschlag

C2': Ich fasse mir ans Herz.

A'': Freitag um 11.00 Uhr, ich liege in der Badewanne und fasse mir ans Herz.

B1'': Auch mein Herz rast! Herzrasen kann zum Infarkt führen und tödlich sein. Ich will nicht sterben!

B2'': Jetzt ist es so weit! Womöglich krieg' ich jetzt einen Infarkt, komme nicht mehr aus der Wanne und muss hier elendiglich verrecken!

B3'': Das wäre ja entsetzlich!

C1'': Panik (Angst 10), Herzrasen, Atemnot

C2'': Ich liege regungslos in der Wanne, eine Hand am Herzen.

P

Probleme mit dem Problem: Hierarchische ABCs und hierarchische Probleme

Wenn Menschen seit Längerem mit emotionalen Problemen, ihren physiologischen Begleitsymptomen oder symptomatischen Verhaltensmustern (wie z. B. Vermeiden, Unterordnen, Aggression, Rückzug) belastet sind, reagieren manche auf diesen Umstand mit weiteren emotionalen Problemen. Derartige Probleme mit bereits bestehenden Problemen sind somit als hierarchisch übergeordnet zu verstehen.
In der Regel besteht ein hierarchisches Problem in der Nicht-Akzeptanz des Ist-Zustands: Es (das untergeordnete Problem) sollte oder darf nicht so sein, wie es ist. Dadurch wird dessen therapeutisches Bearbeiten so lange verunmöglicht, wie dessen Existenz nicht akzeptiert wird.
Unerkannte hierarchische Probleme führen regelmäßig zu Therapieabbrüchen oder -misserfolgen, da die Therapeuten ihren Behandlungsplan dann nicht adäquat aufbauen: Das vorangehende, untergeordnete Problem kann erst dann erfolgreich behandelt werden, wenn die übergeordneten beseitigt wurden und damit die Akzeptanz des Ist-Zustands erreicht worden ist.
Oftmals können die Betroffenen zwischen ihren einzelnen Problemhierarchien nicht oder nicht mehr differenzieren und im vorgelegten Bewertungssystem tauchen B-Fragmente aus verschiedenen Ebenen auf. Hier ist dann zunächst ein eindeutiges Zuordnen dieser B-Teile zur entsprechenden ABC-Hierarchie erforderlich.

Woran erkennt man übergeordnete Probleme?

Wenn hierarchische Probleme vorliegen und in das vorliegende ABC-Modell eingeflossen sind, finden sich typischerweise negativ gefärbte Reflexionen im Bewertungssystem des Patienten über das ursprüngliche Problem, die eigenen Denkstile, die emotionale Reaktion, deren physiologische Begleitsymptome oder die Verhaltensreaktion. Diese führen dann – nach entsprechender Bewertung – zur übergeordneten emotionalen Problematik, meist zu Selbstärger, Scham, Niedergeschlagenheit oder Angst wegen des ursprünglichen Problems. Um Indizien für die Existenz hierarchischer Probleme zu erhalten, wird daher in jeder ABC-Besprechung sinnvollerweise gefragt:
»Wie finden Sie es denn, wie Sie in dieser Situation reagiert haben?«
Hinweise auf übergeordnete Probleme können auch in Form von Bewertungsfragmenten des hierarchischen Problems im Bewertungssystem eines ABC-Beispiels zur ursprünglichen Problematik auftauchen. Hinweise auf eine derartige vertikale Vermischung sind z. B., wenn auf eine Befürchtung in B2 bei C1 Selbstärger benannt ist, wenn verschiedene Emotionen bei C1 stehen oder wenn in B1 oder B2 Gedanken genannt sind, die sich auf die ursprüngliche Problematik beziehen (»Ich sollte nicht so ein Schisser sein!«, »Erröten in meinem Alter ist ein Zeichen von Schwäche.«, »Ich darf mich nicht aufregen!« oder »Das werde ich wohl nie los, es ist hoffnungslos.«). Oder aber das vorliegende ABCZ beschreibt bereits selbst das übergeordnete Problem.

Beispiele:

Eine Patientin legt folgende ABC-Hausaufgabe vor:

A: Im Bus fällt plötzlich meine Handtasche runter und einige Dinge kullern heraus.

B1: Alle sehen das. Ich stehe im Mittelpunkt.

B2: Ich bin auch zu unsicher! Garantiert erröte ich wieder. Die denken womöglich, ich sei total vertrottelt oder lachen darüber, was ich so in meiner Tasche habe.

B3: *Das wäre furchtbar peinlich!*

C1: *Selbstärger* (8), Erregungsanstieg, Schwitzen, Erröten

C2: Ich beuge mich nieder und sammle meine Sachen wieder ein.

Die negative Selbstreflexion in B2 und die fehlende B3-C1-Logik deuten auf verschiedene Betrachtungsebenen hin. Die Analyse zeigt den im Folgenden dargestellten hierarchischen Zusammenhang.

Probleme mit dem Problem: Hierarchische ABCs und hierarchische Probleme

Problem 1. Ordnung (Selbstwertproblem)

A: Ich stehe im Bus. Plötzlich fällt meine Handtasche runter und einige Dinge kullern heraus.

B1: Alle sehen das. Ich stehe im Mittelpunkt. Wer abgelehnt oder ausgelacht wird, ist nicht für voll zu nehmen, ist weniger wert.

B2: Die denken womöglich, ich sei total vertrottelt oder lachen darüber, was ich so in meiner Tasche habe. Ich könnte als totale Blödfrau dastehen und wäre das Letzte.

B3: Das wäre furchtbar peinlich!

C1: Angst (6), Erregungsanstieg, Schwitzen, Erröten

C2: Ich beuge mich nieder und sammle meine Sachen wieder ein.

Problem 2. Ordnung (Frustrationsintoleranzproblem)

A: Ich stehe gebückt im Bus und sammle meine Sachen ein.

B1: Ich schwitze und erröte sichtbar. Ich bin allgemein ziemlich unsicher in solchen Situationen. Erwachsene Menschen sollten selbstsicher sein, sonst ist das lästig.

B2: In meinem Alter sollte ich diese Selbstwertprobleme nicht mehr haben, weil das unsinnig und lästig ist!

B3: Wie blöd von mir!

C1: Selbstärger (7), Herzklopfen, Schwitzen

C2: Ich sammle meine Sachen weiter ein.

In folgendem Beispiel enthält das vorgestellte ABC bereits den Großteil des Bewertungssystems aus dem übergeordneten Problem:

A: Donnerstag im Büro, ich laufe aus dem Zimmer.

B1: Schon wieder habe ich vor Ärger mit den Kollegen herumgeschrien. *Ich sollte mich im Griff haben und mich nicht unnötig aufregen, sonst mache ich mich lächerlich.* Ich hatte schon einen Infarkt. Aufregung ist gefährlich für mich.

B2: Ich sollte mich besser unter Kontrolle haben, sonst bekomme ich noch einen Infarkt, und der könnte tödlich sein. Ich muss mich jetzt unbedingt sofort wieder abregen, sonst wird's eng.

B3: Das wäre furchtbar!

C1: Angst (8), Herzklopfen, Schwitzen, Erröten

C2: Ich laufe in den Waschraum, schließe die Augen und atme tief durch.

Das vorliegende ABC-Modell beschreibt vermutlich ein Problem dritter Ordnung, denn in B1 findet sich ein Indiz für ein weiteres, hierarchisch untergeordnetes Problem (kursiv gesetzter Text). Die Hierarchie könnte dann folgendermaßen beschrieben werden:

- Problem 1. Ordnung: Selbstwertproblem (sozialphobische Reaktion)
- Problem 2. Ordnung: vermutlich Frustrationsintoleranzproblem (Selbstärger wegen der zuvor erlebten, selbst verursachten emotionalen Turbulenzen)
- Problem 3. Ordnung: existenzielles Problem (Todesangst wegen des »gefährlichen« Erregungsanstiegs durch den Selbstärger)

Weitere Indizien für hierarchische ABCs bzw. Probleme liegen vor, wenn das C1 sich auf ein vorangegangenes anderes bezieht, z. B. Angst vor der Angst, Angst vor oder Scham wegen physiologischer Begleitsymptome (z. B. Erröten) oder ganz allgemein Angst, Ärger, Scham oder Deprimiertheit wegen eigener problemtypischer Reaktionen.

KAPITEL 7 /

Identifizierte Konzepte und Denkstile auf Angemessenheit prüfen und neue, funktionale Konzepte erstellen lassen

Harlich H. Stavemann

- ► AB 20/ABCZ-Modell (Aufgabenblatt)
- ► INFO 30/Soll-ist-Analyse von Konsequenzen und Zielsetzungen
- ► INFO 31/Modell zur Selbstanalyse von Emotionen (SAE): Inhalt und Struktur
- ► AB 21/Modell zur Selbstanalyse von Emotionen (SAE) - (Aufgabenblatt)
- ► INFO 32/Leitfaden zum Prüfen von ABC-/ABCZ-/SAE-Beispielen
- ► INFO 33/Der Gedanken-TÜV: Denkmuster auf dem Prüfstand

In diesem Therapieabschnitt werden die zuvor erhobenen oder rekonstruierten Konzepte des Klienten auf Realitätsbezug, Logik, Normenverträglichkeit, Funktionalität und langfristig hedonistische Ausrichtung geprüft. Wird eines dieser Kriterien verletzt, erarbeiten Klient und Therapeut eine neue angemessene Alternative.
Hierfür liegen folgende Arbeitsblätter vor:

AB 20/ABCZ-Modell (Aufgabenblatt) ist ein Hausaufgabenblatt für Patienten zum Anfertigen von ABCZ-Modellen. Es wird nach dem Erweitern des ABC-Modells um die Ziele (Z) ausgegeben.

INFO 30/Soll-ist-Analyse von Konsequenzen und Zielsetzungen beschreibt das Vorgehen beim Ist-Soll-Vergleich von C1 und C2 einerseits und Z1 und Z2 andererseits und ist ein Informationsblatt für Therapeuten und Patienten.

INFO 31/Modell zur Selbstanalyse von Emotionen (SAE): Inhalt und Struktur ist ebenfalls ein Informationsblatt für Patienten. Es beschreibt die Struktur und die Inhalte des SAE-Modells und wird nach dem Einführen in das SAE-Modell ausgegeben.

AB 21/Modell zur Selbstanalyse von Emotionen (SAE) – (Aufgabenblatt) dient als Hausaufgabenblatt für Patienten zum Anfertigen von SAE-Modellen. Es wird benutzt, sobald die Patienten die Disputtechniken erlernt haben.

INFO 32/Leitfaden zum Prüfen von ABC-/ABCZ-/SAE-Beispielen führt durch das Vorgehen beim Prüfen von SAE-Modellen. Es dient sowohl den Therapeuten als auch den Patienten als Leitfaden zum Prüfen aufgestellter ABCs und SAEs.

INFO 33/Der Gedanken-TÜV: Denkmuster auf dem Prüfstand beschreibt als Informationsblatt für Patienten die Disputtechniken zum Prüfen der herausgearbeiteten Konzepte.

Literatur

Stavemann, H. H. (2014a). Integrative KVT. Die Therapie emotionaler Turbulenzen (5. Aufl.). Weinheim: Beltz.
Stavemann, H. H. (2014b). KVT-Praxis. Strategien und Leitfäden für die Integrative KVT (3. Aufl.). Weinheim: Beltz.

Quellenverzeichnis

Die in diesem Kapitel verwendeten Arbeitsblätter stammen modifiziert aus Stavemann (2014 a, b).

AB 20 / ABCZ-Modell

P

A: Ausgangssituation

(»Wo bin ich und was geschieht gerade, als ich diese Gedanken / dieses Gefühl habe? Was könnte hier jeder ohne Vorwissen wahrnehmen und beschreiben?«)

B: Bewertungssystem

(1) Meine persönliche Sichtweise in der Situation A (»Was sehe ich mit meinem Vorwissen und meinen persönlichen Zielen und Normen in der Situation A?«)

---

(2) Schlussfolgerungen und vermutete persönliche Konsequenzen (»Welche Schlüsse ziehe ich aus meiner persönlichen Sichtweise von A? Welche persönlichen Konsequenzen vermute ich?«)

---

(3) Bewertung dieser Schlussfolgerungen und Vermutungen (»Wie finde/fände ich das?«)

C: Konsequenzen

(1) Gefühlsreaktion (»Welches Gefühl habe ich? Wie stark? Spüre ich körperliche Begleiterscheinungen?«)

---

(2) Verhaltensreaktion (»Was tue ich daraufhin? Wie verhalte ich mich?«)

Z: Ziele

(1) Zielgefühl (»Welches Gefühl finde ich unter Berücksichtigung meiner Normen und Oberziele in der Situation A angemessen?«)

---

(2) Zielverhalten (»Welches Verhalten finde ich unter Berücksichtigung meiner Normen und Oberziele in der Situation A angemessen und zielführend?«)

INFO 30 /

T P

Soll-ist-Analyse von Konsequenzen und Zielsetzungen

Nachdem die Ziele der Patienten auf Angemessenheit geprüft, gegebenenfalls korrigiert und neu festgelegt sind, lassen sich zwischen C1 und Z1 einerseits und C2 und Z2 andererseits *Soll-Ist-Vergleiche* vornehmen. Dabei wird geprüft, ob die tatsächlichen Gefühls- und Verhaltensreaktionen C1 und C2 in der Situation A den Zielen Z1 und Z2 entsprechen, die für diese Situation als angemessen angesehen werden. Dieser Vergleich kann dabei grundsätzlich zu vier Ergebnissen führen:

C1 = Z1 und C2 = Z2

C1 ≠ Z1 und C2 = Z2

C1 ≠ Z1 und C2 ≠ Z2

C1 = Z1 und C2 ≠ Z2

Betrachten wir die einzelnen Alternativen und deren Konsequenzen für das weitere therapeutische Vorgehen nun genauer:

- **C1 = Z1 und C2 = Z2.** In diesem denkbar günstigen Fall decken sich die tatsächlichen emotionalen und Verhaltensreaktionen bereits mit den angestrebten, angemessenen. In solchen Fällen besteht keine Veränderungsmotivation und damit auch kein Anlass, das kognitive Konzept auf Funktionalität und Rationalität zu prüfen, denn es führt ja bereits zu den angestrebten Zielen. Das vorliegende ABC ist daher kein Problem-ABC, therapeutische Aktivität ist hier nicht indiziert.
- **C1 ≠ Z1 und C2 = Z2 sowie C1 ≠ Z1 und C2 ≠ Z2.** Bei beiden Alternativen weicht die tatsächliche Gefühlsreaktion von der angestrebten ab. In beiden Fällen wird man die zugrundeliegenden Denkmuster auf Rationalität und Funktionalität prüfen und irrationale oder dysfunktionale Bs derart ersetzen, dass sie zum Zielgefühl Z1 führen. Dazu wird das ABCZ-Modell um das nächste Glied erweitert: Um den Disput der eigenen Denkmuster (DB) zum Prüfen ihrer Angemessenheit.
- **C1 = Z1 und C2 ≠ Z2.** Definitionsgemäß ist ein psychisches Problem immer auch ein emotionales Problem. Wenn eine Gefühlsreaktion als angemessen und sinnvoll empfunden wird, die Verhaltenskonsequenz aber nicht, dann handelt es sich demnach nicht um ein ABC-Beispiel, das ein psychisches oder emotionales Problem beschreibt. (Ausnahme: Identische C1 und Z1 werden inhaltlich unterschiedlich begründet, z. B. statt »Angst 5« vor einem Wertverlust steht nun »Angst 5« wegen der drohenden realistischen Alltagskonsequenzen.)

Entweder liegt tatsächlich keine emotionale Belastung vor, und Psychotherapie ist nicht indiziert, sondern vielleicht ein Verhaltenstraining, um die gewünschte Verhaltenszielsetzung zu erlernen, oder aber die erwünschte Verhaltensweise wird durch ein psychisches Problem behindert, das nicht durch das vorgestellte ABC beschrieben wird. Dies lässt sich z. B. durch die Frage prüfen: »Was hält Sie denn davon ab, sich ab sofort genau so zu verhalten, wie Sie es möchten?«

P

Modell zur Selbstanalyse von Emotionen (SAE): Inhalt und Struktur

Teil 1: Das ABCZ-Modell erstellen		
	Was steht hier?	**Mit welchen Hilfsfragen finde ich das heraus?**
A Ausgangs-situation	Die »objektive«, sachliche Beschreibung der Situation	Wo bin ich und was geschieht gerade, als ich diese Gedanken / dieses Gefühl habe? Was könnte hier jeder ohne Vorwissen wahrnehmen und beschreiben?
B Bewertungs-system	Alle bewussten und unbewussten Gedanken zum Zeitpunkt A	**B1 (meine persönliche Sichtweise von A):** Was sehe ich mit meinem Vorwissen und meinen persönlichen Zielen und Normen in der Situation A? **B2 (Schlussfolgerungen und vermutete persönliche Konsequenzen):** Welche Schlüsse ziehe ich aus meiner persönlichen Sichtweise von A? Welche persönlichen Konsequenzen vermute ich? **B3 (Bewertung):** Wie finde/fände ich das?
C Konsequen-zen	Gefühls- und Verhaltenskonse-quenzen aus der Bewertung B3	**C1 (Gefühlskonsequenz):** Welches Gefühl habe ich? Wie stark? Spüre ich körperliche Begleitsymptome? **C2 (Verhaltenskonsequenz):** Was tue ich daraufhin? Wie verhalte ich mich?
Z Ziele	Gefühls- und Verhaltensziele für die Situation A	**Z1 (Zielgefühl):** Welches Gefühl finde ich unter Berücksichtigen meiner Normen und Oberziele in der Situation A angemessen? **Z2 (Zielverhalten):** Welches Verhalten finde ich unter Berücksichtigen meiner Normen und Oberziele in der Situation A angemessen und zielführend?
Teil 2: Das ABCZ-Modell prüfen		
DA Die Aus-gangssituati-on A prüfen	Die Ergebnisse der Prüfung von A (anhand der Kriterien für A)	**DA (die Ausgangssituation prüfen):** Beziehe ich mich auf einen konkreten Zeitpunkt? Habe ich Interpretationen oder Bewertungen vermieden? Ist A sachlich beschrieben? Wie lautet gegebenenfalls mein neues, verbessertes A?
DC Die Konse-quenzen C prüfen	Die Ergebnisse der Prüfung von C (anhand der Kriterien für C)	**DC1 (die Gefühlskonsequenz prüfen):** Ist ein Gefühl genannt? Falls mehrere genannt sind, entsprechend viele ABCs erstellen! Ist dies das Gefühl in der Situation A? Habe ich Interpretationen und Bewertungen vermieden? Gehören die körperlichen Begleitsymptome zu diesem Gefühl? Wie lautet gegebenenfalls meine neue, verbesserte Gefühlskonsequenz? **DC2 (die Verhaltenskonsequenz prüfen):** Ist eine konkrete Verhaltensreaktion genannt? Bezieht sie sich auf A? Wie lautet gegebenenfalls meine neue, verbesserte Verhaltenskonsequenz?
DZ Die Ziele prüfen	Die Ergebnisse der Prüfung von Z (anhand der Kriterien für Z)	**DZ1 (das Zielgefühl prüfen):** Ist ein Gefühl genannt? Ist es sinnvoll, realistisch, erreichbar? Bezieht es sich auf den Zeitpunkt A? Habe ich Interpretationen und Bewertungen vermieden? Wie lautet gegebenenfalls mein neues, verbessertes Zielgefühl? **DZ2 (das Zielverhalten prüfen):** Ist ein konkretes Verhalten beschrieben? Bezieht es sich auf A? Ist es realistisch, erreichbar, sinnvoll? Habe ich Interpretationen und Bewertungen vermieden? Vermute ich irrtümlicherweise neue Fähigkeiten wegen der Gefühlsänderung? Ist es ein Lernziel? Wie lautet gegebenenfalls mein neues, verbessertes Zielverhalten?

Modell zur Selbstanalyse von Emotionen (SAE): Inhalt und Struktur

	Was steht hier?	**Mit welchen Hilfsfragen finde ich das heraus?**
Anforde-rungen an sinnvolles Denken	Das Denken auf Rationalität und Zielkonformität prüfen	Ich prüfe meine Denkmuster auf Angemessenheit anhand folgender Merkmale: (1) Sind sie realistisch, logisch, normenorientiert? (2) Sind sie langfristig ziel- und hedonistischorientiert?
DB Das Bewertungs-system B prüfen	Die Ergebnisse der Prüfung von B (anhand der Kriterien für funktionales Denken)	**DB1 (die persönliche Sichtweise prüfen):** Beschreibe ich Ereignisse tatsachengetreu? Habe ich meine Normen und Sichtweisen genannt, die zu diesem Problem gehören? Gibt es Beweise für oder gegen meine Sichtweise? **DB2 (die Schlussfolgerungen und vermuteten persönlichen Konsequenzen prüfen):** Sind die Schlussfolgerungen und vermuteten persönlichen Konsequenzen zwingend und logisch? Gibt es auch andere Möglichkeiten? Gibt es Beweise für oder gegen meine Sichtweise? Habe ich die Schlussfolgerungen benannt, die sich auf mein Problem beziehen? **DB3 (die Bewertung prüfen):** Ist sie angemessen? Würdigt sie alle Vor- und Nachteile? Ist es wirklich nicht auszuhalten, furchtbar, schrecklich oder katastrophal, oder ginge das Leben trotzdem weiter?
$\mathbf{B^{neu}}$ Neue Zielgedan-ken (Merk-sätze)	Die erarbeitete zielkonforme Denkweise	**Neuer Zielgedanke:** Was will ich künftig in so einer Situation A denken lernen? Wird mich dies zu dem angestrebten Zielgefühl und Zielverhalten führen?

Modell zur Selbstanalyse von Emotionen (SAE) – (Aufgabenblatt)

Teil 1: Das ABCZ-Modell erstellen

A: Ausgangssituation

(»Wo bin ich und was geschieht gerade, als ich diese Gedanken / dieses Gefühl habe? Was könnte hier jeder ohne Vorwissen wahrnehmen und beschreiben?«)

B: Bewertungssystem

(1) Meine persönliche Sichtweise in der Situation A (»Was sehe ich mit meinem Vorwissen und meinen persönlichen Zielen und Normen in der Situation A?«)

----

(2) Schlussfolgerungen und vermutete persönliche Konsequenzen (»Welche Schlüsse ziehe ich aus meiner persönlichen Sichtweise von A? Welche persönlichen Konsequenzen vermute ich?«)

----

(3) Bewertung dieser Schlussfolgerungen und Vermutungen (»Wie finde/fände ich das?«)

C: Konsequenzen

(1) Gefühlsreaktion (»Welches Gefühl habe ich? Wie stark? Spüre ich körperliche Begleiterscheinungen?«)

----

(2) Verhaltensreaktion (»Was tue ich daraufhin? Wie verhalte ich mich?«)

Z: Ziele

(1) Zielgefühl (»Welches Gefühl finde ich unter Berücksichtigung meiner Normen und Oberziele in der Situation A angemessen?«)

----

(2) Zielverhalten (»Welches Verhalten finde ich unter Berücksichtigung meiner Normen und Oberziele in der Situation A angemessen und zielführend?«)

Teil 2: Das ABCZ-Modell prüfen

Die Ausgangssituation A prüfen

(»Beziehe ich mich auf einen konkreten Zeitpunkt? Habe ich Interpretationen oder Bewertungen vermieden? Ist A sachlich beschrieben?«)

Ggf.: Mein neues, verbessertes A lautet:

Die Konsequenzen C prüfen

(1) Die Gefühlskonsequenz prüfen: (»Ist ein Gefühl genannt? Falls mehrere genannt sind, entsprechend viele ABCs erstellen! Ist dies das Gefühl in der Situation A? Habe ich Interpretationen und Bewertungen vermieden? Gehören die körperlichen Begleitsymptome zu diesem Gefühl?«)

Ggf.: Meine neue, verbesserte Gefühlskonsequenz lautet:

---

(2) Die Verhaltenskonsequenz prüfen: (»Ist eine konkrete Verhaltensreaktion genannt? Bezieht sie sich auf A?«)

Ggf.: Meine neue, verbesserte Verhaltenskonsequenz lautet:

Die Ziele prüfen

(1) Das Zielgefühl prüfen: (»Ist ein Gefühl genannt? Ist es sinnvoll, realistisch, erreichbar? Bezieht es sich auf den Zeitpunkt A? Habe ich Interpretationen und Bewertungen vermieden?«)

Ggf.: Mein neues, verbessertes Zielgefühl lautet:

---

(2) Das Zielverhalten prüfen: (»Ist ein konkretes Verhalten beschrieben? Bezieht es sich auf A? Ist es realistisch, erreichbar, sinnvoll? Habe ich Interpretationen und Bewertungen vermieden? Vermute ich irrtümlicherweise neue Fähigkeiten wegen der Gefühlsänderung? Ist es ein Lernziel?«)

Ggf.: Mein neues, verbessertes Zielverhalten lautet:

Modell zur Selbstanalyse von Emotionen (SAE) – (Aufgabenblatt)

Anforderungen an sinnvolles Denken

Ich prüfe meine Denkmuster auf Angemessenheit anhand folgender Merkmale:

Das Bewertungssystem B prüfen

(1) Die persönliche Sichtweise prüfen: (»Beschreibe ich Ereignisse tatsachengetreu? Habe ich meine Normen und Sichtweisen genannt, die zu diesem Problem gehören? Gibt es Beweise für oder gegen meine Sichtweise?«)

---

(2) Die Schlussfolgerungen und vermutete persönliche Konsequenzen prüfen: (»Sind die Schlussfolgerungen und vermuteten Konsequenzen zwingend und logisch? Gibt es auch andere Möglichkeiten? Gibt es Beweise dafür oder dagegen? Habe ich die Schlussfolgerungen benannt, die sich auf mein Problem beziehen?«)

---

(3) Die Bewertung prüfen: (»Ist sie angemessen? Würdigt sie alle Vor- und Nachteile? Ist es wirklich nicht auszuhalten, furchtbar, schrecklich oder katastrophal, oder ginge das Leben trotzdem weiter?«)

B^{neu}: Neue Zielgedanken (Merksätze)

(»Was will ich künftig in so einer Situation A denken lernen? Wird mich dies zu dem angestrebten Zielgefühl und Zielverhalten führen?«)

INFO 32 /

TP

Leitfaden zum Prüfen von ABC-/ABCZ-/SAE-Beispielen

(1) ABC/ABCZ/SAE vorlesen lassen. Zum Aktualisieren des B. Auf Betonung achten!

(2) Problembezug prüfen. (»Ist dies ein typisches Beispiel für Ihr identifiziertes (SWP/FIP/ExP)-Problem?«)

(3) Prüfen auf übergeordnete Probleme. (»Wie finden Sie es, wie Sie in der Situation reagiert haben?«)

(4) A prüfen. Fotokontrolle, ggf. A objektivieren, Zeitbezug zu C1 prüfen (»Ist das der Zeitpunkt, auf den hin Sie das Gefühl C1 hatten?«).

(5) C1 prüfen. Ist eine Emotion genannt? Liegen mehrere C1 vor, entsprechend viele ABC-Modelle aufstellen. Ausgewählt wird das C1, das zum identifizierten Problem gehört. Zeitbezug prüfen (»Ist dies das Gefühl, mit dem Sie auf die Situation A reagieren?«).

(6) C2 prüfen. Ist konkretes, beobachtbares Verhalten beschrieben? (»Machen Sie bitte mal vor, was Sie getan haben!«) Eventuell enthaltene Bs aussortieren. Zeitbezug zu A prüfen (»Machen Sie das direkt auf die Situation A hin?«).

(7) Z1 prüfen. Ist eine Zielemotion genannt? Die Zielemotion auf Angemessenheit unter Berücksichtigen der Oberziele und Lebensziele prüfen. Ist die Begründung für Z1 rational oder enthält sie Hinweise auf problemtypische Denkmuster (z. B. Perfektionismus-Ziele, Cool-Sein, Ausblenden negativer Emotionen, Anerkennungsbedürfnis)? Zeitbezug zu A? Wird ein Lernziel formuliert? (Zunächst wird man nur mit C1 üben können!)

(8) Z2 prüfen. Ist konkretes, beobachtbares Verhalten beschrieben? Ist das Zielverhalten im Hinblick auf die Ober- und Lebensziele funktional? Ist die Begründung für Z2 rational oder enthält sie Hinweise auf problemtypische Denkmuster? Zeitbezug zu A? Werden Fähigkeitsverbesserungen aufgrund emotionaler Veränderung vermutet? Wird ein Lernziel formuliert? (Den Übungs- und Lernprozess deutlich machen!)

(9) B auf Vollständigkeit und inneren Zusammenhang prüfen und ggf. ergänzen. Sind B1, B2 und B3 komplett? Zeitbezug aller Bs auf A? Ist die B3-C1-Logik gegeben? Sind bei B2 die bei diesem C1 zu erwartenden Inhalte genannt? Ist der Bezug zum Problem vorhanden (z. B. zum Selbstwert)? Sind Gedanken änderungs- oder ergänzungsbedürftig? (z. B. Fragen in Aussagen umformulieren, Muss-Gedanken als solche deutlich ausdrücken, verniedlichende oder verschleiernde Aussagen konkretisieren, Tilgungen und fehlende Randbedingungen ergänzen.) Hier noch kein Prüfen der Bs auf Angemessenheit!

(10) Zusammenfassen. Das ergänzte und korrigierte ABCZ zusammenfassen.

(11) Prüfen des Bewertungssystems. Die einzelnen B-Teile mit Disputen und/oder Sokratischen Dialogen auf Funktionalität prüfen:

- **1. Weg:** Überprüfen aller B1, B2, B3 anhand der Kriterien für rationales Denken durch empirische, logische, normative, funktionale und hedonistische Dispute. Ggf. funktionale Alternativen erarbeiten lassen.
- **2. Weg:** Direkter Angriff des »Worst-case-Szenarios« (z. B. »Unterstellt, das wäre tatsächlich so: Sie verhaspeln sich und erröten, alle würden lachend mit dem Finger auf Sie zeigen, sich an die Stirn tippen und sich grölend auf die Schenkel schlagen. Was hätte das mit Ihrem Wert als Mensch zu tun?«)
- **3. Weg:** Ein häufig auftauchender, zentraler problemtypischer Gedanke wird zum Thema eines Sokratischen Dialogs. Dieser Dialog wird vom Patienten vorbereitet und meist erst in der nächsten Stunde begonnen (z. B. »Sie haben eben wieder einmal von Angst vor einem drohenden Selbstwertverlust berichtet. Mir scheint, dass dies ein ganz wichtiger Punkt für Sie ist. Ich schlage deshalb vor, dass wir uns mit diesem Thema ausführlicher befassen. Einverstanden? … Bitte bereiten Sie dieses Thema vor, indem Sie bis zum nächsten Mal aufschreiben, wonach Sie bestimmen, ob es sich um einen ›wertvollen‹ Menschen handelt oder nicht, d. h. wonach Sie den eigenen Wert und den anderer Menschen bestimmen.«)

(12) Erstellen funktionaler Alternativgedanken. Die unter (11) herausgearbeiteten funktionalen Gedanken werden zu einem prägnanten B^{neu} zusammengefasst und vom Patienten als Grundlage für künftige Vorstellungs- und In-vivo-Übungen auswendig gelernt.

Hierarchisches Problem herausarbeiten. Falls bei (3) ein (unter- oder übergeordnetes) hierarchisches Problem gefunden wurde, wird hierzu nun als Hausaufgabe ein typisches ABCZ- oder SAE-Modell erstellt und in der nächsten Stunde besprochen.

Der Gedanken-TÜV: Denkmuster auf dem Prüfstand

Um keine unnötigen emotionalen Belastungen zu erleiden, prüfen wir unsere eigene Art und Weise zu denken auf Sinnhaftigkeit und Zweckmäßigkeit, um krank machende oder belastende Denkweisen zu entlarven und sie durch sinnvolle Alternativen zu ersetzen.
Hierfür nutzen wir verschiedene Kontrollmöglichkeiten, die in der nachstehenden Checkliste zusammengestellt sind.

Checkliste zur Prüfung von Denkmustern

- **Realitäts-Check:** »Wie wahrscheinlich ist das?«
- **Logik-Check:** »Ist das zwingend so?«
- **Moral-Check:** »Darf ich das?«
- **Ziel-Check:** »Dient das meinem Oberziel?«
- **Lebenszufriedenheits-Check:** »Hilft das, meine Lebensqualität langfristig zu steigern?«

Der Realitäts-Check. Realitäts-Checks dienen dazu, Eintrittswahrscheinlichkeiten oder Realitätsbezüge von Denkweisen zu prüfen, z. B. bei folgenden Gedanken:
- »Das ist alles Mist!«
- »Die wollen sowieso alle immer nur das Eine.«
- »Das taugt alles nichts!«
- »So etwas passiert immer nur mir.«
- »Der wird mich anfallen und beißen!«
- »Ich mache ohnehin immer alles falsch.«
- »Beim nächsten Panikanfall bekomme ich garantiert einen Herzinfarkt!«

Mit Hilfe von Realitäts-Checks können wir negative Prognosen relativieren, wenn wir depressiv sind oder zum Katastrophen- oder Versicherungsdenken neigen, wir können damit verzerrte Eintrittswahrscheinlichkeiten korrigieren, wenn wir unter Zwangs- oder Angsterkrankung leiden, und wir können unsinnige Kriterien zur Selbstwertbestimmung widerlegen, wenn wir ein Selbstwertproblem haben. Dazu können wir z. B. folgende Prüffragen nutzen:
- »Ist das zwangsläufig so?«
- »Wie wahrscheinlich ist es, dass …?«
- »Muss das so kommen oder was könnte noch geschehen?«
- »Kenne ich jemanden, der keine Fehler macht?«
- »Ganz sicher?«
- »Immer?«
- »Alle?«

Der Logik-Check. Mit Logik-Checks können wir unsere Schlussfolgerungen auf deren logischen Wahrheitsgehalt untersuchen, z. B. bei folgenden Gedanken:
- »Wenn die mich auslachen, kann ich mich hier nie wieder sehen lassen!«
- »Das hat sowieso alles keinen Zweck!«
- »Wenn ich das nicht perfekt schaffe, bin ich ein Versager.«
- »Der nächste Hund beißt bestimmt, weil es die letzten zehn nicht taten.«
- »Ich habe als Mutter versagt, weil mein Kind sitzen geblieben ist.«
- »Wer abgelehnt wird, ist weniger wert.«

Auf diese Weise können wir unsinnige Schlussfolgerungen, vermeintliche Konsequenzen oder Schuldzuschreibungen korrigieren, realistische Sichtweisen erarbeiten, wenn wir zu Verrenkungsdeuten und zum Tatsachenverdrehen neigen, und unsinnige Wertzuschreibungen oder -ableitungen verdeutlichen und widerlegen, wenn wir unter Selbstwertproblemen leiden.
Dazu dienen uns Fragen, die unsere Gedanken auf Logik und Zwangsläufigkeit prüfen, wie:

- »Wie komme ich darauf?«
- »Woraus schließe ich das?«
- »Weshalb muss das so sein?«
- »Steht das in meiner Macht?«
- »Was hat das mit meinem Wert zu tun?«
- »Wieso bedeutet es, dass ich weniger wert bin, sobald jemand über mich lacht?«
- »Einerseits glaube ich … und andererseits … Wie passt das zusammen?«
- »Wie komme ich eigentlich darauf, dass es das bedeutet?«
- »Weshalb sollte er nach *meinen* Maßstäben leben, statt nach seinen eigenen?«

Der Moral-Check. Moral-Checks dienen dazu, unsere Einstellungen, Ziele oder Handlungen daraufhin zu prüfen, ob sie zu unseren übergeordneten ethischen und moralischen Glaubenssätzen passen und demnach nach den eigenen Regeln als moralisch anzusehen sind oder nicht. Dabei werden z. B. folgende Gedanken untersucht:

- »Das gehört sich nicht!«
- »Dann kann ich mir ja nicht mehr in die Augen sehen!«
- »Ich tauge nichts.«
- »Dafür gehört man bestraft!«
- »Ich schäme mich deswegen.«
- »Ich würde das gern tun, aber meine Eltern möchten das nicht.«
- »Ich mache mich dann immer so richtig fertig, schlage mir auf den Kopf und beschimpfe mich.«

Mit Hilfe von Moral-Checks können wir z. B. Normenkonflikte aufdecken und dadurch lösen, indem wir unsere Normen nach Wichtigkeit hierarchisch ordnen. Wir können damit erkennen, das »Wahrheit«, »Recht« und »Moral« persönlich bestimmte Inhalte ohne Anspruch auf Allgemeingültigkeit besitzen, und wir können damit Angst- und Ärgerreaktionen abbauen, wenn wir zu rigiden Denkmustern, Muss- oder Gerechtigkeitsdenken neigen. Zudem lassen sich damit Schuld- und Sühnekonzepte entlarven und widerlegen und die Konsequenzen bestimmter Moralvorstellungen herausarbeiten. Dazu dienen uns Fragen, die Moralvorstellungen prüfen, wie:

- »Woher kennen ich diese Norm?«
- »Welche anderen Sichtweisen kenne ich?«
- »Bin ich bereit, die Kosten meiner Sichtweise in Form der geschilderten Konsequenzen weiter zu tragen, oder möchte ich lieber meine Moralvorstellung ändern?«
- »Will ich das weiterhin glauben?«
- »Welche meiner Normen sprechen für, welche gegen so ein Verhalten?«
- »Woher weiß ich, wie lange ich büßen muss, um wieder *gut* zu sein?«
- »Hat meine Sühne mir dazu verholfen, nun eine gute Mutter zu sein?«
- »Welche Fähigkeiten braucht man, um garantiert recht zu haben und damit heutige Entscheidungen sich in Zukunft nicht als falsch herausstellen könnten?«
- »Weshalb sollte er das nicht dürfen?«
- »Wie fände ich es, wenn *mir* jemand meine Art zu leben verbieten will?«

Der Gedanken-TÜV: Denkmuster auf dem Prüfstand

Der Ziel-Check. Ziel-Checks setzen wir ein, um unsere Haltungen, Einstellungen oder Handlungen daraufhin zu prüfen, ob sie unseren langfristigen Zielen dienen. Typische Gedanken, die uns zeigen, dass wir besser einen Ziel-Check vornehmen, sind:

- »Zunächst muss ich unbedingt das Examen schaffen. Dann sehe ich weiter.«
- »Das machen doch alle so!«
- »Wenn ich nur wüsste, wie ich mich entscheiden soll!«
- »Das hat doch alles keinen Sinn.«
- »Was meinen *Sie* denn, was ich tun soll?«
- »Ich weiß gar nicht, wozu ich morgens aufstehen soll.«

Mit Hilfe von Ziel-Checks können wir erkennen, dass wir Ziele benötigen, um uns Möglichkeiten für Erfolg und Zufriedenheit zu schaffen, wir können alte Ziele überdenken, wenn wir zu Applausfetischismus und Untertanendenken neigen, und neue formulieren, die unnötige psychische Turbulenzen vermeiden, und wir lernen, zwischen verschiedenen Alternativen diejenige auszuwählen, die unseren übergeordneten Zielen am dienlichsten ist.
Um Gedanken auf Zielgerichtetheit zu prüfen, werden z. B. folgende Fragen eingesetzt:

- »Hilft mir das dabei, mein …-Ziel zu erreichen?«
- »Was sind die Konsequenzen dieser Einstellung oder Handlung? Möchte ich das?«
- »Verfolge ich damit meine eigenen Ziele oder die, die ich bei anderen vermute?«
- »Kann man ohne Ziele Erfolg haben und ohne Erfolg zufrieden mit sich sein?«
- »Welche Alternative hilft mir am ehesten dabei, die eigenen Ziele zu erreichen?« (bzw. im Dilemma: »Welche behindert am wenigsten?«)
- »Nützt mir das Saubermachen der Wohnung bei der Prüfungsvorbereitung?«

Der Lebenszufriedenheits-Check. Mit Lebenszufriedenheits-Checks können wir prüfen, welche langfristigen Effekte unsere Haltungen, Einstellungen oder Handlungen auf unsere Zufriedenheit und unser Wohlbefinden haben. Folgende Gedanken liefern Hinweise auf notwendige Lebenszufriedenheits-Checks:

- »Ich hab's gelassen, weil ich mir den Abend damit nicht verderben wollte.«
- »Arbeit muss Spaß machen!«
- »Ich hatte Angst, da ging das nicht.«
- »Mir war irgendwie nicht danach.«
- »Ich will mir da keinen Zwang antun, das muss sich so ergeben.«

Mit Lebenszufriedenheits-Checks können wir unsere Zielsetzungen daraufhin prüfen, ob sie langfristig orientiert sind oder eher nur zur kurzfristigen Belohnung oder Entlastung dienen, wie z. B. bei jeder Form von Vermeidungs- oder Suchtverhalten, wir können damit die Erkenntnis erarbeiten, dass die langfristig negativen Konsequenzen des Vermeidens die kurzfristigen Erleichterungen bei Weitem übersteigen, und verstehen, weshalb jede Entscheidung *für* eine Alternative gleichzeitig den Verzicht auf alle anderen einschließt, und dass damit auch deren Vorteile automatisch abgewählt sind. Wenn wir zu Null-Verzicht-Denken neigen und aus Angst- oder Bequemlichkeitsgründen Situationen vermeiden, lassen sich dadurch die Unangemessenheit und die langfristigen Konsequenzen unseres Konzepts erkennen.
Hierzu dienen z. B. folgende auf langfristige Lebensqualität prüfende Fragen:

- »Hilft mir dieser Gedanke / dieses Verhalten kurz- oder langfristig?«
- »Und auf die Vorteile der anderen Alternativen will ich künftig verzichten?«
- »Ich habe gestern wieder erfolgreich meine Angst mit Alkohol bekämpft. Wie beurteile ich heute diesen *Erfolg*?«
- »Bin ich bereit, auch die Nachteile der gewählten Alternative langfristig zu ertragen?«
- »Was ist für mich bedeutsamer: Die Erleichterung, es gestern nicht gemacht zu haben, oder die Konsequenzen daraus, es heute noch vor mir zu haben?«
- »Worin besteht der Vorteil, wenn man keine Ziele hat? Ist dieser Vorteil kurz- oder langfristiger Natur?«

KAPITEL 8 /

Die neuen Konzepte trainieren und bahnen

Harlich H. Stavemann

- ▶ INFO 34/Neu erarbeitete Erkenntnisse glauben lernen
- ▶ INFO 35/Das Prinzip des Bahnens
- ▶ INFO 36/Sinnvolle Übungsaufgaben suchen
- ▶ INFO 37/Übungsleitern erstellen
- ▶ INFO 38/Innere Drehbücher erstellen
- ▶ INFO 39/Vorstellungsübungen durchführen
- ▶ INFO 40/Neue Erkenntnisse im Alltag trainieren

In dieser letzten Therapiephase werden die zuvor erarbeiteten neuen funktionalen Konzepte auf unterschiedlichen Ebenen imaginativ und in vivo trainiert. Damit sollen neue Sichtweisen gefestigt und gebahnt werden. Zu diesem Zweck stehende folgende Materialien zur Verfügung:

INFO 34/Neu erarbeitete Erkenntnisse glauben lernen ist ein Informationsblatt für Patienten, das beschreibt, was zu tun ist, um neue Erkenntnisse so zu verankern, dass sie dann im Alltag auch tatsächlich geglaubt und angewendet werden. Es wird zu Beginn der Phase 8 als Rekapitulationshilfe für das in der Therapiestunde Vermittelte verteilt.

INFO 35/Das Prinzip des Bahnens ist ebenfalls ein Informationsblatt für Patienten, das das Prinzip des Bahnens beschreibt. Auch dieses Informationsblatt wird zu Beginn der Phase 8 als Hilfe verteilt, um das in der Therapiestunde Vermittelte zu rekapitulieren.

INFO 36–38 beschreiben für Patienten, was sinnvolle Übungsaufgaben sind, wie sie nach ihrem Schwierigkeitsgrad geordnet werden und wie zu einzelnen Übungen innere Drehbücher erstellt werden. Es wird zu Beginn der Phase 8 als Rekapitulationshilfe für das in der Therapiestunde Vermittelte verteilt.

INFO 39/Vorstellungsübungen durchführen dient als Informationsblatt für Patienten, wie und wozu Vorstellungsübungen zu den zuvor erstellten Übungen durchgeführt werden. Es wird als Rekapitulationshilfe für das in der Therapiestunde Vermittelte verteilt, nachdem der Patient seine Übungsleiter erstellt hat und bevor er mit der ersten Aufgabe beginnen will.

INFO 40/Neue Erkenntnisse im Alltag trainieren beschreibt für Patienten, wie und wozu neue Erkenntnisse im Alltag trainiert werden. Es wird als Rekapitulationshilfe für das in der Therapiestunde Vermittelte verteilt, nachdem der Patient seine Vorstellungsübung zu seiner ersten Aufgabe durchgeführt hat.

Literatur

Stavemann, H. H. (2014a). Integrative KVT. Die Therapie emotionaler Turbulenzen (5. Aufl.). Weinheim: Beltz.

Stavemann, H. H. (2014b). KVT-Praxis. Strategien und Leitfäden für die Integrative KVT (3. Aufl.). Weinheim: Beltz.

Quellenverzeichnis

Die in diesem Kapitel verwendeten Arbeitsblätter stammen modifiziert aus Stavemann (2014a, b).

INFO 34 /

P

Neu erarbeitete Erkenntnisse glauben lernen

In den vorangegangenen Therapiestunden haben wir unangemessene, krank machende Gedanken und Gefühle aufgespürt, die beteiligten Denkmuster geprüft und für unsinnige oder krank machende haben wir sinnvollere Alternativen erarbeitet.

Dadurch haben Sie neue Erkenntnisse gewonnen. Sie *wissen* nun, was Sie sinnvollerweise denken sollten, um nicht erneut in unangemessene emotionale Probleme zu geraten. Sie wissen, dass Ihre Gefühle durch das eigene subjektives Wahrnehmen, Einschätzen, Schlussfolgern und Bewerten entstehen, dass Sie also für Ihr Denken, Fühlen und Verhalten selbst verantwortlich sind. Sie wissen auch, wie unangemessene Denk- und Verhaltensmuster zu erkennen und zu verändern sind.

Nun haben Sie vielleicht schon ausprobiert, Ihre neuen Erkenntnisse in den Alltag umzusetzen und mussten dabei – wie die meisten anderen Menschen auch – frustriert feststellen, dass neue Einsichten dem Glauben und besonders dem Können oft weit vorauseilen und dass Sie häufig eine unangemessene Bewertung nicht oder nicht rechtzeitig genug erkannt haben, um sie und die nachfolgenden Gefühlskonsequenzen zu verhindern.

Schade, aber das ist leider ganz normal. Um dadurch nicht unnötig frustriert oder entmutigt zu sein: Glauben Sie bitte nicht, dass sich irgendetwas allein dadurch verändert, *weil* Sie es gut verstanden haben. Neue Erkenntnisse und Einsichten sind zwar Voraussetzung für eine sinnvolle Veränderung, durch sie allein werden die Probleme aber nicht beseitigt.

Einsichten oder Erkenntnisse allein bewirken keine Problemlösung. Dazu müssten sie erst verinnerlicht und im Alltag eingeübt werden.

Vor Ihnen liegt noch ein letztes Stück harter Arbeit: Ihre zunächst nur theoretischen, auf Einsicht basierenden Erkenntnisse müssen Sie nun auch noch in der realen Situation *glauben* lernen. Und um etwas glauben zu lernen, ist es hilfreich, neue Einsichten immer wieder im Alltag zu überprüfen. Bewahrheiten sie sich und stimmen sie mit den Alltagserfahrungen überein, sind wir eher bereit, sie zu glauben, als wenn dies nicht oder nur teilweise der Fall ist. Je häufiger wir uns davon überzeugen, dass sie richtig und angemessen sind, desto eher werden wir neue Denkweisen übernehmen, verinnerlichen und schließlich auch *glauben*.

Einsichten kann man verinnerlichen und glauben lernen, indem man sie durch Übungen im Alltag wiederholt prüft und bestätigt.

Dieser Teil ist wohl der lästigste und schwierigste, denn es ist oft mühsam, unangemessene Denk- und Verhaltensmuster durch neue, sinnvolle Alternativen zu ersetzen. Dazu müssen wir lernen umzudenken, alte, verinnerlichte Denkweisen aufzugeben und die neue Art zu denken, zu fühlen und zu handeln, so lange üben, bis wir sie in den entsprechenden Situationen ebenso spontan parat haben wie zuvor die alten, unangemessenen Muster.

Wie gesagt: Leider ist das meist sehr mühsam und arbeitsaufwendig. Aber wer nun deswegen lieber auf der Einsichtsebene verharrte, wäre so richtig schlecht dran. Er wüsste dann künftig zwar, was er gerade wieder einmal falsch denkt, und würde erkennen, warum er wieder leidet, hätte aber allein dadurch den alten, unangemessenen Mustern nichts wirkungsvoll entgegenzusetzen.

Die neuen Einsichten führen zwar dazu, eigene Denk- und Bewertungsfehler besser erkennen zu können, aber das bedeutet nicht, dass dieser Fortschritt, der für die Veränderung absolut notwendig ist, als besonders positiv empfunden wird. Denn diese Phase des bereits Besser-Wissens, aber noch nicht Könnens, geht häufig mit Frustration über das eigene Unvermögen einher. Und sie führt womöglich einige Ungeduldige unversehens zu einem neuen Problem, wenn sie sich nun wegen ihrer selbst erkannten Fehlleistungen abwerten und herunterputzen.

Neu erarbeitete Erkenntnisse glauben lernen

Wer es bei neuen Einsichten belässt, sie nicht trainiert und umzusetzen lernt, ist oft frustrierter und unzufriedener mit sich als vorher.

Viele Patienten glauben an diesem Punkt, dass sich ihre Situation oder ihre Fähigkeiten verschlechtert hätten, weil sie nun wegen ihrer neuen Erkenntnisse immer häufiger Fehler bei sich erkennen. Manche reagieren dann entsprechend frustriert und möchten am liebsten aufgeben, weil sie meinen, immer tiefer abzusacken und es *wohl nie* zu schaffen. Tatsächlich sind ihre Leistungen und Denkgewohnheiten aber nicht schlechter. Sie haben vielmehr ihre Fähigkeit *verbessert*, unangemessene Denk- und Verhaltensmuster *zu erkennen*. Der vermeintliche Rückschritt ist also tatsächlich ein Fortschritt, denn er ist eine notwendige Voraussetzung für die nun mögliche Veränderung.

Und nun? Es gibt verschiedene Möglichkeiten, neuen Einsichten auf die Sprünge zu helfen, um sie nicht nur zu *kennen*, sondern auch zu *glauben*.

Doch bevor Sie damit beginnen, müssen Sie erst einmal festlegen, was genau Sie denn eigentlich üben wollen, in welchen Bereichen Ihre problemtypischen Situationen liegen. Dazu werden Sie zunächst eine Liste sinnvoller Übungsmöglichkeiten erstellen.

All diese Übungen verfolgen das Ziel, dass Sie darin Ihr neues Denken trainieren, dass Sie in ihnen beispielhaft lernen, die alten Denkmuster durch Ihre neuen zu ersetzen. Es geht also nicht um die Übung selbst oder darum, neue Verhaltensweisen einzuüben, sondern in erster Linie darum, Ihre neuen Erkenntnisse im Alltag zu prüfen, um sie leichter glauben zu lernen. Je häufiger Sie dies tun, umso eher werden Sie sie dann auch in anderen Situationen parat haben, denn Sie werden sie mit zunehmender Übung *generalisieren*.

Dabei werden wir in drei Stufen vorgehen:

(1) Zunächst trainieren Sie Ihre neuen Überzeugungen theoretisch, »*auf dem Trockenen*«, indem Sie SAE-Modelle für die gefundenen Übungsbeispiele erstellen und dazu sinnvolle Alternativgedanken (B^{neu}) formulieren.

(2) Danach üben Sie Ihr zielführendes B^{neu} zunächst in der Vorstellung und, wenn Sie das erfolgreich hinbekommen,

(3) trainieren Sie Ihr B^{neu} mit den aufgestellten Übungen schrittweise auch »live« im Alltag.

INFO 35 /

P

Das Prinzip des Bahnens

Als wir uns damit beschäftigten, wodurch ein Problem entsteht, weshalb jemand so etwas hat, erkannten wir, dass dies daran liegt, dass jemand bestimmte Konzepte gelernt hat und manche anderen nicht. Das ständige Praktizieren dieser Konzepte hat dann zu bestimmten Konsequenzen geführt. Dieses Prinzip beschreibt auch, wie man so etwas wieder loswerden kann: durch Um- oder Neulernen, und zwar

- durch Umlernen dort, wo ein vorhandenes Muster schadet
- durch Neulernen, wenn noch ein wichtiges Konzept fehlt

Dazu sind Sie bereits ein gewaltiges Stück vorangekommen, denn inzwischen haben Sie das neue Konzept erarbeitet, mit dem Sie Ihre Gefühls- und Verhaltensziele erreichen können. Allerdings wirkt sich auch ein noch so tolles neues Konzept erst dann gewinnbringend aus, wenn man es im Alltag anwendet. Diese Übertragung vom Wissen zum Können ist der letzte und für viele leider auch der schwierigste Schritt, denn er erfordert viel Training. Hierzu gehört, das neue Konzept so gut zu lernen und zu »verinnerlichen«, bis es »sitzt« und Ihnen jederzeit zur Verfügung steht. Dazu werden Sie es beständig anwenden müssen, damit es Ihnen »in Fleisch und Blut« übergeht und Sie schließlich unbewusst damit reagieren – so, wie Sie das beim alten Konzept auch getan haben.

Dazu werden Sie Ihr neues Konzept, das B^{neu}, zunächst auswendig lernen, aber selbst das wird nicht ausreichen, um damit ein altes, bereits automatisch ablaufendes Muster zu ersetzen. Um das neue Wissen auch zu glauben, müssen Sie es erst »leben lernen«, es in der Vorstellung und im Alltag anwenden und trainieren, um dann damit irgendwann genauso unbewusst und spontan reagieren zu können, wie zuvor mit dem alten unangemessenen. Durch dermaßen gezieltes Lernen baut man neue *Verknüpfungen* im Gehirn auf. Diesen Vorgang nennt man *bahnen*.

Neue Konzepte bahnen

Beim Bahnen werden neue Verbindungen zwischen Nervenzellen im Gehirn angelegt. Dabei gilt der Grundsatz, dass das Gelernte umso schneller zur Verfügung steht und »automatisch« abläuft, je *häufiger* man auf eine bestimmte Art reagiert und je *wichtiger* einem die Situation ist. Gut gebahnte Reaktionsmuster laufen also schneller ab als weniger häufig trainierte. Das ist der Grund, warum man häufig noch mit einem alten Muster reagiert, obwohl man inzwischen *weiß*, dass es ungünstig ist und man die günstige Lösung bereits kennt.

Obwohl Sie Ihr neues Konzept bereits kennen und auch davon fest überzeugt sind, werden Sie deswegen zu Beginn Ihres Trainings darauf gefasst sein müssen, ab und zu doch noch auf die alte Weise zu reagieren. Nur merken Sie dies jetzt früher und können entsprechend gegensteuern, indem Sie das alte Reaktionsmuster sofort abbrechen und dafür das neue benutzen.

Bahnen als Datenautobahn

Den Prozess eines solchen *Bahnens* können wir uns an einem Bild verdeutlichen: Wenn wir einen Pfad durch den Dschungel zu einer Wasserstelle anlegen, werden wir künftig unterschiedlich lange für diesen Weg brauchen, je nachdem, ob wir ihn einmal monatlich oder zehnmal täglich benutzen. Im ersten Fall wird er schnell wieder zuwachsen und wir werden uns jedes Mal erneut orientieren müssen, um nicht vom rechten Weg abzukommen. Im zweiten Fall wird der Pfad bereits gut ausgetreten sein. Wir kennen ihn »im Schlaf« und müssen uns nicht sonderlich konzentrieren, um ans Ziel zu kommen.

Die Geschwindigkeit der Informationsverarbeitung in einer problemtypischen Situation können wir auch mit dem Internet vergleichen: Bei gut gebahnten Konzepten funktioniert sie wie bei einer superschnellen DSL-Verbindung, zu Beginn des Lernprozesses leider noch wie bei einem alten analogen Modem. Wenn Sie nun für eine Situation zwei Konzepte besitzen, ein gut gelerntes altes und ein noch nicht so gut gebahntes neues, dann werden Sie zunächst mit dem alten Muster reagieren, weil es noch schneller abläuft und zuerst Ihre Reaktionen bestimmt. Wenn Sie irgendwann sofort mit dem neuen Konzept reagieren wollen, gibt es nur einen Weg: Es durch ständiges Training so gut zu bahnen, bis es irgendwann schneller ist als Ihr altes.

! Um neue Konzepte im Alltag parat zu haben, müssen sie so lange geübt werden, bis man sie spontan anwendet, d. h. ohne neu darüber nachdenken zu müssen. Dazu werden sie zunächst auswendig gelernt und dann durch beständiges Training so gut gebahnt, bis sie schneller sind als die alten. Erst dann reagiert man »automatisch« so wie gewünscht.

INFO 36 /

P

Sinnvolle Übungsaufgaben suchen

1/2

Um neue Erkenntnisse glauben zu lernen, müssen diese alltagstauglich sein und »funktionieren«. Um das zu prüfen, wenden Sie sie nun in problemtypischen Situationen an, dort, wo Sie zuvor mit der alten, unangemessenen Denkweise reagiert haben. Solche Übungen dienen dazu, die alten Denkmuster zu widerlegen und die neuen zu trainieren. Es geht dabei *nicht* darum, neue Verhaltensweisen einzuüben. Das konkrete Verhalten kann daher für Ihren Alltag völlig unwichtig sein. Oftmals entspricht das in der Übung geforderte Verhalten überhaupt nicht Ihrem Geschmack. Dennoch kann gerade so eine Übung sehr sinnvoll sein, z. B. wenn jemand lernen will, sich künftig nicht mehr für solche »Fehler« pauschal abzuwerten.
Je häufiger Sie Ihr B^{neu} in unterschiedlichen Situationen trainieren und durch Erfahrung bestätigen, desto schneller werden Sie es *glauben* und auch in anderen problemtypischen Situationen parat haben. Sie werden es *generalisieren*.
Bevor Sie Ihre Übungen zusammenstellen, lassen Sie uns noch drei allgemeine Anforderungen an solche Aufgaben betrachten.

Anforderungen an sinnvolle Übungsaufgaben

(1) Übungen sollen gezielt aufzusuchen und auszulösen sein. Sie sollen selbst entscheiden können, *wann* Sie *welche* Übungssituation aufsuchen, um sie mit Ihrer selbst gewählten Übungsgeschwindigkeit zu trainieren. Dazu muss das, was Sie üben wollen, natürlich durch Sie selbst auslösbar und steuerbar sein. Es sollte nicht vom Verhalten oder von der Reaktion anderer abhängen. Beispiele für solche Übungssituationen sind:

- Ich fahre drei Stationen mit der U-Bahn.
- Ich frage eine Frau in der Cafeteria: »Hallo. Kann ich mich dazusetzen?«
- Ich frage drei Passanten: »Haben Sie mal 'nen Euro für mich?«
- Ich summe »Alle meine Entchen« an der Haltestelle in Gegenwart anderer.

Diese Übungssituationen können Sie selbst steuern. Sie bestimmen, wann Sie sie beginnen und mit welcher Geschwindigkeit Sie daran gehen. So sind Sie eher in der Lage, Ihr neues Denken, das B^{neu}, vor und während des Übens parat zu haben, weil Sie von der Situation nicht überrascht werden.
Folgende Beispiele erfüllen diese Anforderung *nicht*:

- Wenn ich das nächste Mal kritisiert werde, will ich ruhig bleiben.
- Ich fahre ohne Angst und ohne Angstsymptome mit der U-Bahn.
- Ich unterhalte mich angeregt mit einer Frau in der Cafeteria.
- Ich streite mich mit meinem Kollegen.

Bei diesen Übungssituationen wären Sie von der Reaktion anderer abhängig, oder Sie setzten bestimmte eigene Fähigkeiten voraus, die Sie doch erst noch lernen müssen.
Im ersten Beispiel würden Sie von der Situation überrascht; sie ist nicht gezielt auslösbar:
Andere entscheiden, ob und wann sie Sie kritisieren wollen.
In den beiden ersten Aufgaben wären bereits Fähigkeiten eingebaut, die Sie noch gar nicht besitzen. Sie müssten erst lernen, in solchen Situationen so zu denken und nicht mehr mit den alten Gefühlen und ihren Begleitsymptomen zu reagieren.
Und in den letzten beiden Beispielen wären Sie auf bestimmte Reaktionen anderer angewiesen, nämlich dass sie sich mit Ihnen unterhalten oder streiten möchten.

(2) Übungen schädigen nicht. Übungsaufgaben schädigen niemanden, weder Sie selbst noch die, mit denen Sie üben, und sie sind nicht gefährlicher als das normale Alltagleben. Verzichten Sie daher auf Übungen, die diese Bedingung verletzen, wie z. B.:

- Ich sage meinem blöden Chef endlich einmal, was ich von ihm denke.
- Ich stelle mich im vierten Stock auf das Balkongeländer und sehe hinab.
- Ich verprügle meinen Nachbarn, wenn der mich noch mal auslacht.
- Ich umarme eine Frau auf der Straße und drücke sie fest an mich.

Die beiden ersten Beispiele wären für Ihre langfristigen Ziele vermutlich schädlich. So auch die letzteren beiden, wenn die, womöglich ungefragt, in die Übung einbezogenen Personen entsprechende Konsequenzen zögen.
Und natürlich werden Sie auch bedenken, wie Sie es denn fänden, wenn andere ungefragt *mit Ihnen* auf diese Weise ihre Bewertungsänderungen trainierten.

(3) Übungen sollen konkret beschrieben sein. Damit Sie Ihre Übungen später leichter nach dem persönlichen Schwierigkeitsgrad sortieren können, sollte jede so konkret wie möglich beschrieben sein. Bei zu allgemein gehaltenen Aufgaben finden Sie sich sonst womöglich unversehens auf einer Schwierigkeitsstufe wieder, auf der Sie sich noch überfordern und Ihr B^{neu} dann nicht mehr zur Verfügung haben.
Betrachten wir z. B. die Aufgabe: Ich spreche eine unbekannte Frau an und sage »Hallo, ich bin Max«. Diese Übung wird für die meisten unterschiedlich schwer sein, je nachdem,

- wie alt die Frau ist (z. B. 18, 38 oder 78 Jahre)
- wo ich sie anspreche (z. B. im Bus, auf der Geburtstagsparty meiner Freundin, im Büro, in der Sauna oder im Wartezimmer des Zahnarztes)
- wie ich sie anspreche (z. B. in welchem Tonfall, Slang, Dialekt)
- ob sie in (männlicher oder weiblicher) Begleitung ist oder nicht
- wie viele und welche Personen das hören können
- wie sehr diese Person meiner eigenen Zielgruppe entspricht

Eine konkrete Übungsaufgabe könnte dann folgendermaßen aussehen: Ich spreche um die Mittagszeit eine etwa gleichaltrige, mir unbekannte Frau in der Cafeteria an und sage: »Hallo, ich bin Max«, und schaue sie an. Die Frau ist keine Zielgruppenperson, steht dort allein. Etwa 6 Personen stehen in unmittelbarer Nähe und können mich hören.

Übungsbeispiele sammeln. Sammeln Sie nun für Ihren Problembereich typische Situationen – leichte bis zu den denkbar schwersten, in denen Sie bisher mit den alten Mustern reagiert haben oder reagieren würden. Schreiben Sie diese Situationen einzeln auf kleine Zettel. Achten Sie dabei darauf, dass alle Übungen den oben beschriebenen Anforderungen entsprechen.

INFO 37 /

P

Übungsleitern erstellen

Übungen nach Schwierigkeit sortieren. Angenommen, Sie hätten gerade schwimmen gelernt und wollten nun ins Wasser hüpfen. Normalerweise würden Sie dazu nicht sofort auf den Zehn-Meter-Turm steigen und hinunterspringen, sondern zunächst vom Beckenrand ins Wasser gleiten, dann vom Ein-Meter-, Drei-Meter- und Fünf-Meter-Brett springen, bis Sie sich irgendwann, falls das Ihr Ziel ist, auch auf den Zehn-Meter-Turm wagen. Wären Sie gleich dort hinaufgestiegen – Sie hätten wohl kapituliert. Ihre Angst wäre zu stark gewesen.

Ähnlich ist das bei den Übungen, die Sie nun ausgesucht haben. Auch die werden Sie unterschiedlich schwer finden. Und um nicht versehentlich sofort mit der schwierigsten zu beginnen und sich damit zu überfordern, erstellen Sie zunächst eine Übungsleiter. Dazu schreiben Sie Ihre Aufgaben zunächst auf kleine Zettel, dann ordnen Sie Ihre Übungsaufgaben nach ihrem Schwierigkeitsgrad und bringen die Zettel mit Ihren Übungen in eine Schwierigkeits-Rangreihe. Dies gelingt am einfachsten, wenn Sie zunächst die leichteste und die denkbar schwierigste Übungssituation bestimmen. Diese erhalten die Plätze 1 und 10.

Die Aufgabe auf dem nächsten Zettel ist entweder genauso leicht oder schwer und kommt ebenfalls auf Platz 1 oder 10, oder sie liegt irgendwo dazwischen. Alle weiteren Zettel fügen Sie nun entsprechend ein, nachdem Sie jede mit den bereits eingeordneten Übungen daraufhin vergleichen, ob sie leichter, schwerer oder gleich schwer ist.

Auf diese Weise ordnen Sie so viele Übungsbeispiele ein, bis möglichst auf jeder Schwierigkeitsstufe mindestens zwei verschiedene Aufgaben stehen.

(Bei mehreren Problemen erstellen Sie bitte für jedes eine eigene Übungsleiter.)

niedrigste	1	2	3	4	5	6	7	8	9	10	höchste

Schwierigkeitsstufe

Sie werden zunächst mit den leichteren Übungen beginnen und sie so lange trainieren, bis Sie dabei das B^{neu} so gut parat haben, dass Sie anstelle der alten Gefühlsturbulenzen mit Ihrem Zielgefühl reagieren. Erst danach üben Sie auf der nächsten Schwierigkeitsstufe, bis Sie auch dort auf die erstrebte Art und Weise denken, fühlen und handeln.

So arbeiten Sie sich schrittweise auf der Übungsleiter so weit empor, wie Sie möchten. Wie auf dem Sprungturm gilt hierbei die Regel, dass es leichter ist, mit schwierigen Aufgaben umzugehen, wenn zuvor die leichteren zielgerecht und erfolgreich bearbeitet wurden. Dies ist auch deswegen so, weil Ihr Selbstvertrauen durch diese Übungserfolge entsprechend steigt. Wenn jemand erst einmal ohne besondere Angst vom Fünf-Meter-Brett zu springen gelernt hat, ist es bis zum Zehn-Meter-Turm nur noch halb so weit wie vorher.

INFO 38 /

P

Innere Drehbücher erstellen

Nachdem Sie Ihre persönliche Übungsleiter erstellt haben, können Sie nun für die angeführten Situationen SAE-Modelle anfertigen, um Ihre alten Denkmuster herauszuarbeiten, sich mit ihnen gedanklich auseinanderzusetzen und neue, zielführende Alternativen (B^{neu}) zu erstellen.

Bevor Sie Übungen Ihrer Übungsleiter ausführen, erstellen Sie zunächst dazu SAE-Modelle, erarbeiten dazu zielführende B^{neu} und lernen sie auswendig.

Das innere Drehbuch

Das eigene Handeln wird durch das *innere Drehbuch* bestimmt: Man kann sich allenfalls so verhalten, wie man es sich in der Phantasie vorzustellen vermag. Besitzt man keine Vorstellung von einer Handlung, kann man sie auch nicht durchführen.

Bevor Sie Ihre neuen Ziele und Denkmuster mit den Übungen Ihrer Übungsleiter im Alltag ausprobieren und Ihre B^{neu} dort »live« anwenden, sollten Sie dieses Vorhaben daher zunächst in der Vorstellung bis zum erfolgreichen Abschluss durchdenken und vorbereiten, damit Sie nicht plötzlich dastehen, wie ein Schauspieler auf der Bühne ohne Drehbuch.

Vorgehen

- Erstellen Sie schriftlich ein Drehbuch für eine problemrelevante Situation (z. B. ein A, in dem Sie zuvor mit B^{alt} und C1 reagiert haben, z. B. die Übung: Ich sage zu einer etwa gleichaltrigen Frau in einer Cafeteria: »Hallo, ich bin Max.« Sie sitzt allein dort.).
- Planen und bereiten Sie die Übung so gut vor, bis Sie eine klare Vorstellung von ihr besitzen, bis Sie einen klaren Ablauf, ein *inneres Drehbuch* vor Augen haben. Sie überlegen sich beispielsweise, *wie* Sie jemanden ansprechen, *welche* Worte Sie wählen und wie Sie sprechen möchten. Vielen fällt es z. B. schwerer, in Mundart, stotternd, in gebrochenem Deutsch oder proletenhaft zu sprechen.
- Prüfen Sie Ihr Drehbuch daraufhin, ob es sinnvoll und zielführend ist, und korrigieren Sie es, falls nötig. Im *inneren Drehbuch* sollten Sie natürlich Ihr angestrebtes Ziel erreichen, denn an *Katastrophen-* oder *Misserfolgsdrehbüchern* besteht kein weiterer Bedarf.

Dabei soll Ihnen Ihr B^{neu} während der gesamten Übung präsent sein, denn sonst hätten Sie lediglich eine *Augen-zu-und-durch-*Übung absolviert: Sie hätten die Aufgabe zwar »brav« erledigt, dabei aber leider nur Ihre alten, unangemessenen Gedanken und Gefühle wiederbelebt. Und solche Erfahrungen lassen Sie eher vor weiteren Übungen zurückschrecken. Selbst wenn Sie dabei das angestrebte Verhalten zeigen, wäre die Übung so nicht erfolgreich, denn es geht ja hierbei einzig darum, die neuen Bewertungen anwenden und glauben zu lernen. Und *die* sind hier gar nicht erst zum Zuge gekommen. Das Verhalten allein werden Sie kaum als Erfolg oder als neue Fähigkeit verbuchen, solange Sie dabei weiter mit Ihrem alten emotionalen Problem reagieren.

Sobald Sie ein zielführendes inneres Drehbuch für eine Ihrer Übungen von der Übungsleiter erstellt haben, wiederholen Sie es so oft, bis »es sitzt«.

INFO 39 /

P

Vorstellungsübungen durchführen

Sobald Sie ein zielführendes inneres Drehbuch erstellt haben, sollten Sie dies mehrfach in der Vorstellung trainieren. Dabei können Sie folgendermaßen vorgehen:

- Lernen Sie die neuen hilfreichen Denkmuster, Ihr B^{neu}, auswendig, die Sie als Ergebnis Ihrer SAE-Prüfungen herausgearbeitet haben.
- Suchen Sie sich einen ruhigen Ort, an dem Sie ungestört sind und entspannen können, um sich dann gedanklich in die beschriebene Situation zu versetzen. Dann versuchen Sie, Ihr neues Drehbuch in Gedanken so anzuwenden, wie Sie es zuvor erstellt haben.
- Falls Sie mit dem Therapeuten üben: »Denken Sie laut«, damit der Therapeut Ihre Gedanken verfolgen und auf Angemessenheit prüfen kann. Gelingt Ihnen dies nicht ausreichend, kann der Therapeut bei den ersten Imaginationsübungen auch den aktiven Part übernehmen und Sie mit geleiteten Vorstellungen in die Übungssituation führen. Er benutzt dabei Vorstellungsbilder, Umgebungsreize, Personentypen und Reaktionen, die Sie zuvor als belastend beschrieben haben. Geben Sie ihm ein Zeichen oder führen Sie laut einen Gedankenstopp durch, sobald Sie nicht mehr mit B^{neu} reagieren, sondern mit dem B^{alt} und C1.
- Sobald Sie auf eine unangemessene Denkweise (B^{alt}) oder das damit verbundene Gefühl stoßen, unterbrechen Sie Ihren Gedankenfluss per Gedankenstopp, wiederholen Sie Ihr B^{neu} und nehmen Sie dann die Vorstellungsübung an der unterbrochenen Stelle mit lauter Begründung für das B^{neu} wieder auf.
- Dieses Vorgehen wiederholen Sie, wenn Sie in Ihrer Übung auf B^{alt} oder dessen Gefühl stoßen.
- Die Vorstellungsübung ist erst dann erfolgreich beendet, wenn Sie ohne die alten unangemessenen Denkmuster oder das damit verbundene Gefühl zu dem Ergebnis gelangen, das Sie in Ihrem inneren Drehbuch vorher festgelegt und beschrieben haben.

Achtung

- Keine Vorstellungsübung, wenn Sie nicht fest von Ihrer neu erarbeiteten Sichtweise überzeugt sind, um nicht Gefahr zu laufen, unbemerkt Ihre alten unangemessenen Denkmuster zu verstärken.
- Keine Vorstellungsübung, ohne dass Sie vorher Ihre neuen zielführenden Gedanken erarbeitet und auswendig gelernt haben!
- Keine Vorstellungsübung, ohne vorher ein zielführendes Drehbuch zu erstellen!
- Keine Vorstellungsübung als Hausaufgabe, bevor Sie das Vorgehen verstanden, erlernt und erfolgreich unter Anleitung in der Therapiestunde absolviert haben!

Auch Vorstellungsübungen dienen lediglich dem Verändern von unangemessenen Gedanken, nicht von Verhaltensweisen!

Sie trainieren das neue, angestrebte Denken und Verhalten so lange in der Vorstellung, bis Sie dort die Situation oder Aufgabe zu Ihrer Zufriedenheit meistern. Erst danach sollten Sie die Übung auch tatsächlich ausführen.

INFO 40 /

P

Neue Erkenntnisse im Alltag trainieren

1/2

Bevor Sie Aufgaben Ihrer Übungsleiter »*live*« durchführen, haben Sie zuvor zu jeder Aufgabe ein SAE-Modell erstellt, unangemessene Denkmuster eindeutig widerlegt, neue, plausible, zielführende Alternativgedanken erarbeitet und anschließend jede Übung anhand Ihres *inneren Drehbuchs* mehrfach erfolgreich auf der Vorstellungsebene trainiert. Sie sind also schon recht gut vorbereitet, wenn Sie nun daran gehen, Ihr *inneres Drehbuch* auch real im Alltag einzusetzen.

Der Kontrolleur

Es ist sehr hilfreich, wenn Sie für Ihre Übungen einen *Kontrolleur* gewinnen können, jemanden, der Ihr Handwerkszeug, das ABC- und SAE-Modell und Ihr B^{neu} kennt und mit Ihnen die Übungssituationen aufsucht. Das könnte beispielsweise ein Mitglied der Therapiegruppe, ein guter Freund oder der Partner sein.
Dieser *Kontrolleur* begleitet Sie zu den Übungen, ohne von außen erkennbar dazuzugehören. Er beobachtet Sie unauffällig aus der Distanz und hat folgende Aufgaben:

- Er hilft meist schon allein durch seine Anwesenheit, leichter den *inneren Schweinehund* zu überwinden, die nötige Selbstüberwindung aufzubringen und nicht zu kneifen.
- Da Sie sich in den Übungen schlecht selbst beobachten können, dient er als *Spiegel*: Er soll Ihnen rückmelden, wie er Ihr Übungsverhalten beurteilt, ob Sie Ihr inneres Drehbuch eingehalten haben oder ob Sie davon abgewichen sind.
- Er dient als *Rettungsanker*: Sie wissen, dass jemand da ist, an den Sie sich wenden können, wenn Sie sich einmal nicht von Ihren alten Bewertungen befreien können und in die damit verbundenen alten emotionalen Probleme geraten.

Eigenlob

Erwarten Sie nicht, dass andere Sie für *Ihre* Fortschritte loben, denn die haben ja meist nichts davon, wenn Sie durch Ihre erfolgreiche Arbeit zum Beispiel an Selbstvertrauen, Durchsetzungsfähigkeit und Selbstsicherheit gewinnen, wenn *Sie* Ihre Ängste, Niedergeschlagenheit oder Minderwertigkeitsgedanken abbauen.
Sie werden sich daher schon selbst innerlich auf die Schulter klopfen müssen, wenn Sie etwas Zielführendes getan oder erreicht haben. Eigenlob stinkt überhaupt nicht! Im Gegenteil: Es ist eine notwendige Voraussetzung, um mit sich selbst zufrieden zu sein, um unabhängig von der Meinung anderer und selbstsicher zu werden.
Vergessen Sie also bitte nicht, sich nach jeder erfolgreichen Übung selbst dafür zu loben, dass Sie sich dazu überwunden haben. Denn die Übungen sind bereits erfolgreich, wenn Sie sich überwinden, sie durchzuführen, und das neue Denken trainieren. Und das ist ein Eigenlob wert!

Die neuen Erkenntnisse »live« üben

Um eine Ihrer Aufgaben von der Übungsleiter »live« zu üben, gehen Sie folgendermaßen vor:

(1) Sorgfältiges Vorbereiten der Übung. Wir stellten ja fest, dass das eigene Denken und Handeln durch bewusste oder unbewusste *innere Drehbücher* gesteuert wird. Um unnötigen Frustrationserlebnissen vorzubeugen und um nicht erneut Ihre alten, unangemessenen Denkweisen ungewollt zu wiederholen und damit zu verstärken, beachten Sie:

- Keine »Live«-Übung, ohne vorher ein zielführendes B^{neu} erstellt zu haben!
- Keine »Live«-Übung ohne zielführendes Drehbuch!
- Keine »Live«-Übung ohne vorherige, erfolgreiche Vorstellungsübung zu dieser Situation!

(2) Konkretes Planen und gezieltes Herangehen. Bestimmen und planen Sie, *wann* genau Sie *welche* Übung *wo* durchführen möchten. Stimmen Sie den Termin mit Ihrem Kontrolleur ab und weihen Sie ihn in den geplanten Übungsablauf, Ihr Drehbuch, Ihr B^{neu} und Ihr Übungsziel ein. Suchen Sie dann die Situation so auf, wie Sie es geplant haben.

Neue Erkenntnisse im Alltag trainieren

(3) Das innere Drehbuch abspulen. Die Übung beginnen Sie genau so, wie es Ihr Drehbuch vorsieht. Folgen Sie während des Übens genau dieser selbstgesetzten Vorgabe!

(4) Notfalls Gedankenstopps einlegen. Sollten Sie dabei in Ihre alten, unangemessenen Denkweisen verfallen und in die alten emotionalen Turbulenzen geraten, führen Sie sofort einen *Gedankenstopp* durch und wiederholen dann Ihr B^{neu}, bis es wieder »sitzt«.

(6) Zeit zur Selbstreflexion nehmen. Nur mit der Ruhe! Nehmen Sie sich die Zeit für Ihre Übung, die Sie brauchen, um sie planmäßig zu Ende zu bringen. Legen Sie so viele *Gedankenstopps* ein und wiederholen Sie Ihr B^{neu} so oft wie nötig. Machen Sie sich auch während der Übung deutlich, *was* Sie *weshalb wozu* machen und kontrollieren Sie ständig, ob Sie noch so denken und handeln, wie es in Ihrem Drehbuch steht.

(7) Die Übung zu Ende bringen. Versuchen Sie, Ihre Übung bis zum Ende Ihres Drehbuchs durchzuführen. Vermeiden Sie spontanes Verändern daran oder neue Ziele und alles, was Sie nicht zuvor gründlich durchdacht haben, um nicht unversehens in den alten Mustern und Gefühlsturbulenzen zu landen.
Sollten Sie Ihren Faden verlieren oder ein ungünstiges Drehbuch geschrieben haben, brechen Sie die Übung ab, erstellen Sie zuhause ein zielführendes Drehbuch, lernen Sie es auswendig und machen Sie dann einen neuen Anlauf.

(8) Nachbereiten und Bewerten der Übung. Ebenso wichtig wie das gezielte sorgfältige Vorbereiten von »Live«-Übungen durch das Erlernen sinnvoller Alternativgedanken, Drehbücher und Vorstellungsübungen ist deren anschließendes ausführliches Bewerten:

- Haben Sie Ihr vorbereitetes inneres Drehbuch angewandt?
- Ist es Ihnen gelungen, Ihre B^{neu} anzuwenden und die alten emotionalen Turbulenzen zu vermeiden, oder müssen Sie sich diese Übung noch einmal vornehmen?
- Falls Ihnen die Übung gelungen ist: Haben Sie sich schon dafür gelobt?

Der Erfolg Ihrer Übung hängt nicht von der Reaktion der Umwelt ab, denn wie die reagiert, steht nicht in Ihrer Macht. Nur vermiedene Aufgaben oder *Augen-zu-und-durch*-Übungen sind Misserfolge im Sinne Ihres Ziels.

In den nächsten Wochen üben Sie bitte jeden zweiten Tag eine Aufgabe Ihrer Übungsleiter »live« im Alltag. Wiederholen Sie vor jeder Übung das dazugehörende Drehbuch und B^{neu}!

II Materialien für spezifische Patientengruppen

KAPITEL 9 /

KVT mit Kindern und Jugendlichen

Angelika A. Schlarb

- AB 22/Negative Selbstbewertung I – Beispiel
- AB 23/Negative Selbstbewertung II – Jetzt bist du dran …
- AB 24/Selbstkontrolle
- AB 25/Kognitive Umstrukturierung
- AB 26/Strukturierte verbale Problemlösung
- AB 27/Einbindung von Umgebungshinweisreizen
- AB 28/Therapiemotivation/Ressourcenaktivierung

Einführung

Im vorliegenden Kapitel wird die Anwendung von kognitiven verhaltenstherapeutischen Ansätzen bei Kindern und Jugendlichen dargestellt und diskutiert. KVT bei Kindern ist von vielerlei Aspekten abhängig. Neben dem umfassenden Einfluss der Eltern hinsichtlich Erwartungen, Kommentation des Therapiegeschehens und des Therapeuten sind die Eltern vor allem auch Modelle für die Kinder. Mit zunehmendem Alter beeinflussen jedoch auch die Gleichaltrigen die Denk- und Verhaltensweisen der Kinder und der Einfluss der Eltern nimmt ab. Der Kinder- und Jugendlichentherapeut sollte somit die alterstypischen Entwicklungsschritte und -phasen kennen und seine Therapie daraufhin anpassen. Auch Entwicklungsdefizite, eine Minderbegabung etc. sollten während des diagnostischen Prozesses genau abgeklärt werden, um das therapeutische Vorgehen präzise an die Bedürfnisse und Bedingungen des Kindes anzupassen.
Neben diesen altersspezifischen Besonderheiten sollte der Therapeut jedoch auch immer die Eltern und das soziale System des Kindes oder Jugendlichen mitberücksichtigen. Abgeklärt werden sollte eine psychische oder chronisch physische Erkrankung der Eltern, denn dies kann das Therapiegeschehen und den therapeutischen Fortschritt essenziell beeinflussen. Jedoch sollte auch der Therapeut umfassende Kenntnisse über typische Meilensteine der Entwicklung besitzen. So können beispielsweise 6-jährige Kinder zwar davon berichten, was für sie im Moment spannend ist, jedoch Zeit und Wesentliche Informationen noch nicht so gut beurteilen wie deutlich ältere Kinder oder Jugendliche. Sind diese Faktoren berücksichtigt, ist die kognitive Verhaltenstherapie auch bei Kindern und Jugendlichen gut anwendbar. Je nach Alter kann KVT bei kindlichen Angststörungen, Depressionen und Somatisierungsstörungen oder Schlafstörungen etc. angewandt werden. Bei diesen Störungsbildern kommen typische Problembereiche wie

- negative Selbstbewertungen
- negativer Attributionsstil
- kognitive Defizite
- Mangel an aktiver Informationsverarbeitung
- mangelhafte Selbstkontrolle
- geringe Berücksichtigung von Umgebungshinweisen
- Mangel an verbaler Problemlösefertigkeit
- Fehlinterpretation von Erregung

zum Tragen (Kendall, 1994; Sotham-Gerow & Kendall, 2000; Last et al., 1998; Suhr & Döpfner, 2000).
Neben der KVT sollten jedoch vor allem auch beispielsweise übende Verfahren eingesetzt werden. Auch unten stehende Arbeitsblätter sollten ggf. mehrfach wiederholt und modifiziert werden, da die Kinder sich je nach Alter nicht mehr umfassend und vollständig an die Inhalte der letzten Therapiestunde erinnern können.

Arbeitsmaterialien

Jedes der Arbeitsblätter stellt Anregungen für die Anwendung von kognitiven verhaltenstherapeutischen Techniken bei Kindern und Jugendlichen dar. Je jünger das Kind ist, desto einfacher und weniger verschriftlicht sollten die Arbeitsblätter gestaltet sein. Besonders für jüngere Kinder oder Kinder mit Auffassungschwierigkeiten kann es gut sein, ein ausgefülltes Beispiel zur Hand zu haben.
Nicht jedes Kind oder jeder Jugendliche kann mit den Arbeitsblättern etwas anfangen. Gegebenenfalls müssen diese an die Umstände des Kindes oder Jugendlichen daher adaptiert werden. So kann beispielsweise die Lösungstreppe wenige Schritte umfassen, jedoch bei älteren auch mehrere Teilstufen enthalten.
Die Arbeitsblätter bieten sich für die im Folgenden beschriebenen Situationen an.

AB 22/Negative Selbstbewertung I – Beispiel. Mit diesem Arbeitsblatt erhält das Kind oder der Jugendliche typische Sätze, welche selbstabwertend oder ressourcenorientiert sein können.

AB 23/Negative Selbstbewertung II – Jetzt bist du dran ... Dieses Arbeitsblatt dient dazu, gemeinsam mit dem Kind oder Jugendlichen mögliche negative Selbstbewertungen zu identifizieren und ressourcenorientiert Alternativen zu entwickeln.

AB 24/Selbstkontrolle. Mit diesem Arbeitsblatt kann das Kind oder der Jugendliche einfache und gut handhabbare sowie erinnerbare regulatorische Strategien entwickeln. Gemeinsam mit dem Jugendlichen kann die Strategie auch auf andere Bereiche übertragen werden oder ggf. um die zweite Hand (weitere 5 Strategien) ergänzt werden.

AB 25/Kognitive Umstrukturierung soll die Auswirkungen von negativen und positiven Gedanken verdeutlichen. Wenn negative Gedanken mit einem grauen Hintergrund und positive Gedanken mit bunten Stiften gemalt werden, erkennt das Kind oder der Jugendliche, wie wichtig und belebend positive Gedanken sind.

AB 26/Strukturierte verbale Problemlösung. Mit diesem Arbeitsblatt können ältere Kinder oder Jugendliche sehr gut lernen, mit ungünstigen bzw. negativen Situationen zurechtzukommen. Durch das stufenweise Vorgehen werden sie angeleitet, zuerst die Situation zu beschreiben, danach dann die Auswirkungen auf ihr Erleben und in einem weiteren Prozess dann die Veränderungen zu initiieren.

AB 27/Einbindung von Umgebungshinweisreizen. Mit diesem Arbeitsblatt können gerade Kinder und Jugendliche mit Aufmerksamkeitsproblemen sich besser auf Umgebungsreize konzentrieren und unterscheiden, ob diese hilfreich für die Informationsverarbeitung sind. Angelehnt an VAKOG (visuell, akustisch, kinästhetisch, olfaktorisch und gustatorisch) werden die einzelnen Informationsquellen implementiert.

AB 28/Therapiemotivation/Ressourcenaktivierung. Mit diesen Arbeitsblättern können bisher erworbene Kompetenzen des Kindes oder Jugendlichen veranschaulicht sowie mögliche Therapieziele gemeinsam gesammelt und im therapeutischen Prozess angeordnet werden.

Besonders wichtig ist das Üben bzw. die Umsetzung der Inhalte in Rollenspielen oder Übungseinheiten. Nur durch sehr häufige Wiederholungen können die neu gelernten Muster automatisiert werden.
Bei dem Erlernen und Abrufen der Inhalte kann es sinnvoll sein, diese an vielen Orten, die regelmäßig aufgesucht werden, aufzuhängen (Schreibtisch, Bad, Bett, Schulmäppchen etc.), ein Spiel zu entwickeln, bei dem die Kognitionen benannt werden müssen (Ideenolympiade), oder daraus auch ein therapeutisches Memory zu machen.

Literatur

Christner, R. W., Stewart, J. & Freeman, A. (Eds.) (2007). Handbook of Cognitive-Behavior Group Therapy with Children and Adolescents: Specific Settings and Presenting Problems. New York: Routledge.

Friedberg, R. D. & McClure, J. M. (2002). Clinical Practice of Cognitive Therapy with Children and Adolescents: The Nuts and Bolts. New York: Guilford.

Kendall, P. C. (1994). Treating anxiety disorders in children: results of a randomized clinical trial. Journal of consulting and clinical psychology, 62(1), 100.

Last, C. G., Hansen C., & Franco, N. (1998). Cognitive-behavioral treatment of school phobia. Journal of the American Academy of Child & Adolescent Psychiatry, 37(4), 404–411.

Macowiak, K. & Hungerige, H. (2001). Selbstinstruktionsmethoden. In M. Borg-Laufs (Hrsg.), Lehrbuch der Verhaltenstherapie mit Kindern und Jugendlichen. Bd. 2. Tübingen: DGVT.

Schlarb, A. A. & Stavemann, H. H. (2011). KVT-Praxis mit Kindern und Jugendlichen. Basisstrategien. Weinheim: Beltz.

Schlarb, A. A. (Hrsg.) (2012). Kognitive Verhaltenstherapie mit Kindern und Jugendlichen. Strategien und Leitfäden. Weinheim: Beltz.

Stallard, P. (2005). A Clinicans Guide to Think Good – Feel Good. Using CBT with Children and Young People. Chichester: Wiley & Sons.

Southam-Gerow, M. A. & Kendall, P. C. (2000). Cognitive-behaviour therapy with youth: advances, challenges, and future directions. Clinical Psychology & Psychotherapy, 7(5), 343–366.

Suhr, L. & Döpfner, M. (2000). Leistungs-und Prüfungsängste bei Kindern und Jugendlichen – ein multimodales Therapiekonzept. Kindheit und Entwicklung, 9(3), 171–186.

Quellennachweis

Die in diesem Kapitel verwendeten Arbeitsblätter stammen teilweise aus Schlarb und Stavemann (2011).

AB 22 /

Negative Selbstbewertung I – Beispiel

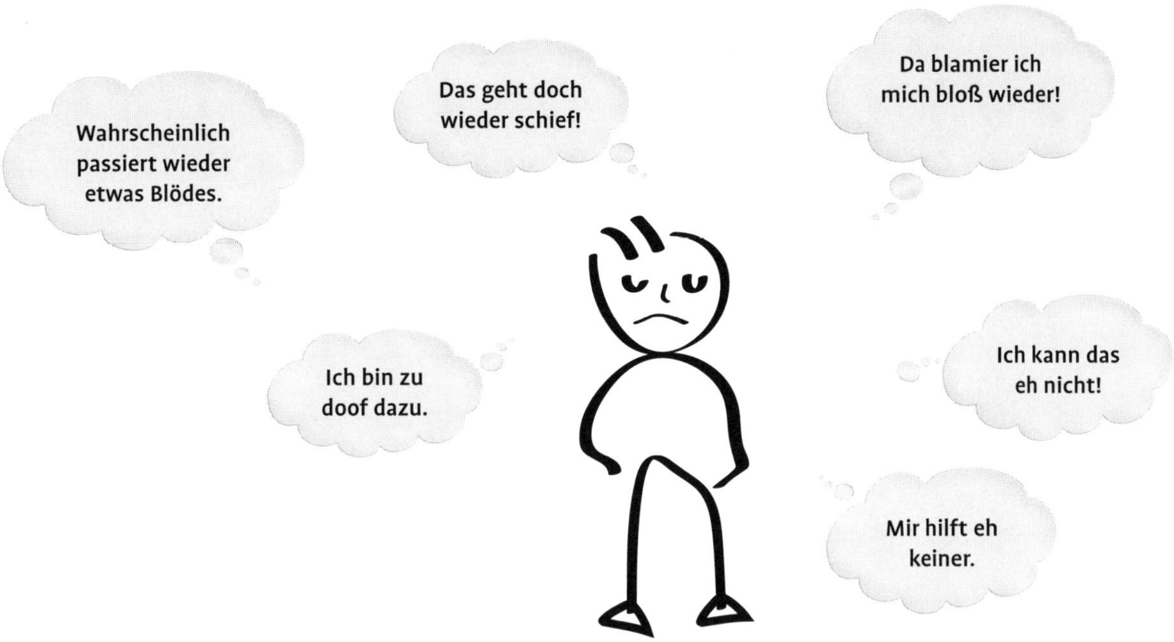

Was würden deine Freunde oder Eltern sagen/raten?

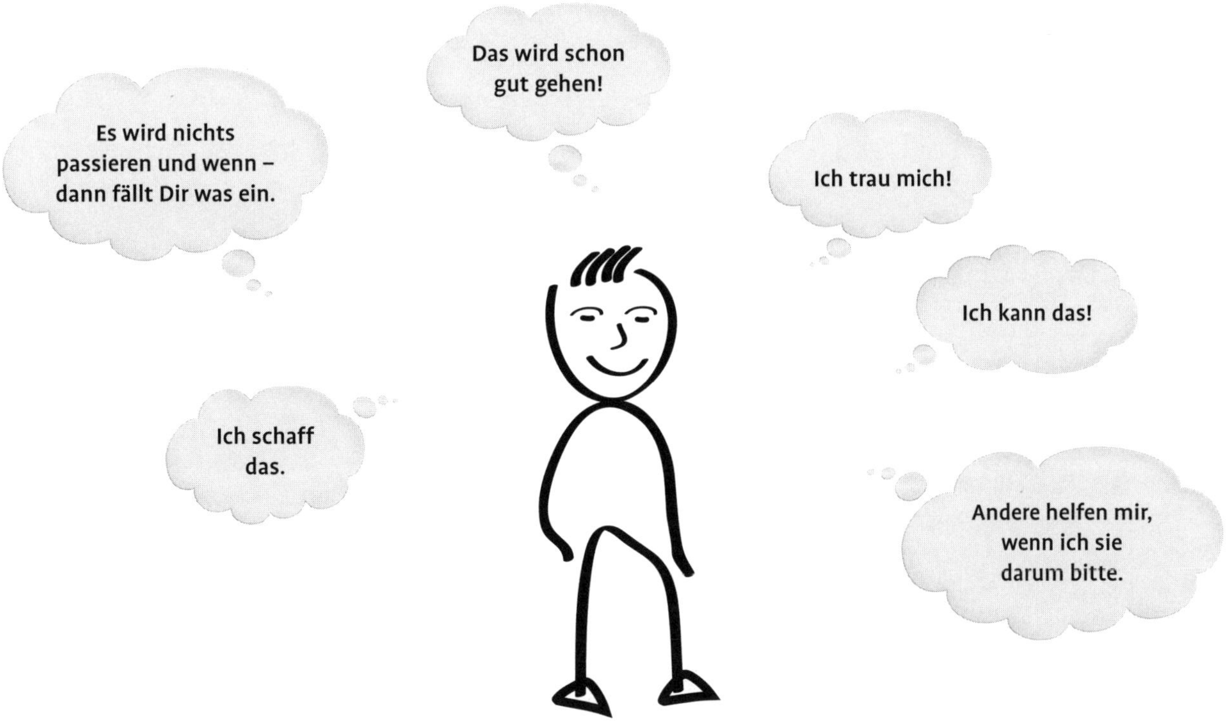

AB 23 /

Negative Selbstbewertung II – Jetzt bist du dran …

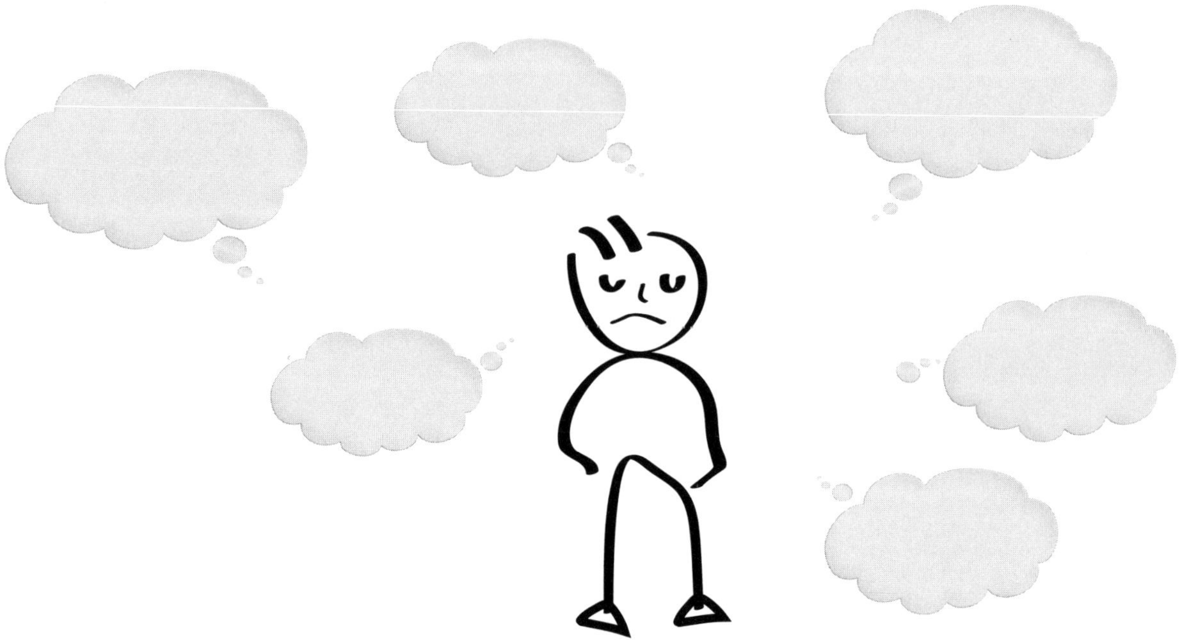

Was würden deine Freunde oder Eltern sagen/raten?

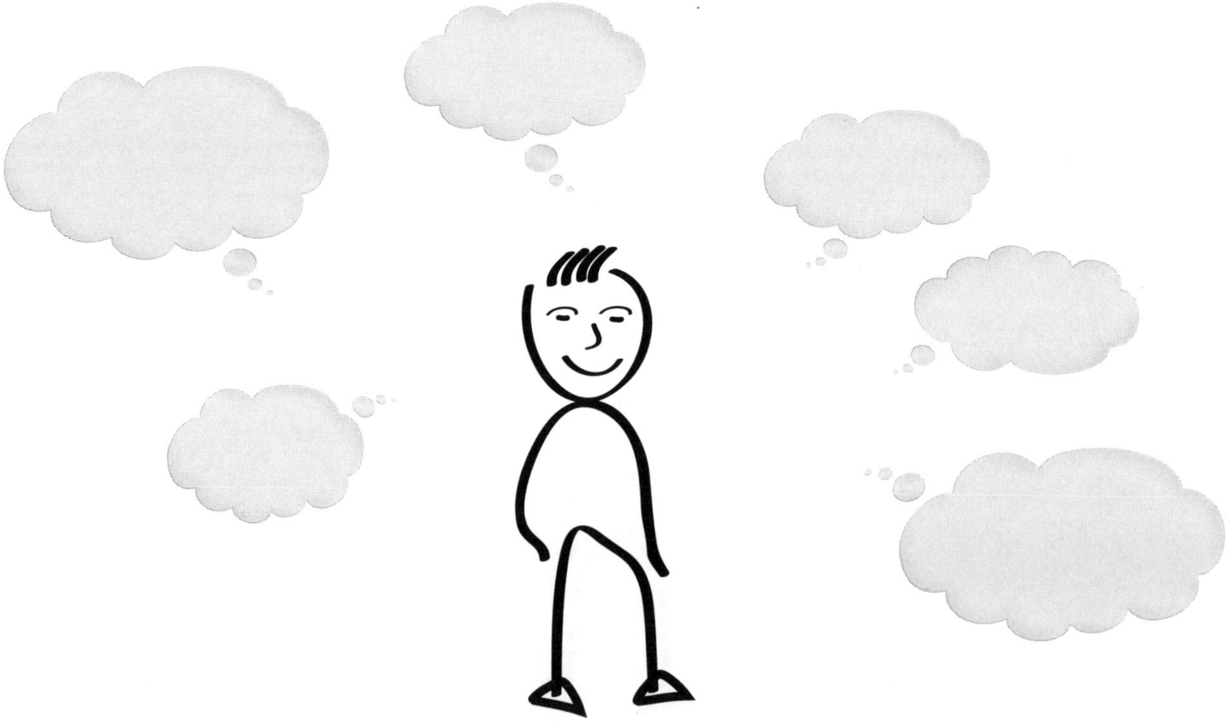

AB 24 /

Selbstkontrolle

Du kennst das bestimmt. Du bist begeistert oder dich irritiert etwas ganz arg. Damit du dabei aber nicht über das Ziel hinausschießt oder Wichtiges vergisst, haben wir für dich die 5-Finger-Technik entwickelt. Das tolle daran ist, dass du diese immer dabei hast …

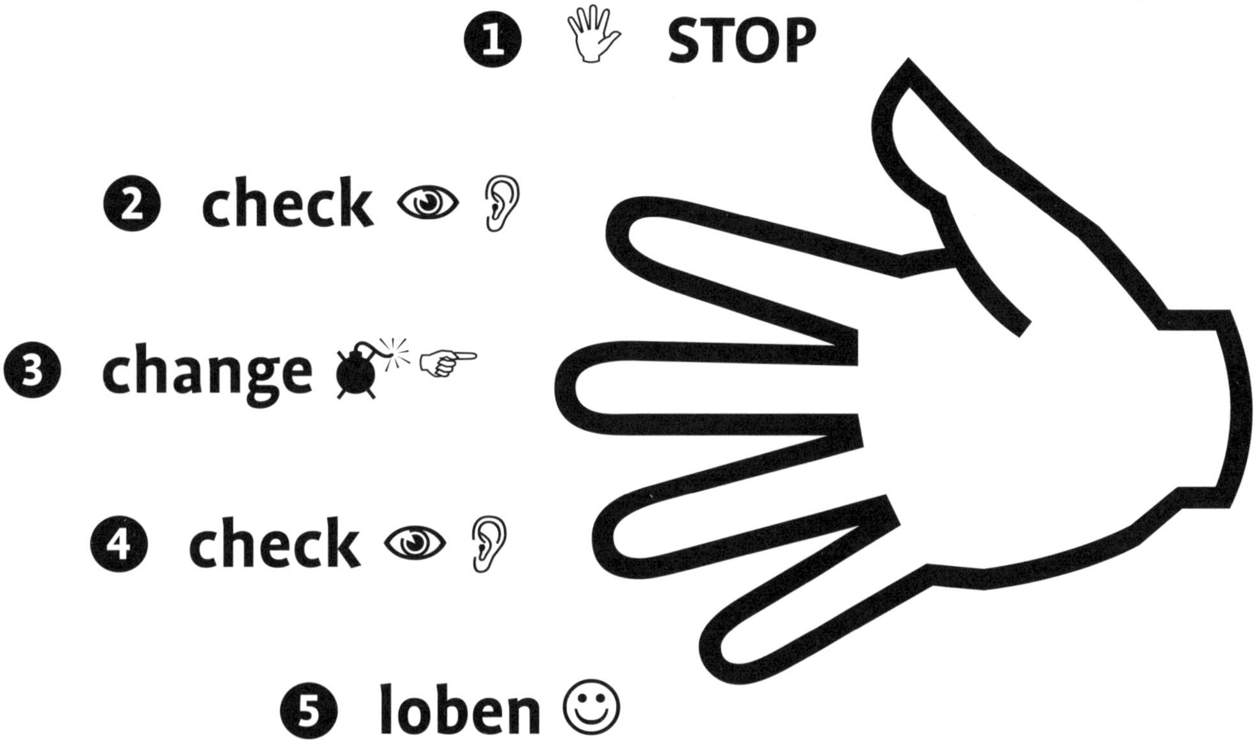

AB 25 /

Kognitive Umstrukturierung

Düstere Gedanken

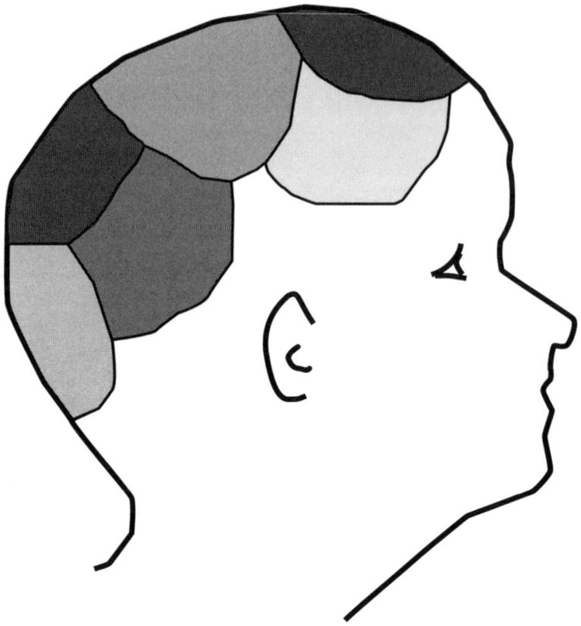

Bunte Gedanken

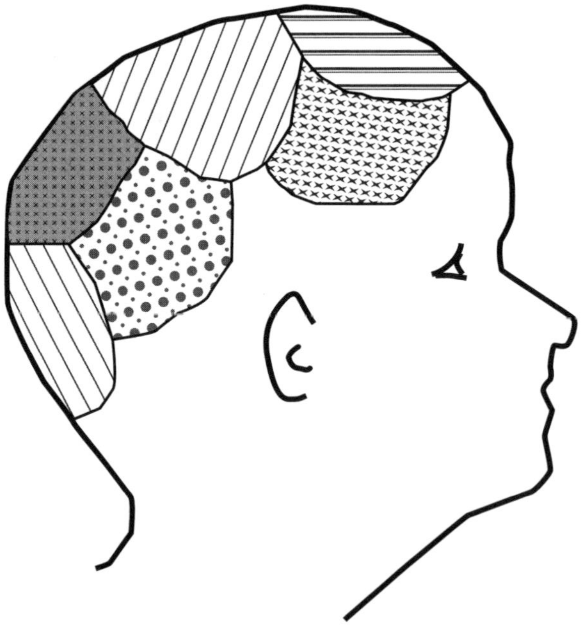

AB 26 /

Strukturierte verbale Problemlösung

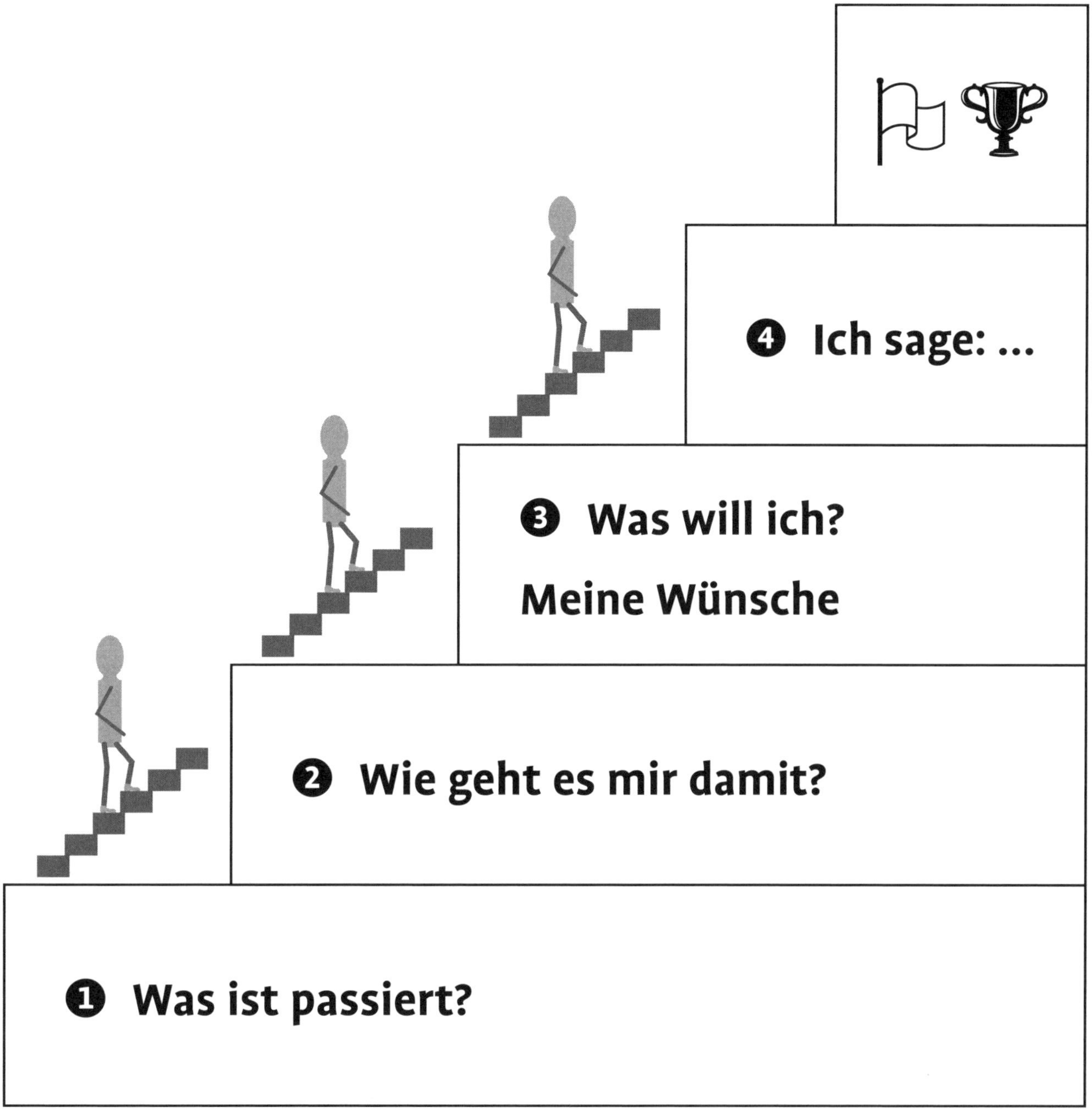

AB 27 /

Einbindung von Umgebungshinweisreizen

Manchmal ist es gar nicht so leicht, darauf aufzupassen, was so rund um einen passiert. Manche Kinder und Jugendliche sind so mit sich beschäftigt, dass sie das manchmal fast verpassen. Damit es einem aber leichter fällt, haben wir hier ein Blatt für dich entwickelt, das dir helfen wird, besser aufzupassen.

	❶	**Wo bin ich?**
	❷	**Was ist gerade los?**
	❸	**Was sehe ich?**
	❹	**Was höre ich?**
	❺	**Wer sagt was zu mir?**

AB 28 /

Therapiemotivation/Ressourcenaktivierung

(1) Therapiemotivation:

Eine Therapie ist wie eine große Wanderung, auf der man viele Dinge erlebt und auch Wichtiges mitnimmt. Was möchtest du denn nachher können bzw. auf dem Weg gerne »einsammeln«?

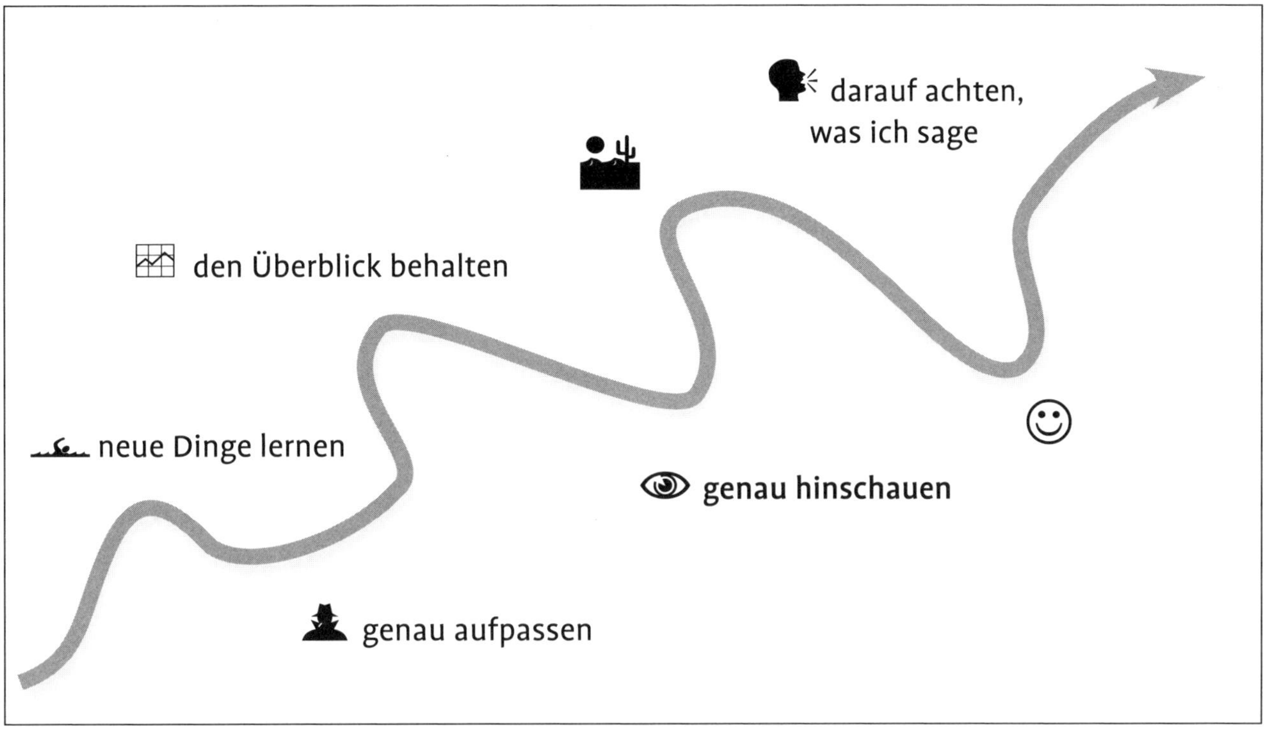

Therapiemotivation/Ressourcenaktivierung

(2) Ressourcenaktivierung:
Du bist ja jetzt schon einige Jahre alt und hast schon ganz viel gelernt in deinem Leben. Am Anfang konntest du beispielsweise noch nicht einmal laufen oder Fahrradfahren oder mit anderen richtig sprechen. All das hast du gelernt. Jetzt sammeln wir mal, was du schon alles im Laufe der Jahre an Fertigkeiten erworben oder gesammelt hast.

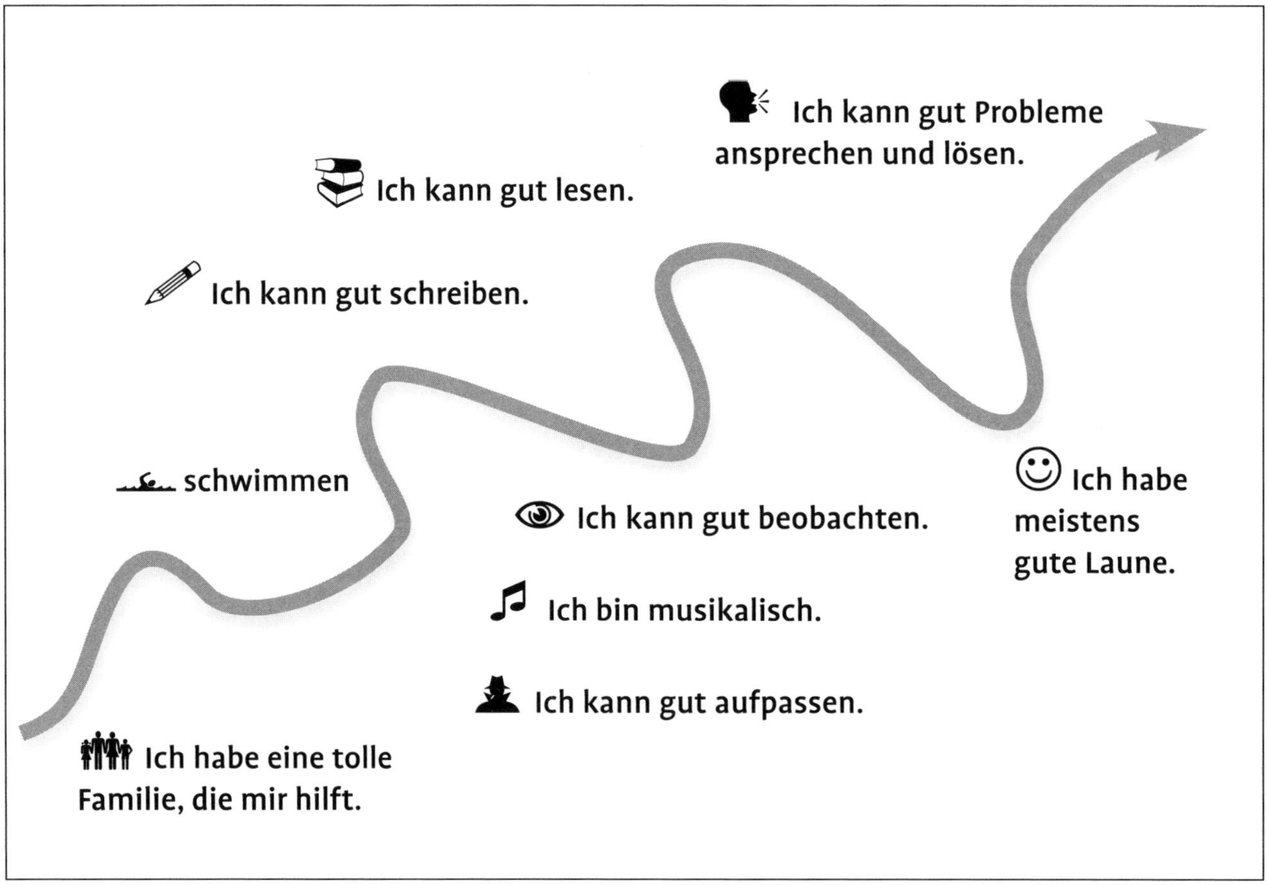

KAPITEL 10 /

KVT in der Geronto-Psychotherapie

Martin Hautzinger

- INFO 41/Depression oder Demenz?
- AB 29/Mentaler Kurztest
- INFO 42/Risikofaktoren für Depressionen im Alter
- INFO 43/Ursachen und Entwicklung einer Depression im Alter
- INFO 44/Schritte erfolgreicher Selbsthilfe
- INFO 45/Die Depressionsspirale
- AB 30/Meine Depressionsspirale
- AB 31/Tagesprotokoll
- AB 32/Wochenplan

Bei der Psychotherapie mit Senioren gilt es, einige alterstypische Besonderheiten der Klientel zu beachten. Nicht nur, dass diese Patienten häufig somatische Einschränkungen bzw. langjährige behandlungsbedürftige Krankheiten aufweisen (wie z. B. Diabetes, Hypertonie, rheumatische und Herz-Kreislauf-Erkrankungen), die häufig mit mehrjähriger Medikation und deren Nebenwirkungen einhergehen; oft sind auch einige Therapieprämissen aus organischen Gründen nicht mehr ausreichend vorhanden (z. B. mangelnde Reflexionsfähigkeit und Gedächtnisleistungen wegen fortgeschrittener Abbauprozesse durch Alzheimer oder Demenz).
Für diese Klientel stehen folgende Materialien zur Verfügung:

INFO 41/Depression oder Demenz? dient als Informationsblatt für Patienten zur Unterscheidung zwischen Depression und Demenz.

AB 29/Mentaler Kurztest ist ein mentaler Kurztest zum Entscheid, ob die kognitive Leistungsfähigkeit eines Klienten noch hinreichend vorhanden ist.

INFO 42/Risikofaktoren für Depressionen im Alter beschreibt als Informationsblatt für Patienten die Risikofaktoren für Depressionen im Alter.

INFO 43/Ursachen und Entwicklung einer Depression im Alter vermittelt den Patienten als Informationsblatt die Ursachen und die Entwicklung einer Depression im Alter.

INFO 44/Schritte erfolgreicher Selbsthilfe ist ein Informationsblatt für Patienten und beschreibt die Schritte erfolgreicher Selbsthilfe.

INFO 45/Die Depressionsspirale stellt für Patienten den Ablauf einer Depression in der Depressionsspirale dar.

AB 30/Meine Depressionsspirale dient als Arbeitsblatt dazu, dass Patienten durch Selbstbeobachtung ihre eigene Depressionsspirale darstellen können.

AB 31/Tagesprotokoll und **AB 32/Wochenplan** sind Arbeitsblätter für Patienten, die dazu dienen, um im »Tagesprotokoll« tatsächliche Tätigkeiten zu beobachten und zu notieren und im »Wochenplan« künftige zielführende Aktivitäten zu planen.

Quellennachweis
Die in diesem Kapitel verwendeten Arbeitsblätter stammen aus: Hautzinger, M. (2006). Wenn Ältere schwermütig werden. Hilfe für Betroffene und Angehörige. Weinheim: Beltz.
Die Arbeitsblätter wurden vom Herausgeber zusammengestellt.

INFO 41 /

P

Depression oder Demenz?

Was für depressive Störungen im Alter spricht	Was für eine beginnende Demenz oder geistigen Abbau spricht
► Anzahl depressiver Episoden in der Vorgeschichte ► unauffällige neurologische Symptomatik ► ständige schwermütig-depressive bzw. ängstlich-hilflose Stimmung ► klagsame Haltung ► eigene Vergesslichkeit wird herausgestellt ► weitgehend normale Aufmerksamkeit ► erhaltene Auffassungsgabe und (zeitliche, räumliche) Orientierung ► frühmorgendliches Erwachen mit pessimistisch-grüblerischem Denken ► Tagesschwankungen ► wenig Antrieb ► kein Appetit ► Selbstmordgedanken	► schleichender Beginn der gedanklichen Schwächen ► unkooperatives, misstrauisches, ungeselliges Verhalten ► neurologische Symptome ► verringerte Wachheit ► eingeschränkte Konzentration und Aufmerksamkeit ► Desorientierung und Verwirrtheit ► Einschränkungen des Kurzzeitgedächtnisses ► Bemühen, die gedanklichen Lücken zu verbergen ► wenig Reaktion ► emotionale Labilität und wechselnde Stimmungszustände ► Umkehrung des Schlaf-Wach-Rhythmus (schläft tagsüber, geistert nachts herum) ► keine Hinweise auf frühere seelische Erkrankungen und Depression

! Zur Abgrenzung von Demenz und Depression ist eine gründliche ärztliche und psychologische Abklärung notwendig. Bei Zweifeln sollte immer eine zweite oder gar dritte Meinung eingeholt werden bzw. nach einer gewissen Zeit eine erneute Untersuchung stattfinden.

AB 29 /

Mentaler Kurztest

Beantworten Sie alle Fragen bzw. befolgen Sie alle Anweisungen. Benutzen Sie dazu einen Stift und ein Notizblatt. Notieren Sie die Nummer der Frage auf dem Notizblatt, und notieren Sie dort Ihre Antworten. Die »Spielregeln« dabei: (1) Erst nach Beendigung des gesamten Tests kontrollieren, (2) nicht schummeln, (3) nicht nachlesen, (4) die erledigten Aufgaben abdecken und (5) nicht zu einer früheren Frage zurückgehen!

Aufgaben

(1) Welches Jahr haben wir?
(2) Welche Jahreszeit haben wir?
(3) Welches Datum haben wir heute?
(4) In welchem Land befinden Sie sich?
(5) In welcher Stadt befinden Sie sich?
(6) Bitte wiederholen Sie laut: »Auto, Blume, Kerze« (nur einmal anschauen, abdecken, aus dem Gedächtnis wiederholen).
(7) Buchstabieren Sie »Auto« laut rückwärts (nicht lesen; Augen schließen).
(8) Bitte von 100 in 7er-Schritten zügig rückwärts zählen (im Kopf). (Wie weit kommen Sie? Versuchen Sie mindestens fünf Schritte ohne Fehler.)
(9) Bitte aussprechen: »Sie leiht ihm kein Geld mehr.«
(10) Bitte ausführen: Falten Sie ein Blatt Papier in der Mitte.
(11) Gehen Sie zur Tür.
(12) Schließen Sie die Augen.
(13) Bitte schreiben Sie einen vollständigen, beliebigen Satz auf.
(14) Bitte zeichnen Sie eine Uhr mit Zeiger.
(15) Malen Sie einen Stern.
(16) Welche drei Begriffe sollten Sie vorhin laut wiederholen? (Sagen Sie sie auswendig. Nicht nachschauen!)

Jede richtige Antwort bzw. Leistung wird mit 1 bis 5 Punkten gewertet. Die Punkte werden dann zusammengezählt und bilden den Testwert. Am besten wäre es, wenn Sie eine Person Ihres Vertrauens die Auswertung Ihrer Antworten bzw. Leistungen vornehmen lassen könnten. Wenn Sie selbst die Punkte für richtige Antworten vergeben, dann seien Sie ehrlich, und »beschummeln« Sie sich nicht selbst. Nur eine aufrichtige Beantwortung und Auswertung ermöglicht eine angemessene Entscheidung (s. u.). Für jede korrekte Antwort oder vollständige Lösung wird 1 Punkt vergeben. Sind mehrere Punkte vorgesehen, dann sind dabei auch 3 oder 5 Aufgaben zu lösen, die alle oder teilweise richtig gelöst werden können.

Auswertung			
Funktionen	**Nr. der Aufgabe**	**Aufgaben**	**Punkte bei richtiger Beantwortung**
Orientierung	**1**	Welches Jahr haben wir?	1
	2	Welche Jahreszeit haben wir?	1
	3	Welches Datum haben wir heute?	1
	4	In welchem Land befinden Sie sich?	1
	5	In welcher Stadt befinden Sie sich?	1

Auswertung			
Funktionen	**Nr. der Aufgabe**	**Aufgaben**	**Punkte bei richtiger Beantwortung**
Merkfähigkeit	**6**	Bitte wiederholen Sie laut: »Auto, Blume, Kerze« (nur einmal anschauen, abdecken, aus dem Gedächtnis wiederholen).	1–3 (für jede korrekte Antwort 1 Punkt)
Aufmerksamkeit	**7**	Buchstabieren Sie »Auto« laut rückwärts (nicht lesen; Augen schließen).	1
Rechenfähigkeit	**8**	Bitte von 100 in 7er-Schritten zügig rückwärts zählen (im Kopf). (Wie weit kommen Sie? Mindestens fünf Schritte ohne Fehler.)	1–5 (für jeden richtigen Schritt 1 Punkt)
Sprache	**9**	Bitte aussprechen: »Sie leiht ihm kein Geld mehr.«	1
	10	Bitte ausführen: Falten Sie ein Blatt Papier in der Mitte.	1
	11	Gehen Sie zur Tür.	1
	12	Schließen Sie die Augen.	1
	13	Bitte schreiben Sie einen vollständigen, beliebigen Satz auf.	1
Motorik	**14**	Bitte zeichnen Sie eine Uhr mit Zeiger.	1
	15	Malen Sie einen Stern.	1
Erinnerung	**16**	Welche drei Begriffe sollten Sie vorhin laut wiederholen? (Sagen Sie sie auswendig. Nicht nachschauen!)	1–3 (für jeden richtig erinnerten Begriff 1 Punkt)
Gesamtpunktzahl			

Insgesamt können maximal 24 Punkte gesammelt werden. Schon bei 20 Punkten ist von einer unbeeinträchtigten Denkleistung auszugehen. Erst ein Punktwert von unter 18 könnte ein Hinweis darauf sein, dass die Hirnleistung zurzeit beeinträchtigt ist. Es sollte dann ein Fachmann klären, woher diese Leistungseinbußen stammen. Dafür empfehlen wir, Ihren Hausarzt zu konsultieren oder bei einem niedergelassenen Psychologischen Psychotherapeuten eine ausführlichere Untersuchung durchführen zu lassen.

! Wenn Sie in diesem Kurztest einen Punktwert erreichen, der über dem Grenzwert von 18 liegt, dann ist dies ein Hinweis, dass Ihre Leistungsfähigkeit in Denken und Gedächtnis nicht beeinträchtigt ist – auch wenn Ihnen das persönlich so vorkommen mag. Ein Summenwert unterhalb des Grenzwerts weist darauf hin, dass es lohnend sein kann, die kognitive Leistungsfähigkeit von einer Fachperson (einem Arzt oder Psychologen) untersuchen und beurteilen zu lassen.

Wir erleben übrigens oft, dass auch bei Personen mit niedrigen Werten bei genauerer Diagnostik doch keine objektiven Einschränkungen vorliegen.

INFO 42 / P

Risikofaktoren für Depressionen im Alter

Im Alter besteht ein erhöhtes Risiko, Schwermut und Depression zu erleben. Die Erfahrung zeigt, dass es bestimmte Risikofaktoren dafür gibt – und es kann hilfreich sein, sich mit ihnen auseinanderzusetzen und sie bewusst anzugehen.

Was sind Risikofaktoren?

Mit Risikofaktoren sind persönliche Erfahrungen und Bedingungen gemeint, die Depressionen wahrscheinlicher machen. Zur Verdeutlichung: Die Tatsache, einen Autoführerschein zu besitzen, erhöht die Wahrscheinlichkeit, dass man irgendwann tatsächlich ein Auto fährt. Ebenso erhöht die Tatsache, dass Risikofaktoren für Schwermut vorliegen, die Wahrscheinlichkeit, eine Depression zu erleiden.
Im Folgenden werden einzelne Risikofaktoren vorgestellt – dabei gilt es aber zu bedenken, dass Risikofaktoren nicht zwangsläufig zu einer Depression führen. Ihr Vorliegen erlaubt keine eindeutige Vorhersage! Die Erfahrung zeigt jedoch: Je mehr Risikofaktoren bei jemandem wirksam sind, desto höher ist die Wahrscheinlichkeit, dass er an Schwermut oder Depression erkrankt.

- Frühere Depressionen
- Depressionen in der Familie
- Neigung zu Krankheiten
- Aktuelle Gebrechen und Funktionseinschränkungen
- Krankenhausaufenthalte und Operationen
- Medikamenteneinnahme und Nebenwirkungen
- Verlust und Trennung
- Fehlende Fähigkeiten und eigenes Verhalten
- Fehlende Interessen und Ziele
- Gleichförmigkeit von Alltag, Wochen- und Jahresablauf
- Zu wenig Beschäftigung und angenehme Aktivitäten
- Starre Einstellungen und wenig flexible Überzeugungen
- Fehlende Vorbereitung auf das Alter

Risikofaktoren können durch andere Bedingungen abgepuffert und aufgefangen werden. Wie bei vielen Dingen im Leben kann eine Sache eine andere, ungünstige Entwicklung ausgleichen. Ein Beispiel: Eine Brille gleicht die Kurzsichtigkeit aus und erlaubt so, fast alle Dinge zu tun, die auch einem Normalsichtigen offenstehen. Ähnliche Möglichkeiten bestehen auch bei den Risikofaktoren und bei der Entwicklung von Depressionen im Alter.

INFO 43 /

P

Ursachen und Entwicklung einer Depression im Alter

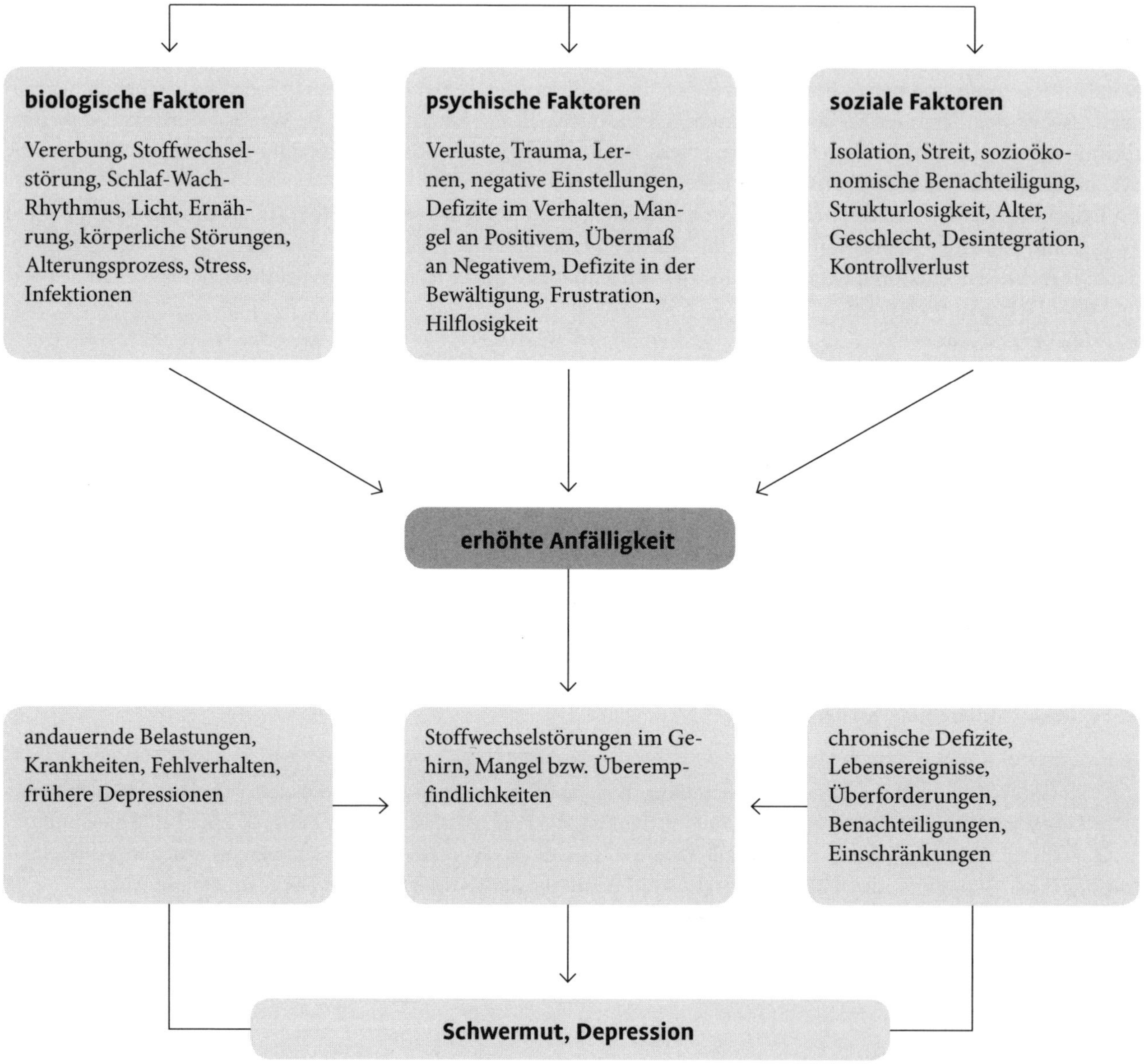

Schritte erfolgreicher Selbsthilfe

Schwermut im Alter kann gut und erfolgreich behandelt werden. Vorbeugen, Selbsthilfe und Unterstützung der fachlichen Hilfe ist möglich. Es lassen sich sieben Schritte erfolgreicher Selbsthilfe unterscheiden.

Schritt 1: Informieren, Beurteilen, Diagnostizieren

Traurigkeit und Interessenverlust, Gedächtnislücken, Antriebsmangel und Schlafprobleme sind normale, allen bekannte Erfahrungen. Treten sie auf und verschwinden nicht bald wieder oder werden die Beschwerden gar heftiger, dann lohnt sich eine genaue Selbstbeurteilung, eine genauere Diagnostik und Bewertung.

Schritt 2: Nicht abwarten, handeln!

Rückzug und Abwarten, Resignation und Zaudern bringen nichts. Informieren Sie sich. Manche Möglichkeiten bietet auch das Internet (z. B. www.kompetenznetz-depression.de) – vielleicht schauen Sie mit Ihrem Enkel hinein. Sprechen Sie mit Angehörigen, mit Freunden und Bekannten, auch mit Ihrem vertrauten Arzt über die Lustlosigkeit, die Schwermut. Lassen Sie sich auf das Risiko ein, das positive Veränderungen mit sich bringen.

Schritt 3: Genau hinschauen, selbst beobachten!

Vor jeder Veränderung sollte eine genaue Diagnostik stehen. Das heißt: Beobachten Sie sich genau, und analysieren Sie die Zusammenhänge. Es ist wichtig zu erkennen, was einem auf die Stimmung schlägt oder den Antrieb nimmt. Nur dann kann man Veränderungen einleiten. Es ist auch wichtig herauszufinden, was angenehm ist und das Interesse weckt.

Schritt 4: Langsam beginnen, nicht unter Druck setzen!

Jede Veränderung ist anstrengend. Für Schwermütige ist alles doppelt anstrengend. Veränderungen brauchen Zeit und erfordern Geduld. Rückschläge und Misserfolge sind normal. Aufgeben ist falsch und ungeschickt. Lieber zehn Mal neu anfangen, als nach dem ersten Rückschlag bzw. Misslingen aufgeben.

Schritt 5: Tun, handeln, ausprobieren!

Veränderungen der Schwermut, der Schuldgefühle, der Antriebslosigkeit, der Selbstzweifel gelingen nur durch Tun. Neue Erfahrungen und neues Handeln sind der einzige und der richtige Weg. Dabei geht es nicht darum, sich zu überfordern. Es geht darum, das neue Verhalten, das neue Denken, die neue Struktur (z. B. im Alltag) zu erproben. Geben Sie nicht auf! Halten Sie durch!

Schritte erfolgreicher Selbsthilfe

Schritt 6: Sich selbst loben und sich loben lassen!

Nur wenn man zarte Pflanzen und Sprösslinge regelmäßig gießt, wachsen sie zu einer starken Pflanze heran. Viele Depressive sind sehr geschickt darin, sich selbst zu kritisieren, zu beschimpfen, sogar zu bestrafen. Es ist wichtig, sich selbst zu loben, sich selbst auf die Schulter zu klopfen und jede kleine Leistung (Veränderung) anzuerkennen. Da andere das nicht tun, müssen wir es selbst tun. Von Freunden und Angehörigen kann man sich jedoch auch Lob einfordern (»Habe ich das nicht gut hinbekommen?« – »Ich erwarte jetzt ein Lob!«). Was soll schon Schlimmes passieren, wenn Sie das tun? Sie können nur gewinnen.

Schritt 7: Durchhalten, beibehalten, auffrischen!

Neues Denken und Verhalten braucht Pflege und ständiges Training. Es ist falsch zu hoffen, dass eine neu erworbene Fertigkeit oder eine neue Tagesstruktur schon so automatisch läuft wie die alten Gewohnheiten. Daher ist Dranbleiben, darauf achten, Lob und bewusstes Handeln nötig. Jede Krise, jede Veränderung – und im Alter gibt es davon viele! – erschüttern das neue Verhalten. Die Gefahr ist groß, dass die negative Spirale, die Schwermut einen wieder in den Griff nimmt. Daher gilt es, Gelerntes aufzufrischen, Neues zu planen und im Auge zu behalten.

INFO 45 /

Die Depressionsspirale

P

1/2

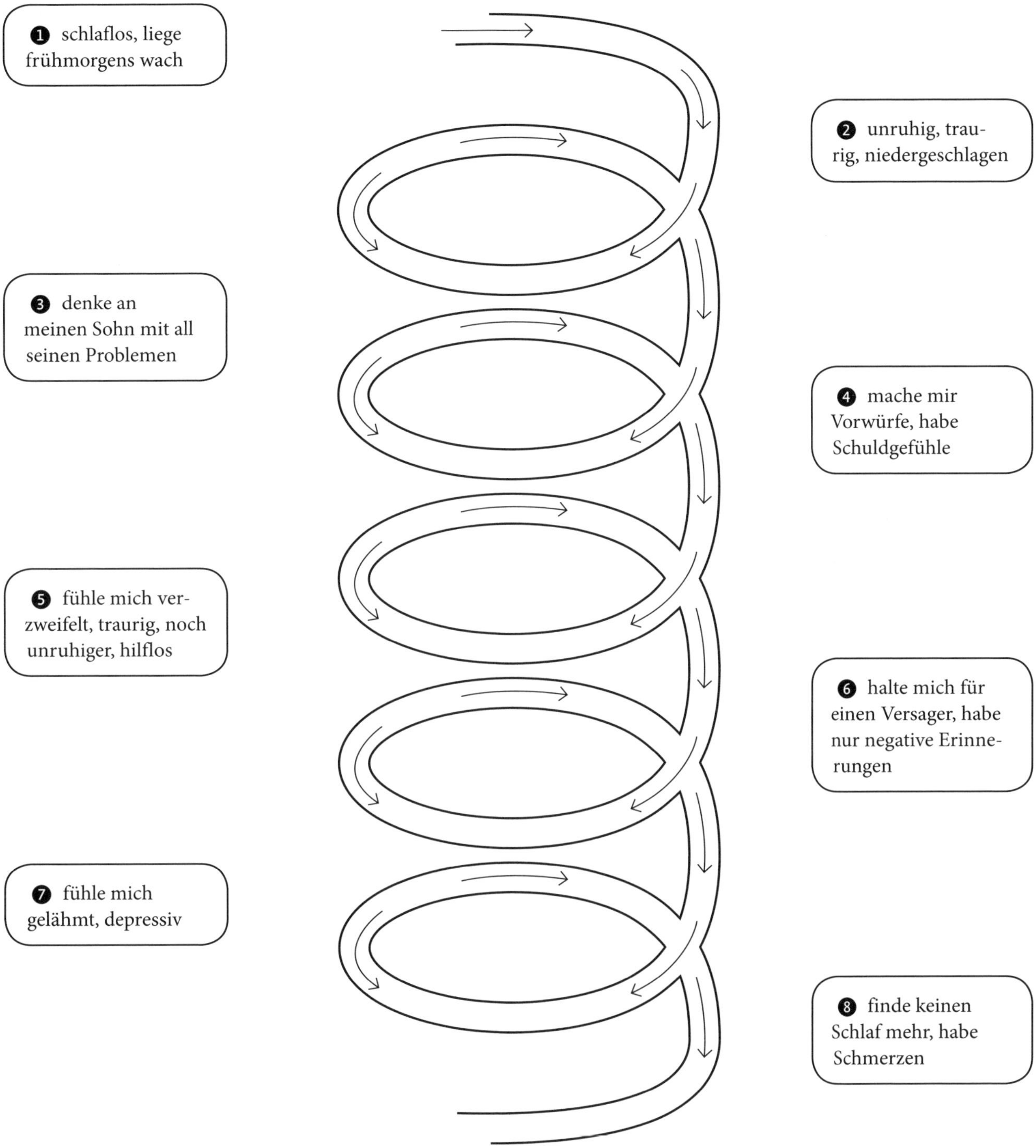

Die Depressionsspirale

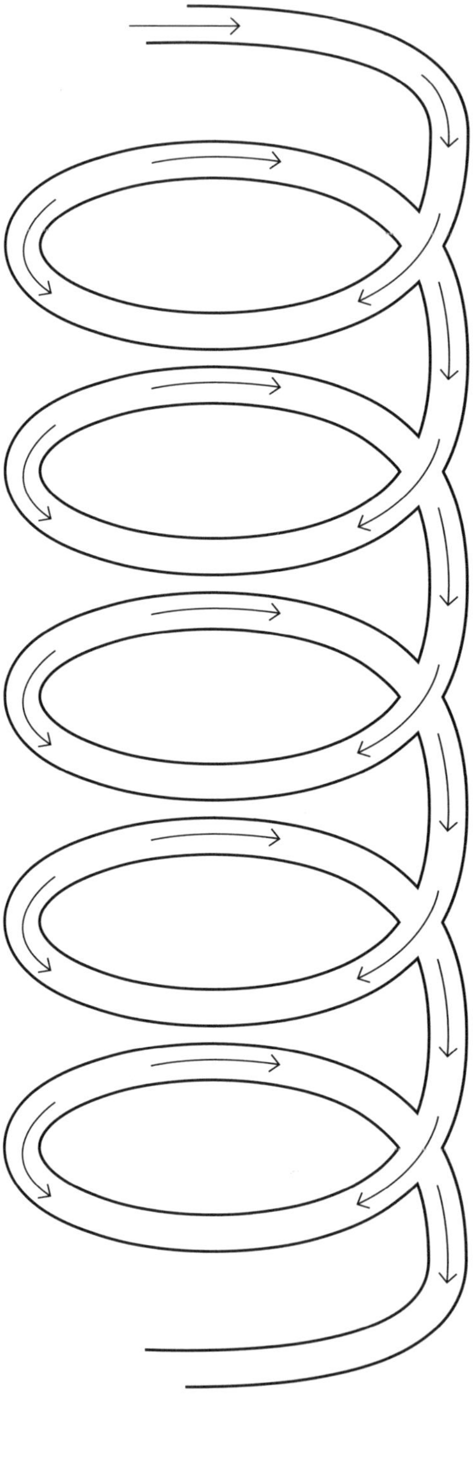

❶ Stimmung ist seit Tagen schlecht

❷ ziehe mich zurück, gehe nicht ans Telefon

❸ Stimmung wird noch schlechter

❹ tue nur noch das Nötigste, sage Verabredungen ab

❺ Ich bin ganz allein, niemand kümmert sich um mich

❻ bin verzweifelt, resigniert, Stimmung ist auf dem Nullpunkt

❼ habe keinen Appetit mehr, finde keine Ruhe

AB 30 /

Meine Depressionsspirale

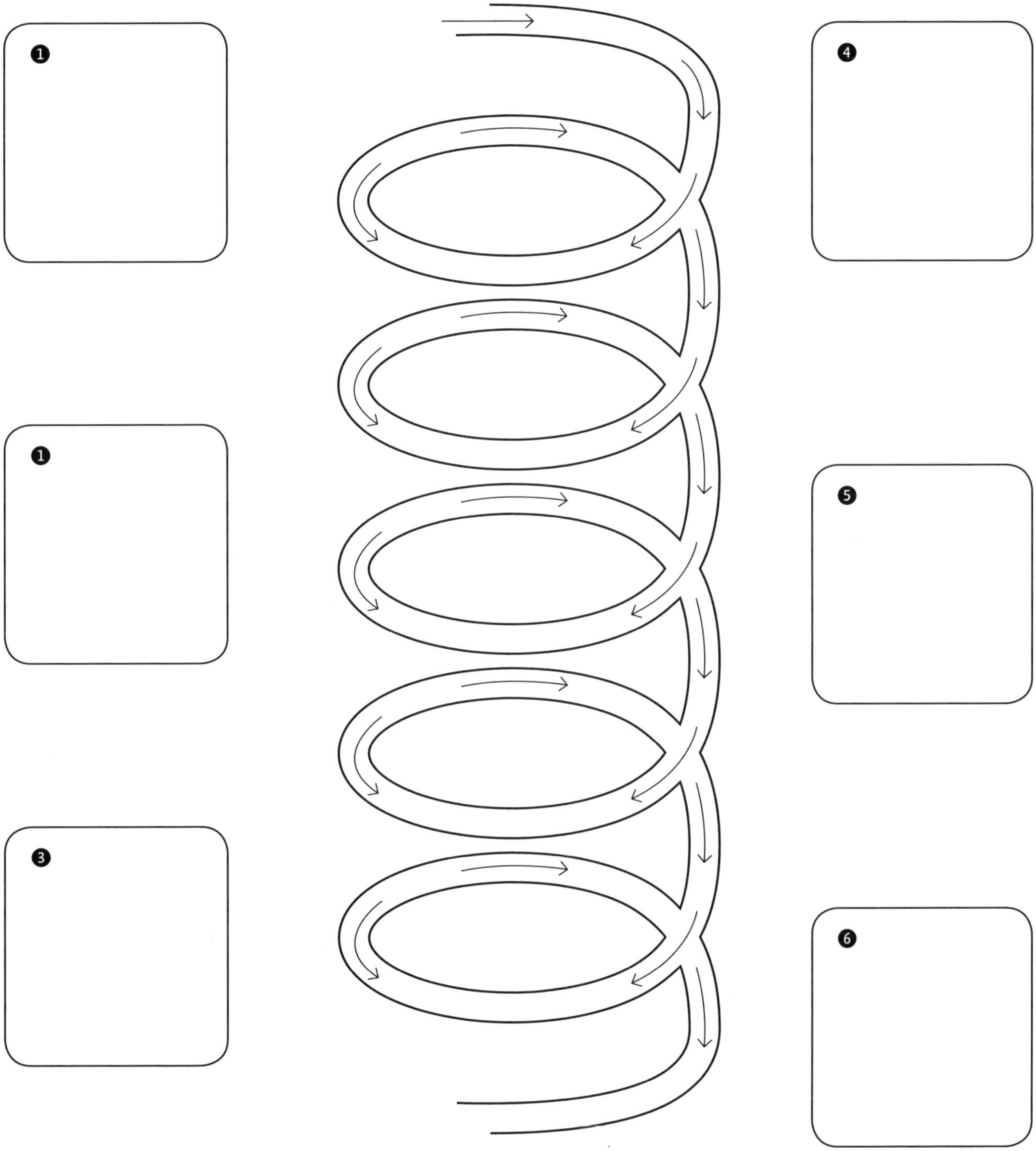

AB 31 / Tagesprotokoll

P

Datum: ....

Stimmungsurteil: 1 = sehr gute Stimmung
2 = gute Stimmung
3 = mittelmäßige Stimmung
4 = weniger gute Stimmung
5 = schlechte Stimmung
6 = sehr schlechte Stimmung

Uhrzeit	Was habe ich getan, erlebt, gedacht ...	Stimmung
7–8		
8–9		
9–10		
10–11		
11–12		
12–13		
13–14		
14–15		
15–16		
16–17		
17–18		
18–19		
19–20		
20–21		
21–22		
nach 22		

P

Wochenplan

Vom: .... bis: ....

Uhrzeit	Montag	Dienstag	Mittwoch	Donnerstag	Freitag	Samstag	Sonntag
vor 7							
7–8							
8–9							
9–10							
10–11							
11–12							
12–13							
13–14							

AB 32/

Wochenplan

2/2

14–15							
15–16							
16–17							
17–18							
18–19							
19–20							
20–21							
21–22							
nach 22							

KAPITEL 11 /

KVT in der stationären und teilstationären psychiatrischen Behandlung

Maren Jensen • Michael Sadre-Chirazi-Stark

AB 33/Interviewleitfaden: Psychotherapeutisches Erstgespräch
AB 34/Fragen zur Krankheitsanamnese und Therapiezielbestimmung
AB 35/Tabellarischer Lebenslauf
AB 36/Therapieziele
AB 37/Nachbereitungsbogen für die Psychotherapiesitzung
AB 38/Anleitung zum Erstellen eines Wochenplans
AB 39/Wochenplan
AB 40/ABC-Modell
AB 41/Selbstbeobachtungprotokoll
AB 42/Anleitung zur Erstellung eines Ernährungsprotokolls
AB 43/Ernährungsprotokoll
AB 44/Was mir guttut und mich stärkt
AB 45/Was mir nicht guttut und mich schwächt
AB 46/Aktivitätenliste
INFO 46/Das Energiefassmodell (ENFA®)
AB 47/Was sind meine persönlichen Stresssignale?
AB 48/Selbsthilfe bei Verschlechterung der Befindlichkeit bzw. in psychischen Krisen
AB 49/Erstellen einer Checkliste für die Entlassung
AB 50/Checkliste für die Entlassung
AB 51/Therapeutenanleitung: Herstellen des Krisenpasses
AB 52/Krisenpass

Schwere psychische Erkrankungen, bei denen eine stationäre, teilstationäre oder psychiatrische Ambulanz-Behandlung notwendig ist, stellen Behandelnde vor besondere Herausforderungen.

Die durchschnittliche Verweildauer betrug 2013 laut statistischem Bundesamt für vollstationäre psychiatrische Patienten 22,4 Tage, über teilstationäre Verweildauern wie die durchschnittliche Behandlungsdauer in psychiatrischen Ambulanzen sind uns leider keine genauen Angaben bekannt.

Meist werden Patienten mit unterschiedlichen Diagnosen und Mehrfachdiagnosen gemeinsam auf einer Station, Tagesklinik oder Ambulanz behandelt. Die durch die Erkrankung bedingten kognitiven und emotionalen Einschränkungen sind in der Regel von Patient zu Patient deutlich unterschiedlich. Das hat zur Folge, dass im Einzelsetting wie im Gruppensetting im höchsten Maße flexibel auf die Besonderheiten und den Genesungsstand jedes einzelnen Patienten zu reagieren ist, ohne das Ziel der Behandlung oder die Gruppenprozesse außer Acht zu lassen. Das klinische Behandlungsvorgehen besteht in der Regel aus störungsspezifischen und diagnosenübergreifenden Gruppentherapien, Einzeltherapien und medikamentöser Behandlung.

Am Anfang jeder stationären und teilstationären Behandlung steht eine Anamneseerhebung und am Ende muss ein Abschlussbericht an die Nachbehandelnden verfasst werden. Ziel der psychiatrischen Krankenhausbehandlung ist die Genesungsförderung, sodass der Patient in seinem häuslichen und sozialen Umfeld wieder eigenständig leben und eventuell auch wieder arbeiten kann. Dies bedeutet bei den oft schwer oder auch chronisch psychisch Erkrankten besonders das Selbstmanagement mit der Erkrankung zu fördern und Ressourcen zu aktivieren, um die zur eigenständigen Lebensführung notwendige Stabilität erreichen zu können. Bei möglichst kurzer stationärer, teilstationärer und/oder Ambulanzbehandlung ist ein pragmatisches und konzentriertes Vorgehen notwendig. Hierzu ist im Besonderen der Gebrauch von Arbeits- und Informationsmaterialen für Patienten hilfreich. Außer den hier vorgestellten finden Sie für die psychotherapeutische Behandlung von Menschen mit schweren psychischen Erkrankungen noch weitere hilfreiche Arbeits- und Informationsmaterialien in dem Manual zur diagnosenübergreifenden Psychoedukation von Jensen, Hoffmann und Kollegen (2014), beispielsweise zu den einzelnen psychiatrischen Störungsbildern, zu gesundheitsförderndem Verhalten, zum Krisenmanagement, zu Schlafstörungen oder zum Stressmanagement. Aber auch Gesprächsleitfäden und schriftliche Dokumentationshilfen für die Behandelnden erleichtern die tägliche Arbeit. Sie helfen, Therapien zu strukturieren, Behandlungsvorgehen und -ziele für Patienten und alle am Behandlungsprozess Beteiligten transparent festzulegen und deren Erfolg zu überprüfen. Diese hier vorgestellten Materialien beziehen sich in erster Linie auf die stationäre und teilstationäre psychotherapeutische Einzeltherapie, können aber in der Regel, bei manchen Arbeits- und Erhebungsbögen in ähnlicher und abgewandelter Form, auch für die psychiatrische Ambulanzbehandlung eingesetzt werden.

Das Erstgespräch

Ziele:

- Problematik des Patienten erfassen
- Anliegen des Patienten klären (Achtung! Bei untergebrachten Patienten häufig kein Patientenanliegen, sondern gesellschaftlicher Auftrag)
- vorläufigen Behandlungsplan erstellen (Einzeltherapie, Gruppentherapien)

AB 33/Interviewleitfaden: Psychotherapeutisches Erstgespräch. Mit Hilfe dieses Interviewleitfadens können Sie das Erstgespräch strukturieren und die wichtigsten Informationen für die Erstellung eines vorläufigen Behandlungsplans erheben.

AB 34/Fragen zur Krankheitsanamnese und Therapiezielbestimmung. Hier können Sie Anregungen für entsprechende Fragen finden.

AB 35/Tabellarischer Lebenslauf. Um sich einen Überblick über die Lebensgeschichte des Patienten in Ergänzung zu Ihren Aufzeichnungen zu verschaffen, genügt häufig ein möglichst vom Patienten in Tabellenform erstellter Lebenslauf mit Ergänzungen zur Entwicklung der psychischen Störung(en) (ein ausführlicher Fragebogen zur Biographie und zur Krankheitsentwicklung findet sich in Jensen, Hoyer et al., 2014 sowie in Kap. 1, AB 3).

Hilfreiche Arbeitsmaterialien zur Unterstützung des therapeutischen Vorgehens

Grundsätzlich eignen sich alle in der kognitiven Verhaltenstherapie gängigen Arbeits- und Informationsmaterialien. Es gilt zu beachten, je kränker, kognitiv eingeschränkter der Patient, umso einfacher sollten die Materialien gestaltet sein. Um Redundanzen zu vermeiden, stellen wir Ihnen hier einige aus unserer Sicht unverzichtbare vor. Dabei sind diese diagnosenübergreifend konzipiert.

AB 36/Therapieziele. Das Arbeitsblatt dient der Therapiezielbestimmung und der Erfassung von Behandlungswünschen. Was soll sich verbessern? Welche Symptome sollen vermindert werden? Was möchte die Patientin / der Patient tun, wenn es ihr/ihm besser geht sowie welche Lebensziele privat und beruflich bestehen und welche Ideen existieren, wie die Ziele erreicht werden können und was die derzeitige Behandlung dazu beitragen könnte?

AB 37/Nachbereitungsbogen für die Psychotherapiesitzung. Dient der Nachbereitung einer Therapiesitzung und als Grundlage für die nächste Therapiesitzung.

AB 38/Anleitung zum Erstellen eines Wochenplans und **AB 39/Wochenplan**. Mit Hilfe eines Wochenplans kann der Patient Erfahrungen mit der Wochenplanung und -gestaltung machen. Angebotene Gruppentherapien können hier mit den individuellen Einzeltherapien und den persönlichen Planungen des Patienten übersichtlich koordiniert werden. Außerdem kann der Patient durch die tägliche Einschätzung sehen, wie zufrieden er mit der Planung und Gestaltung seiner Tage ist, was ihm aus seiner Sicht besonders gut gelingt und wo seine Entwicklungschancen sind. Tagesplaner in Broschürenform, die Sie für Ihre Patienten selbst herstellen können, finden Sie im Manual von Jensen und Kollegen (2014).

AB 40/ABC-Modell. In der psychiatrischen Klinikpraxis können Sie dieses einfache ABC-Schema verwenden. Differenziertere Arbeitsbögen zum ABC-Schema, wie andernorts in diesem Buch dargestellt, sind meist zu schwierig für diese Patientenklientel.

AB 41/Selbstbeobachtungprotokoll. Dient der Beobachtung von Symptomen wie z. B. Ängsten, Zwängen, Stimmungsabfällen oder psychotischem Erleben.

AB 42/Anleitung zur Erstellung eines Ernährungsprotokolls und **AB 43/Ernährungsprotokoll**. Patienten ohne und mit Psychopharmakabehandlung leiden oftmals unter erheblichen Gewichtsproblemen. Regelmäßige und gesunde Ernährung ist zudem ein wichtiger Baustein der Selbstfürsorge und trägt zur Gesundung bei. Deshalb kann es hilfreich sein, ein Ernährungsprotokoll zu führen. Die Patienten benötigen für jeden Tag ein solches Arbeitsblatt. Wie das Ernährungsprotokoll erstellt werden soll, kann der Anleitung entnommen werden. Differenziertes Kalorienzählen überfordert in der Regel Psychiatriepatienten. Ernährungsprotokollhefte in Broschürenform können Sie ebenfalls Jensen et al. (2014) entnehmen.

AB 44/Was mir guttut und mich stärkt. Anhand dieses Arbeitsblattes können Patienten Ideen zu Aktivitäten und kognitive Beschäftigungen sammeln, die ihnen guttun und ihre Genesung fördern bzw. zur Aufrechterhaltung beitragen.

AB 45/Was mir nicht guttut und mich schwächt. Anhand dieses Arbeitsblattes können Patienten Ideen zu Aktivitäten und kognitiven Beschäftigungen sammeln, die ihnen nicht guttun bzw. ihre Genesung gefährden und ihren bewussten Umgang damit stärken.

AB 46/Aktivitätenliste. Diese Auflistung von Alltagsaktivitäten soll Patienten helfen, eigene Initiativen wieder zu entwickeln. Für jede Aktivität kann aus einer Einschätzung des individuellen Kraftaufwands und des Kraftgewinns eine Bilanz gezogen werden.

INFO 46/Das Energiefassmodell (ENFA®). Das Energiefassmodell zeigt anschaulich, wie wir mit unseren Ressourcen umgehen sollen. Wir brauchen Kraftquellen, um die Kraftverluste auszugleichen. Verschiedene Lebensbereiche stellen Kraftquellen dar, die wir auf ihre Relevanz und Aktivität überprüfen können. Dieses Informationsblatt dient als Anregung für die Patienten über ihre Energiebilanz in unterschiedlichen Bereichen nachzudenken und ihre Energiebilanz zu verbessern, aber auch anhand einer Analogie zum Benzintank eines Autos auf die Energieressourcen und deren Warnzeichen bei verminderter vorhandener Energie hinzuweisen.

AB 47/Was sind meine persönlichen Stresssignale? Unser Körper hält Warnzeichen, die uns eine massive Überlastung signalisieren, bereit. Anhand der Stresszeichenliste können wir unser individuelles Muster erkennen und im akuten Fall als Warnsignal nutzen.

AB 48/Selbsthilfe bei Verschlechterung der Befindlichkeit bzw. in psychischen Krisen. Auf diesem Arbeitsblatt wurden Selbsthilfetipps von Patienten bei Verschlechterung der Befindlichkeit bzw. in Krisen zusammengestellt. Diese können durch eigene Erfahrungen ergänzt werden.

AB 49/Erstellen einer Checkliste für die Entlassung und **AB 50/Checkliste für die Entlassung**. Am Ende einer stationären oder teilstationären Behandlung steht die Entlassung. Mit Hilfe einer Checkliste und deren Bearbeitung können Sie dem Patienten bei der Vorbereitung behilflich sein.

AB 51/Therapeutenanleitung: Herstellen des Krisenpasses. Der nachfolgende Krisenpass kann aus dem Vordruck nach dieser abgedruckten Anleitung vom Therapeuten angefertigt werden.

AB 52/Krisenpass. Der Krisenpass muss vom Therapeuten hergestellt werden und enthält wichtige Informationen, die in einer Krise benötigt werden wie beispielsweise, welche Personen oder Einrichtungen im Krisenfall benachrichtigt, welche Medikamente eingenommen, welche nicht vertragen werden, ob es eine Behandlungsvereinbarung gibt und wenn wo und welche Wünsche an die Behandlung bestehen. Aufgrund des kleinen Formates kann er vom Patienten bequem im Portemonnaie mitgeführt werden und steht somit jederzeit zur Verfügung.

Literatur

Jensen, M., Hoffmann, G., Spreitz, J. & Sadre-Chirazi-Stark, M. (2014). Diagnosenübergreifende Psychoedukation. Ein Manual für Patienten- und Angehörigengruppen (2. Aufl.). Köln: Psychiatrie Verlag.

Jensen, M., Hoyer, I. & Sadre-Chirazi-Stark, F.-M. (2014). KVT in der stationären Psychiatrie. In H. H. Stavemann (Hrsg.), KVT-Praxis. Strategien und Leitfäden für die Integrative KVT (3. Aufl.) (S. 463–493). Weinheim: Beltz.

Stark, M. & Sandmeyer, P. (2010). Wenn die Seele SOS funkt. Fitnesskur gegen Streß und Überlastung (5. Aufl.). Reinbek: Rowohlt.

Statistisches Bundesamt: Destatis wissen.nutzen (2014). Fachserie 12, Reihe 6.1.1. Gesundheit. Grunddaten der Krankenhäuser 2013. Wiesbaden: Statistisches Bundesamt.

Quellennachweis

Die in diesem Beitrag verwendeten Materialien stammen teilweise aus Jensen, Hoyer et al. (2014) und mit freundlicher Genehmigung des Psychiatrie-Verlages teilweise aus Jensen, Hoffman et al. (2014).

AB 33 / Interviewleitfaden

T

1/2

Psychotherapeutisches Erstgespräch

Datum: ________________ Station: ________________

Name: ________________________________ geboren am: ________________

Familienstand: ledig ☐, verheiratet ☐, geschieden ☐, getrennt lebend ☐
Wohnsituation: eigene Wohnung ☐, alleinlebend ☐, mit Familie lebend ☐, mit Partnerin/Partner ☐, mit anderen lebend (z. B. Wohngemeinschaft, Wohnheim etc.) ☐ ________________

Einweiser: ________________

Ambulante/r Psychiater/in: ________________

Hausarzt/Hausärztin: ________________

Ambulante/r Psychotherapeut/in: ________________

Gesetzliche/r Betreuer/in: ________________

Beteiligte ambulante Dienste: ________________

Aufnahme:
Freiwillig: ☐ Unfreiwillig: ☐

- Untergebracht nach PsychKG ☐
- Untergebracht im Rahmen des Betreuungsgesetzes ☐

Aufnahmediagnose(n):

____

____

(1) Aktuelle Beschwerden:
Aktuelle Beschwerden, andere psychische oder somatische Erkrankungen aktuell oder in der Vorgeschichte, Suizidalität

____

____

(2) Entwicklung der jetzigen Beschwerden:
Erstauftritt, Entwicklung, Rückfälle, symptomfreie Intervalle

____

____

(3) Psychopathologischer Befund, psychopathologische Besonderheiten:

____

____

(4) Vorbehandlungen:
stationär, teilstationär, ambulant

____

____

Interviewleitfaden

(5) Aktuelle Medikation (auch somatische):

---

(6) Biographische Daten:
Schulabschluss/Ausbildung

Arbeitssituation

Finanzen (Einkommen, Schulden)

Hobbys, Freunde, soziale Aktivitäten

---

(7) Therapieziele:
Was möchte der Patient für sich erreichen und wie?

---

(8) Diagnostische Einschätzung (Stimmt mit Aufnahmediagnose(n) überein? Eigene Einschätzung):

---

(9) Vorläufige Behandlungsplanung:
Einzeltherapie, wie oft? Bei wem (Psychotherapeut, Arzt, zusätzlich Pflegegespräche)?

Gruppentherapien, welche?

---

(10) Ärztliche Behandlung/medikamentöse Behandlung, wer wird oder ist zurzeit zuständig:

---

(11) Anzufordernde Unterlagen (Entlassungsbriefe etc.):

AB 34 /

T

Fragen zur Krankheitsanamnese und Therapiezielbestimmung

- Was sehen Sie als Ihr Hauptproblem an (Symptomebene oder sozialer Kontext)?
- Wann trat die Störung zum ersten Mal auf?
- Besteht die Störung durchgehend (z. B. akustische Halluzinationen oder Wahnphänomene, Ängstlichkeit oder Angstattacken nur unter Belastung)?
- Wie war bislang der Krankheitsverlauf (symptomfreie Zeiten, abgeschwächte Ausprägung der Störung)?
- Welche Einschränkungen ergeben sich dadurch in Ihrem Alltag (Familie, Freunde, Arbeit, Freizeit)?
- Können Sie mir eine typische Situation schildern (Mikroanalyse)?
- Was denken Sie, hat Ihre Krankheit erstmals ausgelöst (subjektive Krankheitstheorie)?
- Wodurch wurde sie jetzt ausgelöst (subjektive Krankheitstheorie)?
- Warum wurde diese (teil)stationäre Behandlung aus Ihrer Sicht notwendig?
- Wessen Vorschlag war diese (teil)stationäre Behandlung?
- Woran haben der-/diejenige oder Sie selbst die Krankheit erkannt?
- Wann erfolgte die erste ambulante Behandlung?
- Durch wen (Hausarzt, Psychiater, Psychotherapeut)?
- Wann und wo erfolgte die erste stationäre Behandlung? Wie viele folgten?
- Was hat Ihnen damals geholfen?
- Welche Medikamente haben Sie bereits im Laufe Ihrer Erkrankung(en) bekommen?
- Welche haben Ihnen geholfen?
- Welche Medikamente vertragen Sie nicht?
- Welche Medikamente nehmen Sie jetzt ein?
- Welche Gruppentherapien waren für Sie bislang hilfreich?
- An welchen möchten Sie diesmal teilnehmen?
- Was möchten Sie in dieser (teil)stationären Therapie für sich erarbeiten?
- Was halten Sie für machbar?
- Was hätte diese Veränderung für Konsequenzen für Ihr Leben?
- Gibt es Entlassungsbriefe, Anträge für die Krankenkasse etc.?
- Dürfen wir diese anfordern? (**Cave:** Entbindung der Schweigepflicht hierfür schriftlich vom Patienten geben lassen.)

AB 35 /

P

Tabellarischer Lebenslauf

Bitte tragen Sie alle für Sie relevanten Lebensereignisse in die linke Spalte der Tabelle ein, Informationen über den Beginn psychischer Auffälligkeiten und über den Verlauf in die rechte Spalte. Falls Sie zeitweise keine psychischen Beeinträchtigungen wahrgenommen haben, also symptomfrei oder weitestgehend symptomfrei waren, notieren Sie diese Zeiten ebenfalls in der rechten Spalte.

Geburt, Säuglingsalter, Kindergarten, schulische Entwicklung, berufliche Entwicklung, Pubertätsbeginn, erste Menstruation, erster Freund/Freundin, Ehe, Kinder, Freundeskreis, Hobbys	Entwicklung der psychischen Störung(en) (Unter welcher(n) psychischen Störung(en) leiden Sie? Erstauftritt, Verschlechterungen, symptomfreie Intervalle)

AB 36 / Therapieziele

P

Sehr geehrte Patientin, sehr geehrter Patient,

um von einer Behandlung gut profitieren zu können, ist es sinnvoll, sich zu überlegen, was sich durch die Behandlung verbessern soll, aber auch welche Symptome (Krankheitszeichen) vermindert werden sollen. Wichtig ist ebenfalls, welche Vorstellungen Sie haben, wie es in Ihrem Leben weitergehen soll, wenn es Ihnen wieder besser geht, und selbstverständlich auch, was so bleiben sollte, wie es ist. Dabei spielen kurz-, mittel- und langfristige Lebensziele eine Rolle. Machen Sie sich zu den folgenden Fragen bitte Notizen auf diesem Arbeitsblatt.

Was soll sich durch diese Behandlung verbessern? ....

....

Welche Krankheitszeichen (Symptome) sollen vermindert werden? ....

....

Um eine Vorstellung zu entwickeln, wie es in Ihrem Leben weitergehen kann, überlegen Sie bitte, was Sie tun werden, wenn es Ihnen wieder besser geht. ....

....

Und überlegen Sie auch, was Sie in Ihrem Leben beibehalten möchten. Was soll so bleiben, wie es ist? ....

....

....

Um einen Eindruck über Ihre längerfristigen Lebensziele zu erhalten, überlegen Sie bitte, was Sie in fünf Jahren erreicht haben wollen:

- Privat (Familie, soziale Kontakte, Hobbys etc.): ....

....

- Beruflich: ....

....

Wenn es Ihnen gelungen wäre, wie hätten Sie es gemacht? Was wären Ihre ersten Schritte gewesen? Was könnte diese Behandlung dazu beitragen? ....

....

AB 37 / Nachbereitungsbogen für die Psychotherapiesitzung

P

Therapiesitzung vom ....

► Die wichtigsten Themen in dieser Sitzung waren:

(1) ....

(2) ....

(3) ....

► Welche **Einsicht/Erkenntnis** habe ich heute gewonnen? ....

....

► Was will ich mir besonders **merken**? ....

....

► Was habe ich mir **vorgenommen**, wie ich mich verhalten will? ....

....

► Folgende Aufgaben haben wir abgesprochen:

(1) ....

(2) ....

(3) ....

► Themen, die **nicht angesprochen** wurden, obwohl sie wichtig gewesen wären: ....

....

....

In der nächsten Sitzung am .... um .... Uhr möchte ich folgende Themen ansprechen:

....

....

Anleitung zum Erstellen eines Wochenplans

Sehr geehrte Patientin, sehr geehrter Patient,

Menschen in psychischen Krisen fällt es häufig schwer, ihren Tag gut zu planen oder den Überblick über Ihre Termine zu behalten.
Ein Wochenplan spart mit seinen regelmäßigen und dadurch verlässlichen Terminen und Zeiten enorm viel Kraft, dadurch dass man sich nicht jeden Augenblick neu entscheiden muss, was man tun könnte oder sollte.
Deshalb hat es sich bewährt, die Woche im Voraus zu planen. Dazu können Sie den Wochenplan benutzen.
Beachten Sie, dass einige Aktivitäten *kraftzehrend*, andere Aktivitäten *kraftspendend* sein können. Kraftzehrende und kraftspendende Aktivitäten sollten in einer guten Balance stehen!

Gehen Sie bei der Erstellung Ihres persönlichen Wochenplans folgendermaßen vor:

(a) Zunächst notieren Sie alle **bereits feststehenden** Termine für die nächste Woche in Ihren Wochenplan, z. B.
(1) die Aufsteh- und die Zubettgehzeiten (falls Sie z. B. Punkt 7 Uhr aufstehen wollen, tragen Sie »aufstehen« auf der Linie »7 Uhr« ein)
(2) die Frühstückszeiten, die Zeiten für das Mittagessen, die Abendbrotzeiten (z. B. in die Spalte zwischen 7 Uhr und 8 Uhr tragen Sie »Frühstück« ein, d. h. um ca. 7 Uhr wollen Sie mit dem Frühstück beginnen, um ca. 8 Uhr wollen Sie das Frühstück beenden)
(3) die bereits abgesprochenen Gruppentherapietermine und Einzelgespräche (von … bis …)
(4) Verabredungen (von … bis …)
(5) Erledigungen, wie z. B. Behördentermine (von … bis …)

(b) Im nächsten Schritt tragen Sie alle Termine ein, die Sie in der nächsten Woche erledigen wollen, **die bisher noch nicht vermerkt** wurden:
- Verschaffen Sie sich dazu einen Überblick über die Dinge, die Sie unbedingt erledigen sollten. Tragen Sie diese in die Liste »Dinge, die ich bald erledigen sollte« auf S. 2 dieses Arbeitsblattes ein.
- Übertragen Sie diese Termine nach Wichtigkeit in die freien Stellen in Ihrem Wochenplan. Dinge, die Sie in den Wochenplan übernommen haben, streichen Sie auf Ihrer Liste durch.

Achten Sie darauf, nicht jeden Tag einen solchen Pflichttermin einzutragen. Manche Dinge können vielleicht auch warten und verbleiben solange auf der Liste, bis Sie dafür Freiraum in Ihrer Wochenplanung haben. Sie sollten sich weder unter- noch überfordern. Vergessen Sie nicht, erfreuliche Aktivitäten und Ruhezeiten einzuplanen!
Überlegen Sie auch, ob Sie Hilfe bei der Umsetzung benötigen, und wer Sie unterstützen könnte.

(c) Nachdem Sie die Woche geplant haben und der Wochenplaner zum Einsatz kommt, haken Sie alle Aktivitäten ab, die Sie wahrgenommen haben. Aktivitäten, die Sie unternommen haben, obwohl Sie sie nicht geplant haben, vermerken Sie in einer anderen Farbe. Dinge, die Sie unbedingt erledigen wollten, aber nicht geschafft haben, nehmen Sie (wieder) in die Liste »Dinge, die ich bald erledigen sollte« auf.

(d) **Am Ende jeden Tages** sollten Sie einschätzen, wie zufrieden Sie mit Ihrer Tagesplanung und -gestaltung waren.
- 0 bedeutet: Sie sind ganz unzufrieden mit Ihrer Tagesplanung bzw. -gestaltung.
- 10 bedeutet: Sie sind optimal zufrieden mit Ihrer Tagesplanung bzw. -gestaltung.

Als Letztes vermerken Sie täglich die Aktivitäten, die Ihnen besonders gut gelungen sind.

Aus Jensen, Hoffmann et al. (2014).

Anleitung zum Erstellen eines Wochenplans

Dinge, die ich bald erledigen sollte:

AB 39 / Wochenplan

P

Woche vom ______________ bis ______________

Uhrzeit	Montag	Dienstag	Mittwoch	Donnerstag	Freitag	Samstag	Sonntag
7 Uhr							
8 Uhr							
9 Uhr							
10 Uhr							
11 Uhr							
12 Uhr							
13 Uhr							
14 Uhr							
15 Uhr							
16 Uhr							
17 Uhr							
18 Uhr							
19 Uhr							
20 Uhr							
21 Uhr							
22 Uhr							
Nachtruhe							
Zufriedenheit mit der Tagesplanung:							
Zufriedenheit mit der Tagesgestaltung:							
Aktivitäten, die mir besonders gut gelungen sind:							

(Skala: 0–10, 0 bedeutet: Sie sind ganz unzufrieden; 10 bedeutet: Sie sind optimal zufrieden mit Ihrer Tagesplanung.)

Aus Jensen, Hoffmann et al. (2014).

AB 40 /

ABC-Modell

P

- **A** steht für Ausgangssituation
- **B** steht für Bewertung
- **C** steht für Konsequenzen auf der Gefühls- und Verhaltensebene

Sehr geehrte Patientin, sehr geehrter Patient,

Bewerten, Fühlen, Handeln stehen in einem engen Zusammenhang. Um sich darüber klarzuwerden, können Sie dieses Modell benutzen. Wenn Sie ein unangenehmes Gefühl haben oder sich ungünstig verhalten haben, erinnern Sie sich zunächst an die auslösende Situation (A). Als Nächstes überlegen Sie, wie Sie die Situation / das Ereignis bewertet haben (B) und dann die daraus resultierenden Gefühls- und Handlungskonsequenzen (C: Gefühl und Verhalten). Im nächsten Schritt tragen Sie die gleiche Situation oder das gleiche Ereignis in die darunter stehende freie Zeile ein und überlegen, wie Sie anders die Situation hätten bewerten können, um dann die daraus folgenden Gefühls- und Verhaltenskonsequenzen abzuleiten. Sie können im zweiten Schritt auch zunächst überlegen, wie Sie sich in der Situation hätten fühlen oder handeln wollen. Was hätten Sie dann über das Ereignis oder die Situation denken / wie die Situation bewerten können, um das zu erreichen?

A (Ausgangssituation)	**B** (Bewertung)	**C** (Konsequenzen)	
		Gefühl	Verhalten

A (Ausgangssituation)	**Alternatives B** (Bewertung)	**C** (Konsequenzen)	
		Gefühl	Verhalten

AB 41 / Selbstbeobachtungsprotokoll

P

Häufig sind Krankheitssymptome sehr belastend. Um diese aktiv verändern zu können, kann es wichtig sein, deren Auslöser und Auswirkungen zu kennen. Bitte beobachten Sie deshalb, in welcher Situation sie ausgelöst wurden und welche Auswirkungen sie gehabt haben. Protokollieren Sie möglichst zeitnah, wo Sie waren und wann die Symptome aufgetreten sind. Überlegen Sie, was Sie wahrgenommen haben (Hören, Sehen, Riechen, Spüren, Schmecken), welche Gedanken und Gefühle Sie hatten, ob Sie körperliche Veränderungen beobachtet haben und wie Sie sich verhalten haben, beispielsweise:

Datum/Uhrzeit	Situation	Wahrnehmung(en)	Gedanken	Gefühle	Körperliche Veränderungen	Verhalten
25.04.2015 10 Uhr morgens	im Supermarkt	viele Leute im Supermarkt	»Ich habe Angst, ich werde ohnmächtig.«	Angst	»Ich habe Herzrasen bekommen.«	»Ich habe sofort den Supermarkt verlassen.«

Oder falls Sie krankheitsbedingt Stimmen hören, können Sie unter *Wahrnehmung* als Krankheitssymptom eintragen: »Ich habe eine Stimme gehört, die mir gesagt hat, dass …« oder unter *Verhalten*, falls Sie beispielsweise an einer Zwangsstörung leiden: »Ich habe mir 10 mal die Hände gewaschen« etc. Auch in diesen Fällen ergänzen Sie bitte die noch leeren Spalten (Datum/Uhrzeit, Situation, Wahrnehmung(en), Gedanken, Gefühle, körperliche Veränderungen, Verhalten).

Datum/Uhrzeit	Situation	Wahrnehmung(en)	Gedanken	Gefühle	Körperliche Veränderungen	Verhalten

AB 42 /

P

Anleitung zur Erstellung eines Ernährungsprotokolls

Sehr geehrte Patientin, sehr geehrter Patient,

Menschen mit psychischen Erkrankungen und mit medikamentöser Behandlung haben manchmal Schwierigkeiten, sich gesund und ausreichend zu ernähren. Manche essen zu viel, manche zu wenig. Deshalb kann es hilfreich sein, ein Ernährungsprotokoll zu führen. Um gesund zu werden und sein Gewicht zu regulieren, ist es außerdem wichtig, sich regelmäßig zu bewegen.
Protokollieren Sie deshalb täglich nach jeder Mahlzeit, was und wie viel Sie wann gegessen und getrunken haben. Seien Sie dabei möglichst konkret, d. h. anstelle von »Brot mit Käse plus Salat, Saft« schreiben Sie besser: »2 Scheiben Weißbrot mit Gouda (evtl. 45 % Fett) und ½ Teelöffel (TL) Margarine, kleiner Salat mit Joghurtdressing, 1 Glas Orangensaft«. Genaue Angaben erleichtern es in der späteren Besprechung, ungünstige Ernährungsweisen zu erkennen.

Vermerken Sie in der ersten Spalte auch, wann Sie die jeweilige Mahlzeit zu sich genommen haben. Möglicherweise verändert sich bereits durch das Aufschreiben Ihr Essverhalten – oft zum Positiven. Falls Sie sich erbrechen, Heißhungeranfälle hatten oder Abführmittel oder Entwässerungstabletten zu sich genommen haben, können Sie dies in der letzten Spalte aufschreiben. So gehen Ihnen über den Tag keine Informationen verloren und Sie gewöhnen sich schneller an das regelmäßige Protokollieren, sodass es schon bald zum Essen dazugehört. Sie benötigen für jeden Tag einen neuen Protokollbogen.

Zusätzlich sollten Sie sich einmal pro Woche wiegen. Bleibt Ihr Gewicht unverändert, stehen die Energieaufnahme und der Energieverbrauch in einem guten Ausgleich. Möchten Sie abnehmen oder zunehmen, gibt Ihr Ernährungsprotokoll Ihnen und Ihren Beratern wichtige Hinweise, wo und wie Sie Kalorien sparen oder wo Sie mehr essen können.

Nehmen Sie sich für jeden Tag eine zusätzliche sportliche Aktivität vor, die Sie bitte ebenfalls aufschreiben. Sportliche Aktivitäten fördern die Gesundheit und helfen beim Abnehmen. Falls Sie untergewichtig sind und zunehmen sollen, denken Sie daran, dass Bewegung die körperliche Fitness erhöht, Sie aber mehr essen sollten, um den erhöhten Kalorienverbrauch durch die zusätzliche Bewegung auszugleichen.

Aus Jensen, Hoffmann et al. (2014).

AB 43 / Ernährungsprotokoll

P

Wochentag: .... Datum ....

	Lebensmittel	Getränke	Heißhungeranfälle (HA), Erbrechen (E), Abführmittel (AM), Entwässerungstabletten (ET)
Frühstück			
Zwischenmahlzeit			
Mittagessen			
Zwischenmahlzeit			
Abendessen			
(Spätmahlzeit)			

Wie zufrieden waren Sie heute mit Ihrer Ernährung? sehr zufrieden ☐ zufrieden ☐ unzufrieden ☐

Meine sportliche Aktivität heute: ....

Aus Jensen, Hoffmann et al. (2014).

AB 44 /

P

Was mir guttut und mich stärkt

Um möglichst gesund und stabil zu bleiben, ist es wichtig, sich zu überlegen, was einem guttut und was weniger. Auf diesem Arbeitsblatt können Sie Ideen und Anmerkungen machen, z. B. unter »Bemerkungen«, was nur unter welchen Umständen wohltuend ist oder was eine Idee war, sich aber nicht bewährt hat oder der Vorbereitung bedarf.

Aktivitäten, die mir guttun	**Bemerkungen**

Gedankliche Beschäftigungen, Änderung der Sichtweisen, Bewertungen von täglichen Situationen oder Erinnerungen können auch zur Genesung beitragen. So kann es sinnvoll sein, sich mit den positiven Aspekten seiner Vergangenheit auseinanderzusetzen oder sich mit dem Erlernen einer Sprache oder einer Änderung der Sichtweise auf negative Erlebnisse zu beschäftigen.

Gedankliche Auseinandersetzungen, die mir guttun	**Bemerkungen**

AB 45 /

P

Was mir nicht guttut und mich schwächt

Um möglichst gesund zu bleiben, ist es wichtig, sich zu überlegen, was einem nicht guttut und was man meiden sollte, sofern man es kann. Stress und negative Ereignisse gehören zum Leben, ein bewusster Umgang damit kann jedoch helfen. Auf diesem Arbeitsblatt können Sie Ideen dazu sammeln und Anmerkungen machen, z. B. »Bis spät in die Nacht feiern und Alkohol trinken, tut mir nicht gut«. Als Anmerkung in der Spalte »Bemerkungen« vielleicht so etwas wie »Falls ich auf eine Party eingeladen bin, sorge ich dafür, dass ich am nächsten Tag ausschlafen kann, oder ich plane, früher zu gehen«.

Aktivitäten, die mir nicht guttun	**Bemerkungen**

Negative Gedanken, Sichtweisen, Erinnerungen an »schlechte Zeiten« können zur psychischen Schwächung beitragen. Da auch sie zum Leben dazugehören, kann auch hier ein bewusster Umgang ihre negativen Auswirkungen abschwächen, z. B. es zeitlich zu begrenzen, über negative Erinnerungen nachzudenken.

Gedankliche Auseinandersetzungen, die mir nicht guttun	**Bemerkungen**

Aktivitätenliste

Hier finden Sie eine Liste von Aktivitäten, die entweder anregend und kraftgebend oder eine gute Ablenkung von kraftzehrenden Grübeleien sein können. Nehmen Sie die aufgeführten Aktivitäten als Anregung, dies einmal auszuprobieren.
Sie können sich einen genauen Überblick verschaffen, indem Sie jede Aktivität einmal nach den Gesichtspunkten »angenehm und kraftspendend« und »Kraftaufwand« bewerten. In der ersten Spalte bewerten Sie bitte für sich persönlich, wie angenehm diese Aktivität für Sie ist oder wie gut sie Sie ablenken kann (1 = wenig angenehm, 10 = sehr angenehm). In der zweiten Spalte schätzen Sie bitte den Kraftaufwand ein, den Sie im Augenblick bräuchten, um diese Aktivität durchzuführen. (1 = wenig Kraft; 10 = sehr viel Kraft). Dies kann sich im Krankheitsverlauf durchaus verändern, sodass z. B. je gesünder Sie sind, eine bestimmte Aktivität desto weniger Kraftaufwand kostet. In der letzten Spalte bilden Sie bitte die Differenz von Kraftaufwand und kraftspendend, indem Sie für die jeweilige Aktivität, den Punktwert für angenehm, Wohlbefinden etc. vom Punktwert für den Kraftaufwand abziehen. Dieses Ergebnis tragen Sie in der letzten Spalte »Bilanz« ein. So können Sie dann ganz leicht sehen, welche Aktivitäten für Sie die im Augenblick beste Energie bereithalten.
Wenn Sie sich noch sehr geschwächt fühlen, kann es ja durchaus sein, dass eine früher sehr beliebte Aktivität derzeit sehr viel Kraft und Aufwand benötigen würde und so das Gesamtergebnis, sich besser fühlen zu können, sich vielleicht nicht einstellt. Je größer also der Wert in der Spalte Bilanz, desto mehr Energie können Sie derzeit aus einer Aktivität schöpfen. Es empfiehlt sich, diese Bewertungen im Abstand von einem Monat erneut durchzuführen, weil sich eventuell Ihre Kräfte in der Zwischenzeit verbessert haben.

Aktivitäten, die das Wohlbefinden steigern und kraftspendend sein können	**Angenehm/ Wohlbefinden/als Ablenkung geeignet/kraftspendend**	**Kraftaufwand**	**Bilanz**
Freund/Freundin anrufen, 10-15 Min. sprechen			
Verabredung treffen im Zeitraum der kommenden 3-5 Tage			
Freunde besuchen, mind. 1 Stunde bleiben			
Geschwister, Kinder, Eltern (Freunde) anrufen			
10 Min. an die frische Luft gehen			
30 Min. spazieren gehen			
Spaziergang in der Natur mit aufmerksamer Wahrnehmung der Umgebung (Steine, Blätter, Kastanien, Beeren, Blüten, Gerüche)			
Eine Handvoll Blätter und Kastanien sammeln			
Ausflug in den Zoo oder in ein Wildgehege			
10 Mal bewusst tief durchatmen (auf langsames Ausatmen achten)			
10 Min. strammer Spaziergang			
Mind. 30 Min. Joggen (langsames Ausatmen)			
Spaziergang mit Ihrem Hund (Vorschlag: bei Interesse Hund aus der Nachbarschaft ausführen)			
Mind. 10 Min. mit Hund oder Katze spielen			
Einen Ausflug machen, mind. halben Tag, mit Planung			
30 Min. Rad fahren			
Fahrradausflug in Begleitung mit Picknick			
Klassische Musik hören, mind. 10 Min.			
Vorheriger Vorschlag: Sie sind nun der Dirigent!			
Lieblingsmusik hören, mind. 10 Min.			
Lieblingsmusik hören und mitsingen			
CD-Sammlung sortieren, dabei Altbekanntes neu wiederentdecken (Beschäftigung mind. 1 Stunde)			
Urlaubsfotos anschauen, mind. 5 Min.			
Album für Urlaubsfotos anlegen (Beschäftigung mind. 2 Stunden)			

P

Aktivitätenliste

Aktivitäten, die das Wohlbefinden steigern und kraftspendend sein können	**Angenehm/ Wohlbefinden/als Ablenkung geeignet/kraftspendend**	**Kraftaufwand**	**Bilanz**
Phantasiereise zurück in den Urlaub, 5 Min.			
10 Min. bewusst aus dem Fenster schauen, im Geist beschreiben, was Sie sehen			
Vorheriger Vorschlag: Beschreibung laut sagen			
Vorheriger Vorschlag: bei offenem Fenster			
Kaffee, Tee auf dem Balkon trinken, bei kalter Jahreszeit warm angezogen, mind. 20 Min.			
Vorheriger Vorschlag: aufmerksam Temperatur, Wind wahrnehmen, auf eine gemütliche Position achten, Aufmerksamkeit auf jahreszeitliche Veränderungen richten			
Einen Blumenkasten (Blumen oder Kräuter) für den Balkon bepflanzen			
1 Stunde Gartenarbeit			
Eine halbe Stunde in der Sonne sitzen und die Wärme genießen (Sonnenbrille/Sonnenschutz!)			
Frühstück im Garten oder auf dem Balkon (oder Mahlzeit) allein einnehmen			
Vorheriger Vorschlag: Frühstück im Garten oder auf dem Balkon (oder Mahlzeit) nicht allein einnehmen			
Einen Teller Obst geschmackvoll anrichten und mindestens 2 Sorten aussuchen und bewusst genießen			
Progressive Muskelentspannung mit CD			
Pilates-Übunqen oder Yoga mit CD oder Videoanleitung, mind. 20 Min.			
Entspannungsbad			
Wechselduschen am Morgen			
30 Min. lesen (Buch, Zeitschrift)			
Selbst eine kleine Geschichte mit positivem Ausgang schreiben (1 DIN-A4-Seite oder mehr)			
Malvorlagen, Mandalas und/oder Zeichenblock aussuchen und einkaufen und zuhause zeichnen oder ausmalen			
15 Min. frei zeichnen oder ausmalen			
Kleines Bild malen und an einem zentralen Ort in der Wohnung aufhängen			
Einen Brief schreiben			
Mind. 2 Postkarten aussuchen und kaufen (evl. zum nächsten Termin mitbringen und erzählen, warum Sie diese Auswahl getroffen haben)			
30 Min. in freier Natur fotografieren			
Eine einzelne Blume; nur für sich selbst aussuchen und kaufen			
1 Lieblingsschokolade aussuchen und kaufen			
1 Stück bis 1 Riegel Schokolade genussvoll im Mund zergehen lassen			
Ein Essen mit frischen Zutaten kochen			

Aktivitätenliste

Aktivitäten, die das Wohlbefinden steigern und kraftspendend sein können	Angenehm/ Wohlbefinden/als Ablenkung geeignet/kraftspendend	Kraftaufwand	Bilanz
Eine Pizza aussuchen, telefonisch bestellen und genussvoll essen (nicht, wenn Sie sich auch sonst hauptsächlich davon ernähren)			
Eine halbe Stunde mit Kindern spielen			
Film allein oder in Gesellschaft anschauen			
Zur Massage gehen			
Saunabesuch			
Baden / Schwimmen gehen, 30 Minuten			
1 Trainingseinheit im Fitnessstudio			
Inlineskaten, 15 Min.			
Einen Drachen kaufen und steigen lassen, vielleicht sogar einen Lenkdrachen?			
Puzzle, mind. 50 Teile legen			
Ein Modell, z. B. Flugzeug oder Auto kaufen, aufbauen, anmalen und in der Wohnung aufhängen oder „ausstellen"			
Schöne neue Wolle kaufen, überlegen, was möchte ich damit machen? Und die Idee umsetzen			
Eine neue Basteltechnik ausprobieren, mind. 1 Stunde			
Wohnung verschönern: neue Bettwäsche oder neue Dekoration oder neue Vorhänge oder Möbel umstellen (oder viele andere Möglichkeiten)			
Restaurantbesuch (auch allein)			
Kinobesuch (auch allein)			
Plausch mit Nachbarn oder locker Bekannten			
Kosmetika im Drogeriemarkt einkaufen, mind. 4 verschiedene Sorten ausprobieren, wenn es geht			
Eine neue Teesorte/Kaffeesorte aussuchen, ausprobieren			
Friseurbesuch (stressfrei) / neue Frisur ausprobieren, neue Haarfarbe			
Besuch im Kosmetiksalon (stressfrei), z. B. für eine Handmassage mit besonderen Pflegeölen			
5 Minuten eincremen nach dem Duschen am Morgen			
3 Wünsche aufschreiben, lassen Sie Ihrer Phantasie freien Lauf (vielleicht in einem besonders schönen Notizbuch?)			
Schönes (Bilder, Gedichte, gepresste Blüte) z. B. aus Zeitschriften sammeln und in ein ganz persönliches Buch oder Album einkleben oder abheften („Mein Mutmachbuch")			
Meditation, mind. 10 Min.			
Eigene Vorschläge hinzufügen:			

Das Energiefassmodell (ENFA®)

Ressourcenoptimierung für die Psyche

Das Energiefassmodell kann gut als Grundlage der selbstgesteuerten Rückfallprävention dienen. Es zeigt anschaulich, wie wir mit unserem Energiereservoir umgehen sollten, wie wir es füllen können, wo es leerlaufen könnte.
Wir kennen uns alle gut aus im Hinblick darauf, wie man den Körper fit hält – gesunde Ernährung, ausreichend Schlaf, ausreichend Bewegung. Tausende von Fitnessstudios bieten die unterschiedlichsten Kurse – Training, um Rückenmuskeln zu stärken, wenn man ein Rückenleiden hat; Training, um allgemein Muskeln aufzubauen, um sich gesund und fit zu fühlen usw. Aber im psycho-mentalen Bereich ist weniger bekannt, welche Faktoren wichtig sind, um die Psyche und unser mentales System »fit« zu trainieren und sich psychisch »fit« zu halten.
Aber worauf kommt es an, wenn man psychisch in eine Krise geraten ist oder sehr belastenden Situationen ausgesetzt ist – an welchem Trainingsprogramm kann oder sollte man sich da orientieren?
Jeder Mensch kann krank werden – jeder ist sich dessen bewusst und ergreift im Falle einer Erkrankung die Maßnahmen, die notwendig sind, um zu gesunden, und falls dies nicht möglich ist, einen Umgang mit der Krankheit zu finden. D. h., er leugnet nicht die Tatsache, dass wir als Menschen krank werden können und auch gelegentlich werden, sondern er stellt sich auf die Realitäten des Lebens ein. Im psychischen Bereich ist es genauso. Jeder Mensch leidet unter Belastungen, unter Stress, unter den kleinen und großen »hazards« des Lebens – und manchmal wird es zu viel, die Kräfte brechen zusammen, die Energien reichen nicht mehr. Das daraus möglicherweise entstehende psychische Leiden jetzt zu leugnen, wäre wie das Ignorieren einer schweren Erkrankung – es wird immer schlimmer dadurch. Bewusster Umgang damit, wie die Psyche funktioniert und was sie in Krisen- und Belastungssituationen braucht, kann sehr dabei helfen zu genesen, die seelischen Probleme zu verringern und schließlich wieder Freude und Zufriedenheit im Leben zu erreichen. Oder – falls noch eine Menge positiver Lebensenergie vorhanden ist – sie zu schützen und auszubauen. Genauso, wie ich den Körper unterstützen kann, damit er gesund bleibt, kann ich das auch bei der Psyche. Aber in beiden Fällen kann es dennoch zu Krankheiten oder Einbrüchen kommen, die ich nicht verhindern kann. Aber ich kann lernen, damit umzugehen und Wege zu suchen, diese zu bewältigen.

Die vier Grundbereiche psychischer Gesundheit

Kommen wir nun dazu, was psychische Stabilität ausmacht. Welche Faktoren eine Rolle spielen, um Lebenszufriedenheit zu erreichen, um sich psychisch »fit« zu fühlen. Wir gehen davon aus, dass es vier Lebensbereiche gibt, die eine zentrale Rolle für die psychische Verfassung spielen, in der wir uns befinden. Man könnte auch sagen, es sind die »Lebens«-Säulen, auf denen die psychische Gesundheit steht. Es sind die Bestandteile:

- Gesundheit und Wohlbefinden
- Arbeit und Leistung
- Familie und Partnerschaft
- Freunde und Freizeit

Alle diese Bereiche müssen bis zu einem gewissen Grad »stimmen«. Es reicht nicht aus, wenn nur ein oder zwei Bereiche für mich gut laufen, die anderen sollte ich nicht einfach vernachlässigen. Basiert z. B. meine ganze psychische Gesundheit alleine darauf, dass ich in der Arbeit gut klarkomme und Erfolge habe, aber meine Gesundheit ist angegriffen, meine Familie lebt in Trennung und ich habe kaum mehr Zeit, meine Freunde zu treffen, oder ich habe mich zurückgezogen von allen sozialen Kontakten außer innerhalb der Arbeit, dann besteht ein Ungleichgewicht in meinen Lebensbereichen und ich habe ein Problem, wenn dieser Lebensbereich mehr kraftzehrend als kraftspendend ist. Dies kann noch schlimmer werden, wenn dann dieser Bereich auch noch vollständig zusammenbricht – beispielsweise wenn ich arbeitslos werde. Ein totaler psychischer Zusammenbruch könnte die Folge sein, es sei denn, es gelingt, wieder die anderen Bereiche des Lebens zu stabilisieren und als Rückhalt zu gewinnen. Damit könnte eine Arbeitskrise gut aufgefangen werden. Also, um eine Situation einzuschätzen, ist es wichtig, sich diese vier Lebensbereiche genau anzusehen und zu bestimmen, wie viel Energie, wie viel positive Bestätigungen und wie viel Belastungen jeweils in jedem einzelnen Bereich bestehen. Ein gutes und bewährtes bildliches Modell, anhand dessen diese Energiebilanz aufgestellt werden kann, ist das Energiefass-Modell von Stark (2010).

Das Energiefassa

Dieses Fass hält die Energie für uns bereit, die wir in der momentanen Situation zur Verfügung haben.

- Arbeit und Leistung
- Familie und Partnerschaft
- Freunde und Freizeit
- Gesundheit und Wohlbefinden

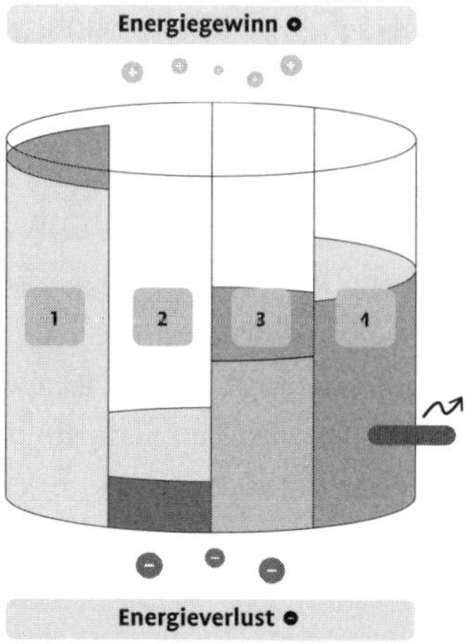

Die Energiebilanz nach dem Energiefass-Modell

In jedem der vier Grundbereiche, die wir angesprochen haben, gibt es Zuflüsse von Energien und Abflüsse der Energien. Welche Gesamt-Energiebilanz für den einzelnen Menschen in einer bestimmten Situation vorhanden ist, hängt davon ab, in wieweit sich Zuflüsse und Abflüsse die Waage halten, bzw. in welchem Verhältnis Zuflüsse und Abflüsse stehen.
Wir können uns in jedem der einzelnen Bereiche ansehen, wie viel Kraft wir dort investieren und wie viel Freude und Kraft wir daraus schöpfen können. Hält sich das die Waage und ist das Energiefass recht gut gefüllt, stimmt die Bilanz. Wichtig ist, dass insgesamt die Belastungen des Lebens (Energieabflüsse) und die Befriedigung (Energiezuflüsse) in der Balance bleiben. Unsere Seele braucht die Ausgeglichenheit von Belastung und Befriedigung.

Das Modell »Benzintank«

Stellen Sie sich als Vergleich einen Benzintank im Auto vor. Autofahrer achten immer darauf, dass ihr Tank ausreichend gefüllt ist. Vor einer längeren Tour checken wir den Tank, reicht es noch oder sollen wir noch nachtanken? Das Auto bietet noch den zusätzlichen Vorteil, dass, wenn wir einmal vergessen nachzutanken, am Armaturenbrett eine gelbe Lampe aufleuchtet, um anzuzeigen, dass die letzten Liter angebrochen sind. Nun ist Vorsicht geboten. Demnächst wird der Tank leer sein. Was tut der schlaue Autofahrer: runter vom Gas und ab zur nächsten Tankstelle.
Bei unserem Seelenenergiefass achten wir selten auf diese Zusammenhänge. »Tanken« wir jemals bewusst nach, wenn wir einer größeren Belastung gegenüberstehen oder sie überstanden haben? Auch unser Seelenenergiefass hat diese gelbe Warnlampe. Es sind die vielfältigen körperlichen Symptome, die Stress und Dauerüberlastung anzeigen, wie z. B. anhaltende Schlafstörungen, Gereiztheit, nicht abschaltbare Grübeleien, Magen-/Darmprobleme, wiederkehrende Infekte, anhaltende Verspannungen und Schmerzen, Herzschmerzen ohne Befund, Bluthochdruck, Ohrgeräusche und vieles andere mehr. Wenn die Beschwerden dann ganz bedrohlich werden, gehen wir zum Hausarzt, der in diesen Fällen meist keine Ursache findet und nur die Symptome behandeln kann. Das wäre ein Vorgehen, wie wenn der Autofahrer, wenn die gelbe Lampe aufleuchtet, sie entweder komplett ignoriert oder dann zur Werkstatt fährt und die Lampe austauschen lässt oder abklebt, damit er das gelbe Licht nicht mehr sehen muss.
Der Vergleich mit dem Autobenzintank soll deutlich machen, dass wir unsere grundlegende Strategie ändern müssen im Umgang mit uns selbst. Wenn wir unsere Warnlampen – die Stress- und Überlastungszeichen – ignorieren und noch extra Gas geben – uns »zusammenreißen« –, dann bleiben wir unweigerlich irgendwann am »Lebens«-Straßenrand stehen, d. h. aus den Überlastungszeichen können sich konkrete Erkrankungen entwickeln, die uns dann komplett lahmlegen.

Anmerkung: Das Energiefassmodell® stammt von F.-M. Sadre-Chirazi-Stark (Stark, M. & Sandmeyer, P. (2010). Wenn die Seele SOS funkt. Fitnesskur gegen Streß und Überlastung (5. Aufl.). Reinbek: Rowohlt.)

AB 47 /

P

Was sind meine persönlichen Stresssignale?

Versuchen Sie sich an Ihre Stresszeichen zu erinnern. Eine Zunahme der Stresszeichen kann ein Hinweis auf eine stärker werdende Belastung und damit auf die Gefahr eines drohenden Zusammenbruchs sein. Je besser Sie Ihre persönlichen Stresszeichen kennen, desto besser können Sie rechtzeitig vorbeugende, beruhigende oder unterstützende Maßnahmen einleiten.
Folgende Liste soll eine Erinnerungsstütze sein.
Sie können auch kostenlos im Internet auf der Internetseite http://www.prof-stark.de unter der Rubrik Diagnostik diese Liste ausfüllen und sich ausdrucken.

- **Schmerzen:** (z. B. zunehmende Kopf- oder Rückenschmerzen)
- **Sexualität:** (z. B. abnehmende Lust, bei Frauen Menstruationsstörungen)
- **Gehirn:** (z. B. Konzentrations- und Kurzzeitgedächtnisstörungen)
- **Sinnesorgane:** (z. B. Ohrengeräusche, Augenflimmern)
- **Herz-Kreislauf:** (z. B. Bluthochdruck, Rhythmusstörungen)
- **Muskulatur:** (z. B. Verspannungen, Schmerzen)
- **Verdauungsorgane:** (z. B. Durchfall, Verstopfung)
- **Stoffwechsel:** (z. B. Hitzewallungen, Kälteempfindlichkeit)
- **Immunsystem:** (z. B. zunehmende Erkältungen, Herpes- und andere Virenerkrankungen)

AB 48 /

P

Selbsthilfe bei Verschlechterung der Befindlichkeit bzw. in psychischen Krisen

1/2

Bei Verschlechterung der Befindlichkeit und in psychischen Krisen ist es wichtig, sich nicht auf sein Innenerleben zu konzentrieren, sondern auf die psychische Außenwelt.
Von den vier psychologischen Ebenen »Denken, Fühlen, Wahrnehmen und Verhalten« sind in Krisen »Denken« (die Gedanken drehen sich im Kreis oder sind zerstreut) und »Fühlen« (Angst, Trauer usw.) meist zu stark und inhaltlich negativ ausgeprägt, »Wahrnehmen« – gerichtet auf die Umwelt – und »Verhalten« dagegen häufig zu schwach. Das Innenerleben ist damit stark überlastet und das psychische Außenerleben vermindert.
Durch das Konzentrieren auf die psychische Außenwelt kommt das Innen- und Außenerleben in eine ausgewogene Balance und das psychologische Gleichgewicht wird wieder hergestellt.
Entspannungsübungen sind in sehr schweren Krisen nicht ratsam, da sie die Innenbetrachtung und damit die Anspannung verstärken können.

(1) Ideen bei starker Verschlechterung der Befindlichkeit bzw. für schwere Krisensituationen:

- einfache Wahrnehmungsübungen zur Selbstregulation (Zählen von Gegenständen in der Wohnung, z. B. von Büchern)
- falls Sie unterwegs sind, Menschen, Dinge beobachten (z. B. Brillenträger, vorbeifahrende Autos zählen)
- Wasser ins Gesicht klatschen
- eine Vertrauensperson anrufen, z. B. eine Freundin, einen Freund, Psychiater(in), Psychotherapeut(in), Betreuer(in)
- Falls es notwendig sein sollte und mit Ihrem Arzt oder Ihrer Ärztin abgesprochen wurde, nehmen Sie Ihre Notfallmedikamente ein.
- Krisenpass bereithalten

(2) Ideen bei mäßiger Verschlechterung der psychischen Befindlichkeit bzw. für mittlere Krisensituationen (bzw. nach Punkt 1):

- an die frische Luft gehen (zumindest auf den Balkon oder kurz vor die Tür) und die Wohnung kräftig durchlüften
- heiße Dusche oder Wechseldusche (vorher Körper abbürsten, nachher eincremen, dadurch verstärkt sich die Körperwahrnehmung)
- mit chinesischem Heilpflanzenöl die Schläfen einreiben
- leichte Hausarbeit (bügeln, aufräumen, abstauben), Gartenarbeit
- am Auto, am Fahrrad, am Haus herumbasteln
- alte Dinge reparieren
- in der Wohnung stöbern (Bücher, Fotoalben)
- Handarbeit (nähen, stricken), malen, spielen, tanzen
- laut singen, Musikinstrumente spielen
- im Internet surfen (leichte Kost)

(3) Ideen bei ersten Anzeichen einer Verschlechterung der psychischen Befindlichkeit bzw. bei Erstanzeichen einer Krisensituation (bzw. nach Punkt 2):

- heißes Bad nehmen, warmes Fußbad
- mit Wärmflasche/Kuscheltier ins Bett gehen, auf dem Sofa ausruhen
- Video schauen (leichte Kost: Komödien, Cartoons usw.)
- lesen (leichte Kost: schöne Gedichte, einfache Kurzgeschichten, Comics usw.)
- Tee trinken, Meditationsmusik hören (Wellenrauschen, Vogelgezwitscher)
- telefonieren (Freunde, Familie), Kreuzworträtsel lösen

Selbsthilfe bei Verschlechterung der Befindlichkeit bzw. in psychischen Krisen

- sich massieren lassen, Entspannungsübungen
- früh ins Bett gehen, für ausreichend Schlaf sorgen (Bett frisch beziehen!)
- an etwas Schönes denken (z. B. an frühere Reisen)
- Stück Schokolade/Bonbon essen
- Handschmeichler fühlen
- »Anker« zur Erinnerung an eine positive Situation nutzen (Fotos, Talisman)
- Akupressur
- in ein Geschäft gehen und neue Kleider anprobieren
- Kosmetik/Parfüm ausprobieren
- in CDs stöbern bzw. anhören
- Fahrrad fahren (eigenes oder geliehenes)
- in die Sauna/ins Dampfbad gehen
- in einer Bibliothek (Bücherhalle) stöbern
- spazieren gehen, wandern, joggen
- ins Kino gehen
- ins Museum/Ausstellung/Zoo gehen
- Essen gehen
- zu einer Sportveranstaltung gehen
- Stadtbummel (sich dafür schön machen, gut anziehen und schminken)
- fotografieren
- in einen Schönheitssalon gehen

Ideen von anderen sind gute Anregungen, aber wichtig sind eigene Erfahrungen! Deshalb können Sie auf diesem Arbeitsblatt ebenfalls eigene Ideen und Aktivitäten, die Ihnen in Krisen geholfen haben, notieren. So sind Sie gut vorbereitet, falls es zu einer nächsten Krise kommen sollte.

Eigene Ideen und Aktivitäten, die mir bislang in Krisen geholfen haben:

- ....
- ....
- ....
- ....
- ....
- ....
- ....
- ....

Aus Jensen, Hoffmann et al. (2014).

AB 49 /

P

Erstellen einer Checkliste für die Entlassung

Ihre Rückkehr aus der Klinik nach Hause steht bevor. Unserer Erfahrung nach ist es sinnvoll, die Entlassung und die damit verbundene Umstellung auf einen selbst organisierten Alltag für die ersten Tage nach der Entlassung, aber auch für die Folgezeit gut zu planen, um für eventuelle Hürden gewappnet zu sein und um langfristig stabil zu bleiben.
Zu Ihrer Orientierung haben wir eine Entlassungs-Checkliste erarbeitet. Gehen Sie die Checkliste durch und entscheiden Sie, welche Punkte für Sie relevant sind. Markieren Sie die für Sie zutreffenden »To do's«, z. B. durch Ankreuzen oder indem Sie die entsprechenden Zeilen mit einem Textmarker farblich unterlegen. Im nächsten Schritt überlegen Sie, bis wann Sie welchen Punkt erledigt wissen wollen. Ein Beispiel:

(1) Sie wollen sich abholen lassen. Entscheiden Sie zunächst, wer dafür infrage kommt. Schreiben Sie den Namen in die erste Spalte.
(2) Als Nächstes entscheiden Sie, wann Sie fragen wollen. Tragen Sie dieses Datum in die Spalte »Geplant wann?« ein und erledigen Sie den Vorsatz möglichst am geplanten Datum.
(3) Wenn Sie die Abholung geklärt haben, vermerken Sie das Datum, an dem Sie die Verabredung getroffen haben, in der Spalte »Planung abgeschlossen am?«.
(4) In die nächste Spalte schreiben Sie das für die Abholung geplante Datum.
(5) Falls Sie Hilfe bei der Planung oder bei der Durchführung benötigen, überlegen Sie, wer Sie unterstützen könnte, und schreiben Sie dessen Namen in die nächste Spalte.
(6) Falls Sie Schwierigkeiten bei der Planung oder Durchführung hatten oder ein sinnvoller Punkt nicht erledigt werden konnte, können Sie dies in der letzten Spalte anmerken, damit Sie nicht vergessen, dass Sie sich diesbezüglich noch Unterstützung besorgen wollen.

Aus Jensen, Hoffmann et al. (2014).

AB 50 / Checkliste für die Entlassung

Was gibt es zu tun?	Wen informieren oder fragen?	Geplant wann?	Planung abgeschlossen am?	Terminabsprache? Durchführung abgeschlossen am?	Benötige ich Hilfe? Wer kann mich unterstützen?	Bemerkungen
Falls sinnvoll und möglich: Wer holt mich ab? Verabredung treffen.						
Falls nötig, Taxischein von den Ärzten beantragen lassen.						
Arbeitgeber informieren über den Zeitpunkt der Rückkehr bzw. weitere Krankschreibung bzw. Wiedereinstieg z. B. nach Hamburger Modell absprechen.						
Termin beim Psychiater vereinbaren.						
Medikamente für die ersten Tage zu Hause besorgen.						
Termin beim Psychotherapeuten vereinbaren.						
Krisenpass ausfüllen und bereithalten						

Checkliste für die Entlassung

Was gibt es zu tun?	**Wen informieren oder fragen?**	**Geplant wann?**	**Planung abgeschlossen am?**	**Terminabsprache? Durchführung abgeschlossen am?**	**Benötige ich Hilfe? Wer kann mich unterstützen?**	**Bemerkungen**
Termin beim Betreuten Wohnen vereinbaren.						
Notfalltelefonnummer für die ersten Tage – insbesondere Nächte – mit einer Vertrauensperson absprechen.						
Die erste Woche nach der Entlassung mit Hilfe des Wochenplaners vorbereiten.						
Termin in der Tagesklinik vereinbaren.						
Termin mit dem Pflegedienst vereinbaren.						
Kontakt zu einem anderen Betreuungsangebot herstellen, z. B. Integrierte Versorgung, Fallmanager, gesetzlicher Betreuer/gesetzliche Betreuerin.						

Checkliste für die Entlassung

Was gibt es zu tun?	Wen informieren oder fragen?	Geplant wann?	Planung abgeschlossen am?	Terminabsprache? Durchführung abgeschlossen am?	Benötige ich Hilfe? Wer kann mich unterstützen?	Bemerkungen
Wohnung sauber, geheizt (im Winter)?						
Essen einkaufen?						
Angehörige über das Nachhausekommen informieren.						
Kontakte mit Familie oder Freunden für die ersten Tage zu Hause vorbereiten.						

Aus Jensen, Hoffmann et al. (2014).

AB 51 /

P

Therapeutenanleitung: Herstellen des Krisenpasses

Wir empfehlen für die Herstellung des Krisenpasses etwas dickeres und farbiges Papier. So wird er haltbarer und kann im Bedarfsfall etwa im Portemonnaie schneller gefunden werden.

(1) Drucken Sie den Krisenpass in der benötigten Stückzahl zweiseitig (Duplex-Druck) aus oder, falls Sie keinen Duplex-Druck herstellen können, zunächst nur die erste Seite und legen anschließend den bedruckten ganzen Stapel in das Papiereinzugsfach zurück, sodass die andere Seite bedruckt werden kann. So erhalten Sie ebenfalls einen zweiseitigen Druck.
(2) Schneiden Sie die Krisenpässe entlang den Linien, die durch Scheren gekennzeichnet sind, in die richtige Form.
(3) Nun knicken Sie die Krisenpässe entsprechend den gepunkteten Linien.
(4) Fertig ist der Krisenpass!

Aus Jensen, Hoffmann et al. (2014).

Krisenpass

Meine aktuelle Medikation:

Datum: ....

verordnender Arzt

....

(Stempel, Unterschrift, Telefonnummer)

Meine aktuelle Medikation:

Datum: ....

verordnender Arzt

....

(Stempel, Unterschrift, Telefonnummer)

Meine aktuelle Medikation:

Datum: ....

verordnender Arzt

....

(Stempel, Unterschrift, Telefonnummer)

Meine Notfallmedikation:

Datum: ....

verordnender Arzt

....

(Stempel, Unterschrift, Telefonnummer)

Krisenpass

Name: ....

Straße: ....

Ort: ....

Telefon: ....

Mobil: ....

Geburtsdatum: ....

Krankenversicherung:

....

Meine aktuelle Medikation:

Datum: ....

verordnender Arzt

....

(Stempel, Unterschrift, Telefonnummer)

Meine aktuelle Medikation:

Datum: ....

verordnender Arzt

....

(Stempel, Unterschrift, Telefonnummer)

Meine aktuelle Medikation:

Datum: ....

verordnender Arzt

....

(Stempel, Unterschrift, Telefonnummer)

Meine Notfallmedikation:

Datum: ....

verordnender Arzt

....

(Stempel, Unterschrift, Telefonnummer)

Krisenpass

Name: ....

Straße: ....

Ort: ....

Telefon: ....

Mobil: ....

Geburtsdatum: ....

Krankenversicherung:

....

Krisenpass

Im Krisenfall sollen folgende Personen oder Einrichtungen benachrichtigt werden, z. B. Angehörige, Fallmanager oder andere Bezugspersonen (Name, Telefon):

Eine Behandlungsvereinbarung o. Ä. liegt folgender Klinik vor (Name, Adresse, Telefon):

Eine Patientenverfügung ist hinterlegt bei (Institution, Name, Adresse, Telefon):

Im Krisenfall sind bei mir folgende Medikamente erfahrungsgemäß hilfreich:

Schlechte Erfahrungen habe ich bisher mit folgenden Medikamenten gemacht.:

Durch meine Unterschrift bestätige ich die oben genannten Erfahrungen.

(Unterschrift des behandelnden Arztes)

Weitere wichtige Informationen (Allergien, weitere Erkrankungen, letzter Krankenhausaufenthalt o. a.):

Meine Wünsche an die Behandlung:

(Unterschrift des Passinhabers/der Passinhaberin)

Im Krisenfall sollen folgende Personen oder Einrichtungen benachrichtigt werden, z. B. Angehörige, Fallmanager oder andere Bezugspersonen (Name, Telefon):

Eine Behandlungsvereinbarung o. Ä. liegt folgender Klinik vor (Name, Adresse, Telefon):

Eine Patientenverfügung ist hinterlegt bei (Institution, Name, Adresse, Telefon):

Im Krisenfall sind bei mir folgende Medikamente erfahrungsgemäß hilfreich:

Schlechte Erfahrungen habe ich bisher mit folgenden Medikamenten gemacht.:

Durch meine Unterschrift bestätige ich die oben genannten Erfahrungen.

(Unterschrift des behandelnden Arztes)

Weitere wichtige Informationen (Allergien, weitere Erkrankungen, letzter Krankenhausaufenthalt o. a.):

Meine Wünsche an die Behandlung:

(Unterschrift des Passinhabers/der Passinhaberin)

Aus Jensen, Hoffmann et al. (2014).

KAPITEL 12 /

KVT in psychosomatischen Rehabilitationskliniken

Petra Jacobi • Achim Tacke-Pook • Claus Jacobi

- AB 53/Basismodell: Vermittlung des B-C-Zusammenhangs
- AB 54/Anwendung des Basismodells auf die eigene Problematik
- AB 55/Veränderungsmöglichkeiten – abgeleitet vom Basismodell
- AB 56/Die häufigsten „Bewertungsfallen"
- AB 57/Aufspüren von Oberplänen

Wissensvermittlung in Basisgruppen

Grundlage für die KVT in unserer psychosomatischen Rehabilitationsklinik ist die Basisgruppe, auf die weitere Gruppentherapien aufbauen und auf deren Inhalte auch in der Einzelpsychotherapie zurückgegriffen werden kann. Diese Basisgruppe besteht zunächst aus psychoedukativen Modulen zu den Themen Vermittlung eines bio-psycho-sozialen Krankheitsverständnisses, psychophysiologische Bedeutung von Bewegung und Sport, Psychophysiologie und Psychosomatik (»Stress«), Bedeutung von Alltagsdrogen vs. Genussfähigkeit und zu anderen Aspekten eines umfassenden »Gesundheitstrainings«. Um die oftmals mit Stigmatisierungsängsten und Vorurteilen gegenüber psychischen Themen belasteten Patienten nicht zu überfordern und einen gleitenden Einstieg in die Gruppenpsychotherapie zu ermöglichen, geht die Basisgruppe nach einigen Sitzungen in eine kognitiv-behavioral ausgerichtete, störungsübergreifende Problemlöse- und Psychotherapiegruppe über.

AB 53/Basismodell: Vermittlung des B-C-Zusammenhangs. Im Rahmen der Basisgruppen in der Klinik wird den Patienten ein Basismodell (= ABC-Modell) vermittelt, das ihnen eine Strukturierungshilfe ihrer individuellen Problematik anbietet. Dazu wird in der ersten Sitzung anhand von Patientenbeispielen, Metaphern (z. B.: Ist es die rote Ampel, die jemanden zum Stoppen bringt?) und Vergleichen der B-C-Zusammenhang vermittelt. Um bestimmte Bs zu provozieren, kann zur Stressinduktion (C-Aktivierung durch Auslösung von ängstlich-vegetativen körperlichen Symptomen) die sogenannte Auswahlübung durchgeführt werden: Nach einer kleinen Entspannungsinstruktion werden die Patienten gebeten, noch mit geschlossenen Augen sitzen zu bleiben. Dann wird angekündigt, dass der Gruppenleiter herumgehen wird, um jemanden durch kurzes Antippen zu einer Übung vor der ganzen Gruppe auszuwählen. Die nahenden Schritte des Gruppenleiters sind dann das A usw. Oder die Patienten werden im Anschluss an eine Sensibilisierungsübung für den Körper gebeten, ihre üblichen Selbstverbalisationen (Bs) bei Ärger und bei Freude je zwei Minuten zu repetieren. Die entsprechend verschiedenen Körperreaktionen (Cs) werden dann gemeinsam ausgewertet.

AB 54/Anwendung des Basismodells auf die eigene Problematik. Mit dem oben geschilderten, oft sehr eindrücklichen Erlebnis wird versucht, den Patienten »Geschmack« auf das Modell zu machen, sie zur Übertragung auf die eigenen Problematik zu motivieren, und das Modell im nächsten Schritt auf die eigene Problematik anzuwenden. Hierbei kann es sowohl darum gehen, einzelne, als schwierig bewertete, Situationen (Mikroebene) als auch allgemeine Schwierigkeiten im Umgang mit der Krankheit und den rehabilitationsspezifischen Krankheitsfolgen (Makroebene) zu betrachten. Mit der abschließenden Zielfrage: »Wie möchte ich mich in der beschriebenen Situation fühlen und verhalten?«, sollen die Patienten wiederum auf die Realitätsnähe von Veränderungsmöglichkeiten hingewiesen werden.

AB 55/Veränderungsmöglichkeiten – abgeleitet vom Basismodell. Im nächsten Schritt gilt es, anhand dieses letzten Ziels die Möglichkeiten einer Veränderung der Situation (A) und die dadurch zu erwartenden »Kosten« zu eruieren. Meist können die Patienten durch solche Betrachtungen erkennen, dass die Kosten für eine Veränderung der Situation in aller Regel zu hoch sind. Damit werden sie motiviert, über Veränderungen ihrer Bewertungsmuster nachzudenken.

AB 56/Die häufigsten »Bewertungsfallen«. Nun gilt es, die häufigsten »Bewertungsfallen« zu erkennen und daraus günstigere Denkmuster – weg von absolutistischen Forderungen hin zu präferentiellen Vorstellungen – zu machen. Zu diesem Zweck werden die Patienten mit den grundlegenden Strategien des Disputes (logisch, empirisch, hedonistisch) vertraut gemacht. Besonders die einfachste aller Disputfragen (»Wie komme ich darauf, zu fordern, dass …?«) hat oft die erhellendste Wirkung. Die Absurdität von absoluten Forderungen (»Mein Wille geschehe!«) wird den Patienten auf diese Weise schnell bewusst.

AB 57/Aufspüren von Oberplänen. Im letzten Schritt wird versucht, die den Bewertungen zugrundeliegenden Lebensmottos (»Oberpläne«, meist Perfektionismus, Harmonie, Fairness) aufzudecken und zu disputieren.

AB 53 / Basismodell: Vermittlung des BC-Zusammenhangs

Mit Hilfe dieses Modells können Sie versuchen, Ihr eigenes Problem besser einzuordnen und zu verstehen. Das Leiden unter einem Problem findet auf der Ebene C statt. Es handelt sich um ein belastendes Gefühl (wie z. B. Angst, Ärger oder Niedergeschlagenheit). Zusätzlich oder ausschließlich kann eine Körperreaktion (wie z. B. Schmerzen, Tinnitus, Herzrasen, Zittern) ins Spiel kommen. Darüber hinaus können auch bestimmte Verhaltensweisen als Problem empfunden werden. Oft handelt es sich hierbei um sogenanntes Vermeidungsverhalten – es wird versucht, der vermeintlich negative Gefühle hervorrufenden Situation (z. B. Menschenansammlungen, Allein-Sein, körperliche Betätigung) aus dem Weg zu gehen. Letztendlich sind es immer die Gedanken am Punkt **B,** oder genauer gesagt die Bewertungen, die diese Reaktion vermitteln.

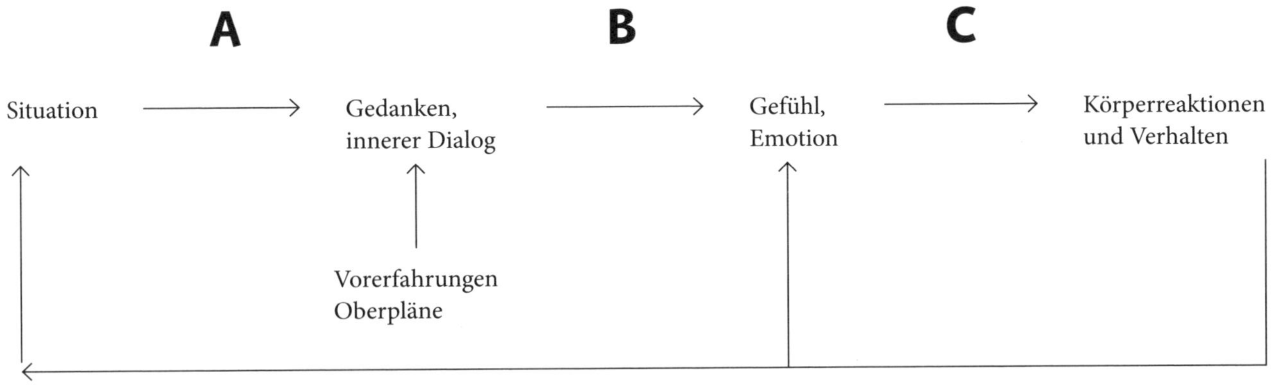

AB 54 /

P

Anwendung des Basismodells auf die eigene Problematik

(1) Am Punkt **A**: Erinnern Sie sich bitte an eine **Situation**, in der es zu unangenehmen Gefühlen – oder zum verstärkten Auftreten unangenehmer Körperempfindungen kam.
Beschreiben Sie bitte kurz die konkrete Situation.

(2) Am Punkt **B**: Welche **Gedanken** (= innerer Dialog) gingen Ihnen in dieser Situation durch den Kopf?

(3) Am Punkt **C**: Welche Gefühle und/oder Körperempfindungen traten auf?
Wie verhielten Sie sich?

(4) Zum Schluss fragen Sie sich bitte:
Wie möchte ich mich in der oben beschriebenen Situation **fühlen** und **verhalten**?

AB 55 / P

Veränderungsmöglichkeiten – abgeleitet vom Basismodell

A	B	C	
Situation Zeit, Ort, Personen, Umstände	**Gedanken** An was Sie in dieser Situation dachten = innerer Dialog	**Gefühle** Was Sie in dieser Situation empfanden	**Körperreaktion Verhalten** Was Sie körperlich spürten, was Sie taten
Ziel Wie möchten Sie sich fühlen/verhalten?	**Möglichkeiten der Situationsveränderung** Kann ich die Situation verändern oder ist es sinnvoller, die gedankliche Bewertung zu verändern?	**Möglichkeiten zur Veränderung der gedanklichen Bewertung** Welche »Bewertungs- fallen« machen Ihnen die Veränderungen schwer?	**Überlegungen zu günstigeren Bewertungen** Gedanken, die Sie Ihrem Ziel näher bringen

AB 56 / Die häufigsten »Bewertungsfallen«

P

Überprüfen Sie Ihr »inneres »Selbstgespräch« = Ihre Gedanken (am Punkt **B**) hinsichtlich folgender gedanklicher Muster:

- **»Muss-turbationen«:** »Ich muss …«, »Er soll …«, »Ich darf nicht …«

- **»Katastrophisieren«:** »Es ist schrecklich …«, »Nicht auszuhalten …«, »Eine Katastrophe …«

- **»Pauschalisieren«:** »Mit mir ist nichts mehr los!«, »Mir geht immer alles schief!«

- **»Verdammen«:** »Ich bin ein völliger Versager!«, »Er ist eine Niete!«

AB 57 / Aufspüren von Oberplänen

P

Mit Hilfe der folgenden Satzergänzungen soll versucht werden, die oft nicht bewussten Oberpläne zu entdecken. Bitte ergänzen Sie die folgenden Satzanfänge. Denken Sie möglichst nicht lange darüber nach – antworten Sie ganz spontan.

(1) Ich muss immer

(2) Ich darf nie

(3) Es wäre schrecklich, wenn ich

(4) Ich kann es nicht aushalten, wenn ich

KAPITEL 13 /

KVT in Beratung und Kurztherapie

Rolf Winiarski

- AB 58/Klärungsbogen zur Beratung
- AB 59/Kurzfragebogen zur Psychotherapie
- INFO 47/ABC-Poster
- INFO 48/Selbstanalyse von Emotionen (SAE)
- INFO 49/Checkliste zur Anwendung des ABC-Modells
- INFO 50/Das Hedonie-ABC
- INFO 51/Kognitiv-verhaltenstherapeutischer Übungstext
- INFO 52/Impfung gegen das Helfersyndrom
- AB 60/Checkliste zur Selbstreflexion von Beratungen
- AB 61/Erfragen von Unklarheiten
- INFO 53/Interventionstriade
- AB 62/Kurzfragebogen zur Supervision

Beratung und Kurztherapie unterscheiden sich von anderen Settings quantitativ und folglich auch qualitativ durch die geringe Anzahl von Sitzungen. Die Kontakte sind oft auf nur eine Stunde begrenzt (Beratung) und gehen häufig über zehn Sitzungen (Beratungsreihe) nicht hinaus. Bei Kurztherapien erstrecken sich die Kontakte über maximal 25 Sitzungen. Reduzierte Zeit erfordert auch eine Veränderung der Methoden, Inhalte und Tools. Im Folgenden werden Tools für Kurzkontakte dargestellt.

Abklären von Problemen vor und in der Beratung

AB 58/Klärungsbogen zur Beratung. Dieser Bogen kann sowohl vor einer Beratung eingesetzt werden, um einen ersten Eindruck von Umfang und Art der Fragestellungen zu erhalten. Er kann aber auch als Miniprotokoll und Gesprächsstruktur während des Erstgesprächs vom Berater ausgefüllt werden. Vor allem Ungeübte haben damit eine Möglichkeit, rationell abzuklären, worum es dem Klienten geht. Unsere Berater haben diesen Bogen aber auch manchmal nach dem Erstgespräch selbst ausgefüllt, um die Sitzung kurz nachzuarbeiten und sich selbst über die Probleme klarer zu werden. Diese Klärungsfunktion kann der Bogen auch erfüllen, wenn er vom Klienten bearbeitet wird. Allerdings ist es abwägenswert, ob man einen noch unbekannten Klienten gleich mit einem Papier konfrontiert oder ob man der Niedrigschwelligkeit von Beratungseinrichtungen folgt und zunächst ein empathisches Gespräch anbietet. Die Art der Einrichtung sollte bei solch einem Entscheidungsprozess einbezogen werden. Gerade, wenn eine Einrichtung Anonymität und Vertraulichkeit ins Zentrum ihres Charakters stellt, sind schriftliche Anforderungen unangebracht. Der Autor bevorzugt das persönliche Gespräch, aber es gibt auch Situationen in Krankenhäusern, überlaufenen Beratungsstellen und anderen stressigen Umfeldern, in denen der Klärungsbogen wertvolle Vorinformationen, auch für die Zuordnung des richtigen Beraters liefert.

AB 59/Kurzfragebogen zur Psychotherapie. Wenn die Entscheidung zur Kurztherapie gefallen ist, hat der Therapeut ein Interesse, rasch alle anamnestischen und diagnostischen Daten zu erfragen. Mit dem Kurzfragebogen, der auch dem Klienten zum Ausfüllen gegeben werden kann, erfragt der Berater sehr komprimiert wesentliche Daten, die für Kurzzeitanträge und entsprechende Therapieplanung benötigt werden. Häufig sind Ergänzungen nötig, der Bogen ist sehr knapp. Wenn der Klient den Bogen beantwortet, hat dies den Vorteil einer weiteren Zeitersparnis, jedoch den Nachteil, dass der Therapeut bei Unklarheiten nicht gleich nachfragen kann; außerdem ist nicht jeder Klient bereit, vor einem Beziehungsaufbau solche Fragen zu beantworten. Der Bogen sollte daher interaktiv an Beispielfragen vorgestellt werden und nur freiwillig beantwortet werden. In der Therapie geht es oft um recht intime Dinge und außerdem verhindern Ängste meist, dass sich jemand gleich schriftlich gegenüber einer ihm noch fremden Person zu alledem äußert. Deshalb sollte dies erfragt und respektiert werden, wenn der Klient das nicht möchte. Klienten wissen ja auch oft noch nicht oder haben dies wieder vergessen, wie es um die Schweigepflicht bestellt ist und wie der Therapeut arbeitet. Man sollte hier sensibilisiert reagieren. Ansonsten kann der Therapeut den Bogen als Struktur seiner Gesprächsführung verwenden.

Veränderungsprozess mit dem ABC-Modell

INFO 47/ABC-Poster. In der Beratung wird kaum Zeit für eine explizite ABC-Einführung sein. Dort arbeitet der Kognitive Verhaltenstherapeut mit einem »abgespeckten« Modell, häufig eine direkte Disputation irrationaler Annahmen. In der Kurztherapie hingegen kann das ABC-Modell eingeführt werden. Das ABC-Poster ist auch als Wandbehang geeignet, um die wesentlichen Punkte immer parat zu haben. Diese zusammengefasste Form vermittelt mit umgangssprachlichen Worten eine Übersicht. Vor allem der Bereich B ist im Deutschen sehr gut darstellbar und erfasst auf einen Blick fast alle semantischen Ebenen mit B-Wörtern. Es kann dem Klienten als Ausdruck mitgegeben werden, um den Stundeninhalt zu festigen.

INFO 48/Selbstanalyse von Emotionen (SAE). Die Selbstanalyse von Emotionen ist ein pragmatisch konzipertes Werkzeug, um bei einer Arbeit mit dem ABC-Modell eine Strukturhilfe an die Hand zu geben, sowohl für Berater als auch die Klienten. Dieses Tool ist nicht für die Beratung, sondern für die Kurztherapie gedacht. Es ermöglicht, ad hoc das Modell vorzustellen und ohne lange Einführungen gleich damit praktisch zu arbeiten. Im Gegensatz zum Klienten muss der Therapeut mit dem Modell firm sein und dies spontan bei den Klientenbeispielen anwenden können. Dies erfordert Training. Der Therapeut in der Kurzzeittherapie kann das Modell auch implizit anwenden und das Selbstanalyse-Tool verwenden, um die Probleme zu ordnen und zeitsparend zu einer Disputation und zu praktischen Handreichungen (Punkt F!) überzugehen. Diese Arbeit erfordert viel Fingerspitzengefühl, da man nicht zwischendurch an vielen kleinen Schritten testen kann, wie viel Veränderungsspielraum der Klient hat und wann er überfordert ist. Schnellere Arbeit und direktes Einsteigen in die Veränderungsprozesse erfordert ein gutes Gespür und die Fähigkeit, Rapport, Compliance und Modifikationskompetenz »nebenher« zu beobachten und wenn nötig das Arbeitstempo anzupassen. Dieser Prozess kann auch zu einer Neuentscheidung führen, was die Indikation von Kurzzeittherapie anlangt.

INFO 49/Checkliste zur Anwendung des ABC-Modells. Mit dieser Checkliste können Berater und Therapeuten sich selbst reflektieren und Klienten lernen, ihre eigenen ABCs zu korrigieren. Sie folgen dabei nur den Anweisungen der Liste.

INFO 50/Das Hedonie-ABC. Einige augenzwinkernde Vorschläge zur Reflexion unterschiedlicher Spielarten der wohltuenden Dinge im Leben enthält das Hedonie-ABC. Vollständigkeit ist nicht angestrebt. Man kann diese oder ähnliche Deutungen angenehmer und zielfördernder Aktivitäten verwenden, um den Blick für fehlende Bestandteile bei der Zielplanung in der Beratung oder Kurztherapie zu schärfen. Eine kreative Beratungsaufgabe kann sein, dass der Klient sein eigenes »ABC der Lebensfreude« erstellt und sich konkrete Schritte zu seiner Umsetzung ausmalt. In der kognitiv orientierten Kurztherapie sind die Zielplanung und ein Ausblick auf ein angenehmes Leben ausführlicher zu gestalten als bei Kurzkontakten in der Beratung und Begleitung. Diese Methode hat den Vorteil, die Phantasie und Kreativität anzuregen, und den Nachteil, etwas unstrukturiert zu sein. Sie kann eine genaue Lebenszielplanung mit konkreten Lebenszielen nicht ersetzen, aber motivierend wirken und anregen, den Zielhorizont zu erweitern und sich erst einmal ein allgemeines Bild zu machen, was im Leben nachhaltig wohltuend sein könnte.

INFO 51/Kognitiv-verhaltenstherapeutischer Übungstext. Mit dieser vermutlich auf buddhistische Literatur zurückgehenden Geschichte kann die Zuordnung von KVT-Wissen überprüft und geübt werden.

INFO 52/Impfung gegen das Helfersyndrom. Mit diesem Reflexionsblatt kann eine Abgrenzung des Beraters/Therapeuten gegen eine Überziehung seiner Möglichkeiten vorgenommen werden. Langfristig wird dadurch einem Burn-out vorgebeugt, kurzfristig wird das beraterische Handeln effektiv auf die Punkte gelenkt, die auch beinflussbar sind.

AB 60/Checkliste zur Selbstreflexion von Beratungen. Die Kategorien erklären sich selbst. Die Zusammenstellung dieser Liste soll helfen, alle wesentlichen Punkte einer Beratung zu reflektieren und hierzu übersichtlich auszuwertende Aufzeichnungen anzufertigen.

AB 61/Erfragen von Unklarheiten. Diese Übung ist ein Tool für das Beratertraining. Der Benutzer wird dabei mit schwammigen Klientenaussagen konfrontiert, die einen Beratungsprozess blockieren. Im Wesentlichen handelt es sich dabei um sogenannte Tilgungen, also ausgelassene Satzteile, ungenaue Angaben, verzerrte Wahrnehmung oder nicht hinterfragte Verallgemeinerungen. Zum Beispiel können Verallgemeinerungen wie »man« durch die Frage »Wer ist man?« mit konkretem Inhalt ergänzt werden. Forderungen und Muss-Gedanken werden hinterfragt durch »Wer legt das fest, dass etwas sein muss?« Berater trainieren mit dem Bogen, auf typische verbale Muster für solche Aussagen gezielter zu reagieren. In der Kollegiumsgruppe, Intervision, Supervision oder Fallbesprechung können die individuell gefundenen Fragelösungen besprochen und optimiert werden.
Sie können Beratungen mit demselben oder mit verschiedenen Klienten auswerten und vergleichen. Dadurch erfolgt die Reflexion über Veränderungen im Verlauf mehrerer Beratungen oder darüber, was bestimmte Kliententypen beim Berater auslösen.
Die Checkliste eignet sich sowohl für Supervisionen und Intervisionen zur Vorbereitung als auch für die Selbstreflexion nach einer Beratung. Sie erklärt sich weitgehend von selbst. Dennoch einige Hinweise: Reflektieren Sie die einzelnen Punkte zeitnah zur Beratung. Verwenden Sie die Liste nicht, um Wunschvorstellungen festzuhalten, sondern zweifeln Sie einmal an Ihrem Vorgehen, um nach eingehender Prüfung ein Mehr an Sicherheit in Ihren Interventionen zu erlangen. Besonders wenn Sie mit Ihrer Beratung unzufrieden waren, führt diese Liste durch viele Ebenen, auf denen die Ursache liegen kann. Wenn Sie keine Supervision in Anspruch nehmen können, kann ein Kollege hilfreich sein, mit dem Sie Ihre ausgefüllte Liste besprechen.

INFO 53/Interventionstriade. Diese Übersicht dient dem Berater/Kurzzeittherapeuten, die drei Ebenen Dialog, Beziehung und Konzept zu reflektieren. Dieses Tool ist zur Selbstreflexion ebenso geeignet wie in Intervision und Supervision. Die drei Ebenen mit den daran geknüpften Fragen erklären sich selbst und sind (weitgehend) schulenübergreifend anwendbar. Die Fragen helfen, Dialog, Beziehung und Konzept differenziert zu hinterfragen und auf Stimmigkeit und Vollständigkeit zu prüfen.

AB 62/Kurzfragebogen zur Supervision. Dieses Tool dient Supervisoren dazu, einen knappen ersten Einblick zu erlangen, wenn sie von extern Gruppen in Kliniken, Beratungsstellen und Institutionen supervidieren. Der Bogen bringt als schnellen Eindruck knapp auf den Punkt, worum es in der Einrichtung und bei dem Mitarbeiter gehen könnte. Der Supervisor kann damit eine Vorstrukturierung planen und zu den genannten schwierigen Punkten Sitzungsangebote formulieren. Ein Augenmerk sollte auch darauf gelegt werden, welche Punkte nicht benannt werden, wo sich Betriebsblindheit eingestellt hat und eine Sicht von außen konstruktive Anregungen geben könnte.

Quellennachweis

Die in diesem Kapitel verwendeten Arbeitsblätter stammen hauptsächlich aus: Winiarski, R. (2011). KVT in Beratung und Kurztherapie (2. Aufl.). Weinheim: Beltz.

AB 58 / Klärungsbogen zur Beratung

P

Bitte kopieren Sie sich dieses Blatt, damit Sie Ihre Eintragungen leicht verändern können, falls Sie später damit nicht zufrieden sind.
Schreiben Sie zunächst einmal alles, was Sie in der Beratung besprechen möchten, auf ein leeres Blatt. Fassen Sie das nun bitte zusammen:

Meine drei hauptsächlichen Schwierigkeiten/Fragen sind:

(1) ....

(2) ....

(3) ....

Überlegen Sie nun bitte, was Sie benötigen, um weiterzukommen:

(1) ....

(2) ....

(3) ....

Gleich haben Sie's geschafft! Überlegen Sie jetzt bitte noch, was Sie bisher daran gehindert hat, Ihre Fragen und Schwierigkeiten anzugehen:

(1) ....

(2) ....

(3) ....

Dieser Bogen kann auch vom Berater nach der Sitzung stellvertretend ausgefüllt werden, um das Gespräch zu sortieren.

AB 59 / Kurzfragebogen zur Psychotherapie

P

1/2

Bitte beschreiben Sie Ihr(e) Problem(e) kurz mit eigenen Worten:

Ich habe in folgenden Situationen zu viel Angst:

Ich bin in folgenden Situationen deprimiert / zu traurig:

Ich bin in folgenden Situationen verärgert/wütend:

Ich schäme mich über/wenn:

Ich verhalte mich in folgenden Situationen verkehrt oder ungünstig:

Mein Problem besteht seit:

Das Verhältnis zu meiner Mutter war/ist:

Das Verhältnis zu meinem Vater war/ist:

Bestraft worden bin ich für:

Bestraft worden bin ich durch:

Kurzfragebogen zur Psychotherapie

Gelobt wurde ich für:

Belohnt wurde ich durch:

In der Schule hatte ich die Rolle als:

Mein schlimmstes Erlebnis:

Mein schönstes Erlebnis:

Wie viele Freunde haben Sie?

Liebe ist …?

Meine Ziele für die nächsten 12 Monate sind:

Wenn ich zaubern könnte, würde ich zuerst:

Glücklich sein kann man nur, wenn:

INFO 47 /

P

ABC-Poster

A (activating event, adversity)

- Ausgangssituation
- Augenblick
- Anlass

B (beliefs)

- Beobachtung
- Blickwinkel
- Betrachtungsweise
- Beschreibung
- Beeinflussung
- Bedingung
- Befürchtung
- Begutachtung
- Beurteilung
- Bedeutung
- Bewertung

Zusammenfassung: Was sehe ich in Situation A? Wie sehe ich es? Welche Bedeutung gebe ich dem? Wie bewerte ich es?

C (consequences)

- Gefühle wie Depression, Ärger, Wut, Angst, Panik, Scham, Schuld, Minderwertigkeit
- Körperreaktionen wie Aufregung, Anspannung, Herzrasen, Atemnot, Müdigkeit, Lustlosigkeit
- Verhalten wie Aufschieberei, Resignation, Vermeidung, Passivität

INFO 48 /

P

Selbstanalyse von Emotionen (SAE)

A (Anlass, Ausgangssituation): Was ist geschehen? Was hat wer gesagt? Präzise und objektive Beschreibung (Einnehmen eines Kamerastandpunktes)

B (Bedeutung): Wie sehe ich A? Welche Bedeutung hat A für mich, mein Leben, meine Zukunft? Was befürchte ich? Welche Konsequenzen hat A? Wie bewerte ich mich selbst? Wie schwerwiegend empfinde ich das?

C (Konsequenzen): Wie fühle ich mich? Welche Körperreaktionen spüre ich? Wie verhalte ich mich?

D (Diskussion): Überprüfung, ob meine Wahrnehmung zutreffend ist, ob meine Schlussfolgerungen zielführend sind – anhand folgender Kriterien:

- Übertreibe oder verallgemeinere ich irgendetwas? Würde das jeder so sehen?
- Kann ich meine Gedanken (B) beweisen?
- Hilft mir mein Denken, oder verschlimmert es meine Lage?
- Welche anderen Möglichkeiten gibt es?
- Was wäre so entsetzlich, wenn meine Schlussfolgerungen einträfen?
- Weiß ich mit absoluter Sicherheit, dass alles so ist/geschehen wird?
- Wie könnte das jemand sehen, der mit einer ähnlichen Lage besser zurechtkommt?
- Was kann ich tun? Welche neuen Sichtweisen und Bewertungen von A folgen aus meinen Überlegungen? (Erstellen Sie auch eine Zusammenfassung.)

E (Ergebnis): Mit welchem Gefühl möchte ich künftig in einer Situation wie A reagieren? Was genau möchte ich künftig in solchen Situationen tun? (Beschreiben Sie ein konkretes Verhalten.)

F (Folgen): Hier geht es darum, das eigene zukünftige Verhalten genau zu planen.

- Was will ich lernen und üben?
- Wo und wann genau beginne ich?
- Was ist der erste Schritt, den ich noch heute machen kann?
- Welche Folgen werden meine Veränderungen aus E haben, und wie werde ich damit umgehen?
- Woran erkenne ich, dass ich mein Ziel erreicht habe?
- Bin ich bereit, das in Kauf zu nehmen?
- Was muss ich sonst noch bearbeiten, um mich insgesamt besser zu fühlen?
- Womit beginne ich?
- Was mache ich jetzt sofort/noch heute?
- Mit welchen Ausflüchten hindere ich mich an meiner Weiterentwicklung?

INFO 49 /

P

Checkliste zur Anwendung des ABC-Modells

- Nur ein Problem nach dem anderen bearbeiten, nicht mehrere gleichzeitig.
- Das implizite oder explizite Aufstellen eines ABCs von der Bearbeitung der Kognitionen trennen.
- Fragen, die nicht beantwortet wurden, geduldig und konsequent wiederholen.
- Widerstand und Abschweifungen als Teil der Arbeit akzeptieren.
- Statt einer kämpferischen eine zugewandte Haltung bewahren.
- Aktivierende Fragen stellen statt Belehrungen abgeben (Arbeiten Sie nicht mehr als Ihr Klient!).
- Akzeptieren, dass nicht jeder bereit ist, den Preis für Veränderungen zu zahlen.
- Statt eigener Deutungen fragen, was der Klient denkt (»Hold your horses!«).
- Die eigenen Gefühlsregungen auf Angemessenheit überprüfen. (Therapeutisches Mitgefühl ist angemessen, wenn es nicht belastet. Ärger und Ungeduld sollten minimiert oder abgebaut werden. Zu viel Emotion steht dem stabilen und ohne Burnout praktizierbaren Arbeitsbündnis im Wege.)

INFO 50 /

Das Hedonie-ABC

Ausgeglichenheit	Natürlichkeit
Behaglichkeit	Offenheit
Chillen	Planung
Daseinsfreude	Qi Gong
Einfühlsamkeit	Ruhe
Fröhlichkeit	Selbstbewusstsein
Gelassenheit	Training
Hoffnung	Unbefangenheit
Interesse	Vertrauen
Job	Wohlgefühl
Kraft	Xtra-Wünsche
Lust	Yoga
Munterkeit	Zuversicht

INFO 51 /

Kognitiv-verhaltenstherapeutischer Übungstext

Dieses Thema verlangt Ihnen einiges ab. Sie lernen Grundprinzipien kennen und erhalten Einblicke in die Anwendung Kognitiver Beratung. Immer wieder werden Sie mit Übungsaufgaben konfrontiert, bei denen Sie Ihr Vorgehen kritisch überprüfen und ein rundes Beratungskonzept aufbauen können. Ein Training unter beständiger Supervision über Jahre ist unerlässlich, wenn Sie gerade neu eingestiegen sind. Eine Einbeziehung der Methoden Kognitiver Beratung und Kurztherapie in Ihre schon erfahrenere Praxis sollte mit unseren Übungen möglich sein.
Zur Illustration folgt hier eine alte, aus buddhistischer Tradition stammende Geschichte mit zusammenfassenden kognitiv-verhaltenstherapeutischen Fachbegriffen.

Ein Hase schläft unter einem Baum. Er erwacht durch einen lauten Knall *(Situation A)*. Er erschrickt *(physiologische Reaktion C)*, nimmt dies als Bedrohung wahr *(Bewertung B)*, springt panisch auf *(Gefühls- und Verhaltenskonsequenzen C, Aktivierung seines Angstschemas und Vermeidungssystems)* und rennt davon *(erweiterte Konsequenz: Aufbau von Vermeidungsverhalten)*. Der Hase steigert sich in seine Befürchtungen hinein *(Bedeutung B)*. Er schaut aus Angst nicht mehr nach hinten *(Aufrechterhaltung des Vermeidungsverhaltens C)*, und die anderen Tiere fragen ihn, was los sei. »Die Welt geht unter!«, antwortet er atemlos und rennt weiter. Andere Tiere lassen sich mitreißen und laufen ebenfalls vor lauter Angst mit *(stellvertretendes Lernen unrealistischer Befürchtungen B mit Angstreaktion C)*. Der Hase sieht sich dadurch noch bestätigt *(aufrechterhaltende Bedingung für B und C durch systemische externe Verstärkung)*. Schließlich ist der ganze Wald in Panik, und alles rennt in Todesangst *(kollektiv generalisierte Befürchtung B)*. Am Ende des Waldes steht eine alte Frau und fragt die Tiere, was denn los sei *(Erfragen der Situation A/Stimulusdiskrimination)*. Sie erhält immer wieder die Antwort: »Die Welt geht unter, entsetzlich!« *(Generalisierte Befürchtung B)* Jedes Tier, das sie nach genaueren Angaben fragt, beruft sich auf ein anderes Tier: »Die Welt geht unter, die Rehe haben es gesagt«, »Entsetzliches Unheil, die Wildschweine haben es gesehen«. Sie fragt in Ruhe weiter: »Woher wisst Ihr das?« *(Disputation, Überprüfung der Bs, hier Realitätstest der Wahrnehmung)* Endlich findet sie den Hasen, von dem die unheilvolle Kunde zu stammen scheint. Auch ihn fragt sie: »Woher weißt du das?« Der wiederum beschreibt einen für ihn entsetzlich bedrohlichen Knall *(Vermischung von Situation A und Befürchtungen B)*. Nach einigem Zureden *(Motivationsarbeit)* willigt der Hase ein, gemeinsam mit der Alten zu gucken *(Arbeitsauftrag)*, was das für ein Knall war *(Realitätsprüfung in vivo)* und sich dem sagenhaften Ereignis zu nähern *(Exposition in vivo)*. Der Hase beginnt, sich innerlich darauf einzustellen, seine Befürchtungen abzumildern und sich gut zuzureden *(Aufbau neuer Bs in Form einer Selbstinstruktion als Coping-Strategie)*, und die weise Frau geht völlig gelassen *(Mastery-Model)* vor, während andere Tiere sich noch unsicher überwinden *(Coping-Model)*. Manche überlegen, dass sie schon ganz andere Dinge geschafft haben *(Aktivierung von Ressourcen)*. Einige meinen, wenn wir jetzt kneifen, behalten wir unsere Angst *(Aufbau einer problemlösenden Betrachtungsweise B/funktionales Health-Belief-Modell)*. Schließlich bestärken sie sich gegenseitig *(systemische Verstärkung/Selbsthilfeaspekt)*, akzeptieren ihre Angst *(Problem 2. Ordnung)* und nähern sich langsam im Geiste *(systematische Desensibilisierung)* als auch real *(abgestufte Reizkonfrontation)* dem geheimnisvollen Ort. Um ihre Angst zu überwinden, malen sie sich in ihrer Phantasie aus, was sie wohl dort finden würden *(Desensibilisierung in sensu/Bearbeitung der Bs, Imagination mit Screen-Technik)*. Schließlich nähern sie sich dem Baum *(Aktivierung des Annäherungssystems)*, unter dem der Hase geschlafen hatte, und überwinden sich, der vollen Wahrheit ins Auge zu schauen *(Exposition in vivo mit Flooding)* und ihre Befürchtungen dabei in Frage zu stellen *(Disputation)*. Eine Mango war vom Baum gefallen und neben dem Hasen aufgeschlagen! *(Aufbau von Realitätssicht, Stimulusdiskrimination)* Der Hase erkannte, dass er einem schweren Irrtum aufgesessen war *(kognitive Umstrukturierung)*, und seine Angst ebbte rasch ab *(Habituation und Widerlegung der alten Gefahren-Bs sowie Extinktion der Angstreaktion)*. Er gab sich Mühe, sich nicht dafür zu schämen *(Arbeit am Symptomstress, am Metaproblem oder Problem 2. Ordnung)*, und übte fortan, künftig nicht gleich in Angst wegzulaufen *(Reaktionsverhinderung, Unterbrechung des Vermeidungsverhaltens)* und ein neues Verhalten zu formen *(Shaping)*.

INFO 52 /

T

Impfung gegen das Helfersyndrom

Dieser Text kann als Lesesuggestion oder einfach zum Reflektieren eingesetzt werden. Er eignet sich auch für Supervisions-, Intervisions- und Ausbildungsgruppen als Meditation zwischendurch. Man kann ihn auch während einer Entspannungsübung vorlesen.

Das Wohlergehen meiner Klienten liegt nicht in meiner Macht. Ich bin dafür verantwortlich, was ich versuche, um ihr oder ihm zu helfen, aber letztlich nicht für den Erfolg. Ich kann nach den Regeln der Kunst, die ich gelernt habe, anstreben zu helfen. Ich bin Berater oder Therapeut, nicht Magier! Der Klient, dem es sehr schlecht geht, wird durch die Sitzung nicht zur Frohnatur. Er kann nur Anregungen erhalten, sich selbst zu helfen. Mehr kann ich nicht leisten, auch wenn ich es gerne würde. Beratung und Therapie kann auch dazu führen, dass der Klient sich schlechter fühlt. Ob mein Klient Veränderungen stark genug verfolgt, liegt nicht in meiner Hand.

Wenn ich die Stunde überziehe, ist das für mehrere Seiten nachteilig. Mein Klient lernt nicht, sich in einer absehbaren Zeit auszudrücken, der Nächste muss warten, oder ich werde demotiviert, weil ich zu spät nach Hause komme. Oder er und ich werden beide unkonzentriert. Wenn ich dem Klienten helfen möchte, tue ich sehr gut daran, die Struktur einzuhalten. Dass es dem Klienten schlecht geht, ist kein Kriterium, eine sinnvolle Arbeitsstruktur aufzugeben, der Preis ist zu hoch – für mich und für den Klienten. Dem Klienten wird es auch nach einer weiteren halben Stunde noch schlecht gehen. Und er wird das, was wir besprochen haben, wieder vergessen, weil sich niemand so lange konzentrieren kann. Es ist sinnvoll, die Stunde einzuhalten, und es gibt kein Mitleidsgesetz, das dies verbietet.

Ich bin ein guter Berater, wenn ich die Stunden strukturiere und damit den Lernprozess und die Beschränkung auf das Wesentliche fördere. Es gehört zu meinen Aufgaben, Dinge zu sagen und durchzusetzen, die dem Klienten kurzfristig nicht gefallen, ihn aber langfristig fördern. Die Trauer des Klienten ist nicht meine Trauer. Und seine Trauer wird nicht geringer, wenn ich auch trauere. Ich bin mitfühlend, aber lasse mich nicht durch Mitleid von sinnvollen Arbeitsstrukturen abbringen. Nur so kann ich langfristig meine Motivation bewahren und dem Klienten Lösungsperspektiven vermitteln.

AB 60 /

Checkliste zur Selbstreflexion von Beratungen

T

1/2

Selbstreflexion nach der Beratung

Checkliste zur Analyse der Beratungsqualität

Beziehungsqualität/Rapport	
Leitthema/Hauptthemen der Stunde	
Einschätzung der Gesprächsstrukturierung	
Beratungsergebnisse	
Gefühle des Beraters	
Feedback des Klienten	
Fragen an die Supervision	
Unsicherheiten des Beraters	
Gruppenempfehlungen für den Klienten	
Was ich in künftigen Sitzungen anders mache	

Checkliste zur Selbstreflexion von Beratungen

Gebrauchsanleitung für die Checkliste

Einige weitergehende Anregungen für die Ausgestaltung der einzelnen Elemente der Checkliste:

(1) Wie schätze ich die Übereinkunft/Nichtübereinkunft zwischen mir und dem Klienten ein? Gab es beim Klienten oder bei mir Widerstand? Spürte ich Sympathie oder Aversionen? Äußerte sich der Klient zur Beziehung? Ist es mir gelungen, einen Rapport aufzubauen? Was spricht dafür, was dagegen? War die Beziehung Belastungen ausgesetzt? Habe ich das mir Mögliche getan, um eine einladende Haltung zu zeigen? Hat der Klient etwas in mir ausgelöst, das ich reflektieren möchte?

(2) Was war Beratungsthema? Wechselte das Thema? Kann ich in klaren Worten ausdrücken, worum es dem Klienten ging?

(3) Ist es mir gelungen, das Gespräch zu gliedern? Habe ich mich ablenken lassen? Habe ich resigniert? Bin ich ausgestiegen? Habe ich Einstiege in Interventionen verpasst? Konnte ich meine Beratungstechniken anwenden? Falls nicht: Was waren die Gründe?

(4) Welche Wirkungen hatte die Beratung? Was nimmt der Klient aus der Sitzung mit? Was verändert er bzw. hat er seit der letzten Sitzung verändert?

(5) Welche Gefühle hatte ich während der Beratung? Durch welche Wahrnehmungsinhalte, Interpretationen, Vorurteile, Urteile usw. wurden die Gefühle ausgelöst? (Ziel: Überprüfung der Beraterreaktion auf Angemessenheit, Überzogenheit, eigene Probleme)

(6) Wie hat der Klient reagiert? Was hat er über die Beratung gesagt? Findet der Berater sich in seinen Absichten in der Beratung bestätigt oder missverstanden? Habe ich mich durch Fragen vergewissert, wie der Klient sich in der Beratung gefühlt hat und was er über die Beratung denkt?

(7) Wenn jetzt Supervision wäre, würde ich fragen …? In einer anonymen Online-Supervision würde ich fragen …? Wenn ich Supervisor wäre, würde ich fragen …?

(8) Was hat mich in der Sitzung überrascht? Was lerne ich daraus? Wann und worüber war ich mir unsicher? Wie kann ich die Unsicherheit überwinden?

(9) Konnte ich dem Klienten Selbsthilfegruppen, andere Ansprechpartner usw. nennen? Bin ich zufrieden damit, oder könnte ich mein Wissen oder meine Kartei nachbessern?

(10) Was genau möchte ich beim nächsten Mal auf welche Weise anders machen?

AB 61 /

Erfragen von Unklarheiten

T

1/2

Aussagen des Klienten	Passende Fragen des Beraters/Therapeuten
»Manchmal weiß ich gar nicht, wer ich bin.«	
»Ich finde, meine Freundin sollte das lassen!«	
»Ich hab das Gefühl, den Boden unter den Füßen zu verlieren.«	
»Er ist genauso oberflächlich wie alle.«	
»Er hat mich unter Druck gesetzt.«	
»Mir misslingt alles.«	
»Das halte ich nicht aus!«	
»Das wurmt mich ungemein!«	
»Mein Freund/Vater/Chef macht mir Angst.«	
»Ist das eigentlich normal, wie ich mich fühle/verhalte?«	
»Ich weiß, was ich tun muss, aber ich kann mich nicht überwinden.«	
»Wie lange soll ich denn noch warten?«	
»Das hab ich alles schon versucht.«	
»Man kann doch jemanden nicht so vor den Kopf stoßen!«	

Erfragen von Unklarheiten

Aussagen des Klienten	Passende Fragen des Beraters/Therapeuten
»Keiner versteht mich.«	
»Ich bin zu alt/dick/dünn.«	
»Keiner mag mich.«	
»Allein kann ich nicht leben.«	
»Ich kann gar keine Nähe zulassen!«	
»Man kann niemandem vertrauen.«	
»Das ist alles aussichtslos.«	
»Das macht mich völlig fertig!«	
»Das kann er doch nicht machen!«	
»Wie kann die das sagen?«	
»Ich werde nur ausgenutzt.«	
»Was bildet der sich ein?«	
»Das ist zu einfach.«	
»Was würden Sie an meiner Stelle tun?«	

INFO 53 /

Interventionstriade

Dialog

- Habe ich das Gespräch im Griff?
- Kann ich heilsame Philosophie vermitteln?
- Lasse ich mich ablenken?
- Widerlege ich dysfunktionale Gedanken?
- Weiß ich nicht mehr weiter?

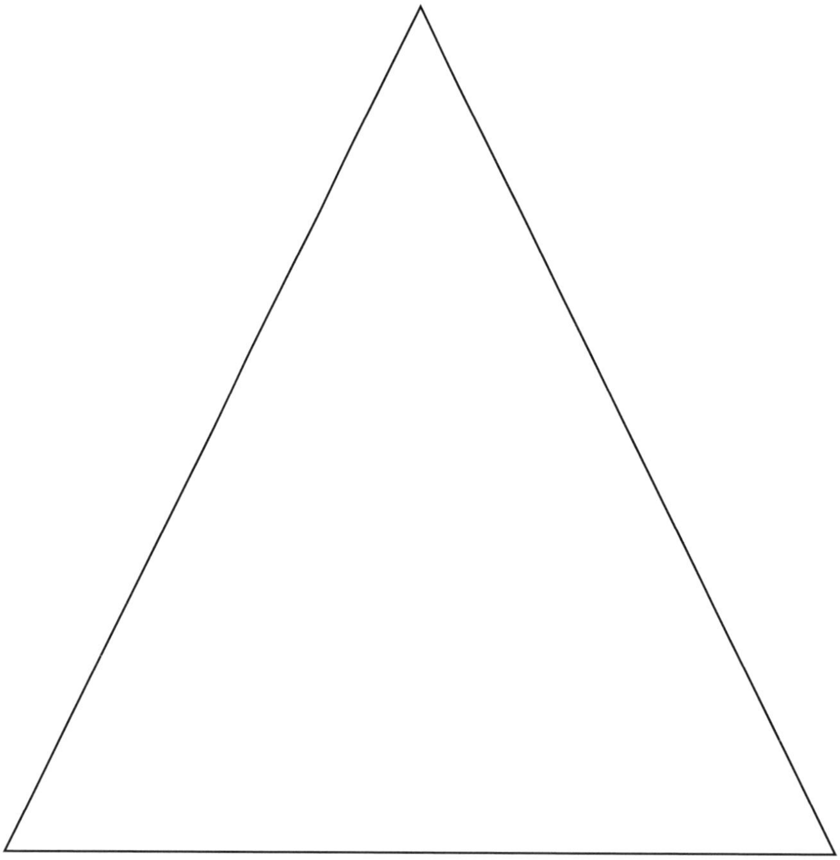

Beziehung

- Compiance?
- Rapport?
- Empathie?
- Angst/Ärger
- Mitleid förderlich?

Konzept

- Symptom und Problem unterschieden?
- Behandlungsplan erstellt?
- Lösbare Probleme benannt?
- Unlösbare Probleme delegiert?
- Coping und Modifikation getrennt?
- Problemebenen unterschieden?
- Meso- und Makroebene?

AB 62 /

Kurzfragebogen zur Supervision

Mit welchem Gefühl gehe ich normalerweise an meinen Arbeitsplatz?

Ich habe vor folgenden Situationen Angst:

Ich bin in folgenden Situationen hilflos, traurig oder niedergeschlagen:

Ich bin in folgenden Situationen verärgert:

Wenn ich was zu sagen hätte, würde ich an dieser Einrichtung ändern:

Ich fühle mich in folgenden Situationen am Arbeitsplatz unsicher:

Eine Supervision ist hier dringend nötig, weil:

Machen Sie bitte ein Kreuz, bei wieviel Prozent Sie durchschnittlich den Grad Ihrer Zufriedenheit mit Ihren Arbeitsbedingungen sehen

0 %	**10 %**	**20 %**	**30 %**	**40 %**	**50 %**	**60 %**	**70 %**	**80 %**	**90 %**	**100 %**

KAPITEL 14 /

KVT mit Gewalttätern

Wolfgang Kalbe

- INFO 54/Leitfaden: deliktorientierte Vorgehensweise bei der Therapie mit Gewalttätern
- AB 63/Therapievertrag mit körperlichen Gewalttätern
- AB 64/Therapievertrag mit sexuellen Gewalttätern
- AB 65/Testinventare zur Prognoseeinschätzung
- AB 66/Checkliste: Typen sexueller Gewalttäter
- INFO 55/Gewaltkreislauf (bei häuslicher Gewalt)
- AB 67/Schriftliche Darstellungen der Gewalttat (Briefform)
- AB 68/Tatdarstellung aus Sicht des Opfers (Briefform)
- AB 69/Bewertungs-, Entscheidungs- und Reaktionsketten (sexualisierte Gewalt)
- AB 70/Rückfallvermeidung

In diesem Kapitel wird eine Auswahl wichtiger Materialien dargestellt, die für die kognitiv-verhaltenstherapeutische Behandlung von Tätern, die sexualisierte oder körperliche Gewalt gegenüber ihren Opfern ausüben, eingesetzt werden können.
Die im Folgenden beschriebenen Tools stehen zur Verfügung.

INFO 54/Leitfaden: deliktorientierte Vorgehensweise bei der Therapie mit Gewalttätern. Der Leitfaden der deliktorientierten Vorgehensweise bei der Therapie mit Gewalttätern beschreibt im Wesentlichen die notwendige Vorbereitung und Planung sowie den Ablauf einer durchzuführenden Einzel- oder Gruppentherapie.

AB 63/Therapievertrag mit körperlichen Gewalttätern und AB 64/Therapievertrag mit sexuellen Gewalttätern. Mit den Therapieverträgen für sexuell bzw. körperlich gewalttätige Straftäter wird auf die notwendigen Rahmenbedingungen und die entsprechenden Konsequenzen bei deren Nichteinhaltung seitens des Klienten hingewiesen. Der Vertrag sollte dem Straftäter erläutert und möglichst im Anschluss an das Erstgespräch unterzeichnet werden.

AB 65/Testinventare zur Prognoseeinschätzung und AB 66/Checkliste: Typen sexueller Gewalttäter. Die Checklisten und Prognoseinstrumente unterstützen den Therapeuten bei der Einschätzung, Identifizierung und Unterscheidung der zugrundeliegenden typbedingten Motivation des körperliche bzw. sexualisierte Gewalt ausübenden Täters. Der Typus des sexuell fixierten (pädosexuellen) Täters ist in erster Linie auf minderjährige Kinder ausgerichtet. Die Prognosen bezüglich der Rückfälligkeit von regressiven sexuellen Gewalttätern werden allgemein als günstiger eingeschätzt als die von sexuell fixierten Tätern oder Gewalttätern mit Hinweisen auf deutliche soziopathische Persönlichkeitszüge. Die Therapie sollte entsprechend dem identifizierten Straftätertyp geplant und durchgeführt werden (Prognose, Inhalt und Umfang).

INFO 55/Gewaltkreislauf (bei häuslicher Gewalt). Der Kreislauf der Gewalt soll dem Klienten die Grundkenntnisse der einzelnen Phasen vermitteln, die immer wieder erneute irrationale Denkmuster, Angst, Ärger und akute Gewalthandlungen im häuslichen Nahbereich bei ihm auslösen. Jede einzelne Phase wird analysiert und disputiert. Der Klient soll lernen, eigene destruktive, zu Ärger und Gewalthandlung motivierende Grundannahmen und Bewertungen zu überprüfen und umzustrukturieren.

AB 67/Schriftliche Darstellungen der Gewalttat (Briefform) und **AB 68/Tatdarstellung aus Sicht des Opfers (Briefform).** Zur Auseinandersetzung mit der Gewalttat und zum Empathietraining wird der Klient angehalten, in schriftlicher Form die Tat, seine Kognitionen und Reaktionen zunächst aus seiner Sicht, dann in einem zweiten Brief aus der Sicht des Opfers darzustellen (in Form von Hausaufgaben). Die Darstellungen werden dann auf oberflächliche/bagatellisierende, irrationale, unmoralische, lücken- und sonstig fehlerhafte Beschreibungen überprüft und disputiert (Sokratische Dialogführung). Der Täter wird gegebenenfalls in einer erneuten Hausaufgabe gebeten, den jeweiligen Brief zu korrigieren.

AB 69/Bewertungs-, Entscheidungs- und Reaktionsketten (sexualisierte Gewalt). Sexualstraftäter treffen vor der Ausführung von delinquenten Verhaltensweisen für sie scheinbar unbedeutende Entscheidungen, die sie in »Risikosituationen« und zu erneuten sexualisierten Straftaten führen können. Mit Hilfe des Arbeitsblattes soll der Klient einige Beispiele eigener dysfunktionaler Bewertungen und Entscheidungen aus der Vergangenheit, die ihn in »Risikosituationen« brachten, aufführen.

AB 70/Rückfallvermeidung dient zur Erarbeitung eines Plans zur Vermeidung von Rückfällen. Der Klient soll zu den in AB 69 aufgeführten Beispielen Strategien zur Rückfallvermeidung erstellen.

Quellennachweis

Die in diesem Kapitel verwendeten Arbeitsblätter stammen teilweise aus: Kalbe, W. (2014). Der straffällige Patient: KVT mit Gewalttätern in der Justizvollzugsanstalt (JVA) und der ambulanten Behandlung. In H. H. Stavemann (Hrsg.), KVT-Praxis. Strategien und Leitfäden für die Integrative KVT (3. Aufl.) (S. 410–433). Weinheim: Beltz.

INFO 54 / T

Leitfaden: deliktorientierte Vorgehensweise bei der Therapie mit Gewalttätern

- Kontakt mit Behörden, Ämtern, Opfereinrichtungen, Bewährungshilfe, Anwälten (bei ambulanten Patienten)
- Akteneinsicht: Urteil, Gutachten, Anklage, Ermittlung, Auflagen
- Klienten-Vorgespräch (Biographie, Lerngeschichte, Lebensgestaltung, psycho-soziale Beeinträchtigungen/Probleme, Tests, Änderungswunsch, Therapie-Übersicht)
- Kontakt mit den Angehörigen/Partnern (bei Gewalt im häuslichen Nahbereich)
- Rekonstruktion der Tat – Verantwortungsübernahme (Konfrontation mit der Aktenlage bei Bagatellisieren/Neutralisieren)
- Folgen: Gewinn-Verlust-Abwägung (kurzfristige und langfristige Folgen)
- Einführen in das Kognitive Modell
- Rekonstruktion des Tathergangs – »Slow-motion-Ablauf« (ABCZ-Ketten)
- Dispute, Ausüben von Macht und Kontrolle durch Gewalthandlungen vs. Gleichberechtigung (bei Gewalt im häuslichen Nahbereich)
- Dispute, Männerbild, Frauenbild, Kinderbild
- Opfer-Empathietraining (schriftliche Darstellung der Tat aus der Sicht des Täter und aus der Sicht des Opfers)
- Gewaltkreislauf, Tatvorbereitung/Planung, prodomale, dysfunktionale, gewaltfördernde Entscheidungsketten, »Risikosituationen« (typische situative Beispiele) bearbeiten, Dispute
- Sicherungs- und Notfallpläne (Impulskontrolle, »Rettungsring«, »Notfallkoffer«)
- Handlungsalternativen, Rückfall-Vermeidungsplan
- Fördern sozialer Kompetenz (Kommunikationübungen, »REIs« und »RVÜs«)

AB 63 / Therapievertrag mit körperlichen Gewalttätern

P

Therapievertrag

Ort, Datum: ....

Ich, (Name, Vorname): ....

Anschrift, Telefon: ....

werde ab dem .... an der Therapie (Therapeut/Einrichtung): ....

teilnehmen.

Ich verpflichte mich,

- regelmäßig und pünktlich zu den vereinbarten Sitzungen zu erscheinen,
- Terminabsagen bei Verhinderung rechtzeitig zu melden,
- mich aktiv an der Arbeit zu beteiligen,
- die Absprache bezüglich Drogen/Alkohol einzuhalten,
- die Hausaufgaben zu erledigen und
- Übungen durchzuführen.

Ich nehme an der Therapie teil, weil ich mein gewalttätiges Verhalten erkennen und beenden möchte. Ich bin damit einverstanden, dass der/die Therapeut/in sich weitere Informationen über meine gegenwärtigen und vergangenen Gewalthandlungen einholt.

Verstoße ich gegen diese Abmachungen oder misshandele ich andere Personen, zeige ich, dass diese ambulante Therapie nicht möglich ist. Der Vertrag ist damit beendet und ich bin einverstanden, dass

Herr/Frau/Einrichtung: ....

Anschrift, Telefon: ....

darüber informiert wird/werden.

....	....	....
[Klient/in]	*[Therapeut/in]*	*[Bezugsperson]*

AB 64 / Therapievertrag mit sexuellen Gewalttätern

P

Therapievertrag

Ort, Datum: ....

Ich, (Name, Vorname): ....

Anschrift, Telefon: ....

werde ab dem .... an der Therapie (Therapeut/Einrichtung): ....

teilnehmen.

Ich verpflichte mich,

- regelmäßig und pünktlich zu den vereinbarten Sitzungen zu erscheinen,
- Terminabsagen bei Verhinderung rechtzeitig zu melden,
- mich aktiv an der Arbeit zu beteiligen,
- die Absprache bezüglich Drogen/Alkohol einzuhalten,
- die Hausaufgaben zu erledigen und
- Übungen durchzuführen.

Ich nehme an der Therapie teil, weil ich mit sexuellen und nichtsexuellen Kontakten zu anderen Schwierigkeiten habe und lernen möchte, Kontrolle über mein problematisches Sexualverhalten zu erlangen, damit ich andere nicht mehr missbrauche oder verletze. Ich bin damit einverstanden, dass der/die Therapeut/in sich weitere Informationen über meine gegenwärtigen und vergangenen Gewalthandlungen einholt.

Verstoße ich gegen diese Abmachungen oder misshandele ich andere Personen, zeige ich, dass diese ambulante Therapie nicht möglich ist. Der Vertrag ist damit beendet und ich bin einverstanden, dass

Herr/Frau/Einrichtung: ....

Anschrift, Telefon: ....

darüber informiert wird/werden.

....	....	....
[Klient/in]	*[Therapeut/in]*	*[Bezugsperson]*

AB 65 /

T

Testinventare zur Prognoseeinschätzung

Prognoseinstrumente	Vorhersagen	Variablen/Items
PCL – R	»Psychopathy«	20
HCR – 20	Gewalttaten	20
SVR – 20	Sexualstraftaten	20
Static – 99	Sexualstraftaten	10

AB 66 / Checkliste: Typen sexueller Gewalttäter (Deegener, 1995)

T

Fixierte sexuelle Gewalttäter

- Die primäre sexuelle Orientierung besteht gegenüber Kindern.
- Pädophile Interessen beginnen in der Adoleszenz.
- Es besteht kein überwältigender Stress, keine subjektiv erlebte Verzweiflung.
- Der Täter zeigt überdauernde sexuelle Interessen, zwanghaftes Verhalten, vorgeplante, vorsätzliche Taten.
- Identifikation: Der Täter identifiziert sich stark mit dem Opfer und gleicht sein Verhalten dem Niveau des Kindes an und/oder der Täter nimmt gegenüber dem Opfer eine Pseudo-Elternrolle ein.
- Jungen sind die primären Opfer.
- Es besteht geringer oder gar kein sexueller Kontakt zu Gleichaltrigen; der Täter lebt gewöhnlich allein oder in einer Zweckbeziehung.
- Gewöhnlich besteht kein Alkohol- und Drogenmissbrauch in der Vorgeschichte.
- Der Täter hat eine unreife Persönlichkeit und geringe/schlechte soziosexuelle Beziehungen zur Peer-Gruppe.
- Die Tat ist ein Ergebnis der Lebensgeschichte.
- Der Täter sucht sich einen Beruf oder Freizeitaktivitäten, die ihm Kontakt zu Kindern ermöglichen.

Regressive sexuelle Gewalttäter

- Die primäre sexuelle Orientierung besteht gegenüber Gleichaltrigen.
- Pädophile Interessen entstehen im Erwachsenenalter.
- Gewöhnlich offensichtlicher überwältigender Stress.
- Der sexuelle Missbrauch kann mehr episodisch auftreten.
- Die anfängliche Tat kann impulsiv und nicht vorsätzlich geplant sein.
- Substitution: Der Täter ersetzt konflikthafte Beziehungen zu Erwachsenen durch die Verstrickung mit dem Kind. Das Opfer ist ein pseudo-erwachsenes Substitut, und der Täter verlässt in der Inzest-Situation seine Elternrolle.
- Mädchen sind die primären Opfer.
- Sexuelle Kontakte mit Kindern bestehen neben sexuellen Kontakten zu Gleichaltrigen; der Täter ist gewöhnlich verheiratet.
- Die Tat steht häufiger in Beziehung zu Alkoholmissbrauch.
- Der Täter hat einen eher traditionellen Lebensstil, aber unterentwickelte Beziehungen zur Peer-Gruppe.
- Die Tat ist ein Versuch, spezifische Stress-Ereignisse zu bewältigen.

INFO 55 /

Gewaltkreislauf (bei häuslicher Gewalt)

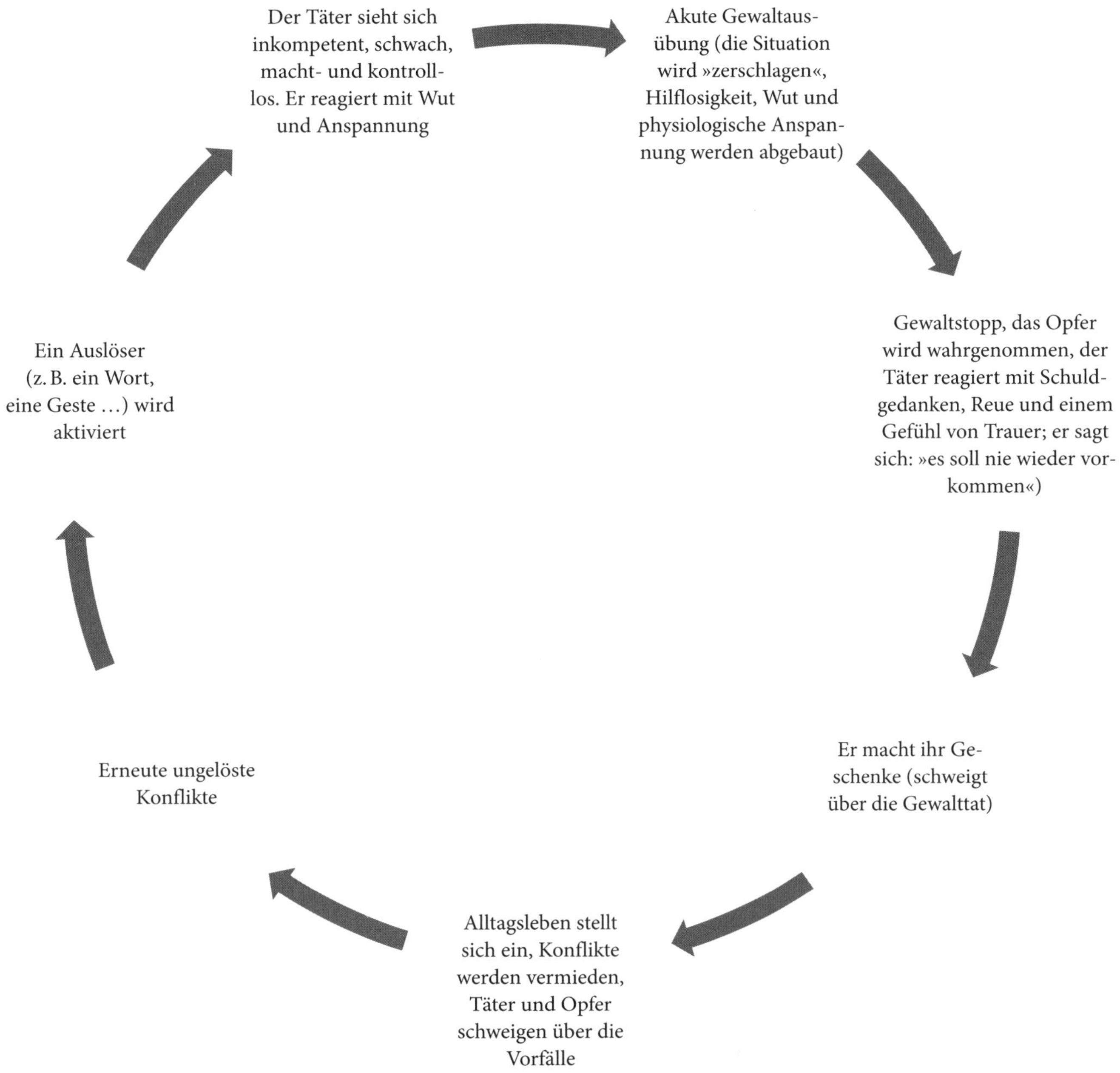

AB 67 /

P

Schriftliche Darstellung der Gewalttat (Briefform)

Schreiben Sie einen Brief an das Opfer (aber nicht absenden). Beschreiben Sie die Straftat, indem Sie so genau wie möglich Ihr **Ziel**, Ihre **Gedanken**, Ihre **Gefühle** und **Handlungen**, vor, während und nach der Tat schildern. Teilen Sie dem Opfer mit, wie Sie heute über die Tat denken und fühlen.

AB 68 /

P

Tatdarstellung aus Sicht des Opfers (Briefform)

Stellen Sie sich einen Moment lang vor, Sie seien das Opfer in der Gewalt-Situation. Beschreiben Sie nun aus Ihrer Sicht, wie das Opfer in dieser Situation reagiert hat: Was hat es gedacht, wie hat es sich gefühlt, was hat es getan. Was möchte das Opfer Ihnen heute mitteilen.

AB 69 / Bewertungs-, Entscheidungs- und Reaktionsketten (sexualisierte Gewalt)

P

In der Vergangenheit haben Sie kurz vor der Ausführung einer sexualisierten Straftat Entscheidungen getroffen, die scheinbar nicht mit der Tat in Verbindung standen, aber dennoch zur Tat führten. Führen Sie dazu einige Beispiele auf. *Beispiel:* Alkohol kaufen, babysitten, an Orte gehen, an denen Sie auf mögliche Opfer treffen könnten, Vergewaltigungs-, Missbrauchs- oder Masturbationsphantasien zulassen …

(1) ....

(2) ....

(3) ....

(4) ....

AB 70 /

P

Rückfallvermeidung

Erarbeiten Sie Strategien, die Sie dabei unterstützen, Rückschritte zu vermeiden. Beziehen Sie sich dabei auf die zuvor erstellten typischen Beispiele.

(1) ....

....

....

....

....

(2) ....

....

....

....

....

(3) ....

....

....

....

....

(4) ....

....

....

....

....

III Materialien für spezifische Krankheitsbilder und Symptome

KAPITEL 15 /

KVT bei Angststörungen

Peter Neudeck • Stephan Mühlig

- AB 71/Protokollbogen Erstgespräch: Ängste
- AB 72/Protokollbogen: Funktionelle Diagnostik Ängste
- INFO 56/Das Teufelskreismodell
- INFO 57/Die Aufrechterhaltung von Angststörungen
- INFO 58/Die Aufrechterhaltung von Panikstörungen
- INFO 59/Die Aufrechterhaltung der Agoraphobie
- INFO 60/Die Aufrechterhaltung der Generalisierten Angststörung
- INFO 61/Körperliche Symptome bei Angststörungen im Überblick

Die evidenzbasierte psychotherapeutische Behandlung von Angststörungen erfolgt heute zumeist mittels kognitiv-behavioraler Verfahren unter Einsatz von Methoden der Reizkonfrontation (Exposition). Da sich sowohl die Symptomatik als auch die Akquisitions- und Performanzbedingungen bei den verschiedenen Angststörungen weitgehend ähneln, können die wesentlichen Therapieprinzipien und -methoden der verhaltenstherapeutischen Angstbehandlung störungsübergreifend in vergleichbarer Form eingesetzt werden.

Die Behandlung besteht aus mehreren, aufeinander aufbauenden Schritten. Zunächst verschaffen sich Therapeuten mit Hilfe der funktionalen Diagnostik ein genaues Bild der individuellen Ausprägung und lerntheoretischen Bedingungen der Ängste bei ihren Patienten (funktionales Bedingungsmodell). Im nächsten Schritt erfolgt eine Informationsvermittlung über die Pathomechanismen der Angst und die Wirkmechanismen der (Expositions-)Therapie (Psychoedukation und kognitive Vorbereitung). Danach planen Therapeut und Patient die konkreten Expositionsübungen und setzen dann die Veränderungsschritte in die Praxis um.

Die verhaltenstherapeutische Behandlung setzt eine aktive Mitarbeit der Patienten voraus, die im Laufe der Behandlung zunehmend zum Selbstmanagement und zur Selbstbehandlung ihrer eigenen Problematik befähigt werden sollen. Schon während des diagnostischen Prozesses werden Patienten gebeten, sich in Form von Selbstdokumentationen (Angsttagebuch) genauer mit ihrer Problematik zu beschäftigen. Dazu gehört zudem die Identifikation angstassoziierter dysfunktionaler Gedanken (z. B. mittels Imagination, Gedankenprotokollen und Tagebüchern), die später bearbeitet und modifiziert werden. Ergänzend sind Verhaltensexperimente und Verhaltensstichproben zur Diagnostik zweckmäßig.

In der Phase der Psychoedukation und der kognitiven Vorbereitung werden die Patienten u. a. informiert über die wichtige biologische Schutzfunktion der Angst, den Unterschied zwischen gesunder und pathologischer Angst sowie die verselbstständigten Angststörungen, die Pathomechanismen auf physiologisch-motorischer, kognitiver und affektiver Ebene. Auf dieser Grundlage sollen Patienten das Zusammenspiel zwischen körperlichen Veränderungen und Gedanken während eines Angstanfalls sowie die langfristig aufrechterhaltenden Bedingungen (z. B. negative Verstärkung durch Vermeidungsverhalten) verstehen lernen. Dieses Wissen ist eine wesentliche Voraussetzung für das Verstehen der Wirkweise der Expositionstherapie, des Habituationsmechanismus und der daraus resultierenden kognitiven Effekte und eine unverzichtbare Bedingung für die Akzeptanz und die Compliance auf Patientenseite. In der diagnostischen und psychoedukativen Phase der Behandlung finden wir also wichtige Behandlungselemente, die Voraussetzungen für eine erfolgreiche expositionsbasierte Behandlung von Ängsten darstellen. Um die Patienten aktiv in die Behandlung einzubinden, machen Therapeuten in allen Phasen der Angstbehandlung Gebrauch von Arbeits- und Informationsmaterial. Für die diagnostische und psychoedukative Phase ist im Folgenden eine Auswahl zu finden.

AB 71/Protokollbogen Erstgespräch: Ängste. Dieses Arbeitsblatt dient zur Protokollierung eines Erstgesprächs mit Patienten, die über Ängste berichten. Im Erstgespräch verschafft sich der Therapeut einen allgemeinen Überblick über die aktuelle Symptomatik, das subjektive Erklärungsmodell des Patienten und die bisherigen Behandlungserfahrungen. Für das Verständnis von Angststörungen ist es wichtig, die auslösenden Reize, das Angsterleben auf den verschiedenen Ebenen des Erlebens, die befürchteten Konsequenzen und das Vermeideverhalten der Patienten kennenzulernen. Mit diesem Arbeitsblatt können sich Therapeuten ein erstes Bild der konkreten Art und Ausprägung der Ängste machen.

AB 72/Protokollbogen: Funktionelle Diagnostik Ängste. Für die Planung einer erfolgreichen individuellen Behandlung von Angststörungen ist es wichtig, die antezedenten Reizbedingungen, das Problemverhalten und die nachfolgenden Konsequenzen bei jedem Patienten möglichst genau zu identifizieren. AB 72 dient der weiteren Konkretisierung und Operationalisierung der Angststörung. Vor dem Hintergrund eines kognitiv-behavioralen Störungsverständnisses erarbeiten Therapeut und Patient das funktionale Bedingungsmodell. Die erhobenen Informationen sind sowohl für die Therapieplanung, als auch für den Bericht an den Gutachter relevant. Mit den gewonnen Daten ist es möglich, eine Mikroanalyse des Verhaltens (SORKC-Schema) zu erstellen. Das Arbeitsblatt kann störungsübergreifend eingesetzt werden.

INFO 56/Das Teufelskreismodell. Vor dem Hintergrund eines psycho-physiologischen Modells von Angstanfällen beschreibt dieses Informationsblatt die Entstehung einer Panikattacke durch den Aufschaukelungsprozess zwischen physiologischer Erregung und katastrophisierenden Bewertungen/Interpretationen im Sinne eines Teufelskreises. Das Modell erleichtert Patienten das Verständnis ihrer Angstanfälle als ein konkret beschreibbares Geschehen und wird in der Phase der Psychoedukation, im Rahmen der allgemeinen Information über Angstanfälle eingesetzt.

INFO 57/Die Aufrechterhaltung von Angststörungen. Dieses Informationsblatt beschreibt die Aufrechterhaltung von Angststörungen allgemein, mit einem kognitiv-behavioralen Störungsmodell. Der Fokus liegt auf dem Zusammenhang zwischen Vermeidungs-/Sicherheitsverhalten (behavioraler Aspekt) und maladaptiven Überzeugungen (kognitiver Aspekt) bzgl. der Angst. Durch das Sicherheitsverhalten wird die Angstreaktion in der Situation kurzfristig reduziert, gleichzeitig werden jedoch die falschen Annahmen bzgl. der Angst langfristig verstärkt.

INFO 58/Die Aufrechterhaltung von Panikstörungen. In diesem Informationsblatt wird die Aufrechterhaltung der Panikstörung beschrieben. Hier wird besonders auf den Aspekt der kognitiven Bewertung körperlicher Veränderung und das angstreduzierende Verhalten durch Selbstbeobachtung (Monitoring) fokussiert.

INFO 59/Die Aufrechterhaltung der Agoraphobie stellt das Modell der Aufrechterhaltung der Agoraphobie dar und thematisiert besonders den behavioralen Aspekt der Flucht oder Vermeidung von Situationen. Die Folge dieses Verhaltens ist, dass Patienten niemals die Erfahrung machen, dass ängstliche Erregung nach einer Zeit von selbst nachlässt, ohne dass eine Strategie angewandt wird.

INFO 60/Die Aufrechterhaltung der Generalisierten Angststörung. Die Generalisierte Angststörung ist durch Ängste und Sorgenketten gekennzeichnet. Dieses Informationsblatt erklärt die Aufrechterhaltung der Generalisierten Angststörung und stellt den Zusammenhang von Ängsten und Sorgen modellhaft dar. Vor dem Hintergrund des Konzepts der somatischen Suppression zeigt das Modell, dass durch die kognitiven und behavioralen Vermeidestrategien keine Habituation stattfinden kann.

INFO 61/Körperliche Symptome bei Angststörungen im Überblick. Zu Beginn der Behandlung sind Patienten besonders hinsichtlich der vermeintlichen Gefahr, die von körperlichen Veränderungen bei Angstanfällen ausgeht, verunsichert. Sie halten die Symptome für Zeichen einer körperlichen Erkrankung oder eines Nervenzusammenbruchs. INFO 61 listet körperliche Veränderungen auf, die tatsächlich Ausdruck der physiologischen Aspekte der Angstreaktion sind. Die einzelnen Symptome werden in ihrer biologischen und physiologischen Funktion erklärt. Diese Informationen helfen Patienten bei der Entpathologisierung und Entkatastrophisierung von Ängstanfällen/Panikattacken.

Literatur

Abramowitz J. S., Deacon B. J. & Whiteside, P. H. (2012). Exposure Therapy for Anxiety: Principles and Practice. New York: Guilford.

Margraf, J. & Schneider, S. (1990). Panik. Angstanfälle und ihre Behandlung (2. Aufl.). Heidelberg: Springer.

Neudeck, P. & Lang, T. (2011). Reizkonfrontationsmethoden. In H.-U. Wittchen & J., Hoyer (Hrsg.), Klinische Psychologie und Psychotherapie (2. Aufl.) (S. 529–542). Heidelberg: Springer.

Neudeck, P. & Wittchen, H.-U. (Hrsg.). (2004). Konfrontationstherapie bei psychischen Störungen (S. 7–16). Göttingen: Hogrefe.

Mühlig, S. & Poldrack, A. (2011). Kognitive Therapieverfahren. In H.-U. Wittchen & J., Hoyer (Hrsg.), Klinische Psychologie und Psychotherapie (2. Aufl.) (S. 543–564). Heidelberg: Springer.

Quellennachweis

Die in diesem Kapitel verwendeten Arbeitsblätter stammen aus: Neudeck, P. & Mühlig, S. (2013). Therapie-Tools Verhaltenstherapie. Therapieplanung, Probatorik, Verhaltensanlyse. Weinheim: Beltz.

Protokollbogen Erstgespräch: Ängste

Datum: .... Uhrzeit: ....

Patient / in: ....

Aktuelle Symptomatik

Auslösende Reize

Intern: ....

....

Extern: ....

....

Angstbezogene Kognitionen: ....

....

....

Körperliche Symptome

Kardiovaskulär: ....

....

....

Respiratorisch: ....

....

....

Vestibulär: ....

....

....

Sonstige: ....

....

Protokollbogen Erstgespräch: Ängste

Vermeidung / Sicherheitsverhalten:

Befürchtete Konsequenzen

Subjektives Erklärungsmodell

Therapieerfahrung

Medikation

Vorläufige Diagnose / Psychischer Befund / Interaktionsstil

Protokollbogen: Funktionelle Diagnostik Ängste

Dieses Arbeitsblatt kann bei all den Störungen eingesetzt werden, bei denen aus Angst vor verschiedenen Konsequenzen Situationen, Gedanken, Gefühle oder körperliche Empfindungen vermieden werden.

Was sind angstrelevante Stimuli? ....

....

Externale Situationen und Reize: ....

....

Internale Situationen und Reize: ....

....

....

Körpersignale und Empfindungen: ....

....

....

Intrusive Gedanken: ....

....

....

Ideen: ....

....

....

Zweifel: ....

....

....

Vorstellungen: ....

....

Protokollbogen: Funktionelle Diagnostik Ängste

Erinnerungen: ……………………………………………………

……………………………………………………

……………………………………………………

Was sind befürchtete Konsequenzen? ……………………………………………………

……………………………………………………

……………………………………………………

Überschätzen der Wahrscheinlichkeit und Sicherheit der Gefahr: ……………………………………………………

……………………………………………………

……………………………………………………

Intoleranz von Unsicherheit: ……………………………………………………

……………………………………………………

……………………………………………………

Was sind die Überzeugungen des Patienten bezüglich der Angst? ……………………………………………………

……………………………………………………

……………………………………………………

Was ist das Sicherheitsverhalten des Patienten? ……………………………………………………

……………………………………………………

……………………………………………………

Passive Vermeidung:

……………………………………………………

……………………………………………………

Protokollbogen: Funktionelle Diagnostik Ängste

Checking und Rückversicherung: ....

....

....

Rituale (offene / verdeckte), »Mini-Rituale«: ....

....

....

Sicherheitssignale: ....

....

....

Welche Überzeugungen bzgl. der Wirksamkeit des Vermeidungsverhaltens gibt es? ....

....

....

INFO 56 /

P

Das Teufelskreismodell

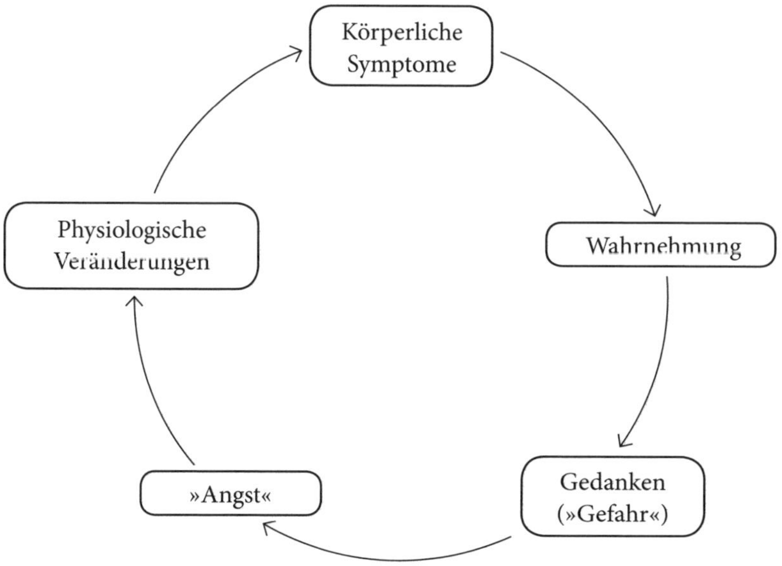

Teufelskreis der Angst (nach Margraf & Schneider, 1990)

Die Entstehung von Angststörungen

Bei der Entstehung von Angststörungen spielen biologische und lerngeschichtliche Faktoren ebenso eine Rolle wie kritische Lebensereignisse oder Krisen. Diese Faktoren werden in sogenannten Vulnerabilitäts-Stress-Modellen vereint. Vulnerabilität bedeutet »Sensibilität« oder »Verletzlichkeit« und besagt, dass manche Menschen aufgrund biologischer Faktoren oder lerngeschichtlicher Erfahrungen eher anfällig für eine Erkrankung sind. Kommt zu dieser Vulnerabilität akuter oder chronischer Stress oder andere belastende Lebenssituationen (Krisen), kann eine Störung entstehen.
Manche Menschen sind beispielsweise sehr stressempfindlich, sie haben ein besonders leicht reizbares vegetatives Nervensystem (das System im Körper, das nicht-bewusste körperliche Vorgänge steuert). Eine Angstreaktion kann bei diesen Menschen deshalb leicht ausgelöst werden und zwar so stark, dass sie als Panikattacke erlebt wird und dem Betroffenen sehr bedrohlich erscheint. Wenn dies in kurzer Zeit mehrmals hintereinander geschieht, kann daraus eine Angsterkrankung entstehen.
Manche Menschen lernen schon in der Kindheit, auf das Urteil anderer zu achten, sie lernen, dass es sehr wichtig ist, auf andere Menschen einen guten Eindruck zu machen. Manche Menschen müssen früh Verantwortung übernehmen, die sie eigentlich überfordert, und beginnen, sich um alles Mögliche Sorgen zu machen. Erleben diese Menschen nun auch noch für sie schwierige Lebenssituationen oder Krisen (Stress), kann eine Angststörung (Soziale Phobie oder Generalisierte Angststörung) ausgelöst werden.

INFO 57 / P

Die Aufrechterhaltung von Angststörungen

Der aufrechterhaltende Faktor bei Angststörungen ist die Vermeidung bzw. das Vermeidungsverhalten. Patienten mit Angststörungen vermeiden körperliche Symptome, Gedanken, Orte, Situationen oder Ereignisse. Die folgende Abbildung zeigt ein Modell zur Aufrechterhaltung von Angststörungen.

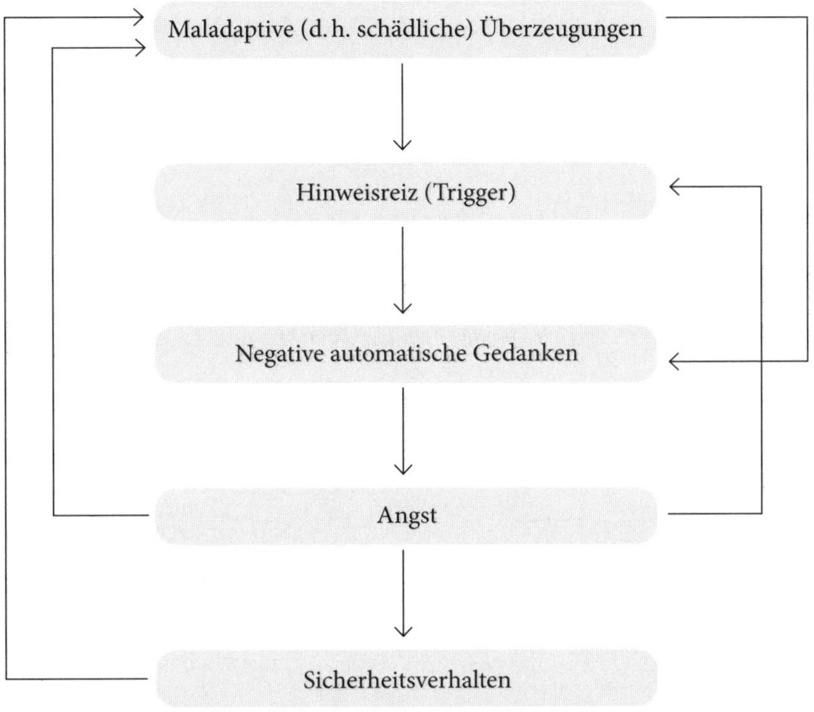

Modell zur Aufrechterhaltung von Angststörungen (in Anlehnung an Abramowitz & Deacon, 2012)

Dieses Modell betont die Verbindung von Sicherheits- oder Vermeidungsverhalten (durch Angst ausgelöst) mit den der Angst vorausgehenden, fehlerhaften Überzeugungen bezüglich der Angst oder den Symptomen.

INFO 58 /

P

Die Aufrechterhaltung von Panikstörungen

Das Modell zur Aufrechterhaltung von Panikstörungen zeigt die spezifischen Besonderheiten des Vermeidungsverhaltens auf.
Kern des Modells ist der Aufschaukelungsprozess eines Panikanfalls und die aufrechterhaltenden Vermeidungsstrategien: beruhigendes Verhalten, Herzschlag beobachten, Symptome kontrollieren, Ablenken.

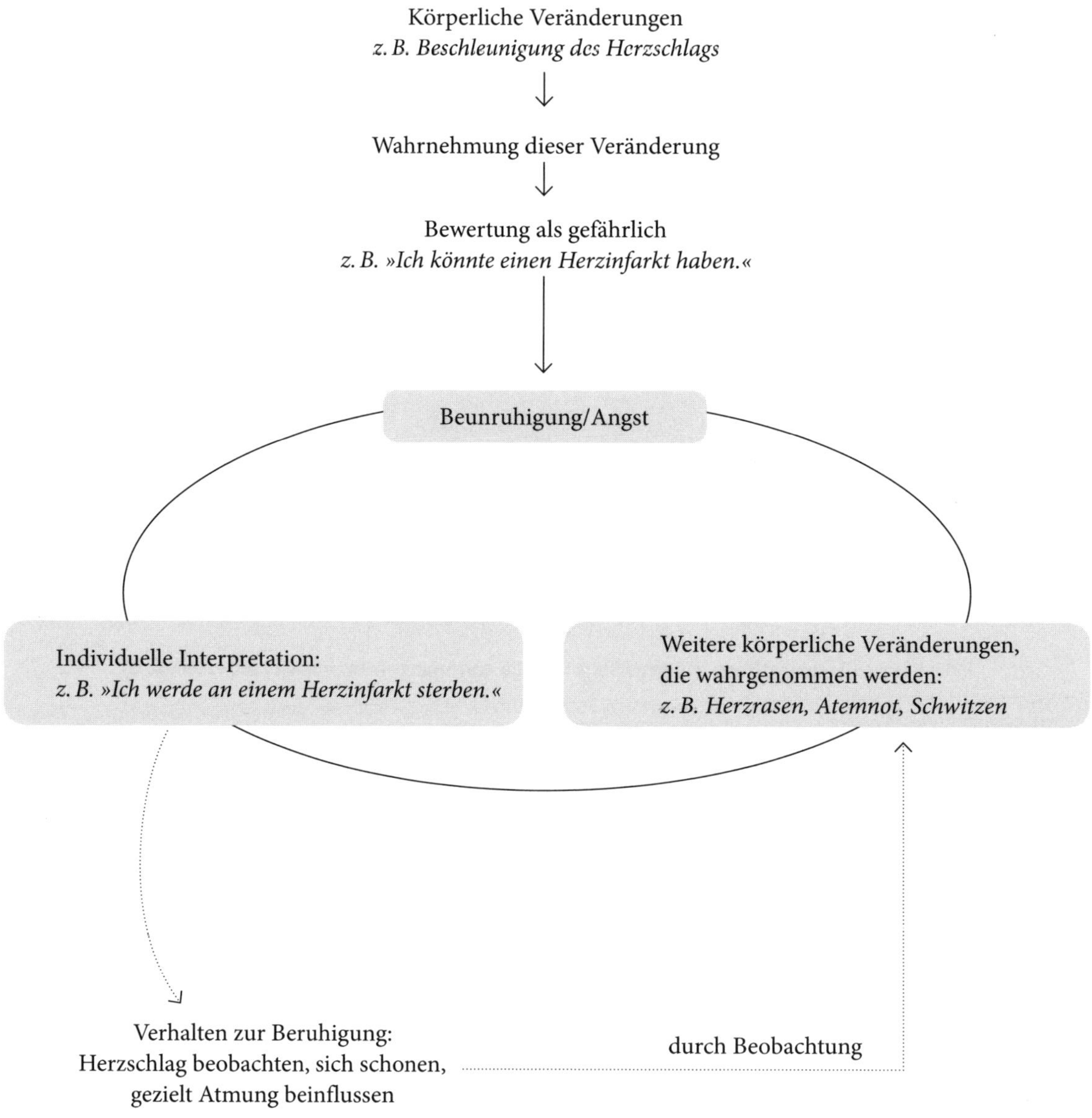

Modell zur Aufrechterhaltung von Panikstörungen

INFO 59 /

P

Die Aufrechterhaltung der Agoraphobie

Das Modell zur Aufrechterhaltung der Agoraphobie zeigt die spezifischen Besonderheiten des Vermeidungsverhaltens auf.
Im Rahmen der Agoraphobie lernt der Betroffene, dass scheinbar nur eine aktive Strategie (die Flucht bzw. das Verlassen der Situation) der Angst entgegenwirken kann. Das Erleben der Angst wird als Gefahr und Bedrohung bewertet.

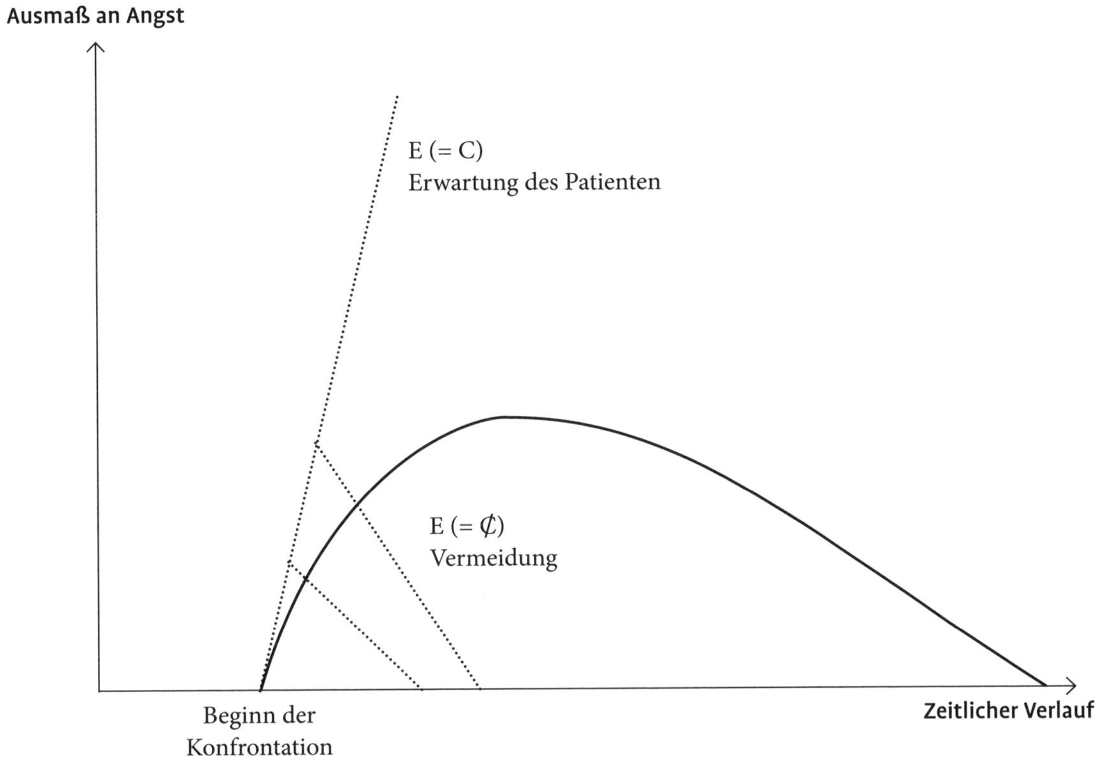

Modell der Aufrechterhaltung der Agoraphobie: Angstverlaufskurve

INFO 60 /

P

Die Aufrechterhaltung der Generalisierten Angststörung

Das Modell zur Aufrechterhaltung der Generalisierten Angststörung zeigt die spezifischen Besonderheiten des Vermeidungsverhaltens auf.
Das Modell stellt die verschiedenen, im offenen Verhalten sichtbaren Vermeidungsstrategien sowie die mit den Sorgen und den Vermeidungsstrategien einhergehenden kognitiven Veränderungen dar.

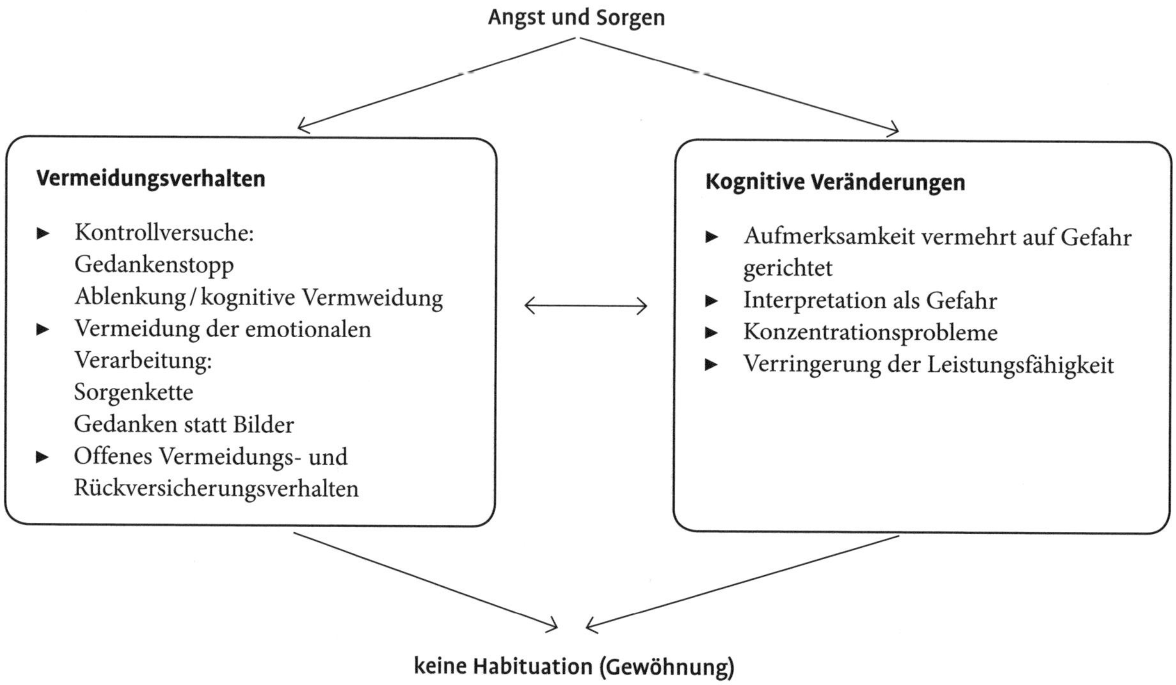

Modell zur Aufrechterhaltung der Generalisierten Angststörung

INFO 61 /

P

Körperliche Symptome bei Angststörungen im Überblick

Auf diesem Informationsblatt finden Sie eine Zusammenfassung der einzelnen körperlichen Symptome bei Angststörungen und ihre tatsächliche Bedeutung.

Herzklopfen und Herzrasen	Aktivierung des Körpers, Verstärkung des Blutflusses, Erhöhung des Sauerstofftransports, stärkere Durchblutung der Extremitäten
Schnelles Atmen und Atemnot	Um mehr Sauerstoff zu transportieren, beschleunigt sich die Atmung. Ist zu viel Sauerstoff im Blut, kann es zu einer Überreaktion kommen.
Schwindel, Gefühl des Unwirklich-Seins	Blut wird vor allem in die Extremitäten transportiert (zur Flucht). Dies kann zu einem kurzzeitigen Blutmangel im Kopf führen, der gänzlich ungefährlich, aber mit Symptomen verbunden ist.
Zittern	Grund ist eine hohe Muskelanspannung, die nicht anders abgeführt werden kann.
Schwitzen	Schweiß soll den Körper abkühlen und vor Überhitzung schützen.
Trockener Mund und Rachen	Dient zur Verhinderung, etwas unabsichtlich zu schlucken.
Übelkeit und Magen-Darm-Probleme	Energie, die eigentlich zur Verdauung zur Verfügung steht, wird zur Aktivierung des Fluchtverhaltens genutzt.

KAPITEL 16 /

KVT bei Sozialer Angststörung

Ulrich Stangier

- ► AB 73/Checkliste zur Diagnose Soziale Angststörung (DSM-5)
- ► INFO 62/Was sind Soziale Angststörungen?
- ► INFO 63/Wie entsteht Soziale Angst?
- ► AB 74/Schema für ein kognitives Modell
- ► AB 75/Fragebogen zu sozialphobischen Kognitionen (SPK)
- ► AB 76/Fragebogen zu sozialphobischem Verhalten/Sicherheitsverhalten (SPV)
- ► AB 77/Fragebogen zu sozialphobischen Einstellungen (SPE)
- ► AB 78/Wochenübersicht zu sozialängstlichen Symptomen
- ► AB 79/Protokollblatt für Verhaltensexperimente zu Sicherheitsverhalten (Rollenspiele)
- ► INFO 64/Auswirkungen von Sicherheitsverhalten und Selbstaufmerksamkeit
- ► AB 80/Verhaltensexperiment-Tagebuch
- ► AB 81/Liste angstauslösender Situationen
- ► INFO 65/Niedriges Selbstwertgefühl überwinden
- ► AB 82/Merkblatt zur Rückfallprophylaxe

Die diagnostischen Kriterien für Soziale Angststörung beruhen im Wesentlichen auf der Überzeugung des Patienten, dass in sozialen Situationen (1) bestimmte Symptome oder Verhaltensweisen auftreten, (2) die von anderen negativ (peinlich) bewertet werden.

AB 73/Checkliste zur Diagnose Soziale Angststörung (DSM-5). Die Diagnose und Differentialdiagnose sind jedoch aufgrund der Heterogenität der Symptome und der Bezugnahme auf Kognitionen nicht immer einfach. Die Checkliste zur Diagnose Soziale Angststörung nach DSM-5 ist hierbei eine Hilfestellung für den Therapeuten.

INFO 62/Was sind Soziale Angststörungen? und **INFO 63/Wie entsteht Soziale Angst?** Viele Betroffene können aus Scham nicht offen über ihre Probleme reden und haben darüber hinaus auch ungünstige Vorstellungen über deren Ursachen; z. B. führen viele Betroffene ihre Ängste auf eine angeborene Schüchternheit zurück. Deshalb sind diese beiden Informationsblätter eine gute Ergänzung zum Gespräch, um dem Patienten allgemeine Informationen über die Entstehung der Problematik und die Behandlung zu vermitteln.

AB 74/Schema für ein kognitives Modell. Die kognitive Therapie der Sozialen Angststörung beruht auf der Annahme, dass kognitive Verarbeitungsmechanismen (Selbstaufmerksamkeit, Vorstellungen, Erinnerungen und kognitives/behaviorales Sicherheitsverhalten) die Soziale Angst aufrechterhalten. Diese kognitiven Prozesse müssen zunächst in der ersten Therapiephase verändert werden, bevor ein Patient in der zweiten Therapiephase seine negativen Überzeugungen in den Situationen überprüfen und aufgrund neuer Erfahrungen verändern kann.
Ausgangspunkt der Therapie ist die Ableitung eines individuellen Kognitiven Modells, das dem Patienten ein Verständnis für die ungünstigen Verarbeitungsmechanismen und deren Beteiligung an der Aufrechterhaltung der Angst vermitteln soll. Durch geleitetes Entdecken werden gemeinsam mit dem Patienten anhand einer aktuellen Problemsituation Gedanken, Angstsymptome, Sicherheitsverhalten, Selbstaufmerksamkeit und verzerrte Vorstellungen ermittelt. AB 74 bietet ein Schema für ein solches Kognitives Modell, dass die Grundlage für alle weiteren Therapieschritte darstellt und von Therapeut und Patient als Orientierungshilfe immer wieder verwendet werden sollte.

AB 75/Fragebogen zu sozialphobischen Kognitionen (SPK), AB 76/Fragebogen zu sozialphobischem Verhalten/Sicherheitsverhalten (SPV) und **AB 77/Fragebogen zu sozialphobischen Einstellungen (SPE)**. Zur Unterstützung der Exploration kann der Therapeut diese Fragebögen einsetzen. Neben dem kognitiven Modell stellt der Fragebogen zu sozialphobischen Kognitionen eine zentrale Hilfe dar, um Verhaltensexperimente zu planen, und wird deshalb in der Therapie immer wieder eingesetzt.

AB 78/Wochenübersicht zu sozialängstlichen Symptomen. Zur Verlaufsmessung sollte darüber hinaus wöchentlich AB 78 vom Patienten ausgefüllt werden, um Rückmeldung über den Veränderungsprozess zu geben.

AB 79/Protokollblatt für Verhaltensexperimente zu Sicherheitsverhalten (Rollenspiele). Die Veränderung von Selbstaufmerksamkeit und Sicherheitsverhalten wird nicht durch Psychoedukation herbeigeführt, sondern beruht auf Erfahrungen des Patienten mit den Auswirkungen dieser inneren Prozesse auf seine Angst. Sie werden in Verhaltensexperimenten vom Patienten gesammelt. Um Verzerrungen dieser Erfahrungen entgegenzuwirken, verwendet der Therapeut quantitative Einschätzungen der verschiedenen Modellaspekte, die der Patient nach den jeweiligen Experimenten (zunächst mit starkem, dann mit möglichst geringem Selbstaufmerksamkeits- und Sicherheitsverhalten) vornimmt. Zur Erfassung dieser quantifizierten Beurteilungen dient AB 79. Hierbei sollten in dieses Arbeitsblatt, auf der Grundlage des Kognitiven Modells, jeweils die individuellen Sicherheitsverhalten, gefürchteten Symptome oder Verhaltensweisen sowie seine subjektiv vermutete ungünstige Wirkung auf andere (sog. »Soziales Selbst«) eingetragen werden.

INFO 64/Auswirkungen von Sicherheitsverhalten und Selbstaufmerksamkeit kann die Erfahrungen, die der Patient in diesem Verhaltensexperiment macht, noch weiter vertiefen (keinesfalls aber diese ersetzen!).

AB 80/Verhaltensexperiment-Tagebuch. Die Veränderung von Überzeugungen ist der zweite, wesentliche Abschnitt der Kognitiven Therapie. Die Kognitive Therapie geht davon aus, dass Überzeugungen v. a. durch neue Erfahrungen herbeigeführt werden, nicht durch alleinige Einsicht. Deshalb sollen in den Sitzungen sowie als Hausaufgabe v. a. Verhaltensexperimente zu Anwendung kommen; verbale Methoden der kognitiven Umstrukturierung wie Sokratischer Dialog dienen lediglich zur Unterstützung einer angemessenen Verarbeitung der Erfahrungen. Zur Planung verwendet der Therapeut das Verhaltensexperiment-Tagebuch, das sowohl für die Verhaltensexperimente in der Sitzung als auch zur Hausaufgabe eingesetzt wird. Die Spalten 1 bis 4 (Tag, Zeit, Situation, Vorhersage, Experiment) werden vorher gemeinsam ausgefüllt. Spalten 5 und 6 (Ergebnis, Was ich daraus lerne) sollte der Patient nach dem Verhaltensexperiment selbst eintragen und dann mit dem Therapeuten in der Sitzung reflektieren. Die Ergebnisse von Therapiestudien zeigen, dass eine möglichst große Anzahl (mindestens 6) von Verhaltensexperimenten *in den Sitzungen* eine wichtige Voraussetzung für den Therapieerfolg schafft. Daher sollte der Therapeut eine ausreichende Zahl von Protokollen bereithalten und dem Patienten zusätzlich auch für die Hausaufgaben-Verhaltensexperimente mitgeben können.

AB 81/Liste angstauslösender Situationen. Zur Planung der Verhaltensexperimente sollte der Therapeut regelmäßig den Fragebogen zu sozialphobischen Kognitionen (AB 76) einsetzen; zusätzlich kann auch eine Liste angstauslösender Situationen verwendet werden. Im Gegensatz zur habituationsorientierten Expositionsbehandlung orientieren sich Verhaltensexperimente im Verlauf jedoch stärker an den verbleibenden sozialängstlichen Überzeugungen, nicht an den Situationen. Zentrales Therapieziel ist, dass vor allem die Einschätzung der Überzeugtheit von den Kognitionen (Einschätzungen in der Spalte rechts neben den Kognitionen) verringert werden kann, selbst wenn die Kognitionen immer noch im Alltag gelegentlich auftreten sollten (Häufigkeit der Kognitionen in der Spalte links).

INFO 65/Niedriges Selbstwertgefühl überwinden. In den Verhaltensexperimenten werden jedoch nicht nur situationsbezogene Kognitionen, sondern auch stärker generalisierte Grundüberzeugungen und das meist negative Selbstbild des Patienten thematisiert. Zur Erfassung dieser Aspekte kann der Therapeut AB 77 verwenden. Die Reflexion der in Verhaltensexperimenten gesammelten Erfahrungen, wie auch der verbalen Methoden zur kognitiven Umstrukturierung, im Hinblick auf Grundüberzeugungen und Selbstbild kann durch INFO 65 vertieft werden.

AB 82/Merkblatt zur Rückfallprophylaxe. Zur Vorbereitung auf die Beendigung der Therapie und der eigenständigen Bewältigung möglicher Rückfälle wird am Ende der Therapie eine Bilanz gezogen, die der Patient in schriftlicher Form festhalten sollte (Blaupause oder Therapiegeschichte). Zur Unterstützung dieser Phase kann dieses Arbeitsblatt herangezogen werden.

Quellennachweis

Die in diesem Kapitel verwendeten Arbeitsblätter stammen aus: Stangier, U., Heidenreich, T. & Peitz, M. (2009). Soziale Phobien. Ein kognitiv-verhaltenstherapeutisches Behandlungsmanual (2. Aufl.). Weinheim: Beltz.

Checkliste zur Diagnose Soziale Angststörung (DSM-5)

Soziale Phobie

- ☐ Ausgeprägte/anhaltende Furcht vor Situationen, in denen man der Beobachtung anderer ausgesetzt ist
- ☐ Interaktions-, Beobachtungs- oder Leistungssituationen
- ☐ Angst vor negativer Bewertung des eigenen Handelns oder von sichtbaren Angstsymptomen
- ☐ Konfrontation verursacht fast immer Angst
- ☐ Angst steht nach Einschätzung des Diagnostikers nicht in Relation zur tatsächlichen sozialen Bedrohung

Auf welche Situationen bezieht sich die Soziale Angststörung:

- ☐ sich mit fremden Personen unterhalten
- ☐ Partys oder Feiern besuchen
- ☐ Versammlungen oder Konferenzen besuchen
- ☐ mit jemandem flirten
- ☐ mit Autoritätspersonen sprechen
- ☐ Reklamation in Geschäften
- ☐ die eigene Meinung äußern
- ☐ eine gegensätzliche Meinung äußern
- ☐ öffentliches Reden
- ☐ in der Öffentlichkeit essen
- ☐ in der Öffentlichkeit trinken
- ☐ in der Öffentlichkeit schreiben
- ☐ in der Öffentlichkeit telefonieren
- ☐ einen Raum Betreten, in dem bereits andere Personen sitzen
- ☐ sich vor einer Gruppe / in einer Besprechung äußern
- ☐ eine (mündliche) Prüfung ablegen

- ☐ Angst oder Vermeidung dauert mind. 6 Monate an.
- ☐ Deutliche Beeinträchtigungen oder Verursachung von Leiden
  Einschätzung der Beeinträchtigungen (0 = gar nicht, 1 = ein wenig, 2 = mäßig, 3 = schwer und 4 = sehr schwer):
  __ Arbeit oder Ausbildung
  __ Freizeit oder Sozialleben
  __ Familienleben und häusliche Pflichten
- ☐ Ausschluss somatischer Ursachen (Krankheiten, Medikamente verursachen nicht Soziale Angststörung)
- ☐ Wenn eine organische Krankheit oder andere psychische Störung vorliegt: Soziale Angst ist nicht darauf bezogen oder exzessiv

Körperliche Krankheiten: ....

Medikamente: ....

↓

Checkliste zur Diagnose Soziale Angststörung (DSM-5)

Soziale Angststörung (alle Diagnosekriterien erfüllt)

- ☐ Leistungstyp (Ausschluss somatischer Ursachen [Krankheiten, Medikamente verursachen nicht Soziale Angststörung])
  Beginn der Sozialen Angststörung: ....
  Verlauf (Phasen, in denen sich die Soziale Angststörung verbesserte/verschlechterte):
  ....
- ☐ Konsum von Alkohol zur Beeinflussung der Sozialen Angst
- ☐ Einnahme von Medikamenten zur Beeinflussung der Sozialen Angst

Vermeidende Persönlichkeitsstörung:

- ☐ Tiefgreifendes Muster von sozialer Gehemmtheit, Insuffizienzgefühlen und Überempfindlichkeit gegenüber negativer Beurteilung
- ☐ Beginn: frühes Erwachsenenalter

Manifestiert sich in folgenden Situationen:

- ☐ Vermeidung von beruflichen Aktivitäten, die mit zwischenmenschlichem Kontakt verbunden sind
- ☐ Vermeidung von Kontakten, wenn Zuneigung nicht sicher ist
- ☐ Vermeidung von engen zwischenmenschlichen Kontakten
- ☐ Beschäftigung mit Kritik oder Ablehnung in sozialen Situationen
- ☐ Hemmung in neuen zwischenmenschlichen Situationen
- ☐ Selbstbewertung als inadäquat, unattraktiv oder unterlegen
- ☐ Vermeidung von persönlichen Risiken oder neuer Aktivitäten, wenn diese peinlich sein könnten

↓

- ☐ **Vermeidende Persönlichkeitsstörung** (Kriterien in mind. 4 Situationen erfüllt)

INFO 62 /

P

Was sind Soziale Angststörungen?

Verbreitung

Die Soziale Angststörung ist eines der am weitesten verbreiteten psychischen Probleme. Nahezu jeder zehnte Mensch leidet darunter, wobei Männer und Frauen gleichermaßen betroffen sind. Bei vielen Betroffenen besteht dieses Problem schon lange Zeit, meist seit der Kindheit oder Pubertät. Manchmal tritt es aber erst im Erwachsenenalter auf oder der genaue Beginn ist gar nicht auszumachen. Ängste in Anwesenheit anderer Menschen zu haben ist ein weit verbreitetes Phänomen und zunächst etwas Normales; erst wenn die Angst eine sehr starke Intensität annimmt und zu erheblichen Beeinträchtigungen in der Lebensgestaltung führt, spricht man von einer Sozialen Phobie oder Sozialen Angststörung.

Erscheinungsbild

Der Kern der Sozialen Angststörung ist die Befürchtung, aufzufallen, sich zu blamieren, unangemessen zu wirken oder eine mangelhafte Leistung zu erbringen. Dabei können sich die Ängste darauf beziehen, dass Sie in Gesprächen mit anderen Leuten befürchten, etwas Unpassendes zu sagen oder sich in anderer Weise ungeschickt zu verhalten. Oder Sie befürchten, dass man Ihnen die Angst in Form von Erröten, Zittern oder Schwitzen ansieht. Oftmals erscheint die Angst und Anspannung nicht mehr in einem angemessenen Verhältnis zum Anlass. Da die Gefühle jedoch sehr unangenehm sind, vermeiden die meisten Betroffenen soziale Situationen, auch wenn diese Vermeidung auf Dauer ungünstige Konsequenzen haben kann. Hierzu gehören z. B. berufliche Nachteile, Beeinträchtigungen von Beziehungen zu Freunden, Bekannten oder zum Partner. Je stärker sich die Vermeidung im Lebensalltag ausbreitet und Sie sich aus den sozialen Situationen zurückziehen, umso größer wird die Angst. Auf Dauer verursachen Soziale Angststörungen nicht selten auch Folgeprobleme wie Einsamkeit und Niedergeschlagenheit.

Ursachen

Die biographischen Ursachen für Soziale Angststörungen sind vielfältig und von Person zu Person unterschiedlich. Neben einer Veranlagung zur Schüchternheit können auch familiäre Erziehungs- und Beziehungsmuster, ungünstige Erfahrungen in sozialen Beziehungen, aber auch »traumatische« Erlebnisse in Kindheit, Jugend oder Erwachsenenalter beteiligt sein. Zusätzlich zu diesen zurückliegenden Einflüssen müssen aktuelle Faktoren hinzukommen, die zur Entstehung Sozialer Angststörungen beitragen, wie z. B. ungünstige Verarbeitungsmuster und Vermeidungsverhalten in sozialen Situationen.

Behandlung

Erst in den letzten Jahren hat man durch intensive Forschung mehr über die Ursachen Sozialer Angststörungen herausfinden können und wirksame Behandlungsansätze entwickelt. Die wirksamste Therapieform ist eine spezielle Form der Verhaltenstherapie, die Kognitive Therapie. Ziel dieser Therapieform ist es, problematische Gedanken und Verarbeitungsweisen zu erkennen und aktiv Veränderungen anzustreben, die es Ihnen mit der Zeit wieder ermöglichen, vermiedene soziale Situationen gelassener aufzusuchen. Voraussetzung für den Erfolg ist jedoch, dass Sie nicht nur in den Sitzungen mitarbeiten, sondern vor allem in Ihrem Lebensalltag Veränderungen ausprobieren. Für diese eigenständige Arbeit vereinbart der Therapeut mit Ihnen Ziele (ähnlich wie »Hausaufgaben«). Unsere Erfahrungen zeigen, dass in 20 Therapiesitzungen gute Fortschritte erzielt werden können, wenn Sie in der Zusammenarbeit mit dem Therapeuten die Erkenntnisse der Therapiesitzungen in alltägliche Übungen umsetzen.

INFO 63 /

P

Wie entsteht Soziale Angst?

Die zentrale Rolle bei der Entstehung Sozialer Angststörungen spielen negative Gedanken. Beispiele für solche Gedanken sind Befürchtungen, dass andere Sie für dumm halten oder dass Sie zu stammeln anfangen, wenn Sie in einer Diskussionsrunde einen Beitrag leisten. Aufgrund dieser Gedanken werden Sie schon vor einer problematischen Situation angespannt werden und Ihre Aufmerksamkeit nach innen, auf Ihren Körper oder Ihre Gefühle, richten. Viele Betroffene gehen den Situationen soweit wie möglich aus dem Weg. Ist dies nicht möglich, wird die Angst in den problematischen Situationen noch stärker, und sie werden sich noch mehr mit dem blamablen Verhalten oder peinlichen Symptomen beschäftigen. Sie versuchen dann, durch bestimmte Verhaltensweisen besser mit den Ängsten umzugehen. Eine solche Strategie kann darin bestehen, sich möglichst auf eine Situation vorzubereiten oder in der Situation das peinliche Symptom zu verbergen. Diese Verhaltensweisen werden Sicherheitsverhalten genannt. In der Therapie werden Sie darin unterstützt, solche Gedanken und Verhaltensweisen herauszufinden, die zur Entstehung und Aufrechterhaltung der Angst beitragen. Die folgenden Fragen sollen Ihnen helfen, sich bewusster und gezielter in problematischen Situationen zu beobachten. In der Therapie werden Sie zunächst mit dem Therapeuten anhand aktueller Problemsituationen genau analysieren, welche der genannten Faktoren bei Ihnen eine Rolle spielen, um sie dann im weiteren Verlauf der Therapie systematisch zu verändern.

Negative Gedanken

Bevor Sie in eine schwierige soziale Situation kommen, spielen Sie diese in Ihren Gedanken durch und überlegen, was alles Schlimmes passieren könnte, und wie Sie mit der Situation umgehen können? Wenn Sie in der Situation sind, machen Sie sich negative Gedanken darüber, wie Sie wirken und malen sich aus, was andere wohl über Sie denken? Nach einer sozialen Situation: Lassen Sie die schwierigen Aspekte noch einmal Revue passieren und machen sich negative Gedanken über den Eindruck, den Sie hinterlassen haben? Diese Art negativer Gedanken beeinträchtigt Ihre Gefühle und kann sich negativ auf Ihr Verhalten in den entsprechenden Situationen auswirken.

Selbst-Aufmerksamkeit

Wenn Sie sich in eine kritische Situation begeben oder diese Ihnen bevorsteht, beschäftigen Sie sich mit Ihren Gefühlen, Ihren körperlichen Reaktionen und Ihrem Eindruck, den Sie auf andere machen? Wenn Sie Ihre Aufmerksamkeit ganz auf sich selbst richten, wird es Ihnen schwerfallen, wahrzunehmen, was in der Situation wirklich geschieht. Dadurch werden Sie sich auch weniger auf Ihre Umgebung konzentrieren können und oftmals nicht mitbekommen, wie andere tatsächlich auf Sie reagieren. Die Konzentration auf Ihre Gefühle und Gedanken kann Fehleinschätzungen begünstigen, die Ihre Ängste verstärken und aufrechterhalten.

Sicherheitsverhaltensweisen

Wenn Sie sich in eine problematische soziale Situation begeben, versuchen Sie, auffälliges und peinliches Verhalten zu verhindern, Zittern, Erröten oder Stammeln zu unterdrücken oder auf andere Weise die Blamage abzuwenden? Einige solche Verhaltensmuster können auch dazu beitragen, dass Sie Ihre Aufmerksamkeit noch stärker auf sich selbst richten und Ihr Verhalten auffälliger wird. Auf diese Weise können die befürchteten Symptome und Ereignisse sogar noch verstärkt werden. Einer der wichtigsten Effekte von Sicherheitsverhaltensweisen ist, dass sie Ihre Fähigkeit beeinträchtigen, Informationen aus Ihrer Umwelt aufzunehmen, die geeignet wären, Ihre Sozialen Ängste infrage zu stellen.

Vermeidung

Wenn Ihnen bestimmte Situationen unangenehm sind, versuchen Sie, diesen auszuweichen? Eine Folge ist, dass Sie sich erleichtert fühlen, eine andere, dass Sie keine Gelegenheit haben, zu überprüfen, ob Ihre Befürchtungen wirklich eintreten. Hierdurch werden aber Ihre Möglichkeiten eingeschränkt, neue Erfahrungen zu machen, neue Verhaltensweisen mit sozialen Problemen auszuprobieren und Ihr Selbstbewusstsein aufzubauen.

AB 74 /

Schema für ein kognitives Modell

P

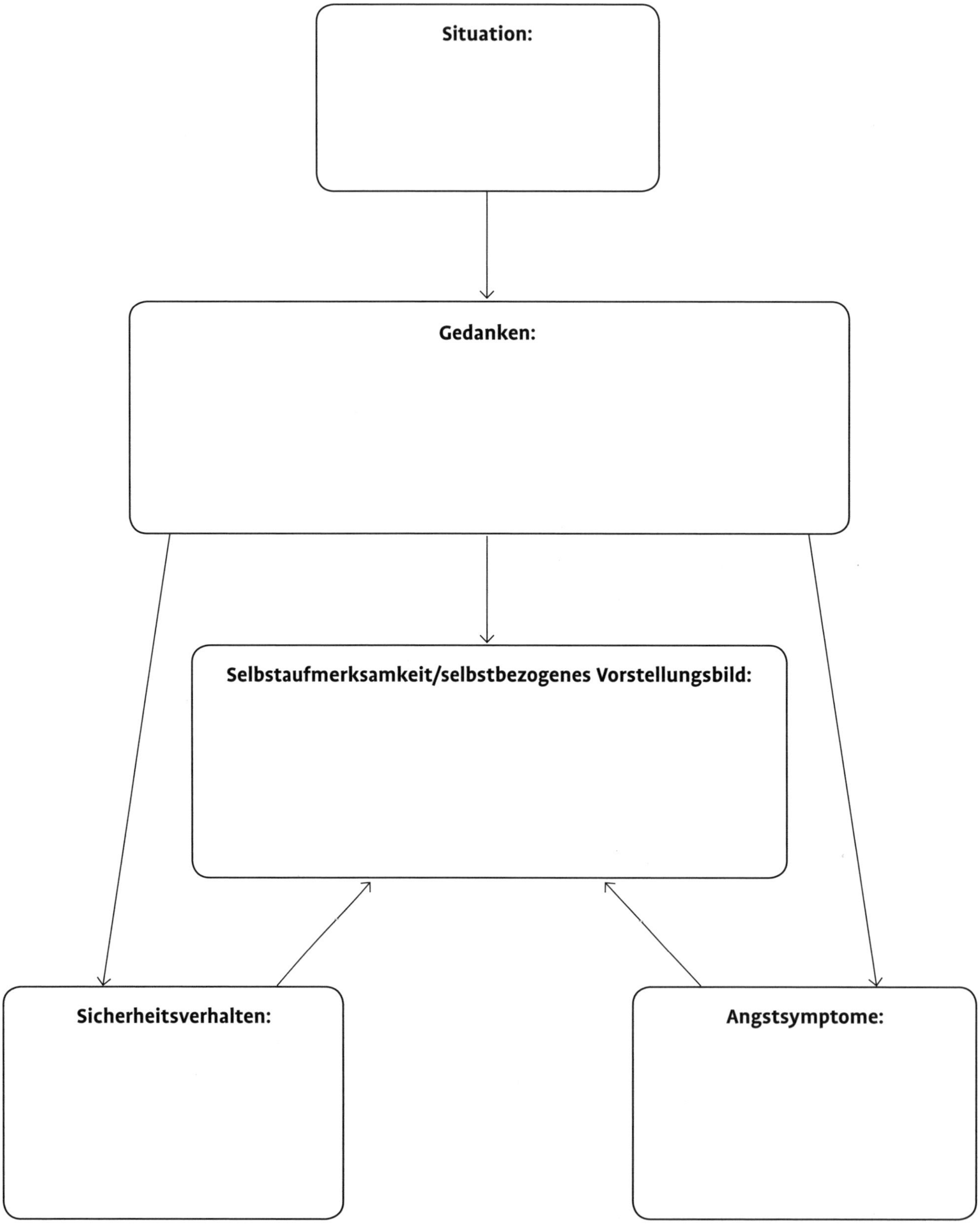

AB 75 / P

Fragebogen zu sozialphobischen Kognitionen (SPK)

Kennwort/Name: .... Datum: ....

Auf diesem Blatt finden Sie einige Gedanken, die Leuten durch den Kopf gehen, wenn sie nervös oder ängstlich sind. Bitte notieren Sie auf der *linken* Seite, wie oft in der letzten Woche jeder dieser Gedanken aufgetreten ist. Schätzen Sie jeden Gedanken auf einer Skala von 1–5 ein. Dabei bedeutet:

1 = Gedanke tritt *nie* auf
2 = Gedanke tritt *selten* auf
3 = Gedanke tritt *in der Hälfte der Situationen* auf, in denen ich nervös bin
4 = Gedanke tritt *regelmäßig* auf
5 = Gedanke tritt *immer* auf, wenn ich nervös bin

Wie häufig tritt Gedanke auf? ↓		**Wie stark sind Sie davon überzeugt?** ↓
	Ich werde nichts mehr sagen können.	
	Ich bin unsympathisch.	
	Ich werde zittern, ohne es kontrollieren zu können.	
	Die Leute werden mich anstarren.	
	Ich bin lächerlich.	
	Die Leute werden mich ablehnen.	
	Ich werde vor Angst erstarren.	
	Ich werde Dinge fallen lassen oder verschütten.	
	Mir wird übel werden.	
	Ich bin unzulänglich.	
	Ich werde Blödsinn reden.	
	Ich bin minderwertig.	
	Ich werde es nicht schaffen, mich zu konzentrieren.	
	Ich werde nicht richtig schreiben können.	
	Die Leute sind nicht an mir interessiert.	
	Die Leute werden mich nicht mögen.	
	Ich bin angreifbar.	
	Ich werde schwitzen.	
	Ich werde rot.	
	Ich bin merkwürdig/anders als die anderen.	
	Die Leute werden sehen, dass ich nervös bin.	
	Die Leute denken, ich bin langweilig.	
Andere Gedanken, die oben nicht aufgeführt sind (bitte eintragen):		

Wie stark glauben Sie daran, dass jeder der Gedanken zutrifft, *wenn Sie sich ängstlich fühlen?* Bitte schätzen Sie jeden der bei Ihnen aufgetretenen Gedanken ein, indem Sie eine Zahl zwischen 0 und 100 aussuchen und *rechts* neben dem Gedanken eintragen.

0	10	20	30	40	50	60	70	80	90	100

Ich glaube nicht, dass der Gedanke zutrifft — Ich bin vollkommen davon überzeugt, dass der Gedanke stimmt

AB 76 / P

Fragebogen zu sozialphobischem Verhalten/Sicherheitsverhalten (SPV)

Kennwort/Name: .... Datum: ....

Im Folgenden finden Sie eine Aufstellung von Verhaltensweisen, die Personen zeigen, wenn sie sich in einer sozialen Situation befinden oder bevor sie sich in eine solche Situation begeben. Bitte geben Sie an, wie häufig jede dieser Verhaltensweisen bei Ihnen in oder vor solchen Situationen auftritt. Bitte unterstreichen Sie die zutreffende Häufigkeit.

Ich trinke Alkohol, um die Angst in den Griff zu bekommen.	immer	oft	manchmal	nie
Ich versuche, keine Aufmerksamkeit auf mich zu ziehen.	immer	oft	manchmal	nie
Ich versuche angestrengt, die richtigen Worte zu finden.	immer	oft	manchmal	nie
Ich überprüfe, ob ich auch gut wirke.	immer	oft	manchmal	nie
Ich vermeide Blickkontakt.	immer	oft	manchmal	nie
Ich rede weniger.	immer	oft	manchmal	nie
Ich vermeide es, Fragen zu stellen.	immer	oft	manchmal	nie
Ich versuche mir vorzustellen, wie ich auf andere wirke.	immer	oft	manchmal	nie
Ich halte Tassen oder Gläser sehr fest.	immer	oft	manchmal	nie
Ich platziere mich so, dass ich nicht bemerkt werde.	immer	oft	manchmal	nie
Ich versuche, Zittern zu kontrollieren.	immer	oft	manchmal	nie
Ich wähle Kleidung, die Schwitzen verhindert oder versteckt.	immer	oft	manchmal	nie
Ich trage Kleidung oder benutze Makeup, um Erröten weniger sichtbar zu machen	immer	oft	manchmal	nie
Ich probe die Sätze in meinem Kopf.	immer	oft	manchmal	nie
Ich zensiere, was ich gerade sagen will.	immer	oft	manchmal	nie
Ich trete geistig weg oder schalte ab.	immer	oft	manchmal	nie
Ich vermeide es, über mich selbst zu reden.	immer	oft	manchmal	nie
Ich bewege mich so wenig wie möglich.	immer	oft	manchmal	nie
Ich stelle viele Fragen.	immer	oft	manchmal	nie
Ich denke positiv.	immer	oft	manchmal	nie
Ich halte mich am Rand von Gruppen auf.	immer	oft	manchmal	nie
Ich vermeide Sprechpausen.	immer	oft	manchmal	nie
Ich verstecke mein Gesicht.	immer	oft	manchmal	nie
Ich versuche, an andere Dinge zu denken.	immer	oft	manchmal	nie
Ich rede mehr.	immer	oft	manchmal	nie
Ich versuche, mich normal zu verhalten.	immer	oft	manchmal	nie
Ich versuche, mein Verhalten strikt unter Kontrolle zu halten.	immer	oft	manchmal	nie

AB 77 / Fragebogen zu sozialphobischen Einstellungen (SPE)

P

Kennwort/Name: .... Datum: ....

In diesem Fragebogen finden Sie unterschiedliche Einstellungen oder Überzeugungen, die manche Menschen haben. Bitte lesen Sie *jede* Feststellung sorgfältig durch und beurteilen Sie, wie stark die Feststellung für Sie zutrifft.
Geben Sie bitte für jede der Einstellungen die Antwort an, die am besten beschreibt, was Sie denken. Bitte kreuzen Sie jeweils nur eine Antwort bei jeder Einstellung an. Es gibt keine richtigen oder falschen Antworten.
Um zu entscheiden, ob eine bestimmte Einstellung typisch für Sie ist, vergegenwärtigen Sie sich, wie Sie *die meiste Zeit* sind.
Bitte kreuzen Sie bei jeder Aussage eine Zahl an und lassen Sie keine Frage aus.
Dabei bedeutet:
6 = vollständig zutreffend
5 = stark zutreffend
4 = leicht zutreffend
3 = neutral
2 = eher nicht zutreffend
1 = nicht zutreffend
0 = überhaupt nicht zutreffend

	vollständig zutreffend			neutral	überhaupt nicht zutreffend		
1. Ich brauche nicht von jedem Bestätigung.	6	5	4	3	2	1	0
2. Ich darf anderen keine Anzeichen von Schwäche zeigen.	6	5	4	3	2	1	0
3. Wenn ich in einer sozialen Situation einen Fehler mache, werden die Leute mich ablehnen.	6	5	4	3	2	1	0
4. Wenn ich mich nicht normal verhalte, werden alle mich anstarren und denken, dass ich merkwürdig bin.	6	5	4	3	2	1	0
5. Ich bin nicht liebenswert.	6	5	4	3	2	1	0
6. Andere Menschen sind ängstlicher als ich.	6	5	4	3	2	1	0
7. Ich bin anders als andere.	6	5	4	3	2	1	0
8. Andere kriegen es besser hin, sich sozial richtig zu verhalten.	6	5	4	3	2	1	0
9. Ich muss intelligent und geistreich erscheinen.	6	5	4	3	2	1	0
10. Ich sehe so ängstlich aus, wie ich mich fühle.	6	5	4	3	2	1	0
11. Wenn andere denken, dass ich unterlegen bin, dann stimmt das auch.	6	5	4	3	2	1	0
12. Ich bin nicht akzeptabel.	6	5	4	3	2	1	0
13. Angst ist kein Zeichen von Schwäche.	6	5	4	3	2	1	0
14. Andere sind kompetenter als ich.	6	5	4	3	2	1	0
15. Andere sind akzeptabler oder liebenswerter als ich.	6	5	4	3	2	1	0
16. Meine Angst ist für andere Menschen offensichtlich.	6	5	4	3	2	1	0
17. Wenn jemand mich nicht mag, dann ist das mein Fehler.	6	5	4	3	2	1	0

Fragebogen zu sozialphobischen Einstellungen (SPE)

		vollständig zutreffend		neutral		überhaupt nicht zutreffend	
18. Um ein wertvoller Mensch zu sein, brauche ich nicht die Bestätigung anderer.	6	5	4	3	2	1	0
19. Ich darf niemanden merken lassen, dass ich ängstlich bin.	6	5	4	3	2	1	0
20. Andere denken, dass ich uninteressant bin.		6	5	4	3	2	1
21. Wenn andere mich wirklich kennenlernen, werden sie mich nicht mögen.	6	5	4	3	2	1	0
22. Wenn ich nicht ruhig, gelassen und gefasst wirke, werden die Leute mich ablehnen.	6	5	4	3	2	1	0
23. Ich bin minderwertig.	6	5	4	3	2	1	0
24. Ich bin verletzlich.	6	5	4	3	2	1	0
25. Andere Menschen sind weniger ängstlich als ich.	6	5	4	3	2	1	0
26. Andere können mich durchschauen und meine Schwächen sehen.	6	5	4	3	2	1	0
27. Ich muss nicht von jedem gemocht werden.		6	5	4	3	2	1
28. Ich bin ein seltsamer Mensch.	6	5	4	3	2	1	0
29. Wenn andere merken, dass ich ängstlich bin, werden sie mich kränken, sich über mich lustig machen und mich nicht für voll nehmen.		6	5	4	3	2	1
30. Wenn ich mit jemandem nicht einer Meinung bin, werden sie denken, dass ich dumm bin oder mich zurückweisen.	6	5	4	3	2	1	0
31. Ich bin absonderlich.	6	5	4	3	2	1	0
32. Ich bin für andere Menschen wichtig.	6	5	4	3	2	1	0
33. Andere sehen Angst als ein Zeichen von Schwäche.	6	5	4	3	2	1	0
34. Ich muss alle Dinge richtig machen, um akzeptiert zu werden.	6	5	4	3	2	1	0
35. Wenn ich nicht spritzig und interessant bin, mögen andere mich nicht.	6	5	4	3	2	1	0
36. Wenn ich den Anschein wahre, könnte ich so gerade noch durchkommen.	6	5	4	3	2	1	0
37. Meine Ansichten sind unwichtig.	6	5	4	3	2	1	0
38. Wenn andere sehen, dass ich Angst habe, sehen sie mein wirkliches, minderwertiges Ich.	6	5	4	3	2	1	0
39. Ich bin attraktiv.	6	5	4	3	2	1	0
40. Wenn andere merken, dass ich Angst habe, werden sie denken, dass ich seltsam bin.	6	5	4	3	2	1	0
41. Andere tolerieren keine Anzeichen von Schwäche.	6	5	4	3	2	1	0
42. Wenn jemand denken würde, dass ich ihm/ihr unterlegen bin, könnte ich das nicht aushalten.	6	5	4	3	2	1	0

Fragebogen zu sozialphobischen Einstellungen (SPE)

	vollständig zutreffend			neutral	überhaupt nicht zutreffend		
43. Wenn ich nicht rede, werden die Leute denken, dass ich langweilig bin.	6	5	4	3	2	1	0
44. Ich bin unzulänglich.	6	5	4	3	2	1	0
45. Wenn die Leute sehen, dass ich Angst habe, werden sie denken, dass ich schwach oder unterlegen bin.	6	5	4	3	2	1	0
46. Ich bin interessant.	6	5	4	3	2	1	0
47. Wenn die Leute mich anschauen, heißt das dass sie negative Dinge über mich denken.	6	5	4	3	2	1	0
48. Ich bin ein langweiliger Mensch.	6	5	4	3	2	1	0
49. Selbst wenn andere meine Angst sehen, heißt das nicht, dass ich ihnen unterlegen bin.	6	5	4	3	2	1	0
50. Ich muss immer den Erwartungen anderer Leute genügen.	6	5	4	3	2	1	0

AB 78 /

P

Wochenübersicht zu sozialängstlichen Symptomen

Kennwort/Name: .... Datum: ....

(a) Kreuzen Sie bitte auf der untenstehenden Skala an, wie stark Ihre Angst in der letzten Woche war

0	1	2	3	4	5	6	7	8
gar keine		leicht		mittelstark		ziemlich		sehr stark

(b) Kreuzen Sie bitte auf der untenstehenden Skala an, wie oft Sie in der letzten Woche schwierige Situationen vermieden haben:

0	1	2	3	4	5	6	7	8
überhaupt nicht		kaum		manchmal		oft		immer

(c) Bitte kreuzen Sie auf der untenstehenden Skala an, in welchem Ausmaß Ihre Aufmerksamkeit während der letzten Woche in schwierigen sozialen Situationen auf Sie selbst oder auf die äußere Situation gerichtet war:

0	1	2	3	4	5	6	7	8
völlig nach außen				beides zu gleichen Teilen				völlig auf mich selbst

(d) Bitte kreuzen Sie auf der untenstehenden Skala an, wie häufig Sie in den Situationen Sicherheitsverhalten gezeigt haben:

0	1	2	3	4	5	6	7	8
überhaupt nicht		kaum		manchmal		oft		immer

(e) Bitte kreuzen Sie auf der untenstehenden Skala an, wie stark/aktiv Sie soziale Situationen in der letzten Woche aufgesucht haben:

0	1	2	3	4	5	6	7	8
nicht		kaum		manchmal		oft		sehr stark

AB 79 / P

Protokollblatt für Verhaltensexperimente zu Sicherheitsverhalten (Rollenspiele)

Alle Einschätzungen von 0 = gar nicht bis 10 = sehr stark

	Rollenspiel 1	**Rollenspiel 2**
Sicherheitsverhalten:		
Selbstaufmerksamkeit		
Angst/Anspannung		
Gefürchtetes Symptom:		
Sichtbar (ja/nein)?		
Gefürchtetes Merkmal im Aussehen/Erscheinungsbild:		
Anderer Aspekt, der erfasst …		

INFO 64 / P

Auswirkungen von Sicherheitsverhalten und Selbstaufmerksamkeit

Sicherheitsverhalten sind Verhaltensweisen, die verhindern sollen, dass Sie negativ auffallen, sich lächerlich machen oder blamieren. Sicherheitsverhalten kann jedoch auch die Ängste verstärken. Zwei Beispiele mögen dies verdeutlichen: Eine Mitarbeiterin in einer Bank hatte starke Angst, zu erröten. Sie trug deshalb nur hoch geschlossene Kleidung, kühlte ihr Gesicht häufig mit kaltem Wasser und öffnete oft das Fenster, um einen kalten Luftzug abzubekommen. Wenn sie in einem Gespräch das Gefühl hatte, zu erröten, beendete sie dieses vorzeitig, um ihre Schwäche nicht preisgeben zu müssen. Ein Techniker hatte die Angst, sich in Gesprächen merkwürdig auszudrücken und deshalb einen auffälligen Eindruck zu hinterlassen. Um seine Unzulänglichkeit vor anderen zu verbergen, hatte er sich angewöhnt, sehr schnell und mit weggedrehtem Kopf zu reden. Zudem wiederholte er viele Dinge, um eventuelle Fehler überdecken zu können. Sicherheitsverhalten kann dazu führen, dass die befürchteten Konsequenzen, die eigentlich verhindert werden sollen, eher eintreten. Bezogen auf die o. g. Beispiele: Das Erröten wird durch hoch geschlossene Kleidung und kaltes Wasser gefördert; schnelles Sprechen erschwert das Verständnis und provoziert Nachfragen.

- Sicherheitsverhalten verhindert, dass Sie die Erfahrung machen können, wie Sie ohne diese Maßnahmen die Situationen erleben könnten. Weglassen des Sicherheitsverhaltens ermöglicht die Erfahrung, dass sichtbares Erröten nicht auftritt, und Gespräche problemlos, ohne Nachfragen ablaufen können.
- Sicherheitsverhalten verstärkt in sozialen Situationen die Selbstaufmerksamkeit. Der Versuch, einen guten Eindruck zu machen, verstärkt die Selbstbeobachtung und erhöht dadurch die Selbstaufmerksamkeit. Durch eine verringerte Aufmerksamkeit nach außen wird es schwieriger, mitzubekommen, was wirklich in der Situation geschieht.
- Durch eine erhöhte Selbstaufmerksamkeit entsteht der Eindruck, im Mittelpunkt der Aufmerksamkeit anderer zu stehen und dass anderen die Angstsymptome auffallen »müssen«. Ungünstigerweise gibt es in sozialen Situationen häufig keine klaren Hinweise darauf, welchen Eindruck Sie tatsächlich auf andere machen. Und so bleibt als einzige Informationsquelle das eigene Gefühl. Dieses kann jedoch täuschen: In der Regel sind die Symptome für andere weitaus weniger sichtbar, und andere achten häufig gar nicht darauf.
- Wenn die Beschäftigung mit eigenen Gedanken und Gefühlen viel Aufmerksamkeit bindet, bleibt nicht ausreichend Kapazität, um angemessen auf die Anforderung einer Situation reagieren zu können: Man fühlt sich überfordert, kann nicht klar denken und macht einen ungünstigen Eindruck.
- Schließlich verstärkt die Konzentration auf den Körper das Auftreten von solchen Symptomen, die man befürchtet. Z. B. kann die Beschäftigung damit, wie man Erröten verhindern kann, erst dazu führen, dass Erröten auftritt. In ähnlicher Weise können auch Symptome wie Zittern, Schwitzen und Stottern durch übermäßige Selbstaufmerksamkeit erzeugt werden.

Schlussfolgerung

Um neue Erfahrungen machen zu können, ist es notwendig, in angstauslösenden Situationen die Aufmerksamkeit nach außen, auf die Situation, auf Gesprächspartner etc. auszurichten. Darüber hinaus ist es notwendig, Sicherheitsverhalten abzubauen, damit negative Überzeugungen wirklich überprüft und gegebenenfalls korrigiert werden können.

AB 80 / Verhaltensexperiment-Tagebuch

P

Verhaltensexperiment-Tagebuch
Name/Kennwort: ....

Tag, Zeit	**Situation**	**Vorhersage:** Was genau erwarteten Sie, würde geschehen? Wahrscheinlichkeit, dass Überzeugung zutrifft? 0–100	**Experiment:** Was werde ich tun, um die Vorhersage zu überprüfen (Sicherheitsverhalten, Selbstaufmerksamkeit, Kriterien für negative Reaktionen anderer)?	**Ergebnis:** Was geschah tatsächlich? War die Vorhersage richtig?	**Was ich daraus lerne:** Hat sich die Überzeugung verändert? Wahrscheinlichkeit, dass Überzeugung (in Zukunft) zutrifft? 0–100

AB 81 /

P

Liste angstauslösender Situationen

Bitte notieren Sie zunächst alle Situationen, die Ihnen einfallen, in denen Sie Angst haben, etwas Peinliches zu tun oder ein peinliches Symptom zu zeigen. Schätzen Sie anschließend das Ausmaß der Angst ein, das Sie jeweils in den Situationen erleben.

Es entsprechen
100 = maximale Angstintensität
50 = mittlere Angstintensität
0 = keine Angst

Situation	**Angstintensität 0–100**

INFO 65 /

P

Niedriges Selbstwertgefühl überwinden

Soziale Ängste entstehen durch die Überzeugung, von anderen wegen des eigenen Verhaltens oder bestimmter Symptome abgelehnt zu werden. Diese Überzeugungen entstehen vor dem Hintergrund von allgemeineren Einstellungen, die eine Person im Laufe ihres Lebens über sich selbst und andere Menschen entwickelt hat. Sie äußern sich in konkreten Situationen in Form von negativen automatischen Gedanken und sind häufig nicht bewusst. Die negativen Überzeugungen sind wie eine Brille, durch die hindurch das Verhalten anderer als Ablehnung und das eigene Verhalten als Blamage interpretiert wird. Die Aufmerksamkeit wird selektiv auf solche Aspekte gerichtet, die zu dieser Überzeugung passen, während mit den Überzeugungen unvereinbare Aspekte herausgefiltert werden.
Viele Personen mit Sozialen Angststörungen erwarten auch deshalb eine Ablehnung, weil sie ein niedriges Selbstwertgefühl haben. Ein niedriges Selbstwertgefühl äußert sich in einer verzerrten Selbstwahrnehmung, einer verzerrten Interpretation der Reaktionen anderer und in überhöhten Ansprüche an das eigene Verhalten in sozialen Situationen.

Verzerrte Selbstwahrnehmung

Aufgrund eines niedrigen Selbstwertgefühls achten Sie besonders auf solche Aspekte des Selbst, die Ihnen nicht gefallen, z. B. Charaktereigenschaften, Aussehen oder persönliche Schwächen. In sozialen Situationen konzentrieren Sie sich also auf das, was Sie falsch gemacht haben, und ignorieren das, was Sie richtig gemacht haben. Zudem nehmen Sie an, dass andere Sie in der gleichen Art und Weise wahrnehmen.

Verzerrte Interpretation der Situation

Ein niedriges Selbstwertgefühl bewirkt auch, dass Sie Fehler auf eigenes Versagen zurückführen und die Schlussfolgerung ziehen, dass Sie als ganze Person nichts wert sind. Positive Aspekte werden abgewertet, sodass die Selbstkritik immer mehr überwiegt.

Überhöhte Ansprüche an sich selbst

Menschen mit niedrigem Selbstwertgefühl haben oft den Eindruck, dass sie ihren eigenen Ansprüchen nicht genügen. Sie erwarten z. B. von sich, mit allen Problemen des Lebens fertigwerden zu können, keine Schwächen zu zeigen und die Gefühle immer im Griff zu haben, der Mittelpunkt jeder Party zu sein, niemals ängstlich wirken und von jedem gemocht und geschätzt zu werden. Die Erwartungen sind unrealistisch hoch und führen dazu, dass die Personen fortlaufend unter Spannung und Versagensangst leben.

Veränderung eines niedrigen Selbstwertgefühls

Eine verzerrte Selbstwahrnehmung und Interpretation sozialer Situationen oder unrealistisch hohe Ansprüche äußern sich in konkreten Situationen als automatische Gedanken. In einem ersten Schritt werden diese automatischen Gedanken durch Selbstbeobachtung bewusst gemacht. In einem zweiten Schritt werden die in den automatischen Gedanken enthaltenen Bewertungsmuster und Überzeugungen analysiert, die das negative Selbstwertgefühl hervorrufen. In einem dritten Schritt werden durch Übungen und Verhaltensexperimente neue Erfahrungen gesammelt, die Sie dazu anregen, sich auch die positiven Aspekte Ihrer Persönlichkeit bewusst zu machen und realistischere Bewertungsstandards zu entwickeln. In einem vierten Schritt lernen Sie, diese »selbstbewussteren« und realistischeren Überzeugungen im Alltag gezielt aufzubauen und zu festigen.

AB 82 / Merkblatt zur Rückfallprophylaxe

P

Was tun, wenn eine Verschlechterung eintritt?

(1) Erinnern Sie sich daran, dass in der Therapie bereits besprochen wurde, dass Verschlechterungen eintreten können. Dies bedeutet keine Katastrophe, denn eine Verschlechterung ist kein Rückfall, der Sie »zurückwirft« an den Anfang der Therapie. Vielmehr ist es so, dass es Ihnen schwerer fällt, eine oder mehrere Situationen zu meistern, die Sie vorher schon bewältigen konnten.
(2) Versuchen Sie, die Verschlechterung einzugrenzen!
(3) Rufen Sie sich das, was Sie in der Therapie gelernt haben, wieder ins Gedächtnis! Was sind Ihre negativen Gedanken? Was können Sie diesen entgegnen? Lassen Sie sich Zeit bei dieser Besinnung!
(4) In einem nächsten Schritt überlegen Sie, wie Ihr Leben im Moment aussieht. Was hat sich verändert? Vor welche Probleme sehen Sie sich gestellt? Was können Sie dagegen tun?
(5) Konfrontieren Sie sich wieder mit den vermiedenen Situationen. Fangen Sie mit mittelschweren Situationen an und gehen Sie dann langsam wieder zu schwierigeren Situationen über. Überlegen Sie sich, welches Ihre Befürchtungen sind, und überprüfen Sie dann, ob diese eingetreten sind. Wiederholen Sie auch die Dinge, die »schief gegangen« sind.
(6) Wenn Sie dies nicht deutlich weiterbringen sollte, vereinbaren Sie einen Termin bei Ihrem Therapeuten für eine »Auffrischungssitzung«!

KAPITEL 17 /

KVT bei Depression

Martin Hautzinger

- AB 83/Zielerreichungsskala
- AB 84/Inventar Depressiver Symptome (QIDS-C = Klinikerurteil)
- AB 85/Inventar Depressiver Symptome (QIDS-S = Selbsturteil)
- AB 86/Fragebogen automatischer Gedanken
- AB 87/Erkennen kognitiver Verzerrungen
- AB 88/Tagesprotokoll negativer Gedanken
- AB 89/Fallkonzeption zum Erkennen von Grundannahmen
- AB 90/Kurzskala dysfunktionaler Einstellungen (DAS)
- AB 91/Metakognitive Übungen
- AB 92/Selbsteinschätzung sozial sicheren Verhaltens
- AB 93/Standartsituationen für Rollenspiele
- AB 94/Beobachtungsbogen für Rollenspiele
- AB 95/Mein Notfallplan
- INFO 66/Rückfallrisiken

Die wohl häufigsten emotionalen Symptome von psychisch beeinträchtigten Menschen sind depressive Reaktionen. Deren Behandlung mit KVT ist langjährig erforscht und es gibt diverse, gut evaluierte Behandlungsmanuale (z. B. Hautzinger, 2013), um dieser affektiven Störung entgegenzuwirken.
In der Therapie depressiver Störungsbilder können die folgenden gut bewährten Materialien gewinnbringend eingesetzt werden.

AB 83/Zielerreichungsskala. In diesem Arbeitsblatt formuliert der Patient konkrete Therapieziele, die anschließend mit dem Therapeuten auf Rationalität geprüft werden.

AB 84 und AB 85. Das von Rush et al. (1986) entwickelte »Inventar depressiver Symptome« liegt als Fremd- und Selbstbeurteilungsinstrument in vergleichbarem Wortlaut vor (AB 84/QIDS-C und AB 85/QIDS-S). Hiermit können depressive Syndrome konkret erfasst und in ihrer Ausprägungsstärke beurteilt werden.

AB 86/Fragebogen automatischer Gedanken liefert eine Liste mit für depressive Patienten typischen Denkstilen. Mit ihrer Hilfe lassen sich die für den jeweiligen Patienten typischen automatisierten Kognitionen erfassen, um damit anschließend die problemtypischen Situationen und die emotionalen und Verhaltensreaktionen zu erheben.

AB 87/Erkennen kognitiver Verzerrungen dient dem gemeinsamen Erarbeiten und Bearbeiten von kognitiven Verzerrungen.

AB 88/Tagesprotokoll negativer Gedanken ist eine Selbstbeobachtungshilfe für Patienten. In diesem, um alternative angemessene Denkweisen erweiterten Modell, lernen sie, neue adäquate Denkstile zu entwickeln und deren Auswirkungen auf die emotionale Reaktion zu erkennen.

AB 89/Fallkonzeption zum Erkennen von Grundannahmen. Dieses Arbeitsblatt dient dem Therapeuten, um aus den oft nur schwer fassbaren Grundannahmen des Patienten dessen Konzepte in einer Fallkonzeption aufzustellen. Zusammen mit dem Patienten kann er dann die Zusammenhänge von Auslösern, Emotionen und automatisierten Denkmustern analysieren.

AB 90/Kurzskala dysfunktionaler Einstellungen (DAS). Eine weitere Möglichkeit zum Erfassen dysfunktionaler Einstellungen bietet AB 90. Es kann sowohl als Diagnostikum als auch zum Messen des Therapieerfolgs eingesetzt werden.

AB 91/Metakognitive Übungen. Metakognitive Übungen können zur Modifikation von verzerrten negativen automatisierten Kognitionen und zum Überwinden von Rumination dienen. Im AB 91 werden hierzu einige Übungsmöglichkeiten vorgestellt.

AB 92/Selbsteinschätzung sozial sicheren Verhaltens. Dieses Arbeitsblatt dient als Protokollkarte für Patienten beim Erlernen von Achtsamkeit.

AB 93/Standartsituationen für Rollenspiele. Durch die Passivität und Zurückgezogenheit depressiver Patienten entstehen oft gravierende Verhaltensdefizite und solche in sozialen Fertigkeiten. Um dem entgegenzusteuern, dienen Verhaltensübungen z. B. auch durch Rollenspiele. Hierzu liefert AB 93 dem Therapeuten typische Rollenspiel-Situationen zum Steigern der sozialen Kompetenz des Patienten.

AB 94/Beobachtungsbogen für Rollenspiele. Dieses Arbeitsblatt dient als Beobachtungs- und Evaluationsbogen für solche Spielsituationen.

AB 95/Mein Notfallplan. In der letzten Therapiephase wird der Therapeut den Patienten auf das Therapieende vorbereiten und ihn hierzu auch auf mögliche Rückfallmöglichkeiten vorbereiten. Dazu erstellt er gemeinsam mit dem Patienten einen »Notfallplan«, in dem die in solchen Fällen hilfreichen und bereits mehrfach erprobten Maßnahmen aufgelistet sind. Ein solcher Notfallplan kann mit Hilfe von AB 95 erstellt werden.

INFO 66/Rückfallrisiken. Um Rückfallrisiken zu senken, wird der Patient mit den für ihn problemtypischen Belastungen und Stresssituationen bekannt gemacht und dafür sensibilisiert. Zum individuellen Erarbeiten solcher Rückfallrisiken dient INFO 66.

Literatur

Hautzinger, M. (2013). Kognitive Verhaltenstherapie bei Depression (7. Aufl.). Weinheim: Beltz.

Risch, A. K., Stangier, U., Heidenreich, T. & Hautinger, M. (2012). Kognitive Erhaltungstherapie bei rezidivierender Depression. Heidelberg: Springer.

Rush, A. J., Giles, D. E., Schlesser, M. A., Fulton, C. L., Weissenburger, J. & Burus, C. (1986). The Inventory of Depressive Symptomatology (IDS). Psychiatry Research, 18, 65–87.

Segal, Z. V., Williams, J. M. G. & Teasdale, J. D. (2002).Mindfulness based cognitive therapy for depression: A new approach to preventing relapse. New York: Guilford.

Wells, A. (2011). Metakognitive Therapie bei Angststörungen und Depression. Weinheim: Beltz.

Quellennachweis

Die in diesem Kapitel verwendeten Arbeitsblätter stammen aus Hautzinger (2013).
Die Arbeitsblätter wurden vom Herausgeber zusammengestellt.

AB 83 / Zielerreichungsskala

P

Ziele	nach 1 Monat	nach 2 Monaten	nach 3 Monaten	nach 6 Monaten
Arbeit, Beruf, Ausbildung				
Alltag, Tages-gestaltung				
Partner, Familie, Freunde				
Fertigkeiten, Kompetenzen				
Einstellungen, Ansprüche				
Andere Bereiche				

Inventar Depressiver Symptome (QIDS-C = Klinikerurteil)

Bitte beurteilen Sie jede Frage bezogen auf die letzten 7 Tage. Machen Sie einen Kreis um die Zahl, die den Patienten während der letzten Woche am besten beschreibt.

(I)

(1) Einschlafschwierigkeiten

0 Patient brauchte nie länger als 30 Minuten, um einzuschlafen.
1 Patient brauchte an weniger als der Hälfte der Woche mindestens 30 Minuten, um einzuschlafen.
2 Patient brauchte an mehr als der Hälfte der Woche mindestens 30 Minuten, um einzuschlafen.
3 Patient brauchte an mehr als der Hälfte der Woche mindestens 1 Stunde, um einzuschlafen.

(2) Nächtliches Erwachen

0 Patient wachte während der Nacht nie auf.
1 Patient hatte einen leichten Schlaf mit einigen kurzen Wachphasen in jeder Nacht *(unruhiger, gestörter Schlaf).*
2 Patient wurde zumindest einmal jede Nacht wach, doch schlief leicht wieder ein *(wacht auf).*
3 Patient wurde mehr als einmal pro Nacht, während mehr als der Hälfte der Woche wach und es dauerte mindestens 20 Minuten, um wieder einzuschlafen.

(3) Früherwachen

0 Patient wurde während weniger als der Hälfte der Woche eine halbe Stunde oder weniger früher wach.
1 Patient wurde während mehr als der Hälfte der Woche eine halbe Stunde oder mehr früher wach.
2 Patient wurde während mehr als der Hälfte der Woche eine Stunde zu früh wach.
3 Patient wurde während mehr als der Hälfte der Woche zwei Stunden zu früh wach.

(4) Hypersomnia

0 Patient schlief nicht mehr als 8 Stunden.
1 Patient schlief nicht mehr 10 Stunden während 24 Stunden.
2 Patient schlief nicht mehr nicht mehr 12 Stunden während 24 Stunden.
3 Patient schlief mehr als 12 Stunden während 24 Stunden.

Nur höchsten Wert von (I) für Summenwert verwenden

(II)

(5) Appetitabnahme

0 Patient zeigte keine Veränderung des gewöhnlichen Appetit- und Hungergefühls.
1 Patient aß weniger als gewöhnlich (Frequenz und/oder Menge).
2 Patient aß deutlich weniger als gewöhnlich und nur unter großer Anstrengung *(sich überwinden).*
3 Patient aß selten während 24 Stunden und nur mit großer Anstrengung oder mit Aufforderung/Kontrolle durch andere.

(6) Appetitzunahme

0 Patient zeigt keine Veränderung des gewöhnlichen Appetit- und Hungergefühls.
1 Patient verspürte häufig während der Woche eine Steigerung des Appetitgefühls.
2 Patient aß regelmäßig mehr als gewöhnlich (Frequenz und/oder Menge).
3 Patient verspürte deutliche Steigerung des Appetits, verbunden mit dem Drang zum Überessen oder zu Zwischenmahlzeiten.

(7) Gewichtsabnahme (ohne absichtliche Diät)

0 Patient zeigt keine Gewichtsveränderung.
1 Patient hat das Gefühl, dass eine geringe Gewichtsreduktion auftrat.
2 Patient verlor zwei oder mehr Pfund.
3 Patient verlor fünf oder mehr Pfund.

(8) Gewichtszunahme

0 Patient zeigt keine Gewichtsveränderung.
1 Patient hat das Gefühl, dass eine geringe Gewichtszunahme auftrat.
2 Patient nahm zwei oder mehr Pfund zu.
3 Patient nahm fünf oder mehr Pfund zu.

Nur höchsten Wert von (II) für Summenwert verwenden

(III)
(9) Stimmung (Traurigkeit, Niedergeschlagenheit)

0 Patient war nicht traurig oder niedergeschlagen.
1 Patient fühlte sich weniger als die Hälfte der Woche traurig und niedergeschlagen.
2 Patient fühlte sich mehr als die Hälfte der Woche traurig und niedergeschlagen.
3 Patient fühlte sich die ganze Woche über traurig und niedergeschlagen.

(IV)
(10) Konzentration, Entscheidungsvermögen

0 Patient zeigte keine Veränderung im Konzentrations- und Entscheidungsvermögen.
1 Patient fühlte sich gelegentlich unentschlossen und unaufmerksam.
2 Patient hat die meiste Zeit Schwierigkeiten sich zu konzentrieren oder sich zu entscheiden.
3 Patient konnte sich selbst auf Kleinigkeiten Lesen nicht konzentrieren oder Entscheidungen bei Kleinigkeiten nicht treffen, war entscheidungsunfähig.

(V)
(11) Selbstbewertung

0 Patient sah sich ebenso wertvoll und verdienstwürdig wie andere Menschen.
1 Patient war mehr selbstanklagend als üblich.
2 Patient glaubt, dass er für andere nur eine Last sei und Probleme verursache.
3 Patient grübelte über sehr viele größere und kleinere Fehler nach, die er alle in seiner Person begründet sah.

(VI)
(12) Suizidvorstellungen

0 Patient hatte keinerlei Gedanken an Suizid oder Tod.
1 Patient empfand das Leben als leer oder nicht lebenswert.
2 Patient dachte mehrfach während der Woche an Suizid oder den Tod.
3 Patient dachte wiederholt und ernsthaft an Suizid oder Tod, machte spezifische Pläne oder versuchte, Suizid zu begehen.

(VI)

(13) Interesse/Beteiligung am Leben

0 Patient zeigte keine Veränderung des gewöhnlichen Interesses an anderen Menschen und Aktivitäten.
1 Patient bemerkte eine Verminderung des früheren Interesses an Dingen und Aktivitäten.
2 Beim Patienten waren nur noch ein oder zwei frühere Interessen erhalten.
3 Patient zeigte kein Interesse mehr an geliebten Dingen und früheren Aktivitäten.

(VIII)

(14) Energielosigkeit

0 Patient war voll unveränderter, gewohnter Energie.
1 Patient ermüdete leichter als gewöhnlich.
2 Patient musste sich mehr anstrengen, um alltägliche Dinge zu schaffen.
3 Patient war aufgrund von Energielosigkeit nicht in der Lage, alltägliche Dinge zu schaffen.

(IX)

(15) Psychomotorische Verlangsamung

0 Patient zeigte normale Geschwindigkeit im Denken, Sprechen und in der Gestik/Mimik.
1 Patient bemerkte verlangsamtes Denken und die Stimmmodulation ist eingeschränkt.
2 Patient berichtet von verlangsamtem Denken und es dauerte einige Sekunden, bis der Patient auf Fragen reagierte (Latenz).
3 Patient reagierte auf Fragen ohne ausdrückliches Darauf-Bestehen nicht.

(16) Psychomotorische Agitiertheit

0 Patient zeigte keine Steigerung der Geschwindigkeit oder Desorganisation im Denken, der Gestik/Mimik.
1 Patient war unruhig, rutschte hin und her, rieb seine Hände aneinander, war zappelig o. Ä.
2 Patient beschrieb Impulse, sich ziellos bewegen zu müssen, oder zeigte motorische Ruhelosigkeit.
3 Patient konnte nicht stillsitzen, musste sich, trotz Aufforderung es nicht zu tun, hin- und herbewegen.

Nur höchsten Wert von (IX) für Summenwert verwenden

Auswertung

(I) (Items 1 bis 4)	
(II) (Items 5 bis 8)	
(III) (Item 9)	
(IV) (Item 10)	
(V) (Item 11)	
(VI) (Item 12)	
(VII) (Item 13)	
(VIII) (Item 15)	
(IX) (Items 15 bis 16)	
Summenwert (0–27 Punkte)	

Inventar Depressiver Symptome (QIDS-S = Selbsturteil)

Bitte beurteilen Sie jede Frage bezogen auf die letzten 7 Tage. Machen Sie einen Kreis um die Zahl, die Sie während der letzten Woche am besten beschreibt.

(I)

(1) Einschlafschwierigkeiten

0 Ich brauchte nie länger als 30 Minuten, um einzuschlafen.
1 Ich brauchte an weniger als der Hälfte der Woche mindestens 30 Minuten, um einzuschlafen.
2 Ich brauchte an mehr als der Hälfte der Woche mindestens 30 Minuten, um einzuschlafen.
3 Ich brauchte an mehr als der Hälfte der Woche mindestens 1 Stunde, um einzuschlafen.

(2) Nächtliches Erwachen

0 Ich wachte während der Nacht nie auf.
1 Ich hatte einen leichten Schlaf mit einigen kurzen Wachphasen in jeder Nacht *(unruhiger, gestörter Schlaf).*
2 Ich wurde zumindest einmal jede Nacht wach, doch schlief leicht wieder ein *(wacht auf).*
3 Ich wurde mehr als einmal pro Nacht, während mehr als der Hälfte der Woche wach und es dauerte mindestens 20 Minuten, um wieder einzuschlafen.

(3) Früherwachen

0 Ich wurde während weniger als der Hälfte der Woche eine halbe Stunde oder weniger früher wach.
1 Ich wurde während mehr als der Hälfte der Woche eine halbe Stunde oder mehr früher wach.
2 Ich wurde während mehr als der Hälfte der Woche eine Stunde zu früh wach.
3 Ich wurde während mehr als der Hälfte der Woche zwei Stunden zu früh wach.

(4) Hypersomnia

0 Ich schlief nicht mehr als 8 Stunden.
1 Ich schlief nicht mehr 10 Stunden während 24 Stunden.
2 Ich schlief nicht mehr nicht mehr 12 Stunden während 24 Stunden.
3 Ich schlief mehr als 12 Stunden während 24 Stunden

Nur höchsten Wert von (I) für Summenwert verwenden

(II)

(5) Appetitabnahme

0 Ich zeige keine Veränderung des gewöhnlichen Appetit- und Hungergefühls.
1 Ich aß weniger als gewöhnlich (Frequenz und/oder Menge).
2 Ich aß deutlich weniger als gewöhnlich und nur unter großer Anstrengung *(sich überwinden).*
3 Ich aß selten während 24 Stunden und nur mit großer Anstrengung oder mit Aufforderung/Kontrolle durch andere.

(6) Appetitzunahme

0 Ich zeige keine Veränderung des gewöhnlichen Appetit- und Hungergefühls.
1 Ich verspürte häufig während der Woche eine Steigerung des Appetitgefühls.
2 Ich aß regelmäßig mehr als gewöhnlich (Frequenz und/oder Menge).
3 Ich verspürte deutliche Steigerung des Appetits, verbunden mit dem Drang zum Überessen oder zu Zwischenmahlzeiten.

Inventar Depressiver Symptome (QIDS-S = Selbsturteil)

(7) Gewichtsabnahme (ohne absichtliche Diät)

0 Ich zeige keine Gewichtsveränderung.
1 Ich habe das Gefühl, als ob geringe Gewichtsreduktion auftrat.
2 Ich verlor zwei oder mehr Pfund.
3 Ich verlor fünf oder mehr Pfund.

(8) Gewichtszunahme

0 Ich zeige keine Gewichtsveränderung.
1 Ich habe das Gefühl, als ob geringe Gewichtszunahme auftrat.
2 Ich nahm zwei oder mehr Pfund zu.
3 Ich nahm fünf oder mehr Pfund zu.

Nur höchsten Wert von (II) für Summenwert verwenden

(III)

(9) Stimmung (Traurigkeit, Niedergeschlagenheit)

0 Ich war nicht traurig oder niedergeschlagen.
1 Ich fühlte mich weniger als die Hälfte der Woche traurig und niedergeschlagen.
2 Ich fühlte mich mehr als die Hälfte der Woche traurig und niedergeschlagen.
3 Ich fühlte mich die ganze Woche über traurig und niedergeschlagen.

(IV)

(10) Konzentration, Entscheidungsvermögen

0 Ich zeige keine Veränderung im Konzentrations- und Entscheidungsvermögen.
1 Ich fühle sich gelegentlich unentschlossen und unaufmerksam.
2 habe die meiste Zeit Schwierigkeiten, mich zu konzentrieren oder sich zu entscheiden.
3 Ich konnte mich selbst auf Kleinigkeiten Lesen nicht konzentrieren oder Entscheidungen bei Kleinigkeiten nicht treffen, war entscheidungsunfähig.

(V)

(11) Selbstbewertung

0 Ich sah mich ebenso wertvoll und verdienstwürdig wie andere Menschen.
1 Ich war mehr selbstanklagend als üblich.
2 Ich glaube, dass ich für andere nur eine Last bin und Probleme verursache.
3 Ich grübele über sehr viele größere und kleinere Fehler nach, die ich alle in meiner Person begründet sehe.

(VI)

(12) Suizidvorstellungen

0 Ich hatte keinerlei Gedanken an Suizid oder Tod.
1 Ich empfand das Leben als leer oder nicht lebenswert.
2 Ich dachte mehrfach während der Woche an Suizid oder den Tod.
3 Ich dachte wiederholt und ernsthaft an Suizid oder Tod, machte spezifische Pläne oder versuchte, Suizid zu begehen.

(VI)

(13) Interesse/Beteiligung am Leben

0 Ich zeigte keine Veränderung des gewöhnlichen Interesses an anderen Menschen und Aktivitäten.
1 Ich bemerkte eine Verminderung des früheren Interesses an Dingen und Aktivitäten.
2 Beim mir waren nur noch ein oder zwei frühere Interessen erhalten.
3 Ich zeigte kein Interesse mehr an geliebten Dingen und früheren Aktivitäten.

(VIII)

(14) Energielosigkeit

0 Ich war voll unveränderter, gewohnter Energie.
1 Ich ermüdete leichter als gewöhnlich.
2 Ich musste sich mehr anstrengen, um alltägliche Dinge zu schaffen.
3 Ich war aufgrund von Energielosigkeit nicht in der Lage, alltägliche Dinge zu schaffen.

(IX)

(15) Psychomotorische Verlangsamung

0 Ich zeigte normale Geschwindigkeit im Denken, Sprechen und in der Gestik/Mimik.
1 Ich bemerkte verlangsamtes Denken und die Stimmmodulation ist eingeschränkt.
2 Ich bemerkte verlangsamtes Denken und es dauerte einige Sekunden, bis ich auf Fragen reagierte (Latenz).
3 Ich reagierte auf Fragen ohne ausdrückliches Darauf-Bestehen nicht.

(16) Psychomotorische Agitiertheit

0 Ich zeigte keine Steigerung der Geschwindigkeit oder Desorganisation im Denken, der Gestik/Mimik.
1 Ich war unruhig, rutschte hin und her, rieb meine Hände aneinander, war zappelig o. Ä.
2 Ich beschrieb Impulse, mich ziellos bewegen zu müssen, oder zeigte motorische Ruhelosigkeit.
3 Ich konnte nicht stillsitzen, musste mich, trotz Aufforderung es nicht zu tun, hin- und herbewegen.

Nur höchsten Wert von (IX) für Summenwert verwenden

Auswertung

(I) (Items 1 bis 4)	
(II) (Items 5 bis 8)	
(III) (Item 9)	
(IV) (Item 10)	
(V) (Item 11)	
(VI) (Item 12)	
(VII) (Item 13)	
(VIII) (Item 15)	
(IX) (Items 15 bis 16)	
Summenwert (0–27 Punkte)	

AB 86 / Fragebogen automatischer Gedanken

T

Mögliche automatische Gedanken	Stärke der Überzeugung				
(1) Ich habe das Gefühl, dass die ganze Welt gegen mich ist.	1	2	3	4	5
(2) Ich bin zu überhaupt nichts nutze.	1	2	3	4	5
(3) Warum kann ich nicht auch einmal Erfolg haben?	1	2	3	4	5
(4) Mich versteht keiner.	1	2	3	4	5
(5) Ich habe andere Menschen enttäuscht.	1	2	3	4	5
(6) Ich glaube nicht, dass ich so weitermachen kann.	1	2	3	4	5
(7) Ich wünschte, ich wäre ein besserer Mensch.	1	2	3	4	5
(8) Ich bin so schwach.	1	2	3	4	5
(9) Mein Leben verläuft nicht so, wie ich es gerne hätte.	1	2	3	4	5
(10) Ich bin so enttäuscht von mir.	1	2	3	4	5
(11) Nichts fühlt sich mehr gut an.	1	2	3	4	5
(12) Ich halte das nicht mehr aus.	1	2	3	4	5
(13) Ich komme nicht in die Gänge.	1	2	3	4	5
(14) Was stimmt mit mir bloß nicht?	1	2	3	4	5
(15) Ich wünschte, ich wäre ganz woanders.	1	2	3	4	5
(16) Mir gelingt einfach überhaupt nichts.	1	2	3	4	5
(17) Ich hasse mich selbst.	1	2	3	4	5
(18) Ich bin minderwertig.	1	2	3	4	5
(19) Ich wünschte, ich könnte einfach verschwinden.	1	2	3	4	5
(20) Was ist bloß mit mir los?	1	2	3	4	5
(21) Ich bin ein Versager.	1	2	3	4	5
(22) Mein Leben ist völlig verkorkst.	1	2	3	4	5
(23) Ich habe versagt.	1	2	3	4	5
(24) Ich werde es niemals schaffen.	1	2	3	4	5
(25) Ich fühle mich so hilflos.	1	2	3	4	5
(26) Irgendetwas muss sich ändern.	1	2	3	4	5
(27) Mit mir muss irgendetwas nicht stimmen.	1	2	3	4	5
(28) Meine Zukunft sieht düster aus.	1	2	3	4	5
(29) Das ist es einfach nicht wert.	1	2	3	4	5
(30) Ich kann nichts zu Ende bringen.	1	2	3	4	5

AB 87 /

Erkennen kognitiver Verzerrungen

Automatische Gedanken →	Gedankliche Verzerrung ←	Alternativen, hilfreichere Gedanken, Entgegnung

AB 88 /

P

Tagesprotokoll negativer Gedanken

Sobald Sie ein unangenehmes Gefühl oder eine unangenehme Stimmung erleben, sollten Sie hier die Situation bzw. das Ereignis festhalten, das dem Gefühl bzw. der Stimmung vorausging. Danach notieren Sie Ihre automatischen Gedanken. Hilfreich ist es die Stärke der erlebten Gefühle (0–100) einzuschätzen.

Datum	**Situationsbeschreibung** Aktuelle Ereignisse, die zu unangenehmen Gefühlen führen; Gedanken, Tagträume usw. die zu unangenehmen Gefühlen führen	**Gefühl(e)** Genau angeben (Angst, Wut usw.) Einschätzen von 0–100.	**Automatische Gedanken** Die automatischen, negativen Gedanken angeben, die dem Gefühl vorausgingen. Wie gültig sind diese Gedanken?	**Rationalere Gedanken** Rationale Reaktion auf automatische Gedanken aufschreiben. Wie gültig sind diese rationaleren Gedanken?	**Ergebnis** Gefühle nach den rationaleren Gedanken angeben (einschätzen von 0–100).

AB 89 /

Fallkonzeption zum Erkennen von Grundannahmen

Die untere Ebene des Arbeitsblatts fasst die 3-Spalten-Protokolle von zuvor stattgefundenen Analysen automatischer Gedanken zusammen.

Lebensgeschichtliche Erfahrung	
Grundüberzeugung, Schema, Regel	
Thema	

	Beispiel/Analyse 1	**Beispiel/Analyse 2**	**Beispiel/Analyse 3**
Auslöser, Situation			
Emotionen, Befinden			
Automatische Gedanken			

AB 90 /

PT

Kurzskala dysfunktionaler Einstellungen (DAS)

Diese Items können auch als Fragebogen genutzt werden, indem Patienten jedes Item auf einer 5-Punkte-Skala von *1 = stimme überhaupt nicht zu* bis *5 = stimme vollkommen zu* einstufen. Der Summenwert drückt dann aus, wie stark Patienten dysfunktionalen Grundüberzeugungen verhaftet sind. Ein Summenwert ab 60 Punkten ist dysfunktional auffällig.

Einstellung		**Bewertung**
(1)	Es ist schwer, glücklich zu sein, wenn man nicht gut aussieht, intelligent, reich oder kreativ ist.	
(2)	Die Leute denken schlecht über mich, wenn ich einen Fehler mache.	
(3)	Wenn ich nicht ständig gut bin, dann werden mich die anderen nicht achten.	
(4)	Ich bin nur dann glücklich, wenn die meisten Leute, die ich kenne, mich bewundern.	
(5)	Wenn ich nicht so gut bin wie andere Leute, dann heißt das, dass ich ein Mensch von geringerem Wert bin.	
(6)	Wenn ich bei meiner Arbeit versage, dann bin ich als ganzer Mensch ein Versager.	
(7)	Fehler zu machen ist gut, dann kann ich daraus lernen.	
(8)	Wenn jemand nicht meiner Meinung ist, dann heißt das, dass er mich nicht mag.	
(9)	Man kann sich ohne Berücksichtigung des Endergebnisses an einer Aktivität erfreuen.	
(10)	Mein Wert als Person hängt größtenteils davon ab, was andere von mir halten.	
(11)	Meine eigene Meinung über mich selbst ist wichtiger als die Meinung anderer über mich.	
(12)	Wenn ich eine Frage stelle, dann ist dies ein Zeichen von Unterlegenheit.	
(13)	Es ist schrecklich, von Leuten, die für einen wichtig sind, getadelt zu werden.	
(14)	Es ist möglich, dass jemand gescholten wird und sich dabei nicht aufregt.	
(15)	Ich kann anderen Menschen nicht vertrauen, denn sie könnten grausam mir gegenüber sein.	
(16)	Ich brauche, um glücklich zu sein, nicht die Anerkennung anderer.	
(17)	Von anderen isoliert zu sein, führt unabänderlich zum Unglücklichsein.	
(18)	Ich kann glücklich sein, ohne von anderen Personen geliebt zu werden	

Achtsamkeit gegenüber Atem

Lassen Sie sich in einer bequemen Sitzhaltung auf einem Stuhl mit gerader Lehne nieder. Es ist sehr hilfreich, sich nicht anzulehnen, damit Ihr Rücken sich selbst stützen kann. Erlauben Sie es Ihrem Rücken, eine aufrechte, würdevolle und bequeme Haltung einzunehmen. Stellen Sie Ihre Füße flach auf den Boden und verschränken Sie Ihre Beine nicht. Schließen Sie sanft die Augen.

Lenken Sie Ihr Bewusstsein auf Ihre körperlichen Empfindungen, indem Sie Ihre Aufmerksamkeit auf die Empfindungen der Berührungen und des Drucks an den Stellen in Ihrem Körper richten, wo dieser Kontakt zum Boden hat bzw. zu dem, worauf Sie sitzen. Verbringen Sie ein oder zwei Minuten damit, diese Empfindungen zu erforschen.

Lenken Sie Ihr Bewusstsein nun auf die sich verändernden Muster der körperlichen Empfindungen in der unteren Bauchgegend, während der Atem sich in den Körper hinein und wieder hinaus bewegt. (Wenn Sie diese Übung zum ersten Mal machen kann es hilfreich sein, die Hand auf die untere Bauchgegend zu legen und die Aufmerksamkeit dort auf die sich verändernden Muster von Empfindungen zu richten, wo Ihre Hand diesen Bereich berührt.)

Lenken Sie Ihre Aufmerksamkeit auf das Gefühl der leichten Dehnung, während sich die Bauchwand mit jedem Einatmen hebt, und der leichten Senkung, während sie sich mit jedem Ausatmen wieder senkt. Folgen Sie mit Ihrer Aufmerksamkeit diesen sich verändernden körperlichen Empfindungen in der unteren Bauchgegend, so gut Sie es vermögen. Folgen Sie diesen Empfindungen unablässig, während der Atem beim Einatmen in den Körper eintritt, und bleiben Sie solange dabei, bis er ihn beim Ausatmen wieder verlässt. Unter Umständen fällt Ihnen dabei die kleine Pause auf, die zwischen dem Einatmen und dem darauffolgenden Ausatmen liegt, sowie zwischen dem Ausatmen und dem darauffolgenden Einatmen. Es besteht keinerlei Notwendigkeit zu versuchen, die Atmung auf irgendeine Weise zu kontrollieren – überlassen Sie den Atem einfach sich selbst. Bringen Sie diese Haltung des Zulassens auch, so gut Sie es vermögen, dem Rest Ihrer Erfahrungen entgegen. Es geht nicht darum, irgendetwas zu korrigieren, und Sie sollen keinen bestimmten Zustand erreichen. Lassen Sie Ihre Erfahrungen einfach nur Ihre Erfahrungen sein, so gut Sie es vermögen, ohne dabei zu erwarten, dass etwas anders sein sollte als es ist.

Früher oder später wird Ihr Verstand vom Fokus auf den Atem in der unteren Bauchgegend abschweifen und sich Gedanken, Plänen oder Tagträumen zuwenden bzw. sich treiben lassen. Das ist vollkommen in Ordnung – unser Verstand tut das nun einmal. Es handelt sich dabei keinesfalls um einen Fehler oder ein Versagen. Sobald Sie merken, dass Ihre Aufmerksamkeit sich nicht mehr beim Atem befindet, sollten Sie sich behutsam gratulieren – Sie sind zurückgekommen und sind sich einmal mehr Ihrer Erfahrungen bewusst! Vielleicht möchten Sie kurz zugeben, wo der Verstand gewesen ist (Aha, ich habe wieder einen Gedanken). Dann geleiten Sie Ihre Aufmerksamkeit behutsam zum Fokus auf die sich verändernden Muster in der unteren Bauchgegend zurück und erneuern Ihre Absicht, Ihre Aufmerksamkeit auf das fortwährende Einatmen und Ausatmen zu richten, je nachdem, welches von beiden Sie gerade vorfinden.

Egal wie häufig Sie bemerken dass Ihr Verstand abgeschweift ist (das wird vermutlich wieder und wieder vorkommen), sollten Sie sich jedes Mal gratulieren, sobald Sie wieder eine Verbindung zu den Erfahrungen des Augenblicks hergestellt haben und Ihre Aufmerksamkeit, so gut Sie es vermögen, behutsam wieder auf die Atmung zurücklenken. Dann fahren Sie einfach damit fort, Ihre Aufmerksamkeit auf die sich verändernden Muster der körperlichen Empfindungen zu lenken, die mit jedem Ein- und Ausatmen verbunden sind. Bringen Sie in Ihre Aufmerksamkeit, so gut Sie es vermögen, entgegenkommende Qualitäten ein, vielleicht indem Sie das wiederholte Abschweifen des Verstandes als Gelegenheiten betrachten, wie Sie Ihren Erfahrungen Geduld und behutsames Interesse entgegenbringen können.

Setzen Sie diese Übung zehn Minuten lang fort – wenn Sie möchten auch länger – und erinnern Sie sich von Zeit zu Zeit daran, dass die Absicht darin besteht, sich einfach nur seiner Erfahrungen im jeweiligen Augenblick bewusst zu werden, so gut man es vermag. Setzen Sie dabei Ihren Atem als einen Anker ein, mit dessen Hilfe Sie immer wieder aufs Neue eine Verbindung zum Hier und Jetzt herstellen können, sobald Sie bemerken, dass Ihr Verstand abschweift und sich nun nicht länger in der unteren Bauchgegend befindet und dem Atem folgt.

Achtsamkeit gegenüber Körper

Üben Sie zehn Minuten lang Achtsamkeit gegenüber dem Atem. Wenn Sie das Gefühl haben, dass Ihre Aufmerksamkeit sich jetzt hinreichend dem Atem zugewandt hat, erlauben Sie Ihrer Aufmerksamkeit bewusst, sich über den Atem hinaus auszudehnen und damit auch ein Gefühl für die körperlichen Empfindungen im ganzen Körper einzuschließen. Während Sie sich im Hintergrund noch der Atembewegungen in der unteren Bauchgegend bewusst sind, verändern Sie Ihren primären Fokus so, dass Sie sich Ihres Körpergefühls als Ganzem bewusst werden und die sich verändernden Muster von Empfindungen im ganzen Körper wahrnehmen. Vielleicht fällt Ihnen auf, dass Sie ein Gefühl für die Atembewegungen im ganzen Körper bekommen, so als ob der ganze Körper atmen würde.

Wenn Sie möchten können Sie zusammen mit diesem erweiterten Gefühl für den Körper als Ganzes und für den ein- und ausgehenden Atem Ihre Aufmerksamkeit auch auf die spezifischen lokalen Muster körperlicher Empfindungen lenken, die aufsteigen, wenn der Körper Kontakt zum Boden, Stuhl, Kissen oder Hocker hat – wie sich Berührungen, Druck oder Kontakt der Füße oder Knie mit dem Boden anfühlen, oder das Gesäß sowie das, wodurch es gestützt wird, die Hände, wenn sie auf den Oberschenkeln liegen bzw. aufeinander. Behalten Sie all diese Empfindungen, so gut Sie es vermögen, in einem erweiterten Raum des Bewusstseins körperlicher Empfindungen, zusammen mit dem Gefühl für den Atem und den Körper als Ganzes.

Der Verstand wird sich wiederholt vom Atem und von den körperlichen Empfindungen abwenden – das ist ganz natürlich und keineswegs ein Fehler oder ein Versagen. Sobald Sie beobachten, dass Ihre Aufmerksamkeit von den körperlichen Empfindungen abgelenkt wird, können Sie sich gratulieren; Sie sind »aufgewacht«. Beobachten Sie behutsam, wo Ihr Verstand sich gerade befunden hat (»beim Denken«), und fokussieren Sie Ihre Aufmerksamkeit wieder auf den Atem und das Gefühl für Ihren Körper als Ganzes.

Belassen Sie alles möglichst einfach, und widmen Sie Ihre Aufmerksamkeit behutsam den wahren Empfindungen in Ihrem Körper von einem Augenblick zum nächsten.

Während Sie sitzen, können unter Umständen manche Empfindungen sehr intensiv werden, z. B. Schmerzen im Rücken oder in den Knien oder den Schultern, und Sie werden vielleicht bemerken, wie sich Ihre Aufmerksamkeit wiederholt diesen Empfindungen zuwendet und von Ihrem beabsichtigten Fokus auf den Atem oder den Körper als Ganzes abgelenkt wird. Vielleicht möchten Sie diese Zeiten dazu nutzen zu experimentieren, wie Sie den Fokus Ihrer Aufmerksamkeit bewusst in diesen intensiven Bereich bringen können und, so gut Sie es vermögen, mit behutsamer und sorgfältiger Aufmerksamkeit die detaillierten Empfindungsmuster an dieser Stelle erforschen können: Wie fühlen sich diese Empfindungen genau an? Exakt wo befinden sie sich? Verändern sie sich mit der Zeit oder von einer Körpergegend zur anderen? Vielleicht möchten Sie dabei auch den Atem als Vehikel einsetzen, um Ihre Aufmerksamkeit auf solche intensiven Bereiche zu lenken, nicht indem Sie viel darüber nachdenken, sondern indem Sie diese einfach spüren und dann in sie »hineinatmen«.

Immer wenn Sie merken, dass Sie aufgrund der Intensität der körperlichen Empfindungen oder aus einem anderen Grund von der Aufmerksamkeit gegenüber dem Augenblick »fortgetragen« werden, stellen Sie eine Verbindung zum Hier und Jetzt her, indem Sie Ihre Aufmerksamkeit erneut auf die Bewegungen des Atems oder das Körpergefühl als Ganzes lenken. Nachdem Sie sich auf diese Art und Weise gesammelt haben, erlauben Sie es Ihrem Bewusstsein einmal mehr sich auszudehnen, bis es ein Gefühl für die Empfindungen im ganzen Körper einschließt.

Achtsames Gehen

Suchen Sie sich einen Ort, an dem Sie auf- und abgehen können, ohne sich dabei Gedanken zu machen, ob andere Sie dabei beobachten könnten. Dieser Ort kann sich im Haus oder draußen befinden.
Stellen Sie sich an das eine Ende Ihres Weges, und setzen Sie beide Füße im Abstand von zehn bis 15 Zentimetern parallel nebeneinander auf den Boden. Machen Sie dabei Ihre Knie nicht steif, sodass Sie diese locker beugen können. Erlauben Sie es Ihren Armen, locker an der Seite herunterzuhängen, oder halten Sie Ihre Hände locker zusammen vor Ihrem Körper. Lenken Sie Ihren Blick behutsam geradeaus nach vorne.
Bringen Sie den Fokus Ihres Bewusstseins zu Ihren Fußsohlen und entwickeln Sie ein direktes Gefühl für die körperlichen Empfindungen beim Kontakt der Füße mit dem Boden und dem Gewicht Ihres Körpers, das durch Ihre Beine und die Füße auf den Boden übertragen wird. Vielleicht finden Sie es auch hilfreich, Ihre Knie ein paar Mal ganz leicht zu beugen, um ein deutlicheres Gefühl für die Empfindungen in Ihren Füßen und Ihren Beinen zu bekommen.
Wenn Sie dazu bereit sind, verlagern Sie Ihr Körpergewicht auf Ihr rechtes Bein und beobachten Sie die sich verändernden Muster körperlicher Empfindungen in den Beinen und Füßen, während sich das linke Bein »leert« und das rechte die Unterstützung für den restlichen Körper übernimmt.
Wenn das linke Bein »leer« ist, erlauben Sie es Ihrer linken Ferse, sich langsam vom Boden zu heben. Beobachten Sie die Empfindungen in den Wadenmuskeln, während Sie dies tun. Fahren Sie dann fort, indem Sie dem ganzen linken Fuß erlauben, sich behutsam vom Boden zu heben, bis nur noch die Zehen Kontakt zum Boden haben. Während Sie sich der körperlichen Empfindungen in den Füßen und Beinen immer noch bewusst sind, heben Sie langsam den linken Fuß, bewegen ihn sorgfältig nach vorne, spüren den Fuß und das Bein, wie sie sich durch die Luft bewegen, und setzen dann die Ferse auf den Boden. Erlauben Sie dem Rest der linken Fußsohle, Kontakt zum Boden aufzunehmen, während Sie Ihr Körpergewicht auf das linke Bein und den linken Fuß verlagern, wobei Sie sich der zunehmenden körperlichen Empfindungen im linken Bein und Fuß bewusst sind, während sich das rechte Bein »leert« und die rechte Ferse den Fußboden verlässt.
Nachdem Sie das Gewicht vollkommen auf das linke Bein verlagert haben, erlauben Sie dem Rest des rechten Fußes, sich zu heben, und bewegen ihn langsam nach vorne, wobei Ihnen die sich verändernden Muster körperlicher Empfindungen in Ihrem Fuß und Ihrem Bein bewusst werden, während Sie dies tun. Richten Sie Ihre Aufmerksamkeit auf die rechte Ferse, während diese Kontakt zum Boden aufnimmt, verlagern Sie Ihr Körpergewicht auf den rechten Fuß, während dieser behutsam auf den Boden kommt. Machen Sie sich dabei die sich verändernden Muster der körperlichen Empfindungen in beiden Beinen und Füßen bewusst.
Bewegen Sie sich auf diese Weise langsam von einem Ende Ihres Weges zum anderen, wobei Sie sich besonders der Empfindungen in den Fußsohlen und Fersen bewusst sind, während diese Kontakt zum Boden aufnehmen, sowie der Empfindungen in den Beinmuskeln, während Sie sich vorwärtsbewegen.
Am Ende Ihres Weges drehen Sie sich langsam um, wobei Sie sich der komplexen Bewegungsmuster bewusst sind, die bei einem Richtungswechsel im Körper vorgehen, und erkennen Sie diese an. Gehen Sie weiter.
Gehen Sie auf diese Art auf und ab, wobei Sie sich der körperlichen Empfindungen in den Füßen und Beinen sowie des Kontakts der Fußsohlen mit dem Boden bewusst sind, so gut Sie es vermögen. Blicken Sie weiterhin behutsam nach vorn.
Wenn Sie merken, dass der Verstand vom Bewusstsein der Empfindungen des Gehens abgeschweift ist, geleiten Sie den Fokus Ihrer Aufmerksamkeit behutsam wieder zu Ihren Empfindungen in den Füßen und Beinen zurück, indem Sie vor allem die Empfindungen, während die Füße Kontakt zum Boden aufnehmen, als »Anker« benutzen, um wieder eine Verbindung zum gegenwärtigen Augenblick herzustellen, so wie Sie es beim Atem in der Sitzmeditation getan haben.
Setzen Sie dieses Gehen zehn Minuten fort oder auch länger, wenn Sie möchten.
Gehen Sie am Anfang in einem langsameren Tempo als normal, um sich selbst die Möglichkeit zu geben, sich der Empfindungen des Gehens vollkommen bewusst zu werden. Wenn Sie sich mit dem aufmerksamen Gehen wohlfühlen, können Sie auch damit experimentieren, schneller zu gehen, bis hin zu Ihrem normalen Gehtempo und darüber

hinaus. Wenn Sie sehr aufgeregt sind, dann kann es sinnvoll sein, mit schnellem, bewusstem Gehen zu beginnen und dies dann auf natürliche Weise zu verlangsamen, während Sie sich beruhigen.
Bringen Sie dieselbe Aufmerksamkeit, die Sie bei der Gehmeditation kultiviert haben, so oft Sie können auch Ihren normalen, alltäglichen Erfahrungen des Gehens entgegen.

Tägliche Achtsamkeit

Wenn Sie morgens aufwachen, richten Sie als erstes Ihre Aufmerksamkeit auf den Atem, noch bevor Sie aus dem Bett steigen. Beobachten Sie diesen fünf achtsame Atemzüge lang.
Beachten Sie Veränderungen in Ihrer Haltung. Seien Sie sich bewusst, wie es sich körperlich und geistig anfühlt, wenn Sie sich vom Liegen zum Sitzen, zum Stehen, zum Gehen bewegen. Achten Sie jedes Mal auf den Übergang von einer Haltung zur anderen.
Sobald Sie hören, dass das Telefon klingelt, ein Vogel singt, ein Zug vorbeifährt, Gelächter erklingt, eine Autohupe ertönt, der Wind weht, sich eine Tür schließt – setzen Sie dieses Geräusch als eine Glocke der Achtsamkeit ein. Hören Sie wirklich zu und seien Sie dabei gegenwärtig und wach.
Nehmen Sie sich den ganzen Tag immer wieder ein paar Augenblicke Zeit, in denen Sie die Aufmerksamkeit auf Ihren Atem richten. Beobachten Sie diesen fünf achtsame Atemzüge lang.
Sobald Sie etwas essen oder trinken, nehmen Sie sich eine Minute Zeit und atmen Sie. Sehen Sie sich Ihr Essen an und erkennen Sie, inwiefern das Essen mit etwas verbunden ist, das zu seinem Wachstum geführt hat. Können Sie in Ihrem Essen die Sonne, den Regen, die Erde, den Bauern, den Lastwagenfahrer erkennen? Seien Sie aufmerksam, während Sie essen, und nehmen Sie dieses Essen im Bewusstsein Ihrer körperlichen Gesundheit zu sich. Richten Sie Ihre Aufmerksamkeit darauf, das Essen zu sehen, das Essen zu riechen, das Essen zu schmecken, das Essen zu kauen und das Essen zu schlucken.
Beachten Sie Ihren Körper, während Sie gehen oder stehen. Nehmen Sie sich einen Augenblick Zeit und beobachten Sie Ihre Haltung. Achten Sie auf den Kontakt Ihrer Füße zum Boden. Spüren Sie den Windzug auf Ihrem Gesicht, Ihren Armen und Ihren Beinen, während Sie gehen. Gehen Sie sehr schnell?
Richten Sie Ihre Aufmerksamkeit auf Sprechen und Zuhören. Können Sie zuhören, ohne dem anderen zuzustimmen oder zu widersprechen, etwas zu mögen oder abzulehnen, oder zu planen, was Sie sagen möchten, wenn Sie an der Reihe sind? Wenn Sie sprechen, können Sie einfach sagen, was Sie benötigen, ohne es zu übertreiben oder zu wenig zu sagen? Können Sie beobachten, wie Sie sich dabei geistig und körperlich fühlen?
Sobald Sie irgendwo Schlange stehen müssen, nutzen Sie diese Zeit dazu zu beobachten, wie Sie stehen und atmen. Spüren Sie den Kontakt Ihrer Füße zum Boden und wie sich Ihr Körper anfühlt. Richten Sie Ihre Aufmerksamkeit auf das Ansteigen und Abfallen in Ihrer Bauchgegend. Werden Sie dabei ungeduldig?
Werden Sie sich während des Tages aller Punkte in Ihrem Körper bewusst, in denen Anspannung herrscht. Sehen Sie, ob Sie dort hineinatmen können, und während Sie ausatmen die überschüssige Spannung loslassen können. Staut sich diese Anspannung irgendwo in Ihrem Körper? Beispielsweise im Nacken, im Schulterbereich, im Magen, im Kiefer oder im unteren Rücken?
Richten Sie Ihre Aufmerksamkeit auf alltägliche Aktivitäten wie Zähne putzen, abwaschen, Haare kämmen, Schuhe anziehen. Bringen Sie jeder Aktivität Achtsamkeit entgegen.
Bevor Sie sich abends schlafen legen, nehmen Sie sich ein paar Minuten Zeit und richten Sie die Aufmerksamkeit auf Ihren Atem. Beobachten Sie diesen fünf achtsame Atemzüge lang.

Aufmerksamkeitsübung

Bitte fokussieren Sie den an der Wand angebrachten roten Punkt. Versuchen Sie während der gesamten Übung, Ihren Blick auf diesem Punkt zu belassen. Ich werde Sie jetzt bitten, Ihre Aufmerksamkeit auf verschiedene Geräusche innerhalb und außerhalb dieses Raumes zu richten und dies auf verschiedene Weise zu tun. Es stört nicht, wenn Ihnen Gedanken durch den Kopf gehen oder Gefühle entstehen. Das Ziel ist es zu üben, Ihre Aufmerksamkeit zu fokussieren, unabhängig davon, was in Ihr Bewusstsein tritt.
Richten Sie zu Beginn die Aufmerksamkeit auf meine Stimme. Achten Sie genau auf dieses Geräusch. Alle anderen Geräusche sind nicht von Bedeutung. Versuchen Sie, Ihre gesamte Aufmerksamkeit auf den Klang meiner Stimme zu richten. Ignorieren Sie alle anderen Geräusche um Sie herum. Es kann sein, dass Sie sie hören, aber versuchen Sie, Ihre gesamte Aufmerksamkeit auf den Klang meiner Stimme zu richten. Fokussieren Sie nur den Klang meiner Stimme. Kein anderes Geräusch ist von Bedeutung. Fokussieren Sie nur meine Stimme.
Richten Sie jetzt Ihre Aufmerksamkeit auf das Geräusch, das entsteht, wenn ich mit dem Finger auf den Tisch klopfe. Achten Sie genau auf dieses Geräusch, kein anderes Geräusch ist von Bedeutung. *[Pause]* Versuchen Sie, Ihre gesamte Aufmerksamkeit auf das Klopfen zu richten. *[Pause]* Hören Sie genau auf das Geräusch des Klopfens. *[Pause]* Wenn Ihre Aufmerksamkeit abschweift oder von einem anderen Geräusch eingenommen wird, dann bringen Sie Ihre Aufmerksamkeit auf das Geräusch des Klopfens zurück. *[Pause]*. Kein anderes Geräusch ist von Bedeutung. Richten Sie Ihre gesamte Aufmerksamkeit auf dieses eine Geräusch. *[Pause]*. Achten Sie weiter auf dieses Geräusch, und wenn Sie abgelenkt werden, dann kommen Sie mit Ihrer Aufmerksamkeit zu dem Geräusch zurück. *[Pause]*
Jetzt richten Sie Ihre Aufmerksamkeit auf das Geräusch … (z. B. das Ticken einer Uhr an der Wand oder das Summen eines Geräts). *[Pause]* Achten Sie genau auf dieses Geräusch, andere Geräusche sind nicht von Bedeutung. *[Pause]*. Versuchen Sie, Ihre gesamte Aufmerksamkeit auf das Ticken der Uhr zu richten. *[Pause]*. Wenn Ihre Aufmerksamkeit abschweift oder von einem anderen Geräusch eingenommen wird, dann bringen Sie Ihre Aufmerksamkeit auf das Ticken der Uhr zurück. *[Pause]*. Kein anderes Geräusch ist von Bedeutung. Richten Sie Ihre gesamte Aufmerksamkeit auf dieses eine Geräusch. *[Pause]*. Achten Sie weiter auf dieses Geräusch, und wenn Sie abgelenkt werden, dann kommen Sie mit Ihrer Aufmerksamkeit zu ihm zurück. *[Pause]*.
Richten Sie jetzt Ihre Aufmerksamkeit auf Geräusche außerhalb dieses Raumes. *[Es werden Instruktionen für zusätzliche Geräusche formuliert (z. B. Straßenlärm, Baustellenlärm, Geräusche aus einem angrenzenden Zimmer, auf dem Flur usw.)]*
Sie haben jetzt einzelne Geräusche und Orte identifiziert und Ihre Aufmerksamkeit auf sie gerichtet. Ich möchte Sie nun bitten, entsprechend meiner Anweisung mit Ihrer Aufmerksamkeit schnell zwischen den Geräuschen hin- und herzuwechseln. *[Pause]*
Zuletzt möchte ich, dass Sie Ihre Aufmerksamkeit erweitern. Machen Sie Ihre Aufmerksamkeit so weit und tief wie möglich. Versuchen Sie, alle Geräusche und alle Orte, die Sie identifiziert haben, gleichzeitig aufzunehmen. Versuchen Sie, Ihre Aufmerksamkeit gleichzeitig auf alle Geräusche zu richten. Versuchen Sie, alle gleichzeitig zu hören. Zählen Sie die Anzahl der Geräusche, die Sie auf diese Weise hören können.

(Übungen und Anleitungen adaptiert nach Risch et al., 2012; Wells, 2011; Segal et al., 2002)

AB 92 /

P

Selbsteinschätzung sozial sicheren Verhaltens

Selbsteinschätzung sozial (un)sicheren Verhaltens	Ja, kann ich	Nein, kann ich nicht
Nein sagen können		
Gefühle offen zeigen und äußern können		
Blickkontakt halten		
Aufrechte Körperhaltung		
Freundlich zugewandtes Verhalten		
Lebhaftes Verhalten zeigen		
Auf andere eingehen können		
Versuchungen zurückweisen können		
Um einen Gefallen bitten können		
Auf dem eigenen Recht bestehen		
Stärke zeigen		
Schwächen eingestehen		
Auf Kritik reagieren		
Widerspruch äußern können		
Sich entschuldigen können		
Fehler eingestehen		
Änderungen von störendem Verhalten anderer verlangen		
Erwünschte Kontakte arrangieren		
Unerwünschte Kontakte beenden		
Komplimente akzeptieren		
Komplimente machen		
Andere loben		
Erhaltenem Lob zustimmen		
Gespräche beginnen		
Gespräche aufrechterhalten		
Unterbrechungen im Gespräch unterbinden		
Zu einer Unterhaltung beitragen		
Andere ausreden lassen		
Zuhören können		
Gespräche beenden		
Spontan handeln		
Verständlich (laut) sprechen		
Vor anderen vortragen		
Unangenehme Dinge nicht aufschieben		

Standardsituationen für Rollenspiele

(1) Ein bekannter Musiker, den Sie sehr gern mögen, gibt heute Abend ein Konzert in der Stadthalle, zu dem Sie von einem Freund zwei Karten bekommen haben. Sie entschließen sich nach einigem Überlegen, eine Bekannte zu fragen, ob sie Lust hätte, mit Ihnen das Konzert zu besuchen. Sie glauben, dass sie auch diese Art von Musik mag, da Sie bei ihr schon mehrere CDs dieses Musikers gesehen haben. Sie treffen diese Bekannte zufällig beim Einkaufen und während des dabei entstehenden Gesprächs sagen Sie: »…«

(2) Ein Freund möchte gern Ihr neues Auto für den Abend borgen. Sie sind sehr stolz auf Ihren neuen Wagen und auf sein makelloses Aussehen und möchten ihn eigentlich nicht gern verleihen. Ihr Freund sagt: »Du, mein Auto ist gerade in der Reparatur. Kann ich deins haben? Ich fahr dich schnell nach Hause und bring es dir dann wieder zurück, okay?«

(3) Sie haben bei einer großen Firma einen Termin für ein Vorstellungsgespräch bei einem Herrn Müller. Als Sie den Bürotrakt betreten, sehen Sie eine Empfangsdame an einem Schreibtisch sitzen. Sie wollen ihr den Grund Ihres Hierseins erklären und sich vorstellen. Sie schaut auf, lächelt Sie an und sagt: »Was kann ich für Sie tun?«

(4) Eine Kollegin und Sie haben beide die Aufgabe bekommen, in Ihrem Arbeitsbereich eine bestimmte Arbeit zusammen auszuführen. Sie haben diese Art von Arbeit schon oft gemacht und glauben, sehr genau zu wissen, wie man vorgehen muss. Ihre Kollegin schlägt jedoch eine Methode vor, von der Sie wissen, dass sie langsam und ineffektiv ist. Sie wollen ihr widersprechen und Vorschläge machen. Sie sagen: »…«

(5) Ein guter Freund erzählt Ihnen, dass er an seiner Arbeitsstelle gerade befördert worden ist. Sie freuen sich wirklich mit ihm und möchten ihm gratulieren, da er den Mehrverdienst wirklich brauchen kann und sich sehr auf die neue Verantwortung freut. Als Sie ihn treffen, sagt er: »Grüß dich, hast du schon gehört? Ich bin zum Geschäftsführer der neuen Filiale unserer Firma befördert worden!«

(6) Ein Bekannter und Sie stehen vor einem Kino in der Schlange, um Karten für den neuesten Film zu bekommen. Sie haben bereits in der Kälte etwa eine halbe Stunde gewartet und die Schlange bewegt sich gerade langsam vorwärts. Da kommen zwei Jungen und drängen sich direkt vor Ihnen in die Schlange. Sie ärgern sich darüber und wollen etwas dagegen tun. Deshalb gehen Sie zu ihnen hin und sagen: »…«

(7) Sie haben in der letzten Zeit sehr hart an Ihrem Arbeitsplatz an einer speziellen Aufgabe gearbeitet und gute Ergebnisse erzielt. Ihr Vorgesetzter kommt vorbei, um Sie zu beglückwünschen. Er sagt: »Herr/Frau …, ich möchte Ihnen sagen, dass Sie in den letzten Wochen an diesem Projekt wirklich sehr gute Arbeit geleistet haben. Sie sind eine/r meiner besten Angestellten.«

(8) Sie möchten gern eine enge Freundin anrufen und sie fragen, ob sie Lust hat, heute Nachmittag zum Kaffee zu kommen. Sie rufen sie an und sprechen über alltägliche Sachen. Sie scheint gerade nichts zu tun zu haben und ist vielleicht auch am Nachmittag frei. Als eine kurze Pause entsteht, beschließen Sie, sie zu fragen, ob sie heute Nachmittag vorbeikommen möchte. Sie sagen: »…«

(9) Während einer Pause an Ihrem Arbeitsplatz unterhalten sich Ihre Kollegen über aktuelle Kinofilme. Irgendjemand schimpft über einen Film, den Sie kürzlich gesehen haben und der Ihnen sehr gut gefallen hat. Er ist sehr ärgerlich und sagt: »Das war ein unheimlich schlechter Film. Total rausgeschmissenes Geld!« Sie haben genau die gegenteilige Meinung und wollen ihm widersprechen. Sie sagen also: »…«

(10) Sie bekommen an Ihrem Arbeitsplatz eine neue Kollegin, die heute den ersten Tag da ist. Sie wirkt sehr schüchtern und einsam und kennt wohl niemanden. Sie möchten sich gerne mit ihr bekanntmachen und ihr was Nettes sagen, da Sie in Zukunft mit ihr arbeiten werden. Sie gehen zu ihr hinüber und sagen: »…«

(11) An Ihrem Arbeitsplatz sind Sie gerade befördert worden und haben jetzt eine Stelle, die weit besser bezahlt wird und bessere Arbeitsbedingungen hat. Sie freuen sich sehr darüber. Sie treffen einen Freund auf der Straße, der zu Ihnen sagt: »Ich hab von deiner Beförderung gehört. Das ist ja toll!« Sie antworten: »…«

(12) Sie waren abends bei Freunden zum Essen eingeladen. Die Gastgeberin hat sich offensichtlich sehr viel Mühe mit dem Essen gegeben und ein sehr gutes fünfgängiges Menü aufgetischt. Als Sie gehen, werden Sie von ihr zur Tür gebracht. Sie wollen ihr für den schönen Abend und das gute Essen danken. So sagen Sie: »…«

Standardsituationen für Rollenspiele

(13) Sie wollen gerade ins Bett gehen, es ist zwölf Uhr an einem Donnerstagabend. Ihr Nachbar in der Wohnung über Ihnen hat noch sehr laute Musik an. Vor allem die Bässe dröhnen durch Ihr Schlafzimmer. Sie müssen am nächsten Morgen sehr früh aufstehen und Sie befürchten, dass Sie mit dem Lärm kaum schlafen können. Deshalb rufen Sie Ihren Nachbarn, dessen Telefonnummer Sie haben, an, um ihn zu fragen, ob er die Musik leiser stellen kann. Sie wissen, dass er gern laut Musik hört, aber jemand ist, mit dem man reden kann. Sie wählen die Nummer, Ihr Nachbar hebt ab und Sie hören: »Hallo!« Sie sagen: »...«

(14) Es ist kurz vor Feierabend und Sie freuen sich auf einen schönen Konzertabend mit Ihrem Mann/Ihrer Frau, Sie haben sogar schon die Karten besorgt. Ihr Vorgesetzter bittet Sie, etwas länger zu bleiben, aber dann müssten Sie auf das Konzert verzichten. Sie sind bereits zweimal in dieser Woche länger dageblieben. Sie wissen zwar, dass Ihr Chef Sie gern länger dahaben würde, dass aber, falls Sie sich weigern, das keine schweren Konsequenzen hätte. Deshalb wollen Sie wirklich rechtzeitig gehen. Der Chef sagt: »Frau/Herr ..., da ist noch was ganz Wichtiges zu erledigen. Können Sie noch ein bisschen länger bleiben, so etwa zwei Stunden?« Sie antworten: »...«

AB 94 /

Beobachtungsbogen für Rollenspiele

Verhaltensmerkmale	Vorhanden	Nicht vorhanden
Blickkontakt		
Laut und deutlich sprechen		
Entspannte, aufrechte Körperhaltung		
Ich-Form verwendet		
Ruhig und bestimmt		
Passende Mimik		
Passende Gestik		
Modulierte Stimme		
Gefühle werden in Mimik erkennbar		
Keine Entschuldigung, Rücknahme		
Nicht aggressiv, nicht abwertend		

AB 95 / Mein Notfallplan

Vorgehen	Maßnahmen	Erfolgreich?
1. Schritt		
2. Schritt		
3. Schritt		
4. Schritt		
5. Schritt		
6. Schritt		
7. Schritt		

INFO 66 / Rückfallrisiken

P

Ereignisse, die Depressionen auslösen können (Rückfallrisiken)

(A) Soziale Trennungen

(1) Tod des Ehegatten, eines nahen Verwandten oder engen Freundes
(2) Scheidung
(3) In einer Ehe getrennt leben
(4) Sohn oder Tochter verlässt das Elternhaus
(5) Wohnungswechsel, Umzug

(B) Gesundheitliche Faktoren

(1) Gravierende Gesundheitsstörung bei sich selbst oder einem nahen Verwandten
(2) Eigene Verletzung oder Erkrankung

(C) Neue Verpflichtungen und Anpassungen

(1) Heirat
(2) Sorge für ein neues Familienmitglied

(D) Berufliche Ereignisse

(1) Berufswechsel
(2) Beförderung und/oder wesentliche berufliche Veränderung
(3) Entlassen werden
(4) Ärger mit dem Chef
(5) In den Ruhestand gehen
(6) Ehegatte nimmt Berufstätigkeit auf oder beendet sie
(7) Wechsel zu einer anderen Arbeitsstelle
(8) Ende der offiziellen Ausbildung

(E) Finanzielle und materielle Ereignisse

(1) Drückende Schulden
(2) Finanzielle Rückschläge
(3) Verlust persönlichen Eigentums durch Feuer, Diebstahl usw.
(4) Juristische Probleme
(5) Bau eines Hauses

Diese Aufzählung ist nicht vollständig, stellt aber Beispiele für Lebensereignisse in verschiedenen Lebensbereichen dar, die möglicherweise depressionsfördernd sein können. Bitte beachten Sie, dass nicht nur als negativ empfundene Ereignisse Depressivität und Niedergeschlagenheit nach sich ziehen können, sondern auch Ereignisse, die als erwünscht und positiv erlebt werden.

KAPITEL 18 /

KVT bei bipolaren Störungen

Thomas Meyer • Martin Hautzinger

- AB 96/Checkliste HCL-32 Kurzform (Energie, Unternehmungslust, Stimmung)
- INFO 67/Übersicht zur Kognitiven Verhaltenstherapie bipolar affektiver Erkrankungen mit dem Ziel der Rezidivprophylaxe
- INFO 68/Vulnerabilitäts-Stress-Modell bipolar affektiver Erkrankungen
- INFO 69/Worauf man bei der Kommunikation achten sollte
- INFO 70/Was bedeutet »bipolare oder bipolar affektive Störung«?
- INFO 71/Diagnose einer bipolaren Störung
- INFO 72/Was sind die Ursachen für bipolare Störungen?
- INFO 73/Wichtig: Bipolar affektive Störungen so früh wie möglich diagnostizieren und behandeln
- INFO 74/Wie sieht die Behandlung aus?
- AB 97/Stimmungstagebuch
- AB 98/Wochenplan
- AB 99/Liste depressiver Frühwarnsysteme
- AB 100/Liste maniformer Frühwarnsysteme
- AB 101/Protokoll automatischer Gedanken
- AB 102/Die Atempause
- AB 103/Achtsames Gehen

In diesem Abschnitt wird auf die Besonderheiten eines KVT-Behandlungsplans bei bipolaren oder bipolar affektiven Störungen eingegangen. Um eine »bipolare affektive Störung« zu diagnostizieren, müssen sich im Krankheitsverlauf i. d. R. manische oder hypomanische Phasen mit gemischten (manisch-depressiven) und depressiven Phasen abwechseln. (»In der Regel« deswegen, weil die Diagnose auch vergeben wird, wenn ausschließlich manische Episoden beobachtet werden [Hautzinger & Meyer, 2013; Meyer, 2014]). Manische und besonders hypomanische Reaktionen werden häufig übersehen, auch weil die Patienten hier selten einen Leidensdruck beklagen oder Veränderungswünsche äußern. Um dem entgegenzutreten, hat es sich bewährt, bei allen depressiven Beschwerden auch ein Screening auf bipolare Störungen z. B. mit Hilfe von AB 96 vorzunehmen. Für die Arbeit mit Patienten, die unter einer bipolaren Störung leiden, stehen die folgenden Arbeitsblätter zur Verfügung.

AB 96/Checkliste HCL-32 Kurzform (Energie, Unternehmungslust, Stimmung). Bei diesem Arbeitsblatt handelt es sich um ein bewährtes diagnostisches Instrumentarium, das in Form einer Checkliste ein recht zuverlässiges Screening auf bipolare Störungen ermöglicht.

INFO 67, **INFO 68** und **INFO 69** dienen dem Therapeuten als Übersicht zum Verständnis der und zum Vorgehen bei bipolar affektiven Störungen.

INFO 70/Was bedeutet »bipolare oder bipolar affektive Störung«? beschreibt als Informationsblatt für Patienten das Störungsbild einer bipolaren oder bipolar affektiven Erkrankung.

INFO 71 bis INFO 74 dienen als Informationsblätter für Patienten und deren Angehörige und Sie werden nach der Diagnose vor Behandlungsbeginn ausgegeben.

AB 97/Stimmungstagebuch und **AB 98/Wochenplan** dienen dem Erheben von emotionalen Befindlichkeiten und Tätigkeiten.

AB 99/Liste depressiver Frühwarnsymptome vermittelt Patienten einen Überblick über mögliche Frühwarnsymptome für eine erneute Phase der bipolaren Störung.

AB 100 und **AB 101** helfen dem Patienten, mögliche Frühwarnsymptome bei sich zu erkennen und sich dafür zu sensibilisieren.

AB 102 und **AB 103** dienen dem Therapeuten als Instruktion für Achtsamkeitsübungen.

Literatur

APA (2013). Diagnostic and Statistical Manual of Mental Disorders, Fifth Edition: DSM-5-TM. American Psychiatric Publishing.

Meyer, T. (2014). Mal himmelhoch, mal abgrundtief. Bipolare Störungen – Hilfen für Betroffene und Angehörige (2. Aufl.). Weinheim: Beltz.

Meyer, T. & Hautzinger, M. (2013). Bipolare Störungen. Kognitiv-verhaltenstherapeutisches Behandlungsmanual. Weinheim: Beltz.

Quellennachweis

Die in diesem Kapitel verwendeten Arbeitsblätter stammen aus Meyer (2014) und Meyer und Hautzinger (2013).

AB 96/Checkliste HCL-32 Kurzform wird mit freundlicher Genehmigung von Professor Jules Angst (Zürich) abgedruckt.

Die Arbeitsblätter wurden vom Herausgeber zusammengestellt.

Checkliste HCL-32 Kurzform (Energie, Unternehmungslust, Stimmung) 1/2

Jedermann erlebt Veränderungen oder Schwankungen nach oben oder unten in Energie, Unternehmungslust und Stimmung. Man kann sie auch als »Hochs« und »Tiefs« bezeichnen. Das Ziel dieses Fragebogens ist es, Anzeichen solcher »Hochs« zu erfassen.
A) Zuerst bitten wir Sie, Ihren derzeitigen Zustand einzuschätzen:
*(Kreuzen Sie bitte nur **eine** Aussage an)*

viel schlechter als gewöhnlich	schlechter als gewöhnlich	etwas schlechter als gewöhnlich	weder schlechter noch besser als gewöhnlich	etwas besser als gewöhnlich	besser als gewöhnlich	viel besser als gewöhnlich
☐	☐	☐	☐	☐	☐	☐

B) Bitte versuchen Sie sich an eine Zeit zu erinnern, die Sie als »Hoch« bezeichnen würden.
Wie haben Sie sich dabei gefühlt? – Bitte beurteilen Sie folgende Aussagen unabhängig von Ihrem derzeitigen Zustand.

In einem solchen Zustand trifft Folgendes zu:

	Ja	Nein
1. Ich brauche weniger Schlaf	☐	☐
2. Ich habe mehr Energie oder Tatkraft	☐	☐
3. Ich habe mehr Selbstvertrauen	☐	☐
4. Ich habe mehr Spaß an meiner Arbeit	☐	☐
5. Ich bin geselliger (mehr Telefonate, ich gehe mehr aus)	☐	☐
6. Ich bin reiselustiger und reise mehr	☐	☐
7. Ich fahre eher schneller oder risikofreudiger	☐	☐
8. Ich gebe mehr oder zu viel Geld aus	☐	☐
9. Ich nehme mehr Risiken auf mich (geschäftlich oder im Alltag)	☐	☐
10. Ich bin körperlich aktiver (Sport usw.)	☐	☐
11. Ich mache mehr Pläne	☐	☐
12. Ich habe mehr Ideen, bin kreativer	☐	☐
13. Ich bin weniger schüchtern oder gehemmt	☐	☐
14. Ich ziehe mich farbiger oder extravaganter an, einschließlich Make-up	☐	☐
15. Ich will mehr Leute treffen oder tue es auch	☐	☐
16. Ich bin mehr an Sex interessiert und/oder habe ein stärkeres Verlangen	☐	☐

Checkliste HCL-32 Kurzform (Energie, Unternehmungslust, Stimmung) 2/2

In einem solchen Zustand trifft Folgendes zu:

	Ja	Nein
17. Ich flirte mehr und/oder bin sexuell aktiver	☐	☐
18. Ich bin gesprächiger	☐	☐
19. Ich denke schneller	☐	☐
20. Ich mache mehr Witze oder Wortspiele	☐	☐
21. Ich lasse mich leicht ablenken	☐	☐
22. Ich beginne ständig mit neuen Dingen	☐	☐
23. Meine Gedanken springen von einem Thema zum anderen	☐	☐
24. Alles fällt mir leichter und/oder geht schneller	☐	☐
25. Ich bin ungeduldiger und/oder reagiere leichter gereizt	☐	☐
26. Ich kann andere überfordern oder »nerven«	☐	☐
27. Ich gerate leicht in Auseinandersetzungen mit anderen	☐	☐
28. Meine Stimmung ist deutlich besser und optimistischer	☐	☐
29. Ich trinke mehr Kaffee	☐	☐
30. Ich rauche mehr	☐	☐
31. Ich trinke mehr Alkohol	☐	☐
32. Ich nehme mehr Drogen (Beruhigungsmittel, Stimulantien …)	☐	☐

4) Auswirkungen irgendwelcher »Hochs« in Ihrem Leben auf verschiedene Lebensbereiche:

	positiv und negativ	positiv	negativ	keine Auswirkungen
Familie	☐	☐	☐	☐
Freunde und Bekannte	☐	☐	☐	☐
Arbeit	☐	☐	☐	☐
Freizeit	☐	☐	☐	☐

5) Reaktionen der anderen auf Ihre »Hochs«.

Wie waren die Reaktionen oder Bemerkungen von anderen, die Ihnen nahe stehen oder Sie sehr gut kennen in Bezug auf diese »Hochs«?

*(Kreuzen Sie bitte nur **eine** Aussage an)*

positiv (z. B. unterstützend, ermutigend)	neutral	negativ (z. B. besorgt, genervt, verärgert, kritisierend)	positiv und negativ	keine Reaktion
☐	☐	☐	☐	☐

INFO 67 / T

Übersicht zur Kognitiven Verhaltenstherapie bipolar affektiver Erkrankungen mit dem Ziel der Rezidivprophylaxe

Ideal für
- Patientinnen und Patienten nach einer akuten Depression oder Manie oder bei Bedarf
- Patientinnen und Patienten in fachärztlicher Behandlung

Therapiephase	**Ziel**	**Was bedeutet das?**
I	Information und Klärung von Fragen	► Was kann mir diese Therapie zusätzlich bringen? ► Was bedeutet manisch-depressiv für mich, für andere, für meine Kinder …? ► Was bringen mir die Medikamente?
II	Individuelle Warnsignale	► Was sind für mich Warnhinweise für erneute depressive und/oder manische Episoden? ► Was kann ich tun?
III	Aktivitätsniveau und Kognitionen	► Was mache ich? Wie mache ich es? ► Wie gehe ich mit mir um? Wie sehe ich mich und meine Umwelt? ► Was ist mir wichtig?
IV	Aufbau zusätzlicher Fertigkeiten und Ressourcen	► Wie gehe ich meine Probleme an? Gibt es Alternativen? ► Wie verhalte ich mich in sozialen Situationen, z. B. bei Streitigkeiten? Gibt es andere Möglichkeiten? ► Wie kann ich anders mit Stress und unangenehmen Gefühlen umgehen?

INFO 68 /

T

Vulnerabilitäts-Stress-Modell bipolar affektiver Erkrankungen

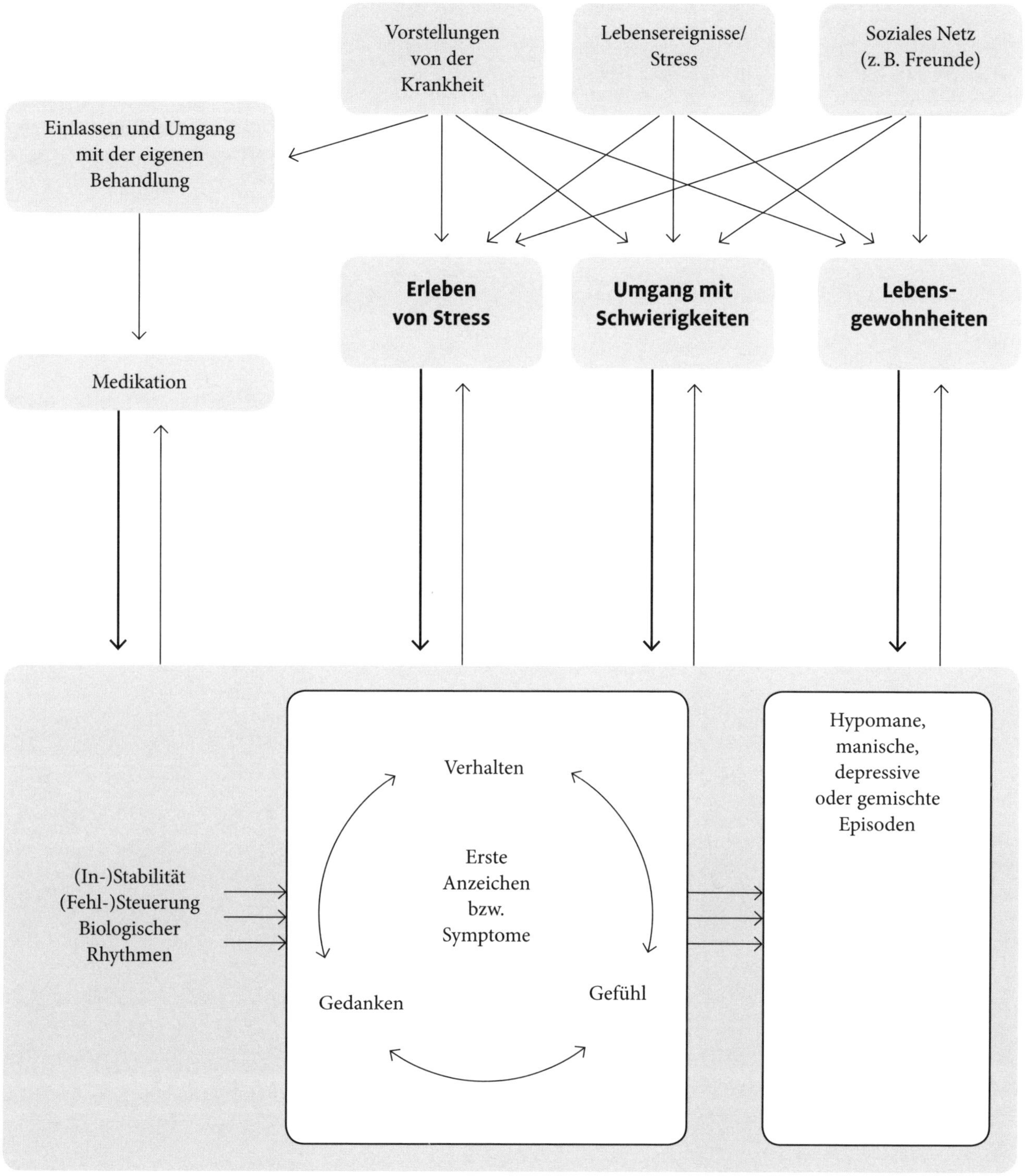

INFO 69 /

Worauf man bei der Kommunikation achten sollte

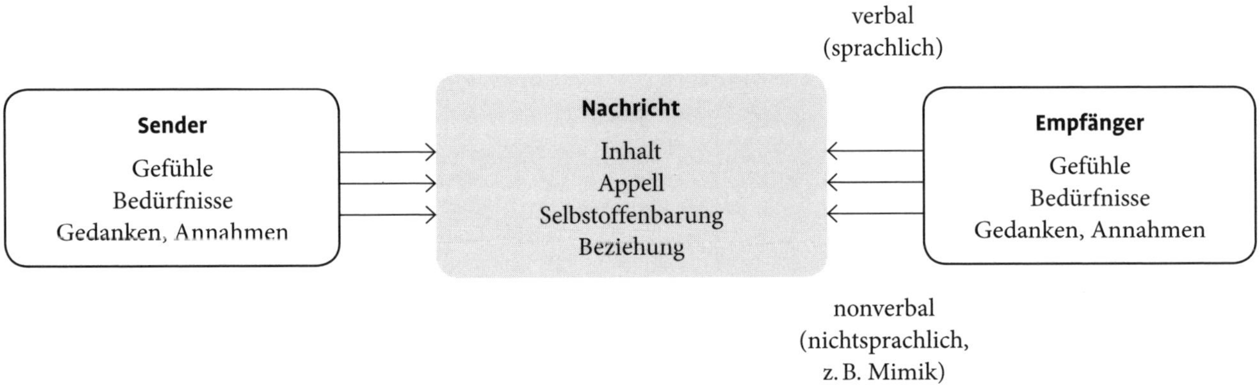

Einige Kommunikationsregeln

- Versuchen Sie, sachlich zu bleiben.
- Versuchen Sie, ruhig zu bleiben und nicht hoch emotional zu sein.
- Versuchen Sie, möglichst konkret zu bleiben.
- Drücken Sie Gefühle und Wünsche immer in der Ich-Form aus!
- Vermeiden Sie Wörter wie »immer«, »fast immer«, »oft«, und bleiben Sie bei der konkreten Situation.
- Hören Sie genau zu.

Was bedeutet »bipolare oder bipolar affektive Störung«?

Depressive und manische Symptome

Extremes Hoch, extremes Tief. Gefühle und Stimmungen, wie z. B. Wut, Freude oder Niedergeschlagenheit, gehören zu unseren täglichen Erfahrungen und stellen ganz normale Reaktionen dar, die zum Teil durch bestimmte Dinge und Situationen ausgelöst werden. Manchmal können sie aber auch relativ losgelöst von aktuellen Erlebnissen erscheinen (z. B. morgens schlecht gelaunt aufwachen). Jeder kennt von sich selbst auch sogenannte »Hochs« und »Tiefs« in der Stimmung. Bei bipolaren oder bipolar affektiven Störungen handelt es sich jedoch um psychische Erkrankungen, bei denen solche Stimmungsschwankungen extrem stark ausgeprägt sind und die scheinbar völlig unabhängig von Ereignissen, die im Leben passieren, auftreten. Diese Schwankungen in der Stimmung beeinflussen die Gedanken, die Gefühle, das Verhalten und die Fähigkeit, mit dem Alltag zurechtzukommen. Diese Erkrankungen umfassen jedoch nicht nur Veränderungen in der Stimmung, daher sind sie für die Diagnose allein auch nicht ausreichend, sondern weitere Merkmale müssen hinzukommen sowie für eine bestimmte Dauer vorhanden sein (s. u. Kasten 1 und 2). Manche Psychiater und Psychologen sprechen von »bipolarer Störung« und andere von »bipolar affektiver Störung«, aber diese Begriffe bedeuten dasselbe.

Was ist depressiv? Nicht jedes Gefühl von Niedergeschlagenheit oder Traurigkeit wird aus psychiatrischer oder psychologischer Sicht als Anzeichen für eine Depression gewertet. Hinzukommen müssen weitere Aspekte wie die zeitliche Dauer der Niedergeschlagenheit oder des Interessenverlusts sowie zusätzliche Anzeichen, wie z. B. Schlafstörungen, Veränderungen des Appetits oder Essverhaltens, die im Kasten 1 aufgelistet sind.

Von einer voll ausgeprägten depressiven Episode spricht man, wenn folgende Symptome für mindestens zwei Wochen vorhanden sind und zu deutlichen Beeinträchtigungen z. B. im Alltag, im Beruf oder auch in zwischenmenschlichen Beziehungen führen:

(1) a) Sich traurig, niedergeschlagen, deprimiert fühlen oder
b) das Interesse an Dingen verlieren, die einem normalerweise Spaß machen (z. B. Hobbys). Hinzukommen müssen mindestens vier weitere der folgenden Symptome:
(2) Schlafschwierigkeiten, insbesondere Probleme beim Einschlafen und Durchschlafen. Frühmorgendliches Erwachen oder zu viel schlafen kann aber auch auftreten.
(3) Appetitverlust oder -steigerung, wobei es häufiger vorkommt, dass die Betroffenen kaum Hunger verspüren.
(4) Konzentrationsprobleme oder Schwierigkeiten, sich sogar bei alltäglichen Dingen zu entscheiden.
(5) Schuldgefühle, Gefühl von Wertlosigkeit oder ein sehr geringes Selbstwertgefühl. Die Betroffenen halten sich für unfähig oder machen sich Selbstvorwürfe und grübeln.
(6) Gefühl von Verlangsamung des eigenen Denkens oder von Bewegungen, was sich z. B. darin zeigen kann, dass es lange dauert, bis auf Fragen geantwortet wird oder so gut wie keine Reaktion erfolgt. Umgekehrt kann man sich so unruhig fühlen, dass man kaum still sitzen kann. Es darf sich dabei nicht nur um ein subjektives Gefühl der Betroffenen handeln, sondern muss so deutlich sein, dass es auch von anderen bemerkt wird.
(7) Energielosigkeit oder ständige Müdigkeit bzw. Erschöpfung. Selbst kleinste Aufgaben und Aktivitäten werden als enorm anstrengend erlebt.
(8) Gedanken an den Tod oder an Selbstmord. Dies kann ausgehen von der Vorstellung, dass es für die anderen besser wäre, man wäre nicht mehr da.

Kasten 1 Symptome einer depressiven Episode (nach APA, 2013)

Auch für Glücksgefühle, Euphorie oder Gereiztheit gilt, dass sie alleine keine Anzeichen für das Störungsbild sind. Hier müssen ebenfalls weitere Aspekte hinzukommen, die die Diagnose einer »klinisch bedeutsamen manischen Episode« rechtfertigen.

Was bedeutet »bipolare oder bipolar affektive Störung«?

Was ist manisch? Eine Manie beginnt oft mit einem angenehmen Gefühl von vermehrter Energie, größerem Einfallsreichtum und mit einem stärkeren Bedürfnis nach sozialen Kontakten und Geselligkeit sowie nach einem insgesamt intensiveren Erleben. Für jemand, der den Betroffenen nicht kennt, kann der vermehrte Antrieb oder die ungewöhnlich gute oder aufgekratzte Stimmung des Gegenübers durchaus anfangs ansteckend wirken. Für Angehörige und Freunde erscheint das Verhalten jedoch ziemlich schnell als »überzogen« und untypisch für die jeweilige Person. Die Symptome können dann sehr schnell eskalieren, außer Kontrolle geraten und in eine manische Episode münden. Menschen in einer manischen Phase fehlt meistens die Einsichtsfähigkeit in die Symptomatik. Sie verleugnen, dass irgendetwas nicht stimmen könnte und beschimpfen wütend jeden, der in ihrem Verhalten ein Problem sieht und auf solche Unstimmigkeiten oder Veränderungen im Verhalten hinweist. In Kasten 2 sind die Kennzeichen für eine manische Episode zusammengestellt. Wenn diese nicht ganz so lange dauert und nicht ganz so stark ausgeprägt ist, spricht man von einer »hypomanen« oder »hypomanischen« Phase.

Von einer hypomanen Phase spricht man, wenn die Symptome mindestens vier Tage andauern, für Dritte eine deutliche Veränderung im Verhalten der Person darstellen und nur leichte Beeinträchtigungen im Alltag oder in zwischenmenschlichen Beziehungen auftreten. Die Symptome sind jedoch die gleichen wie bei einer Manie!

Von einer voll ausgeprägten manischen Episode spricht man, wenn folgende Symptome für mindestens eine Woche vorhanden sind und zu deutlichen Beeinträchtigungen im Alltag, im beruflichen oder zwischenmenschlichen Bereich führen:

(1) Eine Phase mit subjektiv gesteigerter Energie oder mit vermehrten Aktivitäten, die damit einhergeht

(2) a) Sich ungewöhnlich glücklich, aufgedreht, euphorisch oder b) reizbar fühlen.
Diese Veränderungen sind für andere, die die Person gut kennen, deutlich. Auch schnelle Wechsel im Affekt – zwischen Euphorie und Reizbarkeit – werden beobachtet.

Je nachdem, ob die Stimmung euphorisch-aufgedreht oder reizbar ist, müssen mindestens drei oder vier zusätzliche Symptome aus der folgenden Liste vorhanden sein:

(3) Geringes Schlafbedürfnis, ohne sich müde zu fühlen, d. h. obwohl kaum oder gar nicht geschlafen wurde, fühlen sich Personen in einer manischen Phase voller Energie.

(4) Sehr schnelles Reden, sodass andere kaum folgen können. Es kann zu stundenlangen Monologen kommen. Die Sprache ist oft voller Wortspiele und kann sehr spritzig und witzig sein.

(5) Gedanken- oder Ideenrasen. Von den Betroffenen wird berichtet, dass ihre Gedanken schneller sind als die Worte und dass ein Thema das andere ablöst. Von außen wird es am ehesten als extreme Sprunghaftigkeit von einem Thema zum anderen erlebt.

(6) Leichte Ablenkbarkeit, die dazu führen kann, dass die Aufmerksamkeit innerhalb weniger Minuten von einem Thema zum nächsten springt. Es fällt den Betroffenen schwer, unwichtige äußere Reize auszublenden, z. B. Hintergrundgeräusche oder die Einrichtung des Zimmers, obwohl eigentlich etwas anderes, z. B. das aktuelle Gespräch, einzig und allein wichtig wäre.

(7) Ein deutlich gesteigertes Selbstvertrauen und Selbstbewusstsein. Das Spektrum kann hier von einem überhöhten Selbstvertrauen, von übersteigerten Gefühlen persönlicher Macht, Einflussmöglichkeit oder Bedeutung, bis hin zu dem Gefühl, besondere Fähigkeiten zu haben, reichen. Auch sehr ausgeprägte Größenideen können auftreten, z. B. kann es vorkommen, dass die Betroffenen Bücher oder Symphonien schreiben, die sie für grandios halten.

(8) Übermäßige Beschäftigung mit angenehmen Dingen oder deren Planung, ohne an die Folgen zu denken. Die Aktivitäten, Unternehmungen und Verhaltensweisen können dabei mit großer Wahrscheinlichkeit zu negativen Konsequenzen führen. Beispiele hierfür sind sexuelle Eskapaden, das Ausgeben von zu viel Geld, törichte finanzielle Entscheidungen oder Anrufe bei Bekannten oder Fremden zu jeder Tages- und Nachtzeit.

Kasten 2 Symptome einer manischen Episode (nach APA, 2013)

P

Diagnose einer bipolaren Störung

Himmelhochjauchzend, zu Tode betrübt. Der Begriff »bipolar« macht bereits ein zentrales Kennzeichen dieser Erkrankung deutlich: In den meisten Fällen kommen zwei Aspekte zusammen, die auch für sich allein auftreten können, die aber beide für das Erscheinungsbild der Störung wichtig sind – sprich zwei scheinbar entgegengesetzte Pole. Früher sprach man von »manisch-depressiv«. Es handelt sich – wie bereits beschrieben – um die Symptome für depressive und manische Episoden. Manche Personen erleben voll ausgeprägte manische und depressive Episoden, manche zeigen ausgeprägte depressive und nur mäßig starke manische Phasen, die auch als »hypomane« bzw. »hypomanische« Episoden bezeichnet werden.
Es kann auch vorkommen, dass ein Betroffener primär manische Phasen erlebt, aber nur schwache depressive Phasen. Bei etwa 50–60 % der manischen Episoden tritt entweder vorher oder nachher eine depressive Phase auf. Andere Personen wiederum leiden unter sogenannten »gemischten Episoden«, in denen quasi gleichzeitig depressive und manische Symptome auftreten oder diese sich an einem Tag mehrmals abwechseln. Unter diesen »gemischten Episoden« leiden Betroffene vielleicht am meisten: Man ist einerseits erregt und unruhig wie in einer manischen Phase, fühlt sich aber gleichzeitig gereizt oder niedergeschlagen und nicht euphorisch oder glücklich.

Psychotische Symptome. Bei manchen Patienten mit dieser Störung treten zudem sogenannte »psychotische Symptome« auf. Damit sind vor allem Halluzinationen und Wahnvorstellungen gemeint.

Halluzinationen. Halluzinationen sind Sinneswahrnehmungen, bei denen kein wirklicher Reiz in der Umwelt besteht, der die betreffende Wahrnehmung hervorruft. Das bedeutet, der Betroffene hört oder sieht z. B. Dinge, die andere nicht hören oder sehen können. Manche hören Stimmen, die ihnen Befehle geben oder ständig das eigene Verhalten kommentieren. Andere sehen verstorbene Menschen, vertraute oder unbekannte Personen, Engel oder Fratzen. Auch kann es vorkommen, wenn auch selten, dass es den Geschmacks- oder Geruchssinn betrifft. Inzwischen wissen wir, dass viele Menschen in der Allgemeinbevölkerung hier und da solche Halluzinationen haben. Wie sich diese äußern und wie stark sie das Befinden der Person beeinflussen, ist im Einzelfall sehr unterschiedlich. Ein entscheidender Faktor scheint zu sein, wie beängstigend und bedrohlich diese Halluzinationen erlebt werden. Ein Patient berichtete uns beispielsweise, dass er immer wieder Stimmen hörte, die sich miteinander kritisch über sein Verhalten unterhielten, aber er versuche, sie entweder einfach zu ignorieren oder er sage ihnen, sie sollten »die Klappe halten«. In seinem Fall reichte dies fast immer aus, um sie zum Schweigen zu bringen.

Wahnvorstellungen und -ideen. Die betroffene Person ist felsenfest von Dingen überzeugt, die nicht wahr oder sehr unwahrscheinlich sind. Typische Beispiele sind, sich für berühmte Persönlichkeiten wie z. B. Napoleon oder für eine Gottheit zu halten. Es kann auch vorkommen, dass Betroffene glauben, ganz besondere Kräfte oder Sonderaufträge zu haben (z. B. die Welt vor Außerirdischen zu retten). Es gibt aber auch Menschen mit einer bipolaren Störung, die glauben, dass andere sie bedrohen oder verfolgen. Manchmal sind die Ideen durchaus nachvollziehbar und im Bereich des Möglichen, z. B. ein unentdecktes Talent (Sänger oder Autor), ein sehr guter Klavierspieler oder der beste Autohändler zu sein. Auch hier gibt es sehr vielfältige Formen, in denen sich solche Wahnvorstellungen und -ideen zeigen können. Oft fällt es den Betroffenen sehr schwer, im Nachhinein offen und frei über diese Erfahrungen zu sprechen, weil sie annehmen oder die Erfahrung gemacht haben, dass ihnen keiner glaubt oder sie eventuell für »verrückt« gehalten werden.

Diagnosekriterien. Da es für die Diagnosestellung »bipolare Störung« keine objektiven Kriterien gibt wie z. B. Veränderungen im Blutbild, Hormonspiegel etc., sondern nur subjektiv erlebte oder von anderen beobachtete Veränderungen im Verhalten und Erleben, kann es passieren, dass zu Beginn der Erkrankung nicht die richtige Diagnose gestellt wird. Dies tritt vor allem auf, wenn bislang in erster Linie depressive oder psychotische Symptome, wie sie gerade beschrieben wurden, in der Akutsituation vorherrschend waren. Es ist dabei wichtig zu betonen, dass es sich dabei nicht unbedingt um eine falsche oder Fehldiagnose handelt. Es kann vorkommen, dass zum Zeitpunkt der Diagnosestellung manche Symptome noch nicht aufgetreten sind (z. B. es handelt sich um die erste Depression, ohne dass jemals eine Manie aufgetreten ist). Oder es kann vorkommen, dass das akute klinische Bild eine andere Diagnose nahelegt (z. B. wenn aktuell Verfolgungswahn und Unruhe vorherrschen und die derzeitige Stimmung überlagern). Bei etwa 30 % der Patienten wird deswegen im weiteren Krankheitsverlauf die Diagnose in »bipolare Störung« korrigiert.

Diagnose einer bipolaren Störung

»Bipolare (affektive) Störung«. Wie bereits erwähnt, sprach man früher von »manisch-depressiven Störungen«, aber da dieser Begriff in der Psychiatriegeschichte sehr Unterschiedliches umfasste, hat man ihn heute in der Fachwelt weitgehend aufgegeben und bevorzugt den neueren und klarer definierten Begriff
»bipolare (affektive) Störung«. Das hat nichts mit Physik und Elektroden zu tun, sondern mit der Vorstellung, dass sich bei dieser Erkrankung zwei scheinbar völlig gegensätzliche Zustände zu einem Störungsbild vereinigen. Wenn Patienten nur unter Depressionen leiden, wird entsprechend dazu von einer »unipolaren« oder »monopolaren« Störung gesprochen.

Gibt es unterschiedliche Formen der bipolaren Störung?

Es gibt erhebliche individuelle Unterschiede in der Häufigkeit und Art der Krankheitsphasen, die Menschen mit einer bipolaren Störung erleben. Manche Betroffene haben etwa gleich häufig depressive und manische Episoden; bei anderen wiederum dominieren entweder depressive oder manische Phasen. Die Erfahrung zeigt allerdings, dass bei den meisten Patienten die Anzahl der Depressionen gegenüber den Manien überwiegt – das Verhältnis wird auf 4:1 oder 3:1 geschätzt.

Krankheitsepisoden. Im Durchschnitt treten in den ersten zehn Jahren der Erkrankung vier Episoden auf. Bei Männern beginnt es häufiger mit einer manischen Phase, während bei Frauen eher depressive Episoden am Anfang stehen. Obwohl manchmal Jahre zwischen den ersten zwei oder drei depressiven oder manischen Krankheitsepisoden vergehen können, häufen sich diese oft bei fehlender Behandlung. Die Abstände zwischen manischen und depressiven Phasen und somit die Zeit, in der es vielen Betroffenen relativ gut geht, kann dann zunehmend kürzer werden. Vielleicht haben Sie bereits einmal von sog. Winterdepressionen gehört. Etwas Ähnliches kann auch in einigen Fällen bei der bipolaren Störung beobachtet werden. Es kann zu jahreszeitlich bedingten Schwankungen kommen, in denen z. B. manische Phasen eher im Frühling oder in den Sommermonaten auftreten, während sich die depressiven Phasen in den Wintermonaten häufen. Ebenso kann es vorkommen, dass dieser Wechsel von manischen und depressiven Episoden sehr häufig ist, bis hin zu einem ständigen Vorhandensein von Symptomen das ganze Jahr hindurch. Die einzelnen Krankheitsphasen können Tage, Wochen oder Monate andauern. Unbehandelt halten manische und hypomane Episoden im Durchschnitt meist nur einige Monate an, während Depressionen oft länger als ein halbes Jahr andauern. Die gute Nachricht ist: Etwa ein Drittel der betroffenen Personen zeigen zwischen solchen manischen und depressiven Episoden überhaupt keine Symptome. Man spricht in diesem Fall von einer sog. »vollständigen Remission«. Bei etwa 20–30 % bleiben jedoch Symptome übrig, wie z. B. soziale oder berufliche Probleme, leichte Depressivität oder mäßige Stimmungsschwankungen mit sich abwechselnden Hochs und Tiefs.
Für die Abrechnung mit den Krankenkassen ist das Diagnosesystem der Weltgesundheitsorganisation WHO entscheidend, das nur allgemein von »bipolar affektiver Störung« spricht. Eine Unterscheidung, die von psychiatrisch-psychologischer Seite oft getroffen wird und die im Hinblick auf Verlauf, Prognose und Behandlung zunehmend an Bedeutung gewinnt, ist Folgende:

Bipolar-I-Störung. Hierbei handelt es sich um diejenige Diagnose, die traditionell als »manisch-depressiv« bezeichnet wird. Betroffene haben manische oder gemischte Episoden und zeigen meistens auch depressive Phasen. Wenn man zum ersten Mal erkrankt und es sich dabei um eine manische Episode handelt, wird dennoch die Diagnose einer Bipolar-I-Störung gestellt. Der Grund dafür ist, dass sehr wahrscheinlich in der Zukunft auch depressive Phasen auftreten werden.
Eine Unterform der Bipolar-I-Störung ist das »Rapid Cycling« (deutsch: schneller Wechsel): Von diesem Typ spricht man dann, wenn ein Betroffener mindestens vier Krankheitsepisoden pro Jahr hat, wobei es unerheblich ist, ob es sich um depressive, gemischte, hypomane oder manische Phasen handelt. Dieses Muster zeigt sich bei etwa 5–15 % der Patienten mit einer bipolaren Störung. Im deutschen Sprachraum gibt es keine allgemein gültige Übersetzung für dieses »Rapid Cycling«. Die Betroffenen könnte man als
»schnelle Episodenwechsler« bezeichnen. Es gibt Hinweise, dass solche schnellen Episodenwechsel manchmal daraus resultieren können, dass depressive Phasen mit Antidepressiva behandelt werden, die ein Hoch auslösen können, dem wiederum ein Tief folgt. Manche vergleichen dies mit einer Art Achterbahn, bei der es ständig rauf und runter geht. Früher wurde angenommen, dass es sich hierbei um eine dauerhafte Verschlechterung der Störung handelt, aber inzwischen wissen wir, dass bei vielen Patienten mit »Rapid Cycling« die Hoffnung besteht, dass der Verlauf sich wieder bessert und stabilisiert und wieder mehr Ruhe einkehrt.

Bipolar-II-Störung. Wenn bei Ihnen diese Diagnose gestellt wurde, bedeutet dies, dass zwar hypomane und depressive Episoden in der Vorgeschichte festzustellen waren, aber keine voll ausgeprägten manischen oder gemischten Phasen aufgetreten sind. Diese Form ist sowohl für den Fachmann als auch für Betroffene und Angehörige sehr schwer zu erkennen, da die Hypomanie oft nicht identifiziert wird. Der Betroffene scheint »nur etwas aufgedreht«, »etwas überschießend«, insbesondere wenn er sich gut und glücklich fühlt, über mehr Energie verfügt und es vermeidet, in ernsthafte Schwierigkeiten zu geraten. Wenn man unter einer Bipolar-II-Störung leidet, übersieht man selbst möglicherweise hypomane Episoden oder erlebt diese Phasen vermehrter Energie und Produktivität, vermehrten Antriebs, erhöhten Selbstvertrauens und guter Stimmung verständlicherweise als positiv, erstrebenswert und als fairen Ausgleich für Zeiten depressiver Stimmung. Deswegen ist es sehr wahrscheinlich, dass man nur bei Depressionen professionelle Hilfe aufsucht. Bei einer daraus möglicherweise resultierenden einseitigen Behandlung mit Antidepressiva besteht das Risiko, dass
(1) das Medikament hypomane Phasen auslösen kann oder
(2) es dazu führen kann, dass die Wechsel von depressiven und hypomanen Episoden häufiger werden.

In welchem Alter treten bipolare Störungen auf?

Bipolare Störungen treten typischerweise erstmalig in der Jugend oder im frühen Erwachsenenalter auf. Wenn man von der ersten medizinisch-psychologischen Behandlung oder vom ersten stationären Aufenthalt in einer Klinik als Indiz ausgeht, liegt das Ersterkrankungsalter bei etwa 25 Jahren. Wie aus der folgenden Abbildung ersichtlich wird, erkranken schätzungsweise 57,5 % der Patienten vor dem 30. Lebensjahr.

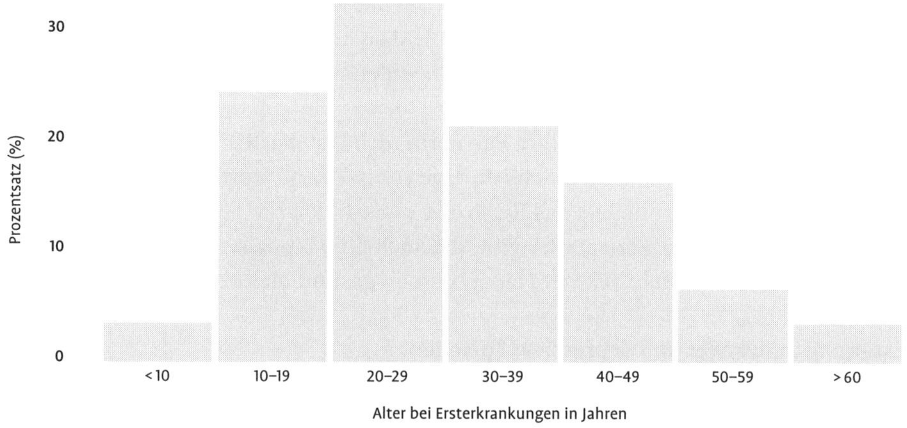

Abbildung Geschätzter Prozentsatz von Ersterkrankungen in unterschiedlichen Altersgruppen

Hierbei muss aber beachtet werden, dass oft viel Zeit zwischen dem Auftreten der ersten Symptome und der ersten Behandlung vergeht. Obwohl das Ersterkrankungsalter im Durchschnitt zwischen 15 und 25 liegt, wissen wir inzwischen auch, dass manche Personen in dieser Altersgruppe in epidemiologischen Studien formal die Diagnosekriterien für eine bipolare Störung erfüllen, aber im weiteren Verlauf keine weiteren Episoden erleben. Leider gibt es bislang keine zuverlässige Möglichkeit vorherzusagen, wer auch weiterhin starke Stimmungs- und Antriebsschwankungen haben wird und wer nicht.
Sofern die Erkrankung mit einer manischen Episode beginnt, wird gleich die richtige Diagnose gestellt. Tritt jedoch zuerst eine Depression auf, muss eine betroffene Person mindestens eine depressive und manische bzw. hypomane Krankheitsphase durchgemacht haben, bevor die Diagnose gestellt werden kann. Da diese depressiven und manischen Episoden nicht unbedingt zeitlich eng aufeinander folgen müssen, kann es daher dauern, bis die angemessenste Diagnose gestellt werden kann. Auch bei den beiden folgenden Patientenberichten zeigt sich, dass die richtige Diagnose erst nach einiger Zeit gestellt wurde. Bei etwa 50 % der Personen mit einer bipolaren Störung beginnt die Krankheit mit einer manischen Episode, während die anderen 50 % zuerst eine depressive Phase erleben.

Was sind die Ursachen für bipolare Störungen?

Werden bipolare Störungen vererbt?

Dies ist eine häufig gestellte Frage. Oft geht es dabei auch um Fragen der Familienplanung. Darf ich Kinder haben? Werden sie erkranken?

Familiäre Häufung. Die bipolare Störung scheint familiär gehäuft aufzutreten, d. h. wenn in der Verwandtschaft ein Fall einer bipolaren Störung bekannt ist, ist das Risiko für die Angehörigen größer. Es treten somit bei ihnen häufiger bipolare und depressive Störungen auf als bei Verwandten von Personen ohne psychische Erkrankung. Die Forschung hat im Erbgut einige Gene entdeckt, die im Zusammenhang mit der bipolaren Störung stehen könnten. Dies bedeutet wiederum, dass bei der bipolaren Störung verschiedene biochemische Prozesse verantwortlich sind – wie z. B. auch bei manchen anderen Erkrankungen wie verschiedenen Arten von Rheuma. Festzuhalten ist auf jeden Fall, dass »das« eine Gen, das die bipolare Erkrankung auslöst, nicht existiert!
In der Literatur finden sich Schätzungen des Anteils, der durch Genetik und Umwelt erklärt wird. Dort ist dann zu lesen, dass manche Forscher aufgrund z. B. von Zwillingsstudien die Erblichkeit der bipolaren Störung auf bis zu 80 % schätzen. Wichtig ist zu wissen, dass diese Zahlen keinen Rückschluss auf das Risiko im Einzelfall zulassen, sondern nur aussagen, dass in der untersuchten Stichprobe dieser Studie zu diesem Zeitpunkt der Anteil, der auf genetische Einflüsse zurückgeführt wird, bei etwa 80 % liegt und der Anteil, der auf Umwelteinflüsse zurückgeführt wird, auf etwa 20 % geschätzt wird. Hinzu kommen Wechselwirkungen zwischen der Umwelt und den Genen, die oft nicht hinreichend untersucht sind. Ein Beispiel hierfür wäre, dass, wenn ein Familienmitglied eine psychische Erkrankung hat, dies den Zusammenhalt in der Familie fördern oder beinträchtigen kann. Erhöhte Kreativität wird oft im Zusammenhang mit dem genetischen Risiko für bipolare Störungen diskutiert, was dazu führen kann, dass bestimmte Berufe und Umwelten (z. B. Marketing, Theater, Film, Journalismus, Wissenschaft) eher angestrebt werden als andere, die gleichzeitig auch mit höherem Stressniveau einhergehen können.
Wenn Sie unter der bipolaren Störung leiden und Ihr Partner bzw. Ihre Partnerin nicht, ist das Risiko für Ihr Kind, dass es ebenfalls eine bipolare Störung entwickelt, 1:7. Die Wahrscheinlichkeit, eine (unipolare) Depression zu entwickeln, ist in diesem Personenkreis ebenfalls erhöht und auch höher als das Risiko, an einer bipolaren Störung zu erkranken. Das Risiko steigt dann an, wenn es eine größere Anzahl Verwandter gibt, die auch eine bipolare oder eine depressive Störung hatten. Dennoch gilt es festzuhalten, dass die Mehrheit der Nachkommen gesund bleibt.

Wie erklärt man sich heute die Entstehung manischer und depressiver Episoden?

Übertragung der Nervenimpulse. Wie Sie bereits erfahren haben, gibt es nicht »das« Gen für die bipolare Störung. Man kann zudem sagen, dass es »die« Ursache für diese Störung ebenfalls nicht gibt. Die bipolaren Störungen sind weder Fehler der betroffenen Person noch sind sie das Ergebnis einer »schwachen« oder »labilen« Persönlichkeit. Die bisherige Forschung legt nahe, dass es genetisch bedingt zu einer fehlenden Stabilität der Übertragung von Nervenimpulsen im Gehirn kommt. Dies macht Personen mit einer bipolaren Störung anfälliger gegenüber Belastungen.

Angeborene oder erworbene Anfälligkeit. Wenn nun aufregende Lebenserfahrungen, Stress, Konsum von Alkohol oder Drogen, mangelnder Schlaf oder andere Ereignisse auftreten, die zu einer sehr starken Stimulation bzw. Erregung führen, arbeiten die normalen Gehirnmechanismen eventuell nicht richtig. Diese Mechanismen im Gehirn führen bei Menschen, die nicht an einer bipolaren Störung leiden, normalerweise zu einer Gegenregulation, sodass wieder Ruhe einkehrt. Bei Patienten mit einer bipolaren Störung wird angenommen, dass dies nicht der Fall ist. Diese Theorie, die von einer Wechselwirkung zwischen einer angeborenen oder erworbenen Anfälligkeit (»Vulnerabilität«) und Umweltfaktoren (wie z. B. Stress oder familiäre Belastungen) ausgeht, ist den Theorien ähnlich, die auch für andere psychische Störungen und organische Erkrankungen inzwischen allgemein in Fachkreisen anerkannt sind.

Als Beispiel hierzu seien Herzerkrankungen angeführt: Auch hier geht man davon aus, dass ein Mensch genetisch bedingt eine Neigung zu hohem Blutdruck oder einem hohen Cholesterinspiegel hat. Diese Faktoren führen dann allmählich zu einer Beeinträchtigung der Sauerstoffzufuhr zum Herzen. Unter Stress (wie bei starker körperlicher Belastung oder emotionaler Anspannung) kann es plötzlich zu Brustschmerzen oder sogar zu einem Herzinfarkt kommen, wenn die Sauerstoffversorgung zu gering wird.

Wechselwirkungen erkennen lernen. Wie oben beschrieben, geht man also bei den bipolaren Störungen von Wechselwirkungen zwischen Genetik und Umwelt aus.
Zu Beginn der Erkrankung treten in diesem Beispiel nur leichte Episoden auf, d. h. entweder hypomane Phasen (oberhalb der Zeitachse, schwarz) oder leichte depressive Verstimmungen (unterhalb der Zeitachse, weiß). Die gestrichelten Linien stellen die Schwellen dar, ab wann man von einer manischen bzw. depressiven Episode sprechen würde, wie sie bereits weiter oben in den Kästen 1 und 2 beschrieben wurden. Im vorliegenden Beispiel wäre also erst die dritte Phase (siehe 3. Kurve) so stark ausgeprägt, dass sie in diesem Fall eindeutig die Kriterien einer manischen Episode erfüllt. Auf sie folgt unmittelbar eine klinisch bedeutsame depressive Phase. Dieser Wechsel kann im konkreten Fall so aussehen, muss aber nicht.
Bei bipolaren Störungen scheint der zirkadiane bzw. Schlaf-Wach-Rhythmus eine besondere Rolle zu spielen. Patienten mit bipolaren Störungen erscheinen anfälliger gegenüber Veränderungen in ihrem normalen Schlaf-Wach-Rhythmus; der Körper scheint solche Abweichungen im Rhythmus nicht so leicht zu kompensieren. Wir wissen, dass Faktoren wie Schichtarbeit, Transatlantikflüge oder durchwachte Nächte ein erhöhtes Risiko in sich bergen, affektive Episoden bei vulnerablen Menschen auszulösen. Unser Schlaf- Wach-Rhythmus ist generell stark auch durch unsere Umwelt diktiert, z. B. geregelte Arbeitszeiten, Kinder zur Schule/Kindergarten bringen, Essenszeiten mit dem Partner bzw. der Familie – wir sprechen hier auch von »sozialen Zeitgebern«. Oft machen wir uns nicht bewusst oder wollen wir uns auch gar nicht bewusstmachen, wie sehr eine gewisse Routine und Stabilität im Alltag uns auch Stabilität im Befinden gibt. Die Forschung legt nahe, dass dies bei Menschen, die zu bipolaren Störungen neigen, noch viel ausgeprägter ist. Arbeitslosigkeit ist somit zum Beispiel nicht nur eine Belastung finanzieller Art oder eine Bedrohung für den Selbstwert, sondern stellt auch insgesamt den Alltag auf den Kopf, z. B. der morgendliche Wecker verliert seinen Aufforderungscharakter, die Mittagspause und sozialen Kontakte zu Arbeitskollegen entfallen womöglich.

Durch Behandlung unabhängiger werden. Wie bereits erwähnt, können die Verläufe wie z. B. die Häufigkeit, Schwere und Art der Episoden zwischen den Personen erheblich variieren Viele Patienten erinnern sich, was der ersten Episode an Stress und Belastungen vorrausging. Bei späteren Episoden scheinen solche eindeutigen Auslöser manchmal zu fehlen. Diese Beobachtung wurde und wird teilweise dahingehend interpretiert, dass bei unbehandelten Patienten die Erkrankung eine Eigendynamik zu entwickeln scheint, sodass das Auftreten von Krankheitsepisoden zunehmend unabhängiger von aktuellen Umweltfaktoren erscheint. Manche Forscher sagen auch, dass das Ausmaß an Belastungen und Stress, das erforderlich ist, damit erneut Symptome auftreten, im Verlauf geringer wird. Das würde bedeuten: Je häufiger jemand akute Episoden in seinem Leben hatte, desto geringer scheint die Schwelle, um bei Belastungen wieder Symptome auszubilden. Es ist aber wichtig zu wissen, dass die Forschung hierzu uneinheitlich ist. Das heißt, dass dies in manchen Fällen so sein mag, aber nicht so sein muss. Unsere Erfahrung aus der Behandlung bipolarer Patienten zeigt, dass sich bei genauem Hinsehen bei fast allen manischen und depressiven Episoden im Vorfeld vermehrte Belastungen und Stressoren finden. Oft ist es nicht ein bestimmtes einschneidendes Ereignis, sondern eher die Anhäufung von vielen Belastungen über die Zeit oder das Zusammenkommen verschiedener Faktoren, die alle für sich allein genommen wahrscheinlich kein Problem darstellen würden. Eine Behandlung kann deswegen dabei helfen, mehr über sich und seine eigenen Möglichkeiten, den Verlauf der Störung zu beeinflussen, zu lernen, und dadurch unabhängiger zu werden.

Was sind die Ursachen für bipolare Störungen?

Richtige Medikamente und Lebensgewohnheiten. Sowohl die Vulnerabilität (= biologisch-genetische Faktoren) als auch die aktuellen Umweltfaktoren sind für das Auftreten manischer und depressiver Episoden verantwortlich sind. Wie bei Herzerkrankungen oder anderen Erkrankungen liegt deshalb der Schwerpunkt der Behandlung der bipolaren Störungen auf zwei Säulen: auf der richtigen Medikation und auf der Veränderung von Lebensgewohnheiten.
Durch die Medikation soll die biologisch-genetisch verstandene Anfälligkeit, Phasen mit manischer und/oder depressiver Symptomatik zu entwickeln, verringert werden. Die Veränderung von Lebensgewohnheiten, die z. B. Stress erzeugen oder Konflikte mit anderen begünstigen, kann durch Information, Aufklärung und insbesondere Psychotherapie in Angriff genommen werden. Durch diese beiden zentralen Punkte der Behandlung kann das Risiko für das Auftreten zukünftiger depressiver und manischer Krankheitsphasen verringert werden.

Wichtig: Bipolar affektive Störungen so früh wie möglich diagnostizieren und behandeln

Probleme in den Griff bekommen. Im Durchschnitt müssen Menschen, die an einer bipolaren Störung leiden, erst drei bis vier verschiedene Ärzte und/oder Psychologen aufgesucht haben, bis die richtige Diagnose gestellt wird. Wie bereits angedeutet, kann deshalb sowie aufgrund des teilweise großen Abstands zwischen den Episoden einige Zeit zwischen ersten Symptomen und einer adäquaten Behandlung vergehen. Je früher jedoch die Diagnose »bipolar« gestellt und eine angemessene Behandlung eingeleitet wird, umso größer ist die Chance, dass weitere Probleme vermieden werden können. Im Folgenden werden einige häufige Probleme angeführt, die im Zusammenhang mit oder als Folge der bipolaren Störungen auftreten können.

Verlauf der Krankheit. Vor allem, wenn die bipolare Störung nicht behandelt wird, scheint folgende Regel zu gelten: Die Phasen zwischen den Krankheitsepisoden, in denen es den Betroffenen sehr gut gehen kann, d. h. in denen sie keine Symptome haben, werden immer kürzer, je mehr manische und depressive Episoden man erlebt. Aus diesem Grund ist es wichtig, möglichst früh einzugreifen!

Selbstmord und Selbstmordversuche. Das Risiko für Selbstmordversuche ist in den ersten Jahren nach Ausbruch der Krankheit sehr hoch. Zwar schwanken die Schätzungen zwischen den Studien zum Teil erheblich, aber 20–56 % aller Patienten mit einer bipolaren Störung haben mindestens einmal versucht, Selbstmord zu begehen! 15–19 % aller Todesfälle von bipolaren Patienten sind als Selbstmorde zu werten, was 30-mal höher ist als in der Allgemeinbevölkerung.

Missbrauch von Alkohol und/oder Drogen. In Deutschland betreiben 7–15 % der Bevölkerung Missbrauch von Alkohol oder sind abhängig davon. Bei bipolaren Patienten ist der Anteil mit etwa 35–46 % mehr als doppelt so hoch. Ein ähnliches Bild ergibt sich auch für Drogen wie Kokain, Opiate oder Haschisch. Häufig scheint es sich dabei um eine Art »Selbstbehandlung« bzw. »Selbstmedikation« zu handeln, z. B. um Ängste, Reizbarkeit oder Niedergeschlagenheit während manischer und depressiver Phasen in den Griff zu bekommen. In der Manie ist der Konsum oft ein Symptom des Drangs nach mehr Stimulation und ein Anzeichen für impulsives Verhalten, das längerfristige Konsequenzen ausblendet. Manche Betroffene berichten auch, dass sie subjektiv die Wirkungen von Alkohol und anderen Substanzen als weniger stark erleben, d. h. sie haben den Eindruck, mehr zu vertragen. Daraus kann sich dann über die Zeit ein zusätzlich behandlungsbedürftiges Problem mit Alkohol und/oder Drogen entwickeln. Vergessen darf man auch nicht, dass es zu problematischen Wechselwirkungen zwischen Drogen und den verschriebenen Medikamenten kommen kann.

Zwischenmenschliche, partnerschaftliche und familiäre Probleme. Unsere aktuelle Stimmung und Befindlichkeit beeinflusst unsere Gedanken und unser Verhalten. Wenn wir traurig oder niedergeschlagen sind, sehen wir die Zukunft oft eher düster oder getrübt, grübeln mehr und halten unsere Träume und Hoffnungen für Illusionen. Auch unser Verhalten ändert sich: Wir werden passiver, ziehen uns eher von anderen zurück und schränken unsere Aktivitäten z. B. in der Freizeit ein. Genau umgekehrt ist es, wenn wir glücklich und euphorisch sind. Sicherlich hat jeder von uns auch schon erlebt, wie ansteckend die Stimmung einer anderen Person sein kann.

Bei bipolar affektiven Störungen sind diese Veränderungen und Schwankungen in der Stimmung, im Denken und im Verhalten außergewöhnlich stark und verwirrend und haben oft zudem sehr massive und manchmal sehr schmerzliche Auswirkungen auf Beziehungen: Die Ehen und Partnerschaften von Patienten sind häufig turbulent, wechselhaft und instabil. Dies gilt insbesondere beim Vorliegen einer unbehandelten oder nicht richtig behandelten bipolaren Störung. Während manischer Phasen kann es z. B. zu sexuellen Eskapaden, Seitensprüngen oder Gewaltausbrüchen kommen oder auch zu Verhaltensweisen, die die Familie finanziell in den Ruin treiben können. Während für den Betroffenen die Manie als überwältigend und unkontrollierbar erlebt wird, hat es für Angehörige oder Freunde oft den Anschein, dass der Betroffene sein Verhalten kontrollieren und dafür verantwortlich gemacht werden könne. Die Zahlen schwanken zwar, aber bei bis zu 57 % der Ehen und Partnerschaften von bipolaren Patienten kommt es zu einer Trennung oder Scheidung.

Wichtig: Bipolar affektive Störungen so früh wie möglich diagnostizieren und behandeln

Schwierigkeiten am Arbeitsplatz. Zum Teil passiert es, dass sich »ganz normale« Leute ein »bisschen Manie« wünschen, da Aspekte wie der erhöhte Tätigkeitsdrang oder das verringerte Schlafbedürfnis scheinbar die Leistungsfähigkeit und Produktivität steigern. Auch berichten manche Patienten, dass sie sich bei Beginn einer manischen Episode aktiver, einfallsreicher oder gesprächiger fühlen. Dies darf aber nicht darüber hinwegtäuschen, wie viele Patienten mit einer bipolar affektiven Störung extreme Probleme am Arbeitsplatz bekommen:

- Teilweise hängt das mit zwischenmenschlichen Aspekten zusammen wie Rededrang, Selbstüberschätzung oder auch Reizbarkeit, die das Gegenüber, die Kollegen, Mitarbeiter und Vorgesetzten anfänglich irritiert, verunsichert und schließlich nervt, ärgert und wütend macht. Diese Schwierigkeiten können bis hin zu fristlosen Kündigungen führen.
- Neben diesen zwischenmenschlichen Gesichtspunkten treten auch Symptome auf, die sich negativ auf die Leistungsfähigkeit auswirken. Hierzu gehören leichte Ablenkbarkeit und die Unfähigkeit, am Ball zu bleiben und Sachen konsequent zu verfolgen. Es werden z. B. sehr viele verschiedene Dinge angefangen, aber nicht beendet. Das Gefühl, besondere Talente zu haben, kann auch Entscheidungen hervorrufen, die ohne Rücksprache mit anderen getroffen werden und zu fatalen Folgen führen, wie geschäftsschädigende Aktivitäten oder finanzieller Ruin.

INFO 74 / Wie sieht die Behandlung aus?

Bei der Behandlung beim Vorliegen einer bipolar affektiven Störung ist zunächst aufgrund eines ausführlichen Gesprächs und einer diagnostischen Abklärung zu bestimmen, wie es Ihnen aktuell geht und welche weiteren Schritte eingeleitet werden müssen.

Akute Behandlung. Das Ziel ist hier, die aktuelle Symptomatik in den Griff zu bekommen, unabhängig davon, ob es sich zurzeit um eine manische, hypomane, depressive oder gemischte Episode handelt. Hier- mit sollen Sie wieder in die Lage versetzt werden, mit dem Alltag zurechtzukommen und Verschlechterungen des Zustands zu verhindern (z. B. die Gefahr eines persönlichen, familiären und beruflichen Fiaskos oder sogar eines Selbstmords abzuwenden). Auch wenn eine stationäre Behandlung nicht jedes Mal erforderlich sein muss, sondern die Akutbehandlung oft auch durch einen niedergelassenen Arzt und Therapeuten bewerkstelligt werden kann, erfolgt diese oft im Rahmen eines stationären Aufenthalts in einem Krankenhaus bzw. in einer psychiatrischen Klinik. In diesem Zusammenhang sei angemerkt, dass ein solcher Klinikaufenthalt bei Patienten mit einer bipolaren Störung meist kurz ist und sogar nur ein bis zwei Wochen betragen kann.
Vielleicht haben Sie es selbst als Betroffener bereits erlebt bzw. im Nachhinein bemerkt, dass einem insbesondere in manischen Phasen die Einsicht fehlen kann, dass man krank ist und eine Behandlung, im Akutfall auch stationär, benötigt. Sowohl die klinische Erfahrung als auch die Forschung zeigen, dass nach Abklingen der Symptome die meisten Patienten froh sind, dass sie Hilfe bekommen haben, selbst wenn diese ursprünglich gegen ihren Willen erfolgte. Dennoch kann der Wunsch sehr stark sein, nie wieder in eine Klinik eingewiesen zu werden – vor allem, wenn dies gegen den eigenen Willen erfolgte. Dies ist normal und nachvollziehbar, aber manchmal kann ein Klinikaufenthalt ein Leben retten.

Stabilisierungsphase. Hiermit ist die Zeit gemeint, in der die Symptome schon deutlich gebessert sind und die akute Episode abgeklungen ist, aber die Gefahr eines Rückfalls noch erhöht ist. Als Faustregel kann man sagen: Die Stabilisierungsphase umfasst etwa vier bis sechs Monate nach einer akuten Phase. Manchmal werden in dieser Zeit bestimmte Medikamente, die im akuten Stadium zusätzlich nötig waren, langsam ausgeschlichen (z. B. Neuroleptika). In dieser Phase erfolgt eine präventionsorientierte Behandlung, um das Rückfallrisiko weiter zu reduzieren und eine stabile Stimmungslage zu erreichen.

Präventive bzw. vorbeugende Behandlung. Das Ziel ist hier, nach Abklingen einer akuten Episode weiteren Krankheitsphasen vorzubeugen, was am besten durch die Kombination verschiedener Behandlungselemente erreicht werden kann. In vielen Kliniken wird dies bereits durch entsprechende Maßnahmen eingeleitet (z. B. Verschreiben von Medikamenten, Information, Überweisung an niedergelassene Therapeuten und Ärzte). Insbesondere wird dieses Ziel vor allem in der ambulanten Phase von niedergelassenen Ärzten und Therapeuten verfolgt, da Sie jetzt, in Ihrem normalen Lebensumfeld, wieder mit den Problemen des Alltags und der Erkrankung konfrontiert sind.

Welche Behandlungskomponenten stehen zur Verfügung?

Medikamente. Es wird fast allen Personen, bei denen eine bipolare Störung diagnostiziert wurde, nahegelegt, Medikamente einzunehmen. Dies gilt dabei nicht nur für die akute Behandlung von affektiven Episoden, sondern es geht hier – ähnlich wie bei anderen chronischen Problemen wie z. B. Diabetes oder Bluthochdruck – um eine langfristige Behandlung. Mit ihrer Hilfe soll das Auftreten weiterer manischer, depressiver und/oder gemischter Phasen verhindert werden. Weitere Informationen zu Medikamenten finden Sie weiter unten in diesem Kapitel.

Information, Aufklärung und Psychotherapie. Für sehr viele Betroffene und ihre Familien und Partner ist es hilfreich, möglichst viel über die Diagnose »bipolar affektive Störung« und die Konsequenzen zu erfahren. Es fällt dadurch meist allen Beteiligten leichter, mit der Erkrankung umzugehen und gemeinsam Lösungen für schwierige Situationen und Probleme zu erarbeiten. Eine Form, Ihnen wichtiges Wissen zu vermitteln und häufig gestellte Fragen zu beantworten, ist auch eine solche Information, wie Sie sie gerade in den Händen halten.

Das Angebot psychotherapeutischer Behandlungen ist relativ groß. Wenn es jedoch um Personen mit einer bipolaren Störung oder ihre Angehörigen geht, werden von Fachleuten meistens folgende Ziele als sehr wichtig genannt: Durch die Psychotherapie soll den Betroffenen und auch ihren Familien geholfen werden,

(1) das Selbstmanagement zu steigern, d. h. im Alltag selbst mit der Störung zurechtzukommen,
(2) besser mit Alltagsproblemen und Stress umzugehen,
(3) Lebensgewohnheiten, die das Risiko zukünftiger depressiver, manischer und gemischter Episoden er- höhen, zu identifizieren und zu verändern.
(4) Aber auch im Fall akuter Depressionen hat sich Psychotherapie als hilfreich erwiesen. Auch im hypomanen oder manischen Zustand kann Psychotherapie helfen, ein Aufschaukeln der Symptome zu verhindern oder die Dauer der Phase zu reduzieren.

Immer wieder wird die Frage gestellt, ob auch Psychotherapie allein zur Behandlung der bipolaren Störung ausreiche. In den meisten Fällen würde man sagen, dass Psychotherapie allein nicht ausreicht, sondern eine Kombination mit der Einnahme von bestimmten Medikamenten erfolgen sollte. Es ist verständlich, dass der Wunsch, ohne Medikamente auszukommen, bei manchen Betroffenen besteht und auch immer wieder im Verlauf des Lebens auftauchen kann. Die Medikamente sind aber für viele Betroffene eine wichtige zusätzliche Stütze, die hilft, mehr Balance und Stabilität zu erreichen und an Lebensqualität zu gewinnen. Wir würden deswegen einer Person mit einer bipolaren Störung nicht raten, auf ihre Medikamente zu verzichten und stattdessen Psychotherapie zu machen! Wir glauben jedoch, dass die Kombination aus Medikamenten und Psychotherapie besonders wirksam ist, da beide an unterschiedlichen Punkten ansetzen und Stabilisierung fördern können.

Medikamentöse Behandlung – wie sieht sie aus und was wird damit erreicht?

Der Satz aus der Werbung »Fragen Sie Ihren Arzt oder Apotheker« hat hier seine Richtigkeit, und vor allem Ihr behandelnder Arzt ist in der besten Lage, Ihnen Ihre Fragen zu Medikamenten und Nebenwirkungen oder Wechselwirkungen zwischen Medikamenten zu beantworten. Aber einige allgemeine Informationen sollen Ihnen auch hier bereitgestellt werden:
Am häufigsten werden zwei Arten von Medikamenten eingesetzt, um die Symptome einer bipolaren Störung in den Griff zu bekommen. Es handelt sich dabei um »stimmungsstabilisierende Mittel« und »Antidepressiva«. Beide Arten werden im Folgenden näher beschrieben. Ihr Arzt bzw. der Arzt Ihres Angehörigen wird eventuell auch andere oder weitere Medikamente verschreiben, um bei Problemen wie Schlaflosigkeit, Angstzuständen, Unruhe oder psychotischen Symptomen zusätzliche Abhilfe zu schaffen. Wichtig ist hierbei eine vertrauensvolle Beziehung und gute Zusammenarbeit zwischen dem Betroffenen und seinen Behandlern – primär dem Arzt, aber auch dem Psychologen. Nur so kann gemeinsam eine gut wirksame medikamentöse Behandlung erfolgen und unerwünschte Nebenwirkungen und Unverträglichkeiten vermieden werden.

Was sind stimmungsstabilisierende Medikamente?

Stimmungsstabilisierende Medikamente stellen den Hauptpfeiler für die langfristige präventive Behandlung sowohl für die Manie als auch für die Depression dar. Ihre Hauptwirkung besteht darin, starke Auslenkungen der Stimmung in Richtung Manie oder Depression zu verhindern. Manchmal werden sie auch einge- setzt, um Symptome von manischen, hypomanen und gemischten Episoden zu lindern – gelegentlich helfen sie auch bei depressiven Verstimmungen. Da sie nicht in allen Fällen hinreichend für die Behandlung akuter Symptome sind, werden sie in der Akutsituation oft zusammen mit anderen Medikamenten verschrieben (z. B. Antidepressiva). Am häufigsten kommen folgende Substanzen zum Einsatz:

Lithium. Es handelt sich um ein natürlich vorkommendes Salz, das nicht nur im Gestein, sondern auch in manchen

Pflanzen, Tiergeweben, See- und Mineralwassern enthalten ist. Lithium ist z. B. unter folgenden Handelsnamen erhältlich: Hypnorex® retard, Li 450 »Ziethen«®, Lithium-Aspartat®, Quilonorm®, Quilonum®. Lithium gilt nach wie vor als das Mittel der ersten Wahl bei bipolaren Störungen, wenn aus ärztlicher Sicht aus keine Bedenken bestehen aufgrund anderer körperlicher Erkrankungen.

Valproinsäure (Valproat). Es handelt sich um eine Fettsäure, die 1981 erstmals synthetisiert wurde. Valproat oder Valproinsäure ist ein Antikonvulsivum, d. h. es wirkt krampflösend und wird erfolgreich zur Behandlung von Anfallsleiden/Epilepsie angewandt. Valproinsäure ist in Deutschland vom Bundesinstitut für Arzneimittel und Medizinprodukte (BfArM) zur Behandlung manischer Symptome und zur Rezidivprophylaxe bipolarer Störungen zugelassen. Einerseits ist Valproinsäure nachgewiesenerweise gut wirksam, aber aufgrund der dokumentierten möglichen Nebenwirkungen sind Ärzte in der Regel vorsichtig bei der Verschreibung v. a. bei Frauen im gebährfähigen Alter. Erhältlich ist es in verschiedener Form unter Handelsnamen wie z. B. Convulex®, Ergenyl®, Leptilan®, Orfiril®, Convulsofin®, Valprolept®.

Carbamazepin. Dieses Medikament ist seit über 30 Jahren ein bewährtes »Antikonvulsivum«, d. h. es wird wie die Valproinsäure erfolgreich zur Behandlung von Anfallsleiden/Epilepsie angewandt. In Deutschland wird Carbamazepin meistens dann verschrieben, wenn die Therapie mit Lithium versagt oder nicht hinreichend ist oder Gegenanzeigen (sog. Kontraindikationen wie z. B. Unverträglichkeit) zur Anwendung von Lithium bestehen. Handelsübliche Bezeichnungen sind z. B. Carbagamma®, Carbamazepin 200 Heumann®, Carbamazepin-neuraxpharm 200®, Carbamazepin-ratiopharm 200®, Finlepsin®, Fokalespin®, Neurotrop®, Sirtal®, Tegretal®.

Lamotrigin. Es handelt sich hierbei wie auch bei manchen anderen der erwähnten Stimmungsstabilisierer um ein Antiepileptikum. Die vorliegenden Studien zeigen, dass es vor allem in der Rückfallprophylaxe angewendet werden sollte, wenn die Vorbeugung depressiver Episoden im Rahmen bipolarer Störungen im Vordergrund der Behandlung steht, wie z. B. bei Bipolar-II-Störungen. Lamotrigin erwies sich zwar auch als wirksam in der Akutbehandlung depressiver Symptome, aber es muss relativ langsam aufdosiert werden, um unangenehme Nebenwirkungen zu vermeiden, sodass es in der Akutsituation meistens mit anderen Medikamenten kombiniert wird. Handelsübliche Bezeichnungen sind z. B. Elmendos®, Lamictal®, Lamotrigin Desitin®.
Auch andere Substanzen – vor allem sog. Atypische Neuroleptika wie Olanzapin (Handelsname: Zyprexa®), Quetiapin (Seroquel®) oder Risperidon (z. B. Risperdal®, Risocon®, RispeCare®, Rispe-Q®) – werden in letzter Zeit in der Akutbehandlung und Prophylaxe zunehmend eingesetzt und untersucht. Manche erweisen sich dabei vielversprechend, wobei ihre Verträglichkeit schwankt. Bei manchen beklagen Betroffene z. B. als Nebenwirkung erhebliche Gewichtszunahmen. Diese Mittel haben alle unterschiedliche Effekte im Körper, was sich jedoch für Betroffene als Vorteil erweist: Falls Ihnen bzw. Ihrem Angehörigen das eine Medikament nicht hilft oder es sich als unverträglich erweist, kann der behandelnde Arzt ein anderes Mittel vorschlagen oder verschiedene Medikamente so kombinieren, dass für fast jeden Einzelnen eine optimale Behandlung erreicht werden kann. Ihr Arzt wird ggf. unterschiedliche Dosierungen eines Medikaments oder auch verschiedene Kombinationen ausprobieren. Es handelt sich hierbei nicht um Unerfahrenheit, Unfähigkeit oder Unsicherheit Ihres Arztes, sondern es geht darum, die für Sie bzw. Ihren Angehörigen optimale Behandlungsstrategie zu finden. Hierfür ist, wie oben erwähnt, eine gute Zusammenarbeit mit dem Arzt notwendig, um die für Sie passende Medikation so schnell wie möglich zu finden.

! Die optimale Behandlungsstrategie. Ihr Arzt wird das stimmungsstabilisierende Medikament herausfinden mit der maximalen, bestmöglichen Wirkung bei möglichst geringen unerwünschten Begleiterscheinungen bzw. Nebenwirkungen! Helfen Sie ihm dabei, indem Sie die Medikamente wie empfohlen einnehmen und auch Nebenwirkungen, Unverträglichkeiten oder sonstige Veränderungen, insbesondere zum Schlechten, Ihrem Arzt sofort mitteilen.Wir erleben übrigens oft, dass auch bei Personen mit niedrigen Werten bei genauerer Diagnostik doch keine objektiven Einschränkungen vorliegen.

Bei allen Medikamenten sind regelmäßige Blutuntersuchungen sehr wichtig, um einerseits die richtige Dosis zu bestimmen und um andererseits möglicherweise auftretende medizinische Komplikationen rechtzeitig zu entdecken. Bei der Auswahl des Medikaments berücksichtigt der behandelnde Arzt u. a., inwieweit eines dieser Mittel sich bereits bei Ihnen bzw. Ihrem Angehörigen bewährt hat und ob bestimmte Nebenwirkungen auftreten könnten, die Sie als Betroffener besonders stören könnten. Wie bei fast allen Psychopharmaka wirken die klassischen stimmungsstabilisierenden Medikamente meist nicht sofort, sondern brauchen einige Zeit. Meistens stellen sich die Verbesserungen in der akuten Symptomatik jedoch innerhalb von einigen, meist zwei bis drei Wochen ein. Um die Rezidivgefahr (d. h. das Risiko für erneute manische und depressive Episoden) langfristig zu verringern bzw. den Rückfallschutz vollständig aufzubauen, kann es jedoch einige Monate dauern.

Was sind Antidepressiva?

Obwohl die stimmungsstabilisierenden Medikamente, wie Lithium, auch bei Depressionen helfen können, kann es trotzdem sein, dass Sie auch noch zusätzlich ein spezifisches Antidepressivum verschrieben bekommen, um depressive Episoden zu lindern. Es handelt sich dabei um unterschiedliche Medikamente, die eingesetzt werden, um eine stimmungsaufhellende Wirkung zu erreichen (z. B. Trizyklische Antidepressiva, MAO-Hemmer oder Selektive Serotonin-Wiederaufnahmehemmer/SSRI).
Wenn jedoch nur solche Antidepressiva – ohne zusätzliche stimmungsstabilisierende Medikamente – eingenommen werden, kann es bei Patienten mit einer bipolaren Störung zu großen Problemen kommen. Warum ist das so? Diese Antidepressiva können bei Betroffenen die Stimmung umschlagen lassen bzw. zu sehr aufputschen. Das heißt konkret, es kann zu hypomanen, manischen Episoden oder schnellen Wechseln zwischen manischen und depressiven Phasen kommen (man nennt das »Rapid Cycling«). Aus diesem Grund werden bei Personen mit einer bipolaren Störung Antidepressiva fast immer in Kombination mit den bereits erwähnten stimmungsstabilisierenden Medikamenten verschrieben. Oft wirkt bereits das erste Antidepressivum, das verschrieben wird. Es kann aber ähnlich wie bei den stimmungsstabilisierenden Medikamenten sein, dass mehrere Versuche nötig sind, bis das geeignete Mittel gefunden ist.

> **!** **Wirksamkeit der Medikamente.** Auch Antidepressiva brauchen einige Zeit, bis sich die Wirkung deutlich zeigt. Seien Sie daher nicht enttäuscht und geben Sie nicht auf, wenn Sie sich nicht sofort besser fühlen.

In akuten Phasen kann es sein, dass Sie – wie bereits angedeutet – auch zusätzliche Medikamente benötigen, um zusätzliche Symptome (wie z. B. schwere Unruhe-, Angstzustände, Schlaflosigkeit oder psychotische Symptome) in den Griff zu bekommen. Sogenannte Neuroleptika sind antipsychotische Medikamente, die bei schweren Unruhezuständen sowie bei Wahnvorstellungen und Halluzinationen helfen. Manche erwiesen sich inzwischen auch als wirksam in der Rezidivprophylaxe bipolarer Störungen wie z. B. Olanzapin oder Risperidon. Auch Anxiolytika (Beruhigungsmittel), die Angstzustände lindern, kommen manchmal zum Einsatz.

Schnelle erste Hilfe. Wie Sie bereits erfahren haben, dauert es zum Teil einige Zeit, bis die stimmungsstabilisierenden Medikamente und Antidepressiva wirken; diese Zeit kann mit solchen Neuroleptika und Anxiolytika überbrückt werden, da sie glücklicherweise sehr schnell wirken. Wenn Sie als Betroffener akut so schwer manisch sind, dass Sie selbst Ihr Verhalten nicht als Symptom Ihrer Erkrankung erkennen oder sogar die Behandlung verweigern, können diese Medikamente lebensrettend sein.

Wie lange müssen die Medikamente eingenommen werden?

Wie bereits beschrieben, handelt es sich bei bipolaren Störungen um Erkrankungen, die einen in vielen Fällen das ganze Leben lang begleiten. Eine erfolgreiche Behandlung verlangt daher viel von Betroffenen und ihren Familien. Es wird mit großer Sicherheit Zeiten geben, in denen Sie stark versucht sein werden, die Medikamente abzusetzen. Die häufigsten Gründe für diese Versuchung, es »ohne« zu probieren sind,

- dass Sie sich wieder gesund fühlen,
- dass Sie Ihre Hochstimmungen oder die immense Energie vermissen, die in manischen Phasen auftreten können,
- dass Sie aufgrund der Stimmungsschwankungen, die Sie erleben, oder aufgrund erneuter manischer,
- depressiver oder gemischter Krankheitsepisoden enttäuscht sind und glauben, dass »das alles mit den
- Medikamenten sowieso keinen Sinn hat«, oder
- Sie unter den Nebenwirkungen der Medikamente leiden.

Dem Rückfall vorbeugen. Wenn Sie die Medikamente weglassen, wird dies nicht sofort dazu führen, dass es in den nächsten Tagen oder Wochen zu einer akuten manischen oder depressiven Episode kommt, aber irgendwann wird das leider mit großer Wahrscheinlichkeit die Folge sein. Wichtig ist zu wissen: Das Risiko für einen solchen Rückfall steigt enorm bei einem plötzlichen Absetzen der Medikamente!

Medikamente helfen. Manchmal ist die Diagnose noch vorläufig oder unsicher, vor allem, wenn bislang nur eine einzige Krankheitsepisode aufgetreten ist. Falls Sie als Betroffener deshalb darüber nachdenken, die Medikamente irgendwann abzusetzen, sprechen Sie unbedingt mit Ihrem Arzt und Therapeuten darüber. Bedenken Sie dabei Folgendes: Wenn in Ihrer Familie bereits ähnliche Erkrankungen bekannt sind oder wenn bei Ihnen selbst diese eine Episode so schwer war, dass es fast Ihr Leben ruiniert hätte, sollten Sie ernsthaft darüber nachdenken, die Medikamente mindestens einige Jahre, wenn nicht lebenslang, einzunehmen. Wenn Sie jedoch mit relativ kurzem Abstand zwei oder mehr manische oder depressive Phasen erlebt haben, empfehlen Experten mit Nachdruck, die Medikamente regelmäßig zu nehmen. Selbst wenn es Ihnen jahrelang gut geht und keine weiteren Episoden mehr auftreten, sollten die Medikamente weiterhin eingenommen werden, da die Medikamente zwar die Symptomatik kontrollieren aber nicht die bipolare Störung heilen können. Falls Sie nach einigen Jahren der Stabilität dennoch mit dem Gedanken spielen, ein oder mehrere Medikamente abzusetzen, besprechen Sie dies unbedingt mit Ihrem Arzt – eventuell besteht die Möglichkeit, ein oder alle Medikamente langsam unter ärztlicher Beobachtung auszuschleichen.

Pflanzliche Präparate. Wenn es um künstlich hergestellte Medikamente geht, sind viele von uns vorsichtig oder haben Bedenken bezüglich möglicher Nebenwirkungen. Bei pflanzlichen Präparaten werden manchmal weniger Bedenken geäußert, weil »natürliche« Produkte oder Heilmittel als weniger gefährlich eingeschätzt werden. Vorsicht ist aber ebenfalls hinsichtlich selbst gekaufter bzw. eingenommener Medikamente geboten. Es gibt Berichte, in denen pflanzliche und somit in der Bevölkerung oft als harmlos eingestufte Präparate wie z. B. Johanniskraut unerwünschte Nebenwirkungen (wie z. B. das Auslösen manischer Symptome) haben können.

> ! **Absprachen sind wichtig.** Es ist sehr wichtig, die vom Arzt verschriebenen Medikamente eigenmächtig weder in der Dosierung zu ändern noch abzusetzen. Sprechen Sie mit Ihrem Arzt und Therapeuten darüber.

Ist diese vorbeugende medikamentöse Behandlung überhaupt wirksam?

Stimmungsstabilisierende Mittel wie Lithium, Valproinsäure oder Lamotrigin sind der Kern der Prävention bzw. Vorsorge. Bei Lithium, das wohl am häufigsten verschrieben wird, handelt es sich – wie bereits erwähnt – im Gegensatz zu den meisten anderen Psychopharmaka um eine natürlich vorkommende Substanz bzw. um ein Salz, das auch im menschlichen Körper in geringen Mengen vorkommt. Um Missverständnissen vorzubeugen: Obwohl Lithium bei der

Behandlung der bipolaren Störung sehr wirksam ist, ist kein Mangel an Lithium bei Menschen mit einer bipolaren Störung als mögliche Ursache für die Erkrankung feststellbar! Warum Lithium wirkt, ist letztendlich (noch) unbekannt. Glücklicherweise bleiben etwa ein Drittel der Menschen mit einer bipolaren Störung unter kontinuierlicher Behandlung mit Medikamenten vollständig symptomfrei. Die meisten erfahren eine starke Verbesserung bzw. eine deutliche Verringerung in der Schwere der Krankheitsepisoden oder darin, wie häufig sie manische und depressive Episoden erleben. Manche Patienten haben das Gefühl, dass die Arznei bei ihnen versagt, weil es trotz Medikation zu stärkeren Stimmungsschwankungen kommt oder sie – wie bereits erwähnt – dennoch immer wieder einmal manische oder depressive Symptome erleben. Wichtig ist dabei zu beachten, dass es für Sie als Betroffene durchaus einen Therapieeffekt darstellt, wenn Sie seltener und/oder weniger schwere Krankheitsepisoden durchleben müssen und sich der Zeitraum, in denen es Ihnen gut geht, verlängert. Sie brauchen keine Angst zu haben oder zu verzweifeln, wenn Sie gelegentlich spüren oder bemerken, dass eine erneute manische oder depressive Phase auftreten könnte.

Ihre Empfindungen bleiben. Um nicht enttäuscht zu werden, sollten Sie und Ihre Angehörigen z. B. auch Folgendes bedenken: Die stimmungsstabilisierenden Mittel wie Lithium sind zur Behandlung der Manie (als Phasen krankhafter Hochstimmung oder Reizbarkeit) und der Depression (als Episoden tiefer Schwermut) gedacht. Geht es hingegen um leichtere Befindlichkeitsschwankungen wie wir sie alle haben (z. B. Ärger, Sorgen, Trauer oder Kummer), so nutzen sie nichts! Es ist jedoch auch nicht das Ziel der Behandlung, derartige normale Empfindungen »auszuschalten«. Zudem sind, wie beschrieben, nicht alle Stimmungsschwankungen als (hypo-)manische oder depressive Symptome zu betrachten.

Ziehen Sie Ihren Arzt und Therapeuten ins Vertrauen. Wichtig ist, dass Sie mit Ihrem Arzt und Therapeuten Veränderungen in der Stimmung und im Verhalten bzw. entsprechende Beobachtungen besprechen, da kleine Anpassungen in der Medikamentendosierung bei den ersten Anzeichen von Krankheitsepisoden gewöhnlich ausreichen, um den weiteren Verlauf zu kontrollieren. Oft bedarf es nicht einmal einer Anpassung der Dosierung, sondern Anpassungen im Alltag und Änderung in Ihrem Verhalten (z. B. bewusstes Einplanen von Ruhepausen oder angenehmen Tätigkeiten, geregelter Schlaf) können hier bereits sehr positive Auswirkungen haben. Haben Sie keine Angst, Ihrem Arzt und Therapeuten Symptome oder Veränderungen, die Sie bei sich beobachten, mitzuteilen – sie bedürfen meistens keinerlei dramatischer Veränderungen in der Behandlung.

Mit welchen Nebenwirkungen ist bei den Medikamenten zu rechnen?

Wie bei fast allen Medikamenten kann es auch bei stimmungsstabilisierenden Mitteln zu Nebenwirkungen kommen, wobei unterschiedliche Personen zum Teil verschiedene und unterschiedlich starke oder auch gar keine Nebenwirkungen erleben. Hinzu kommt, dass die Nebenwirkung, die der eine Patient erlebt (z. B. unangenehme Müdigkeit), einem anderem sogar hilfreich ist (z. B. wenn er unter Schlaflosigkeit leidet). Ob und welche Nebenwirkungen auftreten, hängt von verschiedenen Faktoren ab, z. B.

- von der Art und Dosierung der Medikamente
- von der körperlichen Verfassung (z. B. Wasserverlust an heißen Tagen, starkes Schwitzen, Durchfall)
- vom Alter
- von weiteren Medikamenten, die eingenommen werden, z. B. Diuretika (harntreibende Mittel)
- von anderen, gleichzeitig bestehenden Erkrankungen.

In Tabelle 1 sind typische Nebenwirkungen für Lithium, Valproinsäure, Lamotrigin und Carbamazepin aufgeführt, wobei etwa 50 % der Patienten, die diese Medikamente einnehmen, irgendwelche Nebenwirkungen erleben. Solche unerwünschten Nebenwirkungen sind vor allem dann häufig, wenn die Dosis sehr hoch ist oder Kombinationen von Medikamenten notwendig sind (wie bei der Akutbehandlung). Oft verschwinden anfangs auftretende Nebenwirkungen wieder mit der Zeit!

Wie sieht die Behandlung aus?

Tabelle 1 Nebenwirkungen, die bei der Einnahme von stimmungsstabilisierenden

	Häufige Nebenwirkungen zu Beginn der Behandlung	**Probleme, die in einigen Fällen langfristig auftreten können**	**Sehr seltene, aber potenziell gefährliche Nebenwirkungen**
Lithium	leichtes Zittern, Magenbeschwerden (z. B. Völlegefühl, Übelkeit, Durchfall), vermehrter Durst (»Polydipsie«), vermehrtes Wasserlassen (»Polyurie«), subjektive Konzentrationsschwierigkeiten, Müdigkeit, Muskelschwäche	Gewichtszunahme, Schilddrüsenprobleme (v. a. Unterfunktion, Bildung eines Kropfs), Nierenprobleme, v. a. durch Wasserverlust, Akne, Hautprobleme, zeitlich begrenzter Haarausfall, subjektiv erlebte Konzentrationsstörungen, vermeintlicher Verlust von Produktivität und schöpferischer Kraft	Lithium-Vergiftung (starkes Zittern, Übelkeit, Erbrechen, Durchfall, Schwindel, verwaschene Sprache, Bewegungsunsicherheiten, Muskelzuckungen, Schreibkrämpfe, Krampfanfälle) Schwangerschaft: Missbildungen möglich
Carbamazepin	Müdigkeit, Benommenheit, Erschöpfungsgefühl, Schwindelgefühl, Kopfschmerzen, verschwommenes Sehen, Übelkeit, Erbrechen, Appetitmangel, Hautveränderungen (z. B. allergische Reaktionen, erhöhte Sonnenempfindlichkeit)	Abnahme der weißen Blutkörperchen, Veränderungen in den Leberwerten, »Pille«: Gefahr der reduzierten Wirkung der »Pille« bzw. Schwangerschaftsverhütung	Sehr selten: Verringerung der Anzahl weißer Blutkörperchen Schwangerschaft: Missbildungen möglich
Valproinsäure	Übelkeit, Erbrechen, Durchfall, Müdigkeit, Zittern	Gewichtszunahme, Haarausfall, Veränderungen in den Leberwerten	Sehr selten: Leberschaden, Veränderungen des Blutbilds Schwangerschaft: Missbildungen möglich
Lamotrigin	Hautausschläge mit Fleckenbildung, Juckreiz, Verschwommensehen, Schläfrigkeit, Magen-Darm-Beschwerden, Augenzittern, Zittern	Seltene Nebenwirkungen: Schwindel, Müdigkeit Schlafstörungen (1) Kopfschmerzen, (2) Übelkeit	Berichte über schwerere Hautreaktionen bis hin zur Hautablösung – vor allem bei zu rascher Aufdosierung
Vorsorge und Notfallmaßnahmen	► Regelmäßige Kontrollen des Blutspiegels des Medikaments ► Beobachten! ► Ausreichende Flüssigkeits- und Nahrungszufuhr ► Arzt informieren!	► Regelmäßige Kontrollen des Blutspiegels des Medikaments ► Beobachten! ► Ausreichende Flüssigkeits- und Nahrungszufuhr ► Arzt informieren!	► Nächste Dosis des Medikaments nicht einnehmen! ► Sofort zum Arzt!

(Im Einzelfall können auch andere Nebenwirkungen auftreten. Es wurden nur diejenigen genannt, auf die generell in der Literatur hingewiesen wird.)

Zwar gibt es auch Probleme, die langfristig auftreten können, aber meistens gibt es hierfür Lösungen, ohne dass die Behandlung mit dem Medikament grundsätzlich verändert werden muss (z. B. Umstellung auf ein anderes Arzneimittel). Oft helfen bereits vom Arzt angeordnete Veränderungen in der Dosierung, um solche Nebenwirkungen in den Griff zu bekommen. Zum Beispiel kann es zu Problemen mit der Schilddrüse kommen, sodass sich ein sog. Kropf (Struma) bildet. Durch regelmäßige Kontrollen des Halsumfangs können Sie und Ihr Arzt schnell feststellen, inwieweit hier Probleme auftauchen und leicht behoben werden können. Die Gewichtszunahme, unter der manche Betroffene leiden, ist teilweise dadurch bedingt, dass sie sehr viel Durst haben und süße, kalorienreiche Getränke in großen Mengen zu sich nehmen. Durch den verstärkten Durst und das vermehrte Wasserlassen ist das vermehrte Trinken zwar sehr sinnvoll und wichtig, aber der Durst sollte besser durch Mineralwasser bzw. kalorienarme Getränke gelöscht werden.
Auch wenn solche Auflistungen wie in Tabelle 1 wie ein Horrorkabinett erscheinen mögen, so muss man sich vor Augen halten, dass auch bei anderen und sogar frei verkäuflichen Medikamenten wie Kopfschmerzmitteln solche Nebenwirkungen im Beipackzettel aufgeführt sind. Glücklicherweise kommt es bei regelmäßiger, ärztlich verordneter Einnahme sehr selten zu ernsthaften Problemen.
Wenn Nebenwirkungen auftreten, gibt es verschiedene Möglichkeiten, die Ihnen der behandelnde Arzt vorschlagen kann, wie z. B. eventuell die Medikamente vor dem Schlafengehen zu nehmen oder die benötigte Dosis auf mehrere kleine Portionen zu verteilen. Solche Kleinigkeiten (wie z. B. die beschriebene Aufteilung oder die Einnahme vor dem Schlafengehen) führen oft schon dazu, dass Nebenwirkungen verschwinden. Es ist wichtig, mögliche Nebenwirkungen zu kennen und angemessen reagieren zu können, aber wir möchten auch darauf hinweisen, dass viele unserer Patienten überhaupt keine Nebenwirkungen berichten.
Es sei hier nochmals betont, dass eine Veränderung in der Medikation eine komplizierte Entscheidung ist. Es ist nicht zuletzt auch gefährlich, solche Veränderungen ohne Rücksprache mit dem behandelnden Arzt vorzunehmen.

> **!** **Wichtig.** Besprechen Sie es jedes Mal mit Ihrem Arzt und Therapeuten, falls Nebenwirkungen auftreten sollten.

Schwangerschaft und Psychopharmaka. Häufig gestellte Fragen beziehen sich darauf, inwieweit bei einer Einnahme von Psychopharmaka während der Schwangerschaft mit Schwierigkeiten zu rechnen ist. Manche Medikamente sollten während einer Schwangerschaft gar nicht oder in anderer Dosierung eingenommen werden, wobei der behandelnde Arzt Sie hierbei beraten kann. Auch wenn andere Dinge anstehen oder Fragen auftauchen wie z. B. »Darf ich mein Kind stillen bei gleichzeitiger Lithiumeinnahme?«, »Was muss ich beachten, wenn ich abnehmen oder eine Diät machen will?«, sollten Sie dies mit Ihrem Arzt und Therapeuten besprechen, damit entsprechende Beratungen erfolgen und angemessene Maßnahmen getroffen werden können.

AB 97 /

Stimmungstagebuch

P

Monat	Stimmung & Antrieb							Komische Ideen, Halluzinationen?	Schlaf					Medikamente				Ereignisse heute?
Tag:	-3 D	-2 d	-1	0	+1	+2 h	+3 M		Gesamt (in h)	Ins Bett	Einge-schlafen	Aufgewacht	Aufge-standen					
1.	☐	☐	☐	☐	☐	☐	☐											
2.	☐	☐	☐	☐	☐	☐	☐											
3.	☐	☐	☐	☐	☐	☐	☐											
4.	☐	☐	☐	☐	☐	☐	☐											
5.	☐	☐	☐	☐	☐	☐	☐											
6.	☐	☐	☐	☐	☐	☐	☐											
7.	☐	☐	☐	☐	☐	☐	☐											
8.	☐	☐	☐	☐	☐	☐	☐											
9.	☐	☐	☐	☐	☐	☐	☐											
10.	☐	☐	☐	☐	☐	☐	☐											
11.	☐	☐	☐	☐	☐	☐	☐											
12.	☐	☐	☐	☐	☐	☐	☐											
13.	☐	☐	☐	☐	☐	☐	☐											
14.	☐	☐	☐	☐	☐	☐	☐											
15.	☐	☐	☐	☐	☐	☐	☐											
16.	☐	☐	☐	☐	☐	☐	☐											
17.	☐	☐	☐	☐	☐	☐	☐											
18.	☐	☐	☐	☐	☐	☐	☐											
19.	☐	☐	☐	☐	☐	☐	☐											
20.	☐	☐	☐	☐	☐	☐	☐											
21.	☐	☐	☐	☐	☐	☐	☐											
22.	☐	☐	☐	☐	☐	☐	☐											
23.	☐	☐	☐	☐	☐	☐	☐											
24.	☐	☐	☐	☐	☐	☐	☐											
25.	☐	☐	☐	☐	☐	☐	☐											
26.	☐	☐	☐	☐	☐	☐	☐											
27.	☐	☐	☐	☐	☐	☐	☐											
28.	☐	☐	☐	☐	☐	☐	☐											
29.	☐	☐	☐	☐	☐	☐	☐											
30.	☐	☐	☐	☐	☐	☐	☐											
31.	☐	☐	☐	☐	☐	☐	☐											

AB 98 /

P

Wochenplan

Was mache ich wann und wie lange?

Wochenplan: Vom ______________________ **bis** ______________________

	Montag	Dienstag	Mittwoch	Donnerstag	Freitag	Samstag	Sonntag
< 6							
6–8							
8–9							
9–10							
10–11							
11–12							
12–13							
13–14							
14–15							
15–16							
16–17							
17–18							
18–19							
19–20							
20–22							
> 22							

Stimmung: – – = sehr unzufrieden/sehr schlecht/sehr unangenehm; – = unzufrieden/nicht so gut;
Ø = durchschnittlich; + = zufrieden/gut; + + = sehr zufrieden/sehr gut/sehr angenehm

AB 99 /

Liste depressiver Frühwarnsysteme

Anleitung: Machen Sie einen Haken (z. B. »✓«), wenn Sie ein Verhalten von sich kennen, das kennzeichnend für eine sich anbahnende depressive Episode sein könnte. Tragen Sie solche Anzeichen, die Sie für sich selbst erkannt haben, unten in die freien Zeilen ein. Ergänzen oder überarbeiten Sie die Liste bei Bedarf. Überlegen Sie, ob Sie solche Anzeichen von sich kennen oder andere Ihnen solche Dinge berichtet haben. Nutzen Sie die Spalte »Heute?«, um für sich ggf. jederzeit kontrollieren zu können, ob und welche Frühwarnsymptome gerade vorliegen (Meyer & Hautzinger, 2013)

		Heute? Datum: ----------
☐	Ich sage Verabredungen ab.	
☐	Ich frage mich immer wieder nach dem Sinn dessen, was ich tat oder tue.	
☐	Ich will meine Ruhe haben.	
☐	Mir ist es weniger wichtig, wie ich aussehe.	
☐	Alles ist irgendwie anstrengender.	
☐	Ich schlafe mehr als normalerweise.	
☐	Telefonieren mit Freunden erscheint mir als eine Last.	
☐	Viele Dinge sind mir plötzlich gleichgültiger oder weniger wichtig.	
☐	Worüber andere reden, kommt mir so banal und unwichtig vor.	
☐	Abends bin ich froh, dass der Tag endlich vorbei ist.	
☐	Ich interessiere mich nicht mehr für Sex.	
☐		
☐		
☐		
☐		
☐		
☐		
☐		
☐		
☐		
☐		
☐		
☐		

AB 100 /

P

Liste maniformer Frühwarnsysteme

Anleitung: Machen Sie einen Haken (z. B. »✓«), wenn Sie ein Verhalten von sich kennen, das kennzeichnend für eine sich anbahnende (hypo-)manische Episode sein könnte. Tragen Sie solche Anzeichen, die Sie für sich selbst erkannt haben, unten in die freien Zeilen ein. Ergänzen oder überarbeiten Sie die Liste bei Bedarf. Überlegen Sie, ob Sie solche Anzeichen von sich kennen oder andere Ihnen solche Dinge berichtet haben. Nutzen Sie die Spalte »Heute?«, um für sich ggf. jederzeit kontrollieren zu können, ob und welche Frühwarnsymptome gerade vorliegen (nach Meyer & Hautzinger, 2013)

		Heute? Datum: ------------------------------------
☐	Andere nerven mich, weil sie so langsam oder begriffsstutzig sind.	
☐	Ich will mehr erleben, weil alles so langweilig erscheint.	
☐	Ich treffe Entscheidungen schneller.	
☐	Ich mische mich in Gespräche ein.	
☐	Ich esse schneller oder mehr als gewöhnlich.	
☐	Ich esse weniger als gewöhnlich.	
☐	Schlaf erscheint weniger wichtig.	
☐	Wie viel ich schlafe, schwankt stärker als sonst.	
☐	Ich fahre spritziger und rasanter Auto.	
☐	Ich genieße es, Wortspiele zu machen, Witze zu reißen oder zu reimen.	
☐	Ich denke mehr an Sex.	
☐		
☐		
☐		
☐		
☐		
☐		
☐		
☐		
☐		
☐		
☐		
☐		

AB 101 / P

Protokoll automatischer Gedanken

Sobald Sie eine Änderung in Ihrer Stimmung oder in Ihren Gefühlen erleben – sei sie unangenehm oder angenehm – sollten Sie hier die Situation bzw. das Ereignis festhalten, das dem Gefühl bzw. der Stimmung vorausging. Notieren Sie dann auch die Gedanken, die Ihnen kamen!

Datum	**Situation/Ereignis** (z. B. Konflikt, Geschenk, Tagtraum, ein Anruf, …)	**Stimmung** Möglichst genau angeben (z. B. deprimiert, frustriert, Angst, Wut, Glücksgefühl …) Intensität: 0–100 %	**Gedanken** Welche Gedanken gingen mir in dieser Situation durch den Kopf? Was sagt die Situation über mich aus? Was werden andere deshalb von mir halten?	**Andere Gedanken** Welche anderen Erklärungen könnte es geben? Wie würden andere an meiner Stelle dies bewerten oder interpretieren?	**Wie ist die Stimmung, wenn ich solche alternativen Erklärungen oder Gedanken in Betracht ziehe?** Intensität 0–100 %

AB 102 /

Die Atempause

(1) Weil diese Übung kurz sein soll und wir schnell bei unserem Augenblick ankommen möchten, nehmen wir als erstes eine bestimmte Haltung ein ... entspannt, würdevoll, mit aufrechtem, aber nicht steifen Rücken lassen wir unseren Körper das Gefühl ausdrücken, präsent und wach zu sein. Nachdem Sie Ihre Augen geschlossen haben, besteht der *erste* Schritt darin, sich bewusst zu werden, wirklich bewusst zu werden, was bei Ihnen gerade vor sich geht. Seien Sie sich dessen bewusst, was Ihnen durch den Kopf geht; welche Gedanken kommen dabei auf? Hier betrachten Sie ebenfalls wieder so gut Sie können Ihre Gedanken als geistige Ereignisse ... Wir beobachten sie also, und dann bemerken wir, welche Gefühle momentan vorhanden sind ... vor allem wenden wir uns dabei unbehaglichen oder unangenehmen Gefühlen zu. Anstatt also zu versuchen sie wegzuschieben oder zu ignorieren, lassen Sie diese Gefühle einfach zu, vielleicht sagen Sie sich dabei: »Aha, so ist das also, so verhält sich das gerade im Moment«. So oder ähnlich gehen wir mit den Empfindungen in unserem Körper vor ... Gibt es Empfindungen wie Anspannung, Festhalten oder Ähnliches? Und wieder sind wir uns dessen nur bewusst, beobachten sie einfach. Okay, so verhält sich das gerade im Moment. Wir haben also ein Gefühl dafür, was im gegenwärtigen Augenblick vor sich geht. Wir haben unseren Autopiloten ausgeschaltet.

(2) Der *zweite* Schritt besteht nun darin, unsere Aufmerksamkeit wieder zu sammeln und sie auf ein einziges Objekt zu richten – die Bewegungen unseres Atems. Und nun sammeln wir uns richtig, fokussieren unsere Aufmerksamkeit auf die Bewegungen in der unteren Bauchgegend, darauf wie der Atem aufsteigt und wieder fällt

(3) ... wir verbringen etwa eine Minute damit, die Bewegungen der Bauchwand zu fokussieren ... Augenblick für Augenblick, Atemzug für Atemzug, so gut wir es vermögen. So, dass Sie wissen, wann der Atem in den Bauchraum hineinfließt und wann er wieder herausfließt. Verbinden Sie Ihre Aufmerksamkeit mit dem Bewegungsmuster dort unten ... sammeln Sie sich und setzen Sie den Atem als Anker ein, um wirklich gegenwärtig zu sein.

(4) Und jetzt als *dritten* Schritt, nachdem wir uns gesammelt haben, erlauben wir unserer Aufmerksamkeit, sich auszudehnen. Wir sind uns nicht mehr nur unseres Atems bewusst, sondern wir schließen auch ein Gefühl für den Körper als Ganzes ein. Wir bekommen dadurch mehr Raum in unserem Bewusstsein ... Ein Gefühl für den Körper als Ganzes, einschließlich möglicher Spannungen oder Empfindungen im Zusammenhang mit der Haltung der Schultern, des Nackens, des Rückens oder des Gesichts ... Folgen Sie Ihrem Atem, so als ob dabei Ihr ganzer Körper atmen würde. Behalten Sie all dies in diesem etwas weicheren, ausgedehnteren Bewusstsein. Und dann, wenn Sie dazu bereit sind, lassen Sie zu, dass sich Ihre Augen wieder öffnen.

AB 103 / P

Achtsames Gehen

(1) Suchen Sie sich einen Ort, an dem Sie auf- und abgehen können, ohne sich dabei Gedanken zu machen, ob andere Sie dabei beobachten könnten. Dieser Ort kann sich im Haus oder draußen befinden.

(2) Stellen Sie sich an das eine Ende Ihres Weges und setzen Sie beide Füße im Abstand von 10–15 cm parallel nebeneinander auf den Boden. Machen Sie dabei Ihre Knie nicht steif, sodass Sie diese locker beugen können. Erlauben Sie es Ihren Armen, locker an der Seite herunterzuhängen, oder halten Sie Ihre Hände locker vor Ihrem Körper zusammen. Lenken Sie Ihren Blick behutsam geradeaus nach vorne.

(3) Bringen Sie den Fokus Ihres Bewusstseins zu Ihren Fußsohlen und entwickeln Sie ein direktes Gefühl für die körperlichen Empfindungen beim Kontakt der Füße mit dem Boden und dem Gewicht Ihres Körpers, das durch Ihre Beine und die Füße auf den Boden übertragen wird. Vielleicht finden Sie es auch hilfreich, Ihre Knie ein paar Mal ganz leicht zu beugen, um ein deutlicheres Gefühl für die Empfindungen in Ihren Füßen und Ihren Beinen zu bekommen.

(4) Wenn Sie dazu bereit sind, verlagern Sie Ihr Körpergewicht auf Ihr rechtes Bein und beobachten Sie die sich verändernden Muster körperlicher Empfindungen in den Beinen und Füßen, während sich das linke Bein »leert« und das rechte die Unterstützung für den restlichen Körper übernimmt.

(5) Wenn das linke Bein »leer« ist, erlauben Sie es Ihrer linken Ferse, sich langsam vom Boden zu heben. Beobachten Sie die Empfindungen in den Wadenmuskeln, während Sie dies tun, und fahren Sie dann fort, indem Sie dem ganzen linken Fuß erlauben, sich behutsam zu heben, bis nur noch die Zehen Kontakt zum Boden haben. Während Sie sich der körperlichen Empfindungen in den Füßen und Beinen immer noch bewusst sind, heben Sie langsam den linken Fuß, bewegen ihn sorgfältig nach vorne, spüren den Fuß und das Bein, wie sie sich durch die Luft bewegen, und setzen dann die Ferse auf den Boden. Erlauben Sie dem Rest der linken Fußsohle, Kontakt zum Boden aufzunehmen, während Sie Ihr Körpergewicht auf das linke Bein und den linken Fuß verlagern, wobei Sie sich der zunehmenden körperlichen Empfindungen im linken Bein und Fuß bewusst sind, während sich das rechte Bein »leert« und die rechte Ferse den Fußboden verlässt.

(6) Nachdem Sie das Gewicht vollkommen auf das linke Bein verlagert haben, erlauben Sie dem Rest des rechten Fußes, sich zu heben, und bewegen ihn langsam nach vorne, wobei Ihnen die sich verändernden Muster körperlicher Empfindungen in Ihrem Fuß und Ihrem Bein bewusst werden, während Sie dies tun. Richten Sie Ihre Aufmerksamkeit auf die rechte Ferse, während diese Kontakt zum Boden aufnimmt, verlagern Sie Ihr Körpergewicht auf den rechten Fuß, während dieser behutsam auf den Boden kommt. Machen Sie sich dabei die sich verändernden Muster der körperlichen Empfindungen in beiden Beinen und Füßen bewusst.

(7) Bewegen Sie sich auf diese Weise langsam von einem Ende Ihres Weges zum anderen, wobei Sie sich besonders der Empfindungen in den Fußsohlen und Fersen bewusst sind, während diese Kontakt zum Boden aufnehmen, sowie der Empfindungen in den Beinmuskeln, während Sie sich vorwärtsbewegen.

(8) Am Ende Ihres Weges drehen Sie sich langsam um, wobei Sie sich der komplexen Bewegungsmuster bewusst sind, die bei einem Richtungswechsel im Körper vorgehen, und Sie erkennen diese an. Gehen Sie weiter.

(9) Gehen Sie auf diese Art auf und ab, wobei Sie sich der körperlichen Empfindungen in den Füßen und Beinen sowie des Kontakts der Fußsohlen mit dem Boden bewusst sind, so gut Sie es vermögen. Blicken Sie weiterhin behutsam nach vorn.

(10) Wenn Sie merken, dass der Verstand vom Bewusstsein der Empfindungen des Gehens abgeschweift ist, geleiten Sie den Fokus Ihrer Aufmerksamkeit behutsam wieder zu Ihren Empfindungen in den Füßen und Beinen zurück, indem Sie vor allem die Empfindungen, während die Füße Kontakt zum Boden aufnehmen, als »Anker« benutzen, um wieder eine Verbindung zum gegenwärtigen Augenblick herzustellen, so wie Sie es beim Atem in der Sitzmeditation getan haben.

(11) Setzen Sie dieses Gehen 10–15 Minuten fort, oder auch länger, wenn Sie möchten.

(12) Gehen Sie am Anfang in einem langsameren Tempo als normal, um sich selbst die Möglichkeit zu geben, sich der Empfindungen des Gehens vollkommen bewusst zu werden. Wenn Sie sich mit dem aufmerksamen Gehen wohlfühlen, können Sie auch damit experimentieren, schneller zu gehen, bis hin zu Ihrem normalen Gehtempo und darüber hinaus. Wenn Sie sehr aufgeregt sind, dann kann es sinnvoll sein, mit schnellem bewusstem Gehen zu beginnen und dies dann auf natürliche Weise zu verlangsamen, während Sie sich beruhigen.

(13) Bringen Sie dieselbe Aufmerksamkeit, die Sie bei der Gehmeditation kultiviert haben, so oft Sie können auch Ihren normalen, alltäglichen Erfahrungen des Gehens entgegen.

KAPITEL 19 /

KVT bei Anorexia und Bulimia nervosa

Andreas Thiel • Ina Beintner •Corinna Jacobi

- INFO 75/Informationen über medizinische Komplikationen bei Essstörungen
- INFO 76/Die Set-Point-Theorie
- INFO 77/Regeln für den Umgang mit Essen
- INFO 78/Verhinderung von Rückfällen
- AB 104/Fragen zur Vorgeschichte
- AB 105/Therapieziele
- AB 106/Anamnestische Gewichtskurve
- AB 107/Fragen zu Essanfällen und Erbrechen
- AB 108/Selbstbeobachtungsprotokoll zum Essverhalten
- AB 109/Häufigkeit von Essanfällen und kompensatorischen Verhaltensweisen
- AB 110/Auslösebedingungen für Essanfälle und kompensatorische Verhaltensweisen
- AB 111/Schwarze Liste
- AB 112/Strategien zur Vermeidung von Essanfällen
- AB 113/Analyse kritischer Situationen
- AB 114/Zwischenbilanz

Bei der Therapie der Anorexia und Bulimia nervosa können standardisierte Unterlagen verschiedene Ziele unterstützen: (a) Information über wichtige Aspekte der Erkrankung, (b) Erhebung der Anamnese, (c) Selbstbeobachtung und Dokumentation des Essverhaltens, (d) Erarbeitung und Reflexion der mit der Essstörung zusammenhängenden psychosozialen Probleme sowie (e) Planung der Therapieziele.

- **INFO 75/Informationen über medizinische Komplikationen bei Essstörungen.** Dieses Informationsblatt bietet einen Überblick über medizinische Komplikationen und Folgeschäden bei den psychogenen Essstörungen Anorexia und Bulimia nervosa. Diese Informationen sind wichtig, um Patienten und Angehörige über die Risiken der Essstörungen zu aufzuklären und unterstreichen, wie wichtig es ist, Gewicht und Essverhalten zu normalisieren.
- **INFO 76/Die Set-Point-Theorie.** Dieses Informationsblatt erläutert die Set-Point-Theorie über die Regulation des Körpergewichtes. Viele Patientinnen möchten die Essstörung behandeln, ohne an Gewicht zuzunehmen. Das Verständnis der Set-Point-Theorie hilft zu verstehen, warum Menschen ihr Körpergewicht nur in engen Grenzen verändern können und warum eine Normalisierung des anorektischen oder bulimischen Essverhaltens ohne Gewichtszunahme häufig nicht möglich ist.
- **INFO 77/Regeln für den Umgang mit Essen.** Dieses Informationsblatt beinhaltet einfache Regeln für den Umgang mit Essen, die den Patientinnen helfen sollen, wieder ein ungestörtes Essverhalten zu erlernen.
- **INFO 78/Verhinderung von Rückfällen.** Stress und Belastungen können das Wiederauftreten von Essanfällen oder anderen Problemen mit dem Essen begünstigen. Dieses Informationsblatt enthält Hinweise, um Krisen und Rückfälle frühzeitig zu erkennen und besser zu bewältigen.
- **AB 104/Fragen zur Vorgeschichte.** Dieses Arbeitsblatt dient zur Erhebung der speziellen Anamnese der Essstörung. Es unterstützt bei der Erarbeitung eines individuellen Störungsmodells. Es kann der Patientin mit der Bitte ausgehändigt werden, die einfach verständlichen Fragen zur nächsten Therapiestunden zu beantworten.
- **AB 105/Therapieziele.** In diesem Arbeitsblatt erfasst Therapieziele der Patientinnen sowie Annahmen und Erwartungen darüber, was ihnen bei der Therapie helfen könnte und welche Lebensumstände sich für einen Therapieerfolg ändern müssten.
- **AB 106/Anamnestische Gewichtskurve.** Die Erhebung der anamnestischen Gewichtskurve ist für die Erarbeitung des individuellen Krankheitsmodells von großer Bedeutung. Dieses Arbeitsblatt hilft der Patientin, den Verlauf des

Körpergewichtes in der Anamnese bis zur Gegenwart zu dokumentieren. Die Anamnestische Gesichtskurve hilft die individuelle Krankheitsgeschichte zu verstehen und ein sinnvolles Zielgewicht für die Therapie zu vereinbaren.

- **AB 107/Fragen zu Essanfällen und Erbrechen.** Mit diesem Arbeitsblatt wird das Essverhalten der letzten vier Wochen erhoben. Es unterstützt die genaue Beschreibung der Essstörung sowie das Erkennen von Auslösern für Essanfälle und Erbrechen
- **AB 108/Selbstbeobachtungsprotokoll zum Essverhalten.** Dieses Arbeitsplatt dient im Therapieverlauf zur täglichen Protokollierung des Essverhaltens. Es unterstützt die genaue Beschreibung der Essstörung, das Erkennen von Auslösern für problematisches Essverhalten und die Bewertung von Veränderungen.
- **AB 109/Häufigkeit von Essanfällen und kompensatorischen Verhaltensweisen.** Mit Hilfe dieses Arbeitsblattes wird die Häufigkeit von Essanfällen und Erbrechen oder anderen kompensatorischen Verhaltensweisen im Therapieverlauf täglich dokumentiert.
- **AB 110/Auslösebedingungen für Essanfälle und kompensatorische Verhaltensweisen.** Dieses Arbeitsblatt dient zur Analyse und Selbstbeobachtung der typischen Auslösebedingungen für Essanfälle und Erbrechen oder andere kompensatorische Verhaltensweisen.
- **AB 111/Schwarze Liste.** Auf diesem Arbeitsblatt notieren die Patientinnen, welche Nahrungsmittel sie essen und welche sie vermeiden. Das Arbeitsblatt dient der Dokumentation von sogenannten »erlaubten« und »verbotenen« Nahrungsmitteln. Auf Grundlage der schwarzen Liste sollen die Patientinnen die Einseitigkeit ihrer Ernährung reflektieren. Im Verlauf der Therapie soll die Nahrung dann schrittweise wieder ausgewogener zusammengesetzt werden.
- **AB 112/Strategien zur Vermeidung von Essanfällen.** Mit diesem Arbeitsblatt sollen die Patientinnen erarbeiten, welche Strategien für sie in der Vergangenheit zur Vermeidung von Essanfällen hilfreich waren und welche neuen Strategien sie künftig erproben möchten.
- **AB 113/Analyse kritischer Situationen.** Dieses Arbeitsblatt erfragt kritische Situationen, in denen die Patientinnen einen Rückfall mit dem erneuten Auftreten von Essanfällen oder kompensatorischen Verhaltensweisen erleben könnten. Außerdem wird gefragt, welche Strategien zur Bewältigung der kritischen Situationen helfen könnten.
- **AB 114/Zwischenbilanz.** Dieses Arbeitsblatt dient im Verlauf der Therapie dazu, erreichte Fortschritte und Änderungen zu dokumentieren und verbleibende Aufgaben und Ziele für die restliche Therapiezeit zu benennen.

Quellennachweis

Die in diesem Kapitel verwendeten Arbeitsblätter stammen ursprünglich aus: Jacobi, C., Thiel, A. & Paul, T. (2008). Kognitive Verhaltenstherapie bei Anorexia und Bulimia nervosa (3. Aufl.). Weinheim: Beltz und liegen hier überarbeitet vor.

Informationen über medizinische Komplikationen bei Essstörungen

Die Anorexia nervosa (Magersucht) und Bulimia nervosa (Bulimie) zählen zu den häufigen und bekanntesten Essstörungen. Diese Erkrankungen werden auch als psychogene Essstörungen bezeichnet, weil psychische (seelische) Probleme bei der Entstehung eine große Rolle spielen. Psychotherapie sollte daher ein zentraler Bestandteil der Behandlung sein. In engem Zusammenhang mit den psychischen Problemen kommt es bei diesen Erkrankungen immer zu starken Veränderungen des Essverhaltens. Das veränderte Essverhalten und die damit einhergehende Gewichtsabnahme können zu erheblichen körperlichen Beschwerden führen. Diese medizinischen Komplikationen und Folgeschäden der Anorexia und Bulimia nervosa sollen im Folgenden genauer beschrieben werden.

Elektrolytstörungen. Diäten, Fasten, Erbrechen und der Gebrauch von harntreibenden Medikamenten (Diuretika) oder Abführmitteln (Laxantien) können zu einem Mangel an wichtigen Salzen (Elektrolyten) führen wie beispielsweise Kochsalz, Kalium oder Magnesium. Gleichzeitig kommt es oft zu Verschiebungen des Säuregehaltes (pH-Wert) im Blut. Elektrolytstörungen sind die häufigsten Komplikationen der Essstörungen. Die Möglichkeiten der gesunden Niere und anderer Organe, die Elektrolytkonzentration und den Säure-Basen-Haushalt des Blutes stabil zu regulieren, werden bei schweren Essstörungen häufig überfordert. Oft entsteht dann eine Kombination aus Kaliummangel (Hypokaliämie) und Säuremangel (sog. metabolische Alkalose), die zu schweren Herzrhythmusstörungen und anderen EKG-Veränderungen der Herztätigkeit führen kann. Außerdem bedingen Elektrolytstörungen häufig eine schnelle Ermüdbarkeit der Muskulatur und Muskelkrämpfe.

Beeinträchtigung der Nierenfunktion. Langandauernde Elektrolytstörungen schädigen das Nierengewebe. Die Niere scheidet Stoffwechselprodukte über den Urin aus, die beispielsweise bei der Verdauung von eiweißreicher Nahrung entstehen. Diese Nierenfunktion kann zunehmend beeinträchtigt werden. Wassereinlagerungen im Gewebe (Ödeme) bei Essstörungen sind oft die Folge einer Reaktion der Niere (Hyperaldosteronismus) auf den Elektrolytmangel. In Verbindung mit einer zu geringen Flüssigkeitsaufnahme kann bei starkem Fasten der Harnsäurespiegel ansteigen und es kann zu Beschwerden wie bei der Gichterkrankung kommen. Alle diese Nierenfunktionsstörungen sind zunächst prinzipiell wieder rückbildungsfähig. Langjähriger Kaliummangel kann jedoch die Nierenfunktion dauerhaft schädigen. Die Niere schrumpft dann und es kommt zur sogenannten chronischen Niereninsuffizienz. Bei Niereninsuffizienz können Ödeme dann auch infolge eines Eiweißmangels entstehen (Hungerödeme).

Stoffwechsel- und Kreislaufveränderungen. Eine starke Gewichtsabnahme führt zu einer Art Gegenregulation des Körpers. Dabei verändern sich zahlreiche körperliche Prozesse. Der Stoffwechsel wird durch verschiedene Hormone in eine Art Energiesparstellung gebracht, wodurch einem weiteren Gewichtsverlust entgegengewirkt wird. Die wichtigsten Veränderungen betreffen dabei die Schilddrüse (T3-Mangel) und das sympathische Nervensystem (Adrenalin- und Noradrenalin-Mangel). Die Folge sind ein verlangsamter Herzschlag (Bradykardie), ein sinkender Blutdruck (Hypotonie) mit Schwindel und Kreislaufstörungen, eine fallende Körpertemperatur (Hypothermie) und häufig auch Durchblutungsstörungen mit Kältegefühlen an den Händen und Füßen (Akrozyanose). In extremen Fällen kommen sogar Erfrierungen vor. Gleichzeitig steigen das Wachstumshormon (STH) und das Nebennierenrindenhormon (Kortisol) an. Viele untergewichtige Patientinnen entwickeln eine Blutarmut mit einem Mangel an roten Blutkörperchen (Anämie), weißen Blutkörperchen (Leukopenie) oder Blutplättchen (Thrombopenie). Veränderungen der Sexualhormone treten schon nach einer Gewichtsabnahme von wenigen Kilogramm ein. Sie können zu Unregelmäßigkeiten der Menstruation und zu einer Einschränkung der Fruchtbarkeit führen (unerfüllter Kinderwunsch). Bei sehr niedrigem Gewicht bleibt die Menstruation schließlich völlig aus (Amenorrhö). Häufig bildet sich dann ebenso wie bei unreifen Säuglingen am Körper ein Flaumhaar, die sogenannte Lanugobehaarung.

Informationen über medizinische Komplikationen bei Essstörungen

Veränderungen des Magens und der Speiseröhre. Der obere Verschluss des Magens zur Speiseröhre hin kann durch regelmäßiges Erbrechen beeinträchtigt werden (Kardiainsuffizienz); die sogenannte Refluxkrankheit mit Sodbrennen und Entzündungen der Speiseröhre (Ösophagitis) aufgrund der zurückfließenden Magensäure ist eine mögliche Folge. Bei chronischem Stress und vermehrter Magensäure kann es zu einem Magengeschwür (Ulcus) kommen; in sehr seltenen Fällen führt ein solches Ulcus zu Blutungen oder Wanddurchbrüchen und damit zu lebensbedrohlichen Komplikationen.

Zahnschäden und Schwellungen der Speicheldrüse. Bei häufigem Erbrechen kommt es oft zu Vergrößerungen der Speicheldrüsen (Sialose oder Sialadenose). Diese Schwellungen der Speichel-drüsen im Bereich der Wange oder des Unterkiefers sind meist nicht schmerzhaft, können das Aus-sehen jedoch verändern. Das von diesen Drüsen produzierte Verdauungsenzym (Amylase) ist erhöht. Die Gesamtmenge des Speichels ist häufig verringert. Da beim Erbrechen die Zähne immer wieder mit Magensäure in Kontakt kommen, wird so die Entstehung von Karies begünstigt. Bei zusätzlichem Calciummangel können auch weitergehende Zahnschäden auftreten.

Wirkung von Laxantien. Der dauerhafte Gebrauch von Abführmitteln (Laxantien) verbessert die Verdauung nicht. Das Gegenteil ist vielmehr der Fall: Über den Darm werden vermehrt Flüssigkeit und Kalium verloren, was in Verbindung mit ballaststoffarmer Diät eine Verringerung der Darmbewegung bewirkt. Eine zunehmende Verstopfung (Obstipation) ist die Folge. Entwässerungsmittel (Diuretika) haben überhaupt keinen Einfluss auf Kalorien und Körperfett.

Knochenstoffwechselstörungen. Jede unausgewogene Diät kann zu Mangelzuständen führen. Zusätzlich zu den bereits erwähnten Elektrolytstörungen haben viele Patientinnen mit Essstörungen oft zu wenig Vitamine, Mineralstoffe oder Folsäure. Blutbildveränderungen (Anämie) und Nerven-schädigungen (Polyneuropathien) können so entstehen. Durch diese Mangelernährung kommt es zur Einschränkung der körperlichen Leistungsfähigkeit und zu Erschöpfungszuständen. Häufig wird die Haut trocken und die Haare fallen aus. Die Fingernägel werden spröde und können ihre Form verändern (Uhrglasnägel). Ein besonders gravierendes Problem ist der Vitamin-D-Mangel. In Verbindung mit Nierenfunktionsstörungen, veränderten Sexualhormonen (Östrogenmangel) und einem Calcium- oder Phosphatdefizit führt der Mangel an Vitamin D zu schwerwiegenden Störungen des Knochenstoffwechsels, die jahrelange Beschwerden nach sich ziehen können. Die Mineralisation der Knochengrundsubstanz nimmt ab und führt zu einer Verminderung der Knochensubstanz (Osteoporose). Als Folge kann es schon nach leichten Stürzen oder sogar ohne erkennbaren Grund zu Knochenbrüchen kommen. Andere Umbauprozesse der Knochen mit Auftreibungen und Verbreiterungen an den Endgliedern der Finger oder Zehen führen manchmal zu sogenannten Trommelschlegelfingern oder -zehen.

Psychische Veränderungen. Die Gewichtsabnahme hat auch deutliche psychische Folgen. Veränderungen des Eiweißstoffwechsels (der sog. Aminosäuren) können bei kohlenhydratarmer Diät möglicherweise die Übertragung zwischen den Nervenzellen im Gehirn (durch Serotonin-Mangel) und somit die Stimmung verändern. Mit zunehmender Depression verlieren die Patientinnen dann immer mehr Lebensfreude und Interesse an der Umwelt. Gleichzeitig nimmt die Konzentrationsfähigkeit ebenso wie die allgemeine Leistungsfähigkeit und auch das Interesse an der Sexualität ab. Diese Veränderungen der Stimmung und der Konzentrationsfähigkeit können weiter zunehmen, wenn es bei sehr starker Gewichtsabnahme zu einer Hirnatrophie kommt, bei der das Gehirngewebe schrumpft.

Patientinnen und Therapeuten sollten die medizinischen Komplikationen und Folgeschäden dieser Essstörungen kennen. Sie müssen im Rahmen einer Therapie ausreichend berücksichtigt werden, um langjährige Gesundheitsschäden und im Extremfall sogar Todesfälle zu verhindern. Die Behandlung der körperlichen Symptome ersetzt keine Psychotherapie. Aber auch umgekehrt gilt: Die Vernachlässigung der medizinischen Gesichtspunkte kann den Erfolg einer Psychotherapie unnötig verzögern oder auch verhindern.

Informationen über medizinische Komplikationen bei Essstörungen

Medizinische Komplikationen bei Anorexia und Bulimia nervosa

- Untergewicht
- Kraftlosigkeit
- Langsamer Puls
- Niedriger Blutdruck, Kreislaufregulationsstörungen und Schwindel
- Herzrhythmusstörungen
- Niedrige Körpertemperatur
- Durchblutungsstörungen mit kalten Händen und Füßen, im Extremfall bis hin zu Erfrierungen an den Füßen
- Knochenstoffwechselstörungen, Osteoporose
- Karies
- Trockene Haut und Haarausfall
- Lanugobehaarung
- Verformungen der Nägel, Uhrglasnägel
- Trommelschlegelfinger oder -zehen
- Mineral- und Vitaminmangelzustände
- Vergrößerte Speicheldrüsen
- Störungen des Säure-Basen-Haushaltes
- Elektrolytstörungen
- Nierenfunktionsstörungen
- Gicht
- Blutarmut
- Wassereinlagerungen im Gewebe
- Magenfunktionsstörungen, Völlegefühle und Verdauungsstörungen
- Sodbrennen, Geschwüre und Blutungen im Magen oder Darm
- Obstipation
- Menstruationsstörungen, Amenorrhö
- Störungen der Blutzuckerregulation
- Andere Hormonstörungen
- Nervenschädigungen
- Depressionen
- Hirnatrophie

Die Set-Point-Theorie

Viele Menschen möchten abnehmen und schlanker sein. Das gilt für die Mehrheit der Frauen und inzwischen auch für eine steigende Anzahl Männer. Die in den westlichen Ländern weitverbreitete Vorstellung von einem Idealgewicht und einer Traumfigur motiviert immer mehr Menschen, ihr Gewicht zu reduzieren um ihr Äußeres zu optimieren. Das auch in den Medien vorherrschende vermeintliche Schönheitsideal unterstützt diese Entwicklung. Es gibt viele Methoden, das Gewicht kurzfristig zu reduzieren: Diäten, Fasten, Erbrechen, Appetitzügler, harntreibende Medikamente (Diuretika), Abführmittel (Laxantien) oder intensiver Sport. Allen genannten Mitteln ist gemeinsam, dass sie nicht nur gesundheitliche Risiken mitsichbringen können, sondern auf Dauer auch meist erfolglos sind. Um zu verstehen, warum es so schwierig ist, abzunehmen, liefert die sogenannte Set-Point-Theorie einen wichtigen Beitrag. Im Folgenden soll diese Theorie zur die Regulation des Körpergewichtes dargestellt werden.

Die Set-Point-Theorie

Das Körpergewicht der meisten Menschen ist auch über längere Zeiträume erstaunlich stabil, obwohl sie unterschiedlich viel Energie mit der Nahrung zu sich nehmen und obwohl sie sich unterschiedlich viel bewegen. Der Zusammenhang zwischen der täglichen Kalorienaufnahme und der körperlichen Bewegung einerseits und dem Körpergewicht andererseits ist also keineswegs so eng, wie viele glauben. Nach der Set-Point-Theorie gibt es für jeden Menschen ein für ihn optimales Körpergewicht, mit dem es ihm relativ gut geht und dessen Höhe vom Stoffwechsel erstaunlich konstant gehalten wird. Die Höhe dieses Gewichtes scheint biologisch festgelegt und wird als Set-Point bezeichnet. Wenn jemand versucht, mit einer Diät oder einem Schlankheitsmittel abzunehmen, nimmt er in den meisten Fällen anschließend schnell wieder zu. Der Set-Point ist wahrscheinlich angeboren und kann dauerhaft nicht wesentlich beeinflusst werden, ohne dass gesundheitliche Probleme auftreten. Menschen können sich die Höhe ihres Set-Points ebensowenig aussuchen wie ihre Körpergröße oder Augenfarbe.
Der Energieumsatz wird vom Gehirn und vom Stoffwechsel reguliert. Dabei scheint der Körper bestrebt, ein ausgeglichenes Verhältnis zwischen Energieaufnahme und Energieverbrauch aufrechtzuerhalten und das Gewicht in einem Bereich erstaunlich konstant zu halten, der dem Set-Point entspricht. Bei den meisten Menschen liegt dieses vom Set-Point vorgegebene Gewicht jedoch oberhalb des verbreiteten schlanken Schönheitsideals. Viele Frauen und Männer wünschen sich ein Gewicht, das deutlich unter ihrem individuellen Set-Point liegt. Wenn die Betroffenen deshalb wiederholt Diäten machen, verlieren sie nicht nur Lebensqualität. Wiederholte Diäten könnten auch dazu führen, dass der Set-Point ansteigt und sich somit weiter vom Schlankheitsideal entfernt. Wenn Menschen zu wenig essen, sinkt ihr Grundumsatz und sie entwickeln mehr Hunger. Diese Stoffwechselveränderungen steuern einer weiteren Gewichtsabnahme entgegen. Diese Mechanismen könnten in der Evolution als eine Art Notfallprogramm von Vorteil gewesen sein, da es in der Geschichte der Menschheit oft (zu) wenig zu essen gab.
Die Erkenntnisse über den Set-Point sind keineswegs neu. Bereits in den 1950er und 1960er Jahren wurden Untersuchungen über die Auswirkungen von Reduktionsdiäten oder hochkalorischer Ernährung auf das Gewicht und die Befindlichkeit durchgeführt. Einige dieser Experimente gelten noch heute als klassisch und sollen im Folgenden kurz skizziert werden.

Experimentelles Untergewicht durch Reduktionsdiät

Die in diesem Zusammenhang vielleicht wichtigste Studie wurde 1950 in Minnesota in den USA von der Arbeitsgruppe um Keys durchgeführt und sollte die Konsequenzen von Hungern auf die Psyche und die körperliche Verfassung untersuchen. Teilnehmer waren 36 junge, psychisch gesunde und normalgewichtige Männer, denen die Mitwirkung an diesem Experiment als Alternative zum Militärdienst angeboten worden war. Die gesamte Studie dauerte 1 Jahr. Während sich die Männer in den ersten 3 Monaten normal, d. h. ihren bisherigen Gewohnheiten entsprechend ernähren sollten, wurde in den darauffolgenden 6 Monaten der sogenannten Diätphase die individuelle tägliche Kalorienmenge halbiert. Das entspricht der Kalorienmenge, die auch heute in vielen modernen Diäten empfohlen wird. Unter dieser

Reduktionsdiät verloren die Teilnehmer durchschnittlich 25 % ihres Gewichts. In den letzten 3 Monaten der Rehabilitationsphase bekamen sie dann wieder zunehmend mehr zu essen und nahmen dementsprechend wieder zu.
Die Teilnehmer zeigten im Verlauf der Studie überraschende Verhaltensänderungen. Während der Diätphase waren sie in Gedanken immer stärker mit Essen beschäftigt und konnten sich zunehmend weniger auf andere Dinge konzentrieren. Dies galt nicht nur für die Gesprächsthemen, sondern beispielsweise auch für die Auswahl von Lesestoff; einige Männer begannen, Kochbücher zu lesen und Rezepte oder Kochutensilien zu sammeln. Einige begannen, Teile der reduzierten Mahlzeiten aufzuheben und Nahrungsmittel zu horten. Sie verbrachten viel Zeit damit, sich Gedanken über kommende Mahlzeiten zu machen und deren Ablauf im Voraus zu planen. Dabei waren sie oft unentschieden, ob sie das Essen schnell auf einmal verschlingen oder bedächtig genießen sollten. Einige verbrachten schließlich Stunden mit dem Essen einer Mahlzeit, für die sie früher nur wenige Minuten benötigt hätten, und würzten die Speisen mit auffallenden Mengen zum Teil ungewöhnlicher Zutaten.
Die Männer zeigten große Stimmungsschwankungen; die meisten wurden depressiv und bekamen zum Teil auch Suizidgedanken. Viele reagierten auf Kleinigkeiten gereizt und nervös. Sie verloren ihre Freude an sozialen Kontakten, reagierten oft apathisch und mit zunehmendem Rückzug und hatten auch weniger sexuelle Interessen. Die Konzentrations- und Auffassungsfähigkeit ließ deutlich nach und viele Männer zeigten für sie ungewohnte Entscheidungsschwierigkeiten im Alltag. Auch ihre körperliche Leistungsfähigkeit nahm ab. Die meisten verloren ihre Ausdauer und ermüdeten schon bei leichten Anstrengungen schnell. Dennoch machten manche Männer bewusst und teilweise exzessiv Körperübungen, um abzunehmen und höhere Brotrationen zu bekommen oder um eine Kürzung ihrer Ration zu vermeiden. Bei vielen Teilnehmern traten Schlafstörungen und Beschwerden im Magen-Darm-Bereich auf. Einige litten zusätzlich unter Haarausfall, Seh- und Hörstörungen, Schwindelgefühlen, Kopfschmerzen und zum Teil erheblichen Kreislaufproblemen. Blutdruck, Herzfrequenz und die Körpertemperatur sanken. Der Grundumsatz und damit der Energieverbrauch reduzierte sich um etwa 40 %, weshalb die Männer weniger Gewicht verloren, als rein rechnerisch aufgrund der Kalorienreduktion eigentlich zu erwarten gewesen wäre.
Mit Beginn der Gewichtzunahme in der abschließenden Rehabilitationsphase setzten die Männer zunächst überdurchschnittlich viel Fett an, sodass sich ihre Figur entsprechend veränderte. Viele machten sich daraufhin Sorgen um die Form von Bauch und Po. Erst wesentlich später hatte sich auch die ursprüngliche Muskelmasse wieder gebildet, und die Männer erreichten damit nicht nur ihr Ausgangsgewicht, sondern auch ihre ursprüngliche Figur wieder.
Schon während der 6-monatigen Diätphase traten bei den Männern, die in der Vergangenheit immer ein unauffälliges Essverhalten gezeigt hatten, erstmals Heißhunger und Essanfälle auf. Die Betroffenen schämten sich deshalb; einige reagierten auch mit Erbrechen. Das normale Gefühl für Hunger, Appetit und Sättigung war den meisten Teilnehmern schließlich vollständig abhandengekommen. Diese Probleme hörten mit der Beendigung der Diät und dem Beginn der Rehabilitationsphase nicht sofort auf, sondern dauerten ebenso wie die Essanfälle zum Teil noch mehrere Monate an. In einigen Fällen hatten sich die Männer am Ende des Jahres noch immer nicht von der Diät und den damit verbundenen Beschwerden vollständig erholt, sondern zeigten weiter ein gestörtes Essverhalten.

Experimentelles Übergewicht durch hochkalorische Diät

Die wichtigste Studie zur Frage, wie weit das Gewicht eines Menschen durch eine drastische Erhöhung der täglich aufgenommenen Kalorienzahl ansteigt und welche Konsequenzen sich daraus für das psychische Befinden des Betreffenden ergeben, wurde 1968 von der amerikanischen Arbeitsgruppe um Sims veröffentlicht. Im Rahmen dieser Untersuchung hatten sich 15 männliche Insassen des Vermont-State-Gefängnis zu dem Versuch bereiterklärt, innerhalb von 6 Monaten ihr Gewicht um 25 % zu erhöhen.
Während anfangs die meisten Teilnehmer problemlos einige Kilogramm zunahmen, änderte sich dieses im weiteren Verlauf deutlich. Nur vier Männer nahmen durch die Überernährung von maximal 10.000 Kcal pro Tag deutlich zu. Die Mehrzahl, d. h. elf Teilnehmer, mussten sich für eine weitergehende Gewichtszunahme sehr anstrengen und zum Teil

mit viel Überwindung große Mahlzeiten essen, um ausreichend zuzunehmen. Unter den Bedingungen einer hochkalorischen Ernährung hatte sich der Grundumsatz der Teilnehmer stark erhöht, d. h. ihr Stoffwechsel verbrauchte mehr Kalorien. Aus diesem Grund fiel die beobachtete Gewichtszunahme geringer aus, als rein rechnerisch aufgrund der Kalorienzahl zu erwarten gewesen wäre. Trotz großer Anstrengung hatten drei Teilnehmer bis zum Ende der Studie das Ziel der 25 %igen Gewichtszunahme nicht erreicht. Nach Beendigung dieser Diät nahm die Mehrzahl der Teilnehmer schnell ab und erreichte bald wieder ihr Ausgangsgewicht. Nur zwei Männer blieben übergewichtig; bei ihnen fand sich eine familiäre Vorbelastung mit Übergewicht und sie waren bereits von Anfang der Studie an durch eine rasche und problemlose Gewichtszunahme aufgefallen.

Zusammenfassung

Die Ergebnisse der Experimente zum Untergewicht durch Reduktionsdiät sowie zum Übergewicht durch hochkalorische Diät stützen die Set-Point-Theorie. Danach ist das individuelle Körpergewicht zu einem wesentlichen Anteil biologisch festgelegt. Der Zusammenhang zwischen der täglichen Kalorienaufnahme und dem Körpergewicht ist weniger eng als häufig vermutet. Hierfür spricht auch die Beobachtung, wonach viele Menschen über lange Zeit hinweg ein stabiles und konstantes Gewicht halten, obwohl ihre tägliche Kalorienaufnahme in Abhängigkeit von ihrer momentanen beruflichen oder privaten Situation ebenso schwankt wie ihr Energieverbrauch durch wechselnde körperliche Aktivität. Diäten sind keine dauerhaft wirksame Methode zur Gewichtsregulation, da spezifische Stoffwechselveränderungen der Diät entgegensteuern und so das Gewicht im Bereich des Set-Points stabilisieren.
Unregelmäßiges Essen, Fasten, Essanfälle, Erbrechen und der Gebrauch von Abführmitteln oder Appetitzüglern haben als gemeinsamen Effekt eine erhebliche Störung der normalerweise vorhandenen Gefühle für Hunger und Sättigung. Deshalb können auch bei bislang psychisch Gesunden im Rahmen einer Reduktionsdiät alle Symptome einer Essstörung auftreten. Solange bei Patienten mit psychogenen Essstörungen das Gewicht noch unterhalb des Set-Points liegt, ist das Erreichen eines unauffälligen Essverhaltens und eines normalen Sättigungsempfindens unwahrscheinlich.

INFO 77 /

P

Regeln für den Umgang mit Essen

Die folgenden Regeln sollen Ihnen dabei helfen, wieder ein ungestörtes Essverhalten zu erlernen:

(1) Verteilen Sie das Essen täglich auf drei Hauptmahlzeiten und zwei bis drei kleinere Mahlzeiten (Snacks) zwischendurch.

(2) Nehmen Sie sich Zeit beim Essen. Sie sollten für jede Hauptmahlzeit mindestens eine halbe Stunde aufwenden.

(3) Richten Sie sich einen festen Platz ein, an dem Sie regelmäßig Ihre Mahlzeiten einnehmen. Essen Sie nur dort. Essen Sie nicht im Stehen und nicht vor dem Kühlschrank. Decken Sie sich den Tisch, an dem Sie essen wollen, und setzen Sie sich zum Essen an den Tisch.

(4) Tun Sie während des Essens nichts anderes als essen. Sie sollten beim Essen weder lesen noch fernsehen oder arbeiten.

(5) Essen Sie langsam, aber nicht zu langsam. Kauen Sie jeden Bissen gründlich, bevor Sie ihn hinunterschlucken. Achten Sie auf Ihr Sättigungsgefühl.

(6) Planen Sie vor dem Essen, was Sie essen wollen; überlegen Sie dieses nicht erst, wenn Sie bereits angefangen haben zu essen.

(7) Überlegen Sie vor dem Essen, was Sie im Anschluss daran tun werden.

(8) Legen Sie sich keine Vorräte zu. Kaufen Sie maximal für zwei Tage ein und nur die Mengen und Nahrungsmittel, die Sie in dieser Zeit essen wollen.

(9) Gehen Sie nicht hungrig einkaufen. Machen Sie sich vor dem Einkaufen eine Liste mit Lebensmitteln, die Sie benötigen. Kaufen Sie nur die Lebensmittel ein, die auf der Liste stehen und nehmen Sie eventuell auch nur so viel Geld mit, wie Sie dafür benötigen.

INFO 78 /

P

Verhinderung von Rückfällen

Stress und andere Belastungen können das Wiederauftreten von Essanfällen und anderen Problemen mit dem Essen begünstigen. Die folgenden Hinweise sollen Ihnen helfen, solche Rückfälle frühzeitig zu erkennen und solche kritischen Situationen zu bewältigen.

Es gibt Situationen, in denen Rückfälle auftreten oder in denen Sie spüren, dass Rückfälle auftreten könnten. Diese Situationen können Ihnen als Warnsignal dienen und Ihnen sozusagen Ihre Achillesferse deutlich machen. Sie zeigen Ihnen an, dass etwas in Ihrem Leben nicht in Ordnung ist. Dies soll jedoch nicht dazu führen, wieder dauerhaft in alte Verhaltensmuster zurückzufallen und bisherige Bewältigungsversuche aufzugeben.

Im Laufe der Therapie haben Sie verschiedene Strategien erarbeitet, mit denen Sie wieder Kontrolle über das Essen erlangen können. Einige wichtige davon sind nachfolgend aufgeführt. Auf diese Strategien sollten Sie dann verstärkt zurückgreifen, wenn Sie das Gefühl haben, kurz vor einem Rückfall zu sein. Außerdem helfen diese Strategien, wenn Ihr Essverhalten sich verschlechtert hat und Rückfälle in Form von Essanfällen oder Erbrechen aufgetreten sind.

Hinter einem Rückfall stehen häufig ungelöste Schwierigkeiten. Beobachten Sie daher genau, was in Ihrem Leben gerade geschieht. Suchen Sie nach möglichen Ereignissen, die dafür von Bedeutung sein könnten. Sobald Sie sich darüber klarer geworden sind, sollten Sie über mögliche Lösungen nachdenken und einen Handlungsplan entwickeln. Verwenden Sie zusätzlich eine oder mehrere der nachfolgend aufgeführten Strategien, um wieder Kontrolle über Ihr Essverhalten zu erlangen:

(1) Nehmen Sie sich Zeit, um über Ihre Schwierigkeiten nachzudenken. Entwickeln Sie einen konkreten Plan, die Schwierigkeiten zu lösen. Betrachten und bewerten Sie die Fortschritte, die Sie bisher gemacht haben und überlegen Sie genau, welche Strategien Ihnen am meisten geholfen haben, welche weniger.

(2) Führen Sie wieder Essprotokolle.

(3) Beschränken Sie Ihr Essen wieder auf drei festgelegte Hauptmahlzeiten und zwei bis drei Zwischenmahlzeiten pro Tag. Nehmen Sie diese Mahlzeiten zu vorher festgelegten Zeiten ein. Planen Sie evtl. sogar schon einige Tage im Voraus.

(4) Überprüfen Sie, ob Sie Ihr Essverhalten wieder übermäßig kontrollieren und bestimmte Nahrungsmittel zu sehr vermeiden. Erinnern Sie sich an die Schwarze Liste. Ein stark gezügeltes Essverhalten ist eine der häufigsten Auslöser für Essanfälle. Achten Sie also verstärkt auf regelmäßige und ausgewogene Ernährung.

(5) Planen Sie einige Tage im Voraus. Vermeiden Sie sowohl lange unausgefüllte Zeiten als auch Zeiten, in denen Sie sich zu viel vornehmen. Wenn Sie das Gefühl haben, die Kontrolle zu verlieren, planen Sie Ihre Mahlzeiten genau, sodass Sie wissen, was und wann Sie essen werden.

(6) Beschränken Sie Ihre Essensvorräte. Kaufen Sie nur Essen für eine bestimmte Mahlzeit ein. Wenn Sie Angst haben, dass Sie zu viele Nahrungsmittel einkaufen, nehmen Sie sich immer nur ein Minimum an Geld mit.

(7) Überlegen Sie aufgrund Ihrer bisherigen Erfahrung, zu welchen Zeiten das Risiko für einen Essanfall am größten ist. Planen Sie für diese Zeiten alternative Tätigkeiten, die mit dem Essen unvereinbar sind, wie z. B. Freund besuchen, telefonieren, ein Bad nehmen usw.

(8) Vermeiden Sie Orte, an denen Nahrungsmittelvorräte aufbewahrt werden. Halten Sie sich außerhalb der Mahlzeiten nicht in der Küche auf.

(9) Wiegen Sie sich nicht mehr als einmal pro Woche, sofern Sie zu viel über Ihr Gewicht nachdenken. Wenn möglich, wiegen Sie sich überhaupt nicht. Denken Sie daran, dass Sie bestimmte Gewichtsschwankungen akzeptieren sollten.

(10) Wenn Sie zu viel über Ihre Figur nachdenken, kann das daran liegen, dass Sie unzufrieden oder deprimiert sind. Wenn Ihre Stimmung nicht gut ist, neigen Sie möglicherweise dazu, sich auch zu dick zu fühlen. Versuchen Sie herauszufinden, weshalb Sie unzufrieden sind und was Sie zur Verbesserung Ihrer Stimmung und zur Lösung Ihrer Probleme tun können.

(11) Setzen Sie sich begrenzte und realistische Ziele. Gehen Sie von einer Stunde zur anderen vor. Denken Sie daran, dass ein Fehlschlag oder Rückfall nicht bedeutet, dass Sie überhaupt keine Kontrolle mehr hätten und alles egal sei. Halten Sie sich Ihre Erfolge fest – auch wenn sie klein sind.

(12) Versuchen Sie nach einem Rückfall genau zu analysieren, wie es dazu gekommen ist. Beschreiben Sie möglichst genau die Situation oder das Ereignis, das dem Rückfall vorausgegangen ist, sowie die auslösenden Gedanken und Empfindungen. Notieren Sie dies auf Ihren Protokollbögen zur Selbstbeobachtung oder verwenden Sie die Formulare zur Identifikation automatischer, negativer Gedanken dazu. Überlegen und notieren Sie nach dem Rückfall, welche alternativen Möglichkeiten Sie gehabt hätten, den Rückfall zu verhindern. Überlegen Sie, weshalb Sie diese Alternativen nicht genutzt haben.

Fragen zur Vorgeschichte

(1) Seit wann leiden Sie an einer Essstörung?

(2) Seit wann haben Sie Probleme mit dem Essen bzw. mit Ihrer Figur und Ihrem Gewicht?

(3) Falls Sie bereits vor Beginn der Essstörung Probleme mit dem Essen hatten, wie sahen diese aus?

(4) Sind Sie als Kind eher ein
- ☐ dickes Kind
- ☐ dünnes Kind
- ☐ normalgewichtiges Kind gewesen?

(5) Hatten Ihre Eltern Probleme mit dem Gewicht?

Vater: ☐ eher dünn ☐ eher dick ☐ normalgewichtig
Mutter: ☐ eher dünn ☐ eher dick ☐ normalgewichtig

(6) Wann traten zum ersten Mal Essanfälle auf? Wie alt waren Sie damals?

(7) Wann haben Sie zum ersten Mal erbrochen oder Abführmittel genommen, um Ihr Gewicht zu kontrollieren?

(8) Wie sind Sie auf die Idee mit dem Erbrechen gekommen? Hat Ihnen das zum Beispiel jemand empfohlen oder haben Sie darüber gelesen?

(9) Gibt es ein bestimmtes oder mehrere Ereignisse, die Sie für den Beginn Ihrer Essstörung verantwortlich machen? Wodurch ist Ihre Essstörung ausgelöst worden?

---

(10) Haben Sie jemals eine Diät gemacht oder gehungert, um Gewicht zu verlieren?
Ja ☐ Nein ☐

Wenn ja, wann haben Sie zum ersten Mal eine Diät gemacht oder gehungert?

Wie häufig haben Sie seitdem Diäten gemacht?

---

(11) Haben Sie eine Diät gemacht oder an Gewicht abgenommen, bevor Essanfälle oder Erbrechen aufgetreten sind?
Ja ☐ Nein ☐

(12) Wenn ja: Wie viel kg Gewicht hatten Sie zuvor abgenommen?

---

(13) Glauben Sie, dass Ihre Essstörung in erster Linie
☐ biologische (körperliche) Ursachen hat?
☐ psychische (seelische) Ursachen hat?
☐ biologische und seelische Ursachen hat?
☐ andere als biologische oder psychische Ursachen hat.
Wenn ja, welche Ursachen:

---

(14) Wodurch wird Ihrer Meinung nach Ihre Essstörung aufrechterhalten?
Welche Probleme oder Konflikte in Ihrem Leben sind Ihrer Meinung dafür von Bedeutung?

AB 105 /

Therapieziele

P

(1) Welche Ziele möchten Sie im Rahmen der Therapie in Bezug auf Essverhalten und Gewicht erreichen?

(2) An welchen anderen Problembereichen möchten Sie im Rahmen der Therapie arbeiten?

(3) Was könnte Ihnen helfen, die Essstörung zu bewältigen?

(4) Was müsste sich bei Ihnen selbst, in Ihrer Umgebung und in Ihrem Leben ändern, damit Sie die Probleme mit dem Essen in den Griff bekommen?

AB 106 /

P

Anamnestische Gewichtskurve

Zeichnen Sie bitte auf einem leeren oder karierten Blatt Papier eine Gewichtskurve mit dem Verlauf Ihres Gewichts vom letzten Jahr vor Beginn Ihrer Essstörung bis heute. Dieser Zeitraum kann mehrere Jahre umfassen.
Beginnen Sie im letzten Jahr, bevor die Probleme mit dem Essen deutlich zugenommen haben. Tragen Sie auf der senkrechten Achse der Abbildung Ihr Gewicht ein und auf der waagerechten Achse die entsprechenden Jahreszahlen. Falls Sie noch nicht ausgewachsen waren, schreiben Sie hinter das Gewicht auch Ihre damalige jeweilige Größe. Bitte erläutern Sie wichtige Veränderungen. Falls Ihr Gewicht im Laufe der Zeit deutliche Schwankungen aufweist, notieren Sie, welche äußeren Umstände oder Probleme dabei wichtig waren. Markieren Sie in der Kurve auch das Auftreten von Essanfällen und Erbrechen sowie die Einnahme von Abführmitteln.

Beispiel einer anamnestischen Gewichtskurve von Frau A.

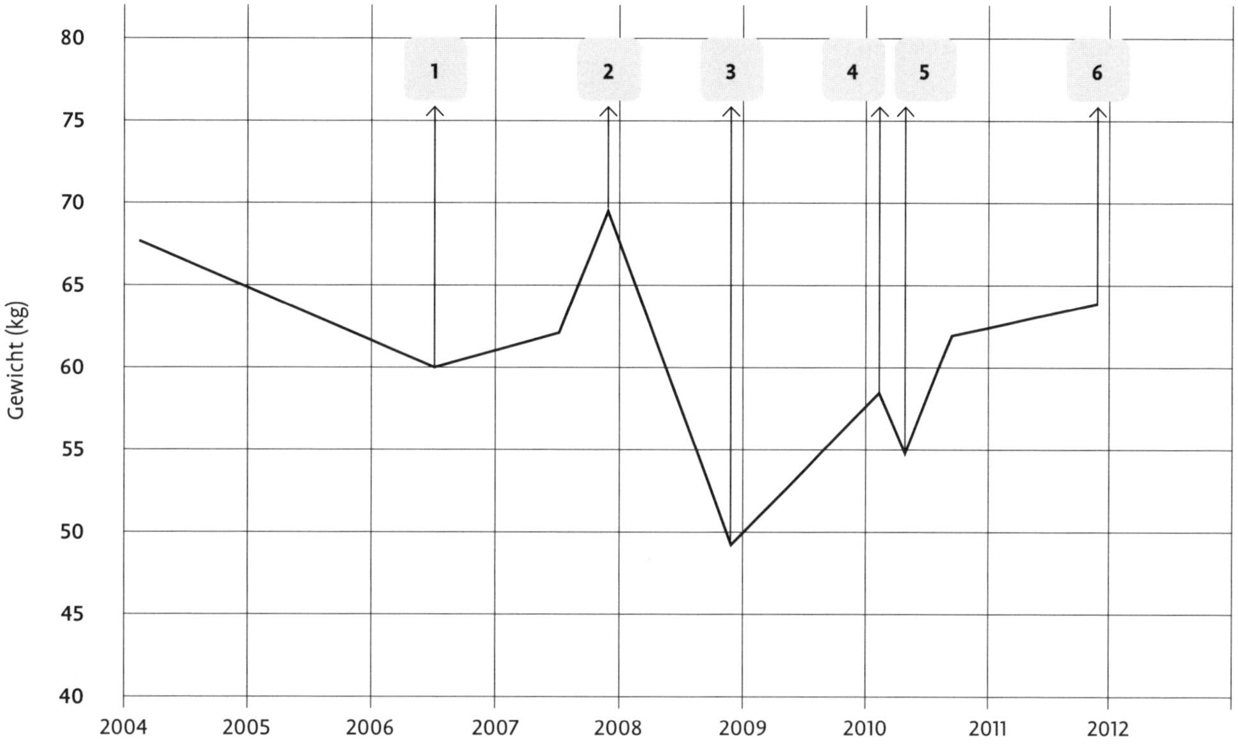

Erläuterungen von Frau A. zu ihrer Gewichtskurve (165 cm; 29 Jahre, Bulimia nervosa):

(1) Die Gewichtsabnahme von 2004 bis 2006 erfolgte ohne Diät und ohne Absicht aufgrund anderer Lebensumstände: 2004 Beginn des Studiums, Wohnen im Studentenwohnheim, viel Stress mit dem damaligen Freund. Konnte damals ziemlich häufig nicht essen.
(2) Oktober 2007 Studienaufenthalt für 9 Monate in Spanien. Fühlte mich damals ziemlich allein, von meinem Freund getrennt. Habe aus Langeweile angefangen zu essen. Habe dabei so viel zugenommen, dass ich Ende 2007 beschloss, mit einer Diät zu beginnen.
(3) Das Ende der Diät und der Anfang der Bulimie mit Essanfällen und Erbrechen.
(4) Bis März 2010 habe ich trotz Bulimie ständig zugenommen.
(5) Als ich meinen jetzigen Freund kennengelernt habe, war für vier Wochen die Bulimie vorbei und ich habe ohne Diät abgenommen.
(6) Mein heutiges Gewicht. Beginn der Therapie.

Fragen zu Essanfällen und Erbrechen

Bitte beantworten Sie die folgenden Fragen zu Ihrem Essverhalten der letzten 4 Wochen.

(1) Wie häufig sind in den letzten 4 Wochen bis heute Essanfälle oder Erbrechen aufgetreten? An wie vielen Tagen pro Woche und wie oft am Tag ist das vorgekommen?

---

(2) Wie lange dauert ein Essanfall im Durchschnitt?

---

(3) Was essen Sie bei einem Essanfall? Beschreiben Sie einen typischen Essanfall und benennen Sie Menge und Art der Nahrungsmittel.

---

(4) Wie häufig erbrechen Sie während und nach einem Essanfall?

---

(5) Wann und wo treten Essanfälle oder Erbrechen vorwiegend auf?

Fragen zu Essanfällen und Erbrechen

(6) Nehmen die Abführmittel ein? Wenn ja, wie häufig und in welchen Situationen?

(7) Erbrechen Sie nur nach dem Verzehr einer großen Mahlzeit oder auch nach dem Essen einer geringen Nahrungsmenge (z. B. ein Bonbon, ein Keks oder ein Apfel)?

(8) Wie schnell nach einem Essanfall erbrechen Sie?

(9) Wie ist Ihre Stimmung vor einem Essanfall?

(10) Wie ist Ihre Stimmung nach einem Essanfall oder nach dem Erbrechen?

AB 108 /

P

Selbstbeobachtungsprotokoll zum Essverhalten

1/2

Die genaue Beobachtung des Essverhaltens soll Ihnen helfen, sich einen Überblick über Zeiten, Häufigkeit und Umfang der Mahlzeiten zu verschaffen. Außerdem dient sie dazu, Auslöser für Essanfälle und Erbrechen oder andere kompensatorische Verhaltensweisen zu erkennen.

Notieren Sie in der Tabelle auf der nächsten Seite zu folgenden Punkte Stichworte:

- Uhrzeit
- Wie war die Situation? Wo sind Sie gewesen? Was haben Sie gerade getan?
- Wie groß war Ihr Hungergefühl?
- Was haben Sie gegessen und getrunken?
- Wie groß war das Sättigungsgefühl?
- Hatten Sie einen Essanfall?
- Haben Sie kompensatorische Maßnahmen ergriffen (z. B. Sport, Erbrechen, Einnahme von Abführmitteln, Diuretika oder Appetitzüglern)?
- Welche Gedanken und Gefühle hatten Sie?

Es ist günstig, das Protokoll fortlaufend, d. h. mehrfach täglich auszufüllen und nicht erst am Ende eines Tages, da sonst zu viele Informationen verlorengehen. Abends können Sie sich möglicherweise nicht mehr genau erinnern, was Sie am Morgen beim Essen gedacht und empfunden haben. Das Protokoll soll wie ein Tagebuch geführt werden, das Sie immer bei sich tragen. Anfangs mag es Ihnen ungewöhnlich vorkommen, dies alles so genau aufzuschreiben. Sie werden sich jedoch schnell daran gewöhnen.

Selbstbeobachtungsprotokoll zum Essverhalten

Zeit	**Situation** Ort, Tätigkeit	**Hunger** (%)*	**Nahrung** Essen, Trinken	**Sättigung** (%)*	**Essanfall**	**Kompensatorische Maßnahmen**** (Sport, E, Lax, Diu, A)	**Gedanken, Gefühle**

* Hunger- und Sättigungsgefühl in % angeben: 0 % = kein Hunger, kein Sättigungsgefühl
100 % = maximaler Hunger, maximales Sättigungsgefühl

** Kompensatorische Maßnahmen: Sport, E = Erbrechen, Lax = Abführmittel; Diu = Diuretika, A = Appetitzügler

AB 109 /

Häufigkeit von Essanfällen und kompensatorischen Verhaltensweisen

Bitte tragen Sie in die folgende Tabelle täglich die Häufigkeit von Essanfällen und Erbrechen, die Häufigkeit der Einnahme von Abführmitteln (Laxantien), Entwässerungstabletten (Diuretika) oder Appetitzüglern (Medikamente und pflanzliche Präparate) sowie die Dauer ihrer sportlichen Aktivitäten ein.

Woche von: .... bis ....

	Mo	Di	Mi	Do	Fr	Sa	So	Summe
Essanfälle								
Erbrechen								
Laxantien								
Diuretika								
Appetitzügler								
Sport (Stunden)								
Körperliche Aktivität*								

* Hier gemeint sind Aktivitäten wie Treppensteigen, Radfahren oder zu Fuß gehen, die das Ziel haben, zusätzliche Kalorien zu verbrauchen.

AB 110 / P

Auslösebedingungen für Essanfälle und kompensatorische Verhaltensweisen

Notieren Sie auf diesem Arbeitsblatt die für Sie typischen Auslöser für das Auftreten von Essanfällen und Erbrechen oder anderen kompensatorischen Verhaltensweisen. Unterscheiden Sie äußere Auslöser wie etwa den Anblick eines Bäckerladens oder Supermarktes und innere Auslöser wie Gefühle von Enttäuschung, Wut und Ärger oder Hungergefühle. Überlegen Sie, ob es Gemeinsamkeiten zwischen den Situationen gibt: Treten Essanfälle und Erbrechen immer in Zusammenhang mit bestimmten Gefühlen wie beispielsweise Einsamkeit oder Enttäuschung auf oder immer in bestimmten Situationen oder im Beisein bestimmter Menschen?

Typische Auslösebedingungen – äußere Situationen

Typische Auslösebedingungen – innere Situationen (Gefühle, Gedanken)

Typische Auslösebedingungen – häufig beteiligte Personen

AB 111 /

Schwarze Liste

Dokumentation »erlaubter« und »verbotener« Nahrungsmittel

Bitte notieren Sie in dieser Liste möglichst genau Ihre sogenannten »erlaubten« und »verbotenen« Nahrungsmittel. Erlaubte Nahrungsmittel sind diejenigen Nahrungsmittel, die Sie mit gutem Gewissen essen. Verbotene Nahrungsmittel sind Nahrungsmittel, von denen Sie denken, dass Sie sie eigentlich nicht essen sollten. Sie versuchen, verbotene Nahrungsmittel zu vermeiden, weil Sie sie für ungesund halten oder denken, sie hätten zu viele Kalorien. Der Verzehr dieser verbotenen Lebensmittel führt meist zu einem schlechten Gewissen und begünstigt das Auftreten kompensatorischer Verhaltensweisen.

»Erlaubte« Nahrungsmittel	»Verbotene« Nahrungsmittel

Bitte ergänzen Sie hier weitere wichtige Informationen. Vermeiden Sie beispielsweise grundsätzlich warme Mahlzeiten? Gibt es noch andere Besonderheiten, auf die Sie beim Essen und bei der Auswahl der Nahrungsmittel achten?

AB 112 /

P

Strategien zur Vermeidung von Essanfällen

Welche Möglichkeiten haben Sie zurzeit, um das Auftreten von Essanfällen zu verhindern?

Wodurch unterscheiden sich Tage, an denen Sie keine Essanfälle haben, von Tagen, an denen diese auftreten?

Welche Strategien zur Verhinderung von Essanfällen und Erbrechen haben sich in der Vergangenheit als hilfreich erwiesen?

Wie ist es Ihnen gelungen, in Zeiten, in denen Sie keine Essanfälle hatten, diese zu verhindern?

Welche neuen Strategien wollen Sie in Zukunft ausprobieren?

Welche konkreten Möglichkeiten der Ablenkung haben sich bei Ihnen als wirkungsvoll erwiesen?

AB 113 / P

Analyse kritischer Situationen

Sie haben im Verlauf der bisherigen Therapie Ihr Essverhalten verbessert, Ihre Nahrungsmittelmenge erhöht, Lebensmittel von Ihrer Schwarzen Liste in den Speiseplan eingebaut und die Essanfälle und das Erbrechen reduziert.
Vor Beendigung der Therapie ist es wichtig zu erkennen, welche Situationen nach wie vor für Sie kritisch sein könnten. Was könnte dazu führen, dass Sie die Nahrungsmenge wieder reduzieren oder Ihrer Nahrungsauswahl wieder stärker einschränken? Wann könnten Essanfälle oder Erbrechen wieder auftreten?
Versuchen Sie, diese kritischen Situationen genauer zu beschreiben:

Kritische Situationen:

Sie werden bisher die Erfahrung gemacht haben, dass bestimmte Strategien für Sie hilfreich gewesen sind, um mit solchen kritischen Situationen umzugehen. Fassen Sie diese Strategien hier nochmals zusammen, um sich später an sie erinnern zu können.

Erfolgreiche Strategien im Umgang mit kritischen Situationen:

AB 114 /

Zwischenbilanz

Dieses Arbeitsblatt soll Ihnen helfen, eine Zwischenbilanz zum bisherigen Therapieverlauf zu ziehen. Es soll deutlich werden, in welchen Bereichen Sie bislang Veränderungen erreichen konnten und wo noch weitere Veränderungen notwendig sind.

(1) Welche Nahrungsmittel Ihrer Schwarzen Liste vermeiden Sie immer noch?

....

....

....

....

....

....

....

(2) Wie hat sich die Häufigkeit von Essanfällen entwickelt?
Heute: .... Essanfälle pro Woche
bei Therapiebeginn: .... Essanfälle pro Woche

(3) Wie häufig pro Woche erbrechen Sie?
Heute: .... Essanfälle pro Woche
bei Therapiebeginn: .... Essanfälle pro Woche

(4) Welche anderen Änderungen im Bereich Essverhalten und Gewicht sind noch notwendig?

....

....

....

....

....

....

....

(5) In welchen anderen Bereichen sind Veränderungen für Sie noch wichtig?

Bereich (1): ....

Bereich (2): ....

Bereich (3): ....

Bereich (4): ....

KAPITEL 20 /

KVT bei Binge Eating

Simone Munsch

- INFO 79/Informationen zum Entstehen und Aufrechterhalten der BES
- INFO 80/Informationen zum Entstehen, Aufrechterhalten und Behandeln von Übergewicht
- INFO 81/Instruktionen zum Festlegen von Zielen und Teilzielen
- INFO 82/Instruktionen zum Anwendrn des ABC-Modells
- INFO 83/Leitfragen für das Anwenden des ABC-Modells
- AB 115 Selbstbeobachtungsbogen zum Anwenden des ABC-Modells
- INFO 84/Instruktionen zu den Auslöserkontrolltechniken
- INFO 85/Instruktionen zu den Reaktionskontrolltechniken
- INFO 86/Instruktionen zum Anwenden von Notfallkärtchen
- AB 116/Beispiel für das Erstellen von Notfallkärtchen
- AB 117/Selbstbeobachtungsbogen zum Anwenden von Notfallkärtchen
- INFO 87/Informationen zum Körperbild
- INFO 88/Instruktionen zum Verändern irrationaler Gedanken
- INFO 89/Informationen zum Entstehen von Übergewicht
- INFO 90/Instruktionen zum Bewältigen von Schwierigkeiten

Die Binge-Eating-Störung (BES) ist eine spezielle Form von Essstörung. Sie beschreibt regelmäßige anfallartige, mit Kontrollverlust einhergehende Essattacken, die im Gefolge zu Adipositas führen oder als Gegenreaktion bulimische Verhaltensweisen begründen können.
Für den Behandlungsprozess stehen folgende Arbeitsmaterialien zur Verfügung:

INFO 79/Informationen zum Entstehen und Aufrechterhalten der BES ist ein Informationsblatt für Therapeuten. Es beschreibt, wodurch eine Binge-Eating-Störung entsteht und wie sie aufrechterhalten wird.

INFO 80/Informationen zum Entstehen, Aufrechterhalten und Behandeln von Übergewicht gibt als Informationsblatt für Patienten an, wie Übergewicht entsteht und besteht, und was dagegen zu tun ist.

INFO 81/Instruktionen zum Festlegen von Zielen und Teilzielen zeigt als Informationsblatt für Patienten auf, weshalb und wie man realistische End- und Etappenziele für die Gewichtsreduktion aufstellt.

INFO 82/Instruktionen zum Anwenden des ABC-Modells und **INFO83/Leitfragen für das Anwenden des ABC-Modells** führen als Informationsblätter für Patienten in das Kognitive Modell ein und liefern Leitfragen für die Binge-Eating-Störung.

AB 115/Selbstbeobachtungsbogen zum Anwenden des ABC-Modells dient als Hausaufgabenblatt für Patienten, um eigene ABC-Modelle zu erstellen.

INFO 84/Instruktionen zu den Auslöserkontrolltechniken beschreibt als Informationsblatt für Patienten, was Auslöser für Binge-Eating Anfälle sind und wie sie kontrolliert werden können. Hierzu können die Patienten auch eigene Strategien angeben.

INFO 85/Instruktionen zu den Reaktionskontrolltechniken. In diesem Informationsblatt lernen die Patienten, was Reaktionskontrolltechniken sind und wie man sie einsetzt.

INFO 86 sowie **AB 116** und **AB 117** behandeln den Einsatz von Notfallkärtchen zum Vermeiden künftiger Essanfälle. INFO 86 beschreibt den Sinn und Zweck von Notfallkärtchen, AB 116 zeigt beispielhaft auf, wie solche zu erstellen sind, und AB 117 ist ein Aufgabenblatt für Patienten zum Erstellen eigener Notfallstrategien.

INFO 87/Informationen zum Körperbild ist ein Informationsblatt für Patienten, in dem beschrieben wird, wie sich das Bild vom eigenen Körper entwickelt und die Folgen, die entstehen, wenn es negativ gefärbt ist.

In INFO 88/Instruktionen zum Verändern irrationaler Gedanken wird beschrieben, wozu und wie irrationale Gedanken verändert werden können.

INFO 89/Informationen zum Entstehen von Übergewicht vermittelt dem Patienten Informationen, wie Übergewicht entsteht und besteht.

INFO 90/Instruktionen zum Bewältigen von Schwierigkeiten behandelt, wie Patienten mit Schwierigkeiten im Veränderungsprozess und mit einem Rückfall in alte Gewohnheiten angemessen umgehen.

Quellennachweis
Die in diesem Kapitel verwendeten Arbeitsblätter stammen aus: Munsch, S., Biedert, E. & Schlup, B. (2011). Binge Eatin Kognitive Verhaltenstherapie bei Essanfällen (2. Aufl.). Weinheim: Beltz.
Die Arbeitsblätter wurden vom Herausgeber zusammengestellt.

T

Informationen zum Entstehen und Aufrechterhalten der BES

Im Modell zur Entstehung und Aufrechterhaltung der Binge-Eating-Störung (BES) wird zwischen vorbestehenden Bedingungen einerseits sowie auslösenden und aufrechterhaltenden Bedingungen andererseits unterschieden.

Vorbestehende Bedingungen

Unter vorbestehenden Bedingungen versteht man Lebensumstände, die für das Entstehen der Essanfälle mitverantwortlich sein können. Dazu gehören Übergewicht in der Familie und Kindheit sowie Faktoren, die die Entwicklung von Übergewicht und Adipositas in der Kindheit begünstigen. Diese Faktoren können über den Ess-, Ernährungs- und Bewegungsstil der Familie vermittelt werden. Aber auch soziale Benachteiligung und Hänseleien in Zusammenhang mit Figur und Gewicht innerhalb und außerhalb der Familie gelten als zusätzliche Faktoren bei der Entstehung der BES. Des Weiteren zählen Belastungen in der Familie oder der nahen Umgebung (z. B. familiäre Probleme, psychische Erkrankung eines Elternteils, belastende Ereignisse und Erfahrungen) zu denjenigen Faktoren, die die Entwicklung einer psychischen Störung – mitunter einer BES – begünstigen können. Das Zusammenwirken aller – oder eines Teils – der genannten vorbestehenden Bedingungen trägt unter Mitwirkung der auslösenden beziehungsweise aufrechterhaltenden Bedingungen zur Entwicklung einer BES bei.

Auslösende und aufrechterhaltende Faktoren

Das Auftreten von Essanfällen wird durch das Vorhandensein von Belastungen (kritische Lebensereignisse, andauernde psychische Belastungen) begünstigt. Dabei spielen vor allem zwischenmenschlichen Belastungen eine wichtige Rolle. Ist der Glaube, die Belastungen selbst reduzieren zu können resp. die Probleme lösen zu können, gering, so wirkt sich dies negativ auf die Einschätzung der eigenen Person aus. In solchen Situationen kann die Kontrolle über das Essverhalten zusammenbrechen und ein Essanfall die einzige Möglichkeit sein, Anspannung und negative Gefühle zu reduzieren. Ein kohlenhydratarmer und fettreicher Ernährungsstil begünstigt bei gleichzeitiger Anfälligkeit auf Stress die Wahrscheinlichkeit, auf belastende Situationen mit Essanfällen zu reagieren (durch kohlenhydratreiche Nahrung kann hingegen die Stressanfälligkeit verringert werden). Ebenso fördert ein rigides (auf strengen Diätregeln basierend) Essverhalten das Auftreten von Essanfällen. Ein ungünstiger Ess- und Ernährungsstil trägt somit mitunter zum Auftreten der Essanfälle bei. Das Auftreten von Essanfällen wird zusätzlich dadurch gefördert, dass Hinweisreize, die in Zusammenhang mit Nahrung stehen (z. B. Geruch oder Anblick von Lebensmitteln, spezifische Stimmungen und/oder Befindlichkeiten) körperliche und seelische Reaktionen hervorrufen, die schlussendlich in einem unwiderstehlichen Drang zum Essen münden.

Nicht ein alleiniger Faktor, sondern das individuelle Zusammenspiel der oben genannten vorbestehenden sowie auslösenden und aufrechterhaltenden Bedingungen trägt zur BES bei. Damit Sie Ihre Essstörung verstehen und bewältigen können, ist es deshalb wichtig, dass Sie sich selbst genau beobachten und herausfinden, welches bei Ihnen die für die BES relevanten Bedingungen und Auslöser sind.

INFO 79/

Informationen zum Entstehen und Aufrechterhalten der BES

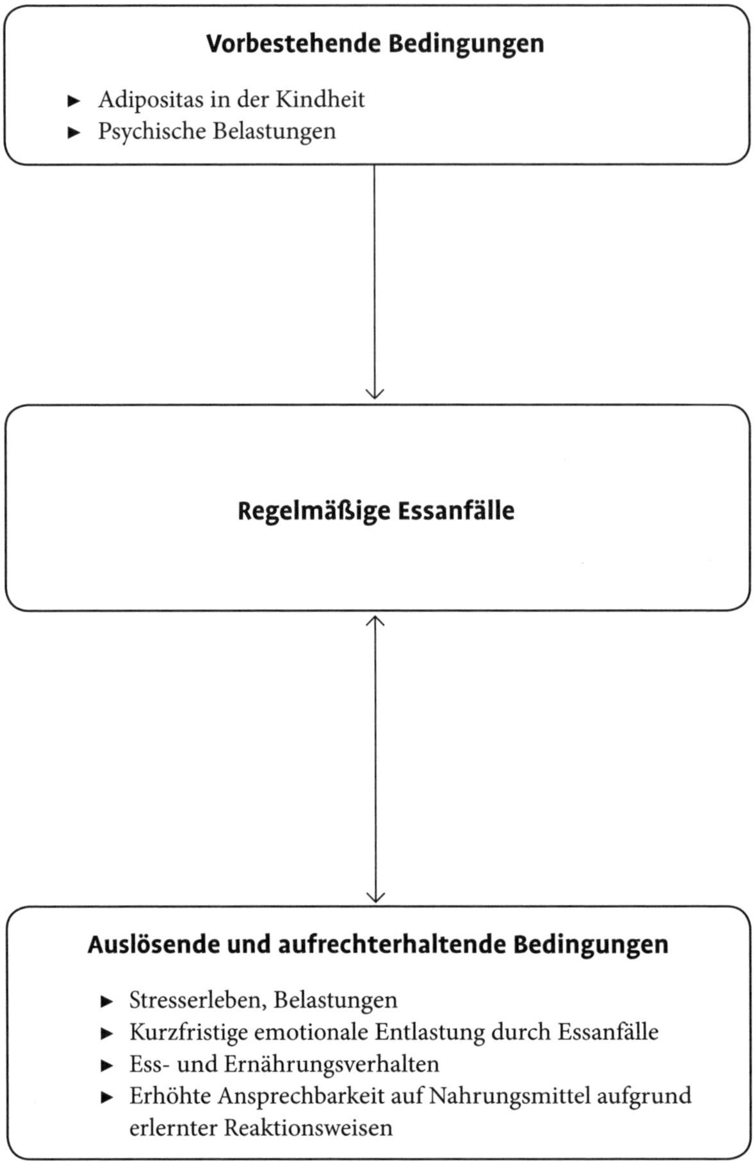

INFO 80 /

P

Informationen zum Entstehen, Aufrechterhalten und Behandeln von Übergewicht

Bei der Entstehung und Aufrechterhaltung von Übergewicht spielen sowohl erbliche Voraussetzungen als auch gesellschaftliche und persönliche Bedingungen eine Rolle.

Vorbestehende Bedingungen

Zu den vorbestehenden Bedingungen gehören die erblichen Voraussetzungen, die zu mehr als 50 Prozent für die Entstehung von Übergewicht verantwortlich sind. Erbliche Veranlagungen beeinflussen den Stoffwechsel, d. h. die Art und Weise, wie die Nahrung im Körper aufgenommen, verwertet und abgebaut wird. Es wird angenommen, dass jeder Mensch ein erblich vorgegebenes Körpergewicht hat; deshalb kann das Gewicht langfristig nur innerhalb einer festgelegten Grenze verändert werden.

Auslösende Bedingungen

Die auslösenden Bedingungen für die Entstehung von Übergewicht hängen hauptsächlich mit der Lebensweise zusammen. Dabei nehmen Ernährungs- und Essgewohnheiten sowie das Ausmaß an körperlicher Bewegung eine wichtige Funktion ein: In Industrieländern gibt es ein riesiges Angebot an Nahrungsmitteln, und es werden mehr fettreiche und weniger kohlenhydratreiche Nahrungsmittel als früher verzehrt. Gleichzeitig ist heutzutage im Alltag weniger Bewegung nötig. Sie hat ihren Platz höchstens noch in der Freizeit.

Aufrechterhaltende Bedingungen

Unsere Lebensweise steht in krassem Gegensatz zum Schönheitsideal unserer Gesellschaft, das ein niedriges Körpergewicht vorschreibt. Übergewichtige Menschen stehen unter einem ständigen Druck, weil sie dem Schönheitsideal nicht entsprechen. Viele entwickeln ein negatives Bild von ihrem eigenen Körper und von sich selbst. Die meisten übergewichtigen Menschen haben bereits unzählige Diätversuche hinter sich. Die bei Diäten übliche Einteilung von Nahrungsmitteln in »erlaubt« und »verboten« kann aber langfristig nicht durchgehalten werden. Früher oder später kommt es zu Kontrolleinbrüchen, die sich in Essanfällen äußern können. Der Verlust der Kontrolle sowie die Unzufriedenheit mit dem eigenen Aussehen können zu Schuld- und Schamgefühlen führen.

Behandeln von Übergewicht

Realistische Gewichtsziele sind das A und O jeder Behandlung von Übergewicht. Dabei gilt, dass durch die langfristige Umstellung der Ernährungs- und Bewegungsgewohnheiten eine Verringerung des Körpergewichts von 5 bis 10 Prozent erreicht werden kann!

INFO 81 /

P

Instruktionen zum Festlegen von Zielen und Teilzielen

Ziele und Teilziele festlegen

Warum?

Das Festlegen von Zielen und Teilzielen hat mehrere Vorteile:

- Sie können Ihr Augenmerk auf künftige kleine und größere Erfolgserlebnisse richten.
- Die Zielsetzungen dienen als »roter Faden«, der hilft, auch bei Schwierigkeiten den Weg nicht aus den Augen zu verlieren.
- Die Zielerreichungsprotokolle zeigen immer wieder auf, dass das Verändern von überdauernden Verhaltensweisen schrittweise vorwärtsgeht, und dass auch Schritte zurück dazugehören.
- Mit der Selbstbeobachtung haben Sie auch außerhalb der Gruppe die Möglichkeit, Rückmeldungen über Fortschritte und Schwierigkeiten zu erhalten!

Wie?

Formulieren Sie bitte ein Ziel zum Thema Umgang mit Essanfällen und ein zweites Ziel bezüglich der regelmäßigen Bewegung. Wenn Sie unabhängig von den Bereichen Essanfälle und Bewegung mit der Behandlung ein weiteres Ziel erreichen möchten, so notieren Sie es bitte ebenfalls.

- Auf den Arbeitsblättern 11 bis 13 sehen Sie eine sogenannte Zielerreichungsskala. Auf dieser notieren Sie bitte zuoberst – beim Punkt Ziel – Ihre persönliche Zielsetzung, die sie erreichen möchten.
- Sie werden feststellen, dass es manchmal schwerer fällt, alle drei Zwischenschritte zu benennen, als das Ziel zu formulieren. Überlegen Sie sich bitte, an welchen konkreten Veränderungen Sie Fortschritte ablesen können. Welche Schritte zum Ziel können Sie jetzt schon angeben?
- Achten Sie beim Benennen der Ziele immer darauf, dass Sie erreichbare Ziele setzen.

Überlegen Sie sich bitte abschließend, wo Sie sich jetzt auf Ihrer Zielerreichung befinden und machen Sie dort ein Kreuz.

- Nehmen Sie die Zielerreichungsskala von jetzt an anlässlich jeder zweiten Therapiesitzung vor. Wenn Sie das jeweilige Kreuz mit einem Datum versehen, dann können Sie die Veränderungen über die Zeit besser nachvollziehen!
- Zum Abschluss der ersten Behandlungsphase werden wir in der Gruppe gemeinsam eine Zielerreichungsskalierung durchführen und Strategien für Situationen erarbeiten, die noch Schwierigkeiten bereiten.

INFO 82 /

P

Instruktionen zum Anwenden des ABC-Modells

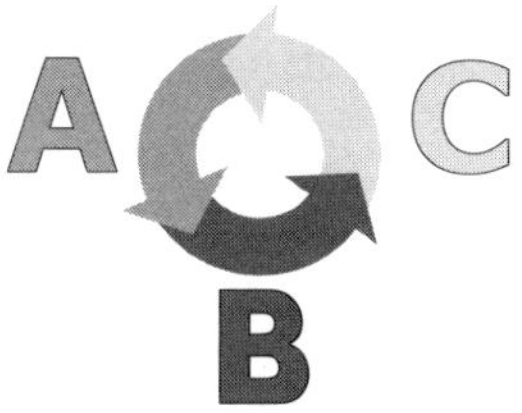

ABC-Modell des Verhaltens anwenden

Warum?

Das ABC-Modell hat verschiedene Funktionen:

- Mit »bloßem Auge« sind die Ursachen eines Essanfalls oft nicht ersichtlich, es entsteht das Gefühl, es sei »einfach mit einem geschehen«. Das ABC-Modell hilft, Situationen zu erkennen, in denen immer wieder Essanfälle auftreten.
- Das Entschlüsseln von kritischen Situationen zeigt auf, wo neue Bewältigungsstrategien nötig sind.
- Das ABC-Modell hilft Ihnen, Risikosituationen, in denen Essanfälle auftreten können, zu erkennen. Im Behandlungsverlauf können Sie sich damit auf Situationen, in denen Sie Gefahr laufen, Rückschritte zu erleben, vorbereiten. Vielleicht wenden Sie es später auch auf Situationen an, die nicht nur mit dem Essverhalten direkt zu tun haben?

Wie?

Die Bezeichnung ABC-Modell steht für:

- **A = Auslöser**
- **B = Problemverhalten** (also das Verhalten, das Sie verändern wollen)
- **C = Konsequenzen der Handlungskette**

Notieren Sie bitte alles, was Ihnen zu einer bestimmten Situation in den Sinn kommt. Nichts ist unwichtig oder eine Bagatelle!

Wenden Sie das ABC-Modell bei jedem Essanfall, möglichst gleich im Anschluss daran, an. Tragen Sie immer eine Kopie bei sich!

- Bitte zählen Sie unter dem Buchstaben **A** alle Punkte auf, die dazu beigetragen haben, dass es überhaupt zu einem Essanfall gekommen ist. Das können z. B. die Tageszeit, ein Konflikt mit dem Partner, Hungergefühle, ein vorheriger Essanfall, Traurigkeit oder Langeweile sein.
- Unter dem Punkt **B** halten Sie bitte Ihr Verhalten während des Essanfalls fest; also alles, was geschehen ist, nachdem der Essanfall bereits begonnen hat. Beschreiben Sie, wo der Essanfall stattgefunden hat, in welchem Zimmer Sie waren, ob jemand anderes da war, wie lange es gedauert hat, was Sie in welcher Reihenfolge gegessen haben usw.
- Unter Punkt **C** notieren Sie die Folgen des Essanfalls, d. h., was Sie nach dem Essanfall gemacht haben, welche Gedanken Ihnen durch den Kopf gegangen sind, und was Sie dabei gefühlt haben.

INFO 83 /

Leitfragen für das Anwenden des ABC-Modells

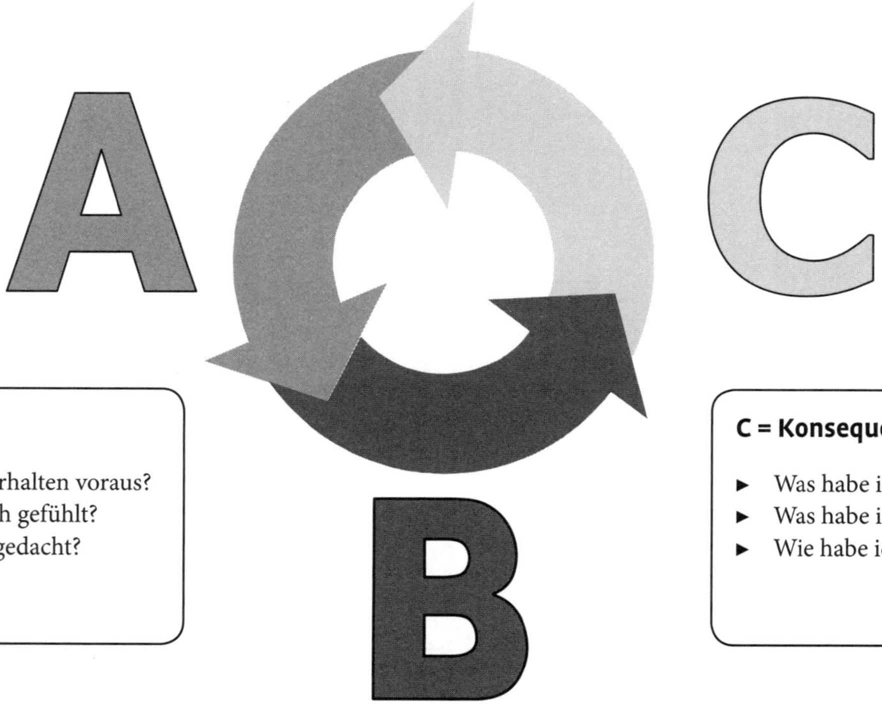

A = Auslöser

- Was ging dem Verhalten voraus?
- Wie habe ich mich gefühlt?
- An was habe ich gedacht?
- Wer war dabei?
- Wo war es?

B = Verhalten

- Was geschah wann?
- Wie lange dauerte es?
- War jemand dabei?
- Wo war es?
- Was habe ich in welcher
- Reihenfolge gegessen?

C = Konsequenzen

- Was habe ich dann gemacht?
- Was habe ich gedacht?
- Wie habe ich mich dann gefühlt?

AB 115 / P

Selbstbeobachtungsbogen zum Anwenden des ABC-Modells

Was von A bis C bei Essanfällen alles geschehen kann …

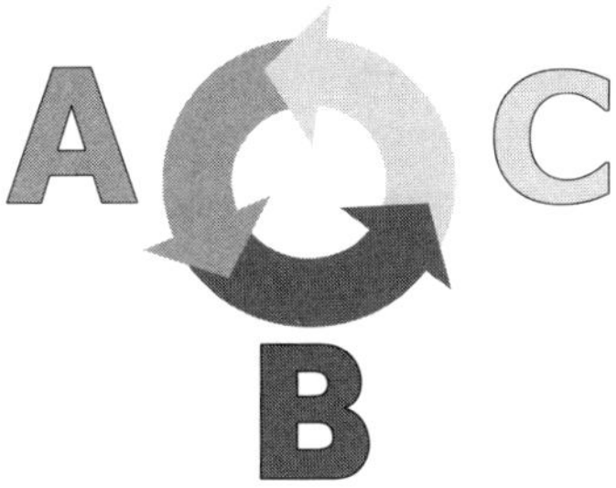

A = Auslöser

B = Verhalten

C = Konsequenzen

INFO 84 /

P

Instruktionen zu den Auslöserkontrolltechniken

Auslöserkontrolltechniken anwenden

Warum?

Unter *Auslöser* (A im ABC-Modell) versteht man die auslösenden Bedingungen, denen ein bestimmtes Verhalten folgt. Auslöserkontrolltechniken haben folgende Funktionen:

- Vermeiden von Auslösern von Essanfällen. Denn es ist einfacher, Risikosituationen für Essanfälle im Voraus zu vermeiden als sie zu bewältigen, wenn sie auftreten.
- Auslöserkontrolltechniken tragen dazu bei, mehr Kontrolle über die eigenen Essgewohnheiten zu erlangen.

Wie?

Sie haben nun gelernt, mit dem ABC-Modell Risikosituationen für das Auftreten von Essanfällen zu erkennen, und Sie haben eine Liste mit Auslösern für Essanfälle erstellt. Als nächsten Schritt geht es nun darum, wie Sie persönlich Essanfälle verhindern können. Es zahlt sich aus, im Voraus Bewältigungsstrategien für Risikosituationen zu planen. Denken Sie aber daran, dass Sie Strategien zur Verfügung haben sollten, die Sie zuhause, bei der Arbeit oder auswärts anwenden können. In der folgenden Liste finden Sie Vorschläge, die anderen Teilnehmer geholfen haben, Essanfälle zu verhindern. Notieren Sie aber bitte auch eigene Strategien.

Auslöserkontrolltechniken

- Mahlzeitenplan einhalten
- Bewusst essen: während des Essens nichts anderes tun, immer am gleichen Ort essen, nur am gedeckten Tisch essen
- Nur mit vollem Magen einkaufen gehen
- Immer mit einer Einkaufsliste einkaufen gehen
- Bei Angst vor Kontrollverlust nur mit wenig Geld einkaufen gehen
- Nahrungsmittel, die während der Essanfälle gegessen werden, nur in kleinen Mengen zuhause vorrätig haben, gesunde, kalorienarme Snacks in Reichweite halten
- Für kritische Zeitpunkte im Tagesablauf angenehme Tätigkeiten einplanen, die verhindern, dass es zu Essanfällen kommt (Zeitung lesen, telefonieren, Verabredungen frühzeitig planen usw.)

Andere Auslöserkontrolltechniken: Notieren Sie hier Ihre eigenen Strategien!

INFO 85 /

P

Instruktionen zu den Reaktionskontrolltechniken

Reaktionskontrolltechniken anwenden

Warum?

Bei den Reaktionskontrolltechniken geht es darum, in kritischen Situationen so zu reagieren, dass Sie einen Essanfall doch noch verhindern oder abbrechen können.

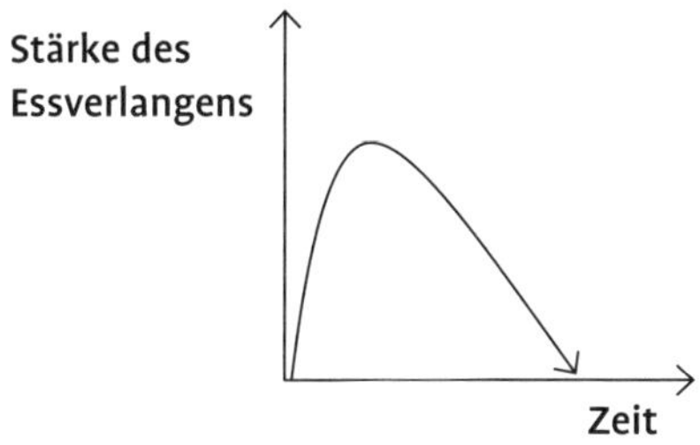

- Wenn das Verlangen nach Essen zunimmt, entsteht das Gefühl, dass es immer stärker werden würde, wenn nicht gegessen wird. Tatsächlich verhält sich jedoch das Verlangen nach Essen wellenförmig. Das heißt, es steigt an und bricht dann wie eine Meereswelle wieder zusammen. Gelingt es Ihnen, den Essanfall hinauszuzögern, so werden Sie erleben, wie die Stärke des Verlangens langsam nachlässt (s. Abb.).
- Essanfälle treten oft in Situationen auf, in denen Frustration, Leere, Traurigkeit, Ärger oder Langeweile empfunden wird. Das Frustessen, manchmal einziger Ausweg aus diesen Situationen, soll bei der Methode der Reaktionskontrolle durch andere, wenn möglich angenehme Tätigkeiten ersetzt werden.
- Je konkreter Sie vorplanen, welche angenehme Tätigkeit Sie in welcher Situation anwenden werden, desto besser sind Sie auf kritische Situationen vorbereitet und können Ihre Reaktionen selbst steuern.

Wie?

Im Folgenden sehen Sie unsere Vorschläge für Reaktionskontrolltechniken aufgeführt. Zudem finden Sie eine Auswahl von angenehmen Tätigkeiten, die mit Essen nichts zu tun haben. Bestimmt finden Sie darunter etwas, was Sie tun können, wenn Sie außerhalb Ihres Mahlzeitenplans ein Verlangen nach Essen haben!
Denken Sie daran, dass Sie Strategien benötigen, die Sie zuhause, bei der Arbeit und unterwegs ausführen können!

Reaktionskontrolltechniken

- Bei steigendem Essverlangen vor Beginn des Essanfalls laut auf 120 zählen
- Den Essanfall so lange wie möglich hinauszögern (Aufschubdauer regelmäßig protokollieren)
- Den Ort des Geschehens verlassen und sich ablenken (Musik hören, singen, das Haus verlassen, mit jemandem sprechen, mit jemandem telefonieren, laut Zeitung lesen)
- Mit Besteck essen
- Gelingt es vorerst nicht, die Strategien durchzuführen, dann bei Beginn des Essanfalls einen Wecker auf fünf Minuten stellen und danach nochmals versuchen, die Strategien einzusetzen (bei ausbleibendem Erfolg Vorgehen wiederholen)

INFO 86 /

P

Instruktionen zum Anwenden von Notfallkärtchen

Notfallkärtchen erstellen

Warum?

Der nächste Schritt besteht nun darin, Situationen, in denen Essanfälle auftreten, nicht nur zu erkennen, sondern auch zu bewältigen.

- In Krisensituationen ist es oft unmöglich, geeignete Bewältigungsmöglichkeiten zu finden. Wenn Sie jedoch jetzt ein Notfallkärtchen erstellen und planen, was Sie das nächste Mal anders machen möchten, dann steigen Ihre Chancen, erfolgreich einen Schritt weiterzukommen!
- Ein Notfallkärtchen kann man überall bei sich tragen und es hilft, sich daran zu erinnern, dass man nicht hilflos ausgeliefert ist.
- Sie können für unterschiedliche Situationen passende Notfallkärtchen erstellen, so sind Sie immer gewappnet.
- Notfallkärtchen können immer wieder verändert und so Ihren Fortschritten angepasst werden.

Wie?

Der Sinn dieser Kärtchen besteht darin, dass Sie diese möglichst dort dabei und sichtbar haben, wo die Risikosituation üblicherweise stattfindet. Wenn die Risikosituation darin besteht, zuhause nach Feierabend Essanfälle zu bekommen, dann gehört das Kärtchen in die Küche. Wenn Sie aber Schwierigkeiten damit haben, beim Arbeiten dem Drang nach Essen zu widerstehen, dann befindet sich das Notfallkärtchen idealerweise in Ihrer Tasche usw. Indem Sie überlegen, wo Sie es brauchen, bereiten Sie sich bereits auf die Risikosituation vor. So fällt es Ihnen leichter, sich an das Kärtchen oder das, was darauf steht, zu erinnern. Vermutlich brauchen Sie für verschiedene Risikosituationen verschiedene Kärtchen!

- Benutzen Sie Arbeitsblatt 24 und 25 und erstellen Sie für verschiedene Risikosituationen passende Notfallkärtchen.
- Bringen Sie die Notfallkärtchen immer in die Sitzung mit, sodass Sie neue Anregungen oder Ideen notieren können. Möglicherweise müssen Sie Ihr Vorgehen auch öfter verändern!

AB 116 /

Beispiel für das Erstellen von Notfallkärtchen

P

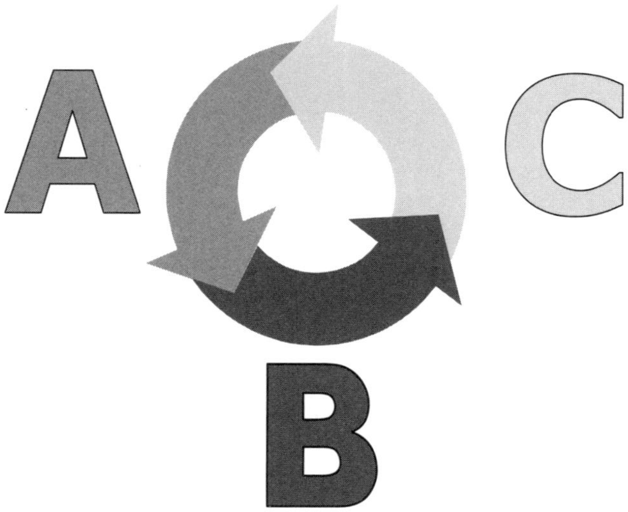

A = Auslöser

Feierabend

B = Verhalten

Esse unkontrolliert, schnell und viel

C = Folgen

Fühle mich miserabel, hat alles keinen Sinn!

Notfallkärtchen:

- Abendessen früh oder einen Snack vor dem Abendessen einplanen
- Aktivitäten für die Zeit bis zum Abendessen planen: Bad nehmen, spazieren gehen, Zeitung lesen, Telefonat erledigen …

- Wenn es trotzdem passiert: ruhig bleiben, Ort des Geschehens verlassen!
- Mich fragen: Was läuft hier ab?
- Auf 120 zählen
- Wecker alle fünf Minuten stellen

- Mich ablenken: singen, laut Zeitung lesen, Musik hören, eine Freundin anrufen
- Weniger machen, von dem, was schadet: mich nicht abwerten!

AB 117 / **P**

Selbstbeobachtungsbogen zum Anwenden von Notfallkärtchen

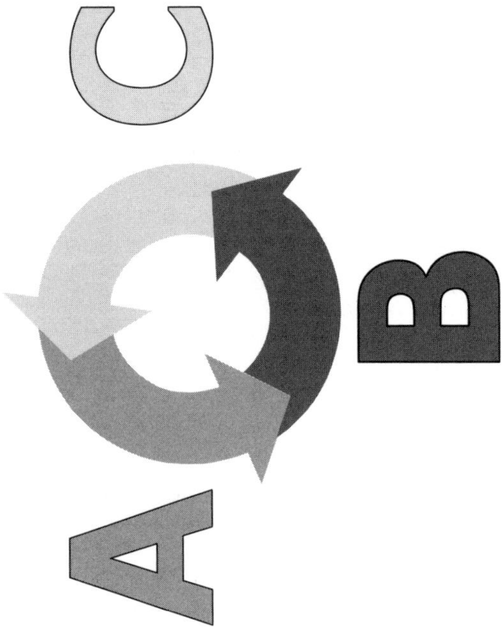

Notfallkärtchen:

....
....
....
....
....
....

A = Auslöser ....

B = Verhalten ....

C = Folgen ....

INFO 87 /

P

Informationen zum Körperbild

Vorbestehende Bedingungen

- Ausprägung des eigenen Erscheinungsbilds: Größe, Körpergewicht, Gesicht, Haare, Körperproportionen usw.
- Von der Gesellschaft vorgegebener Idealkörper
- Umgang mit dem Körper in der Familie, eigene Erfahrungen mit dem Körper (Bewegung, Sport, Sexualität)

↓

Auslösende Bedingungen

- Reaktionen anderer auf den eigenen Körper und deren Bewertung
- Vergleich des eigenen Körpers mit anderen
- Vergleich des eigenen Körpers mit dem Idealbild

↕

Negatives Körperbild und dessen Auswirkungen

Verhalten

- Vermeiden von Bewegung
- Vermeiden, sich zu sehen
- Vermeiden, von anderen gesehen und beobachtet zu werden
- Rückzug aus sozialen Kontakten
- Verstecken des Körpers

Gefühle

- Schamgefühle
- Traurigkeit
- Ärger
- Angst
- Frustration

Gedanken

- Gedanken kreisen um negative Eigenschaften des eigenen Körpers
- Wert der ganzen Person wird von Erscheinungsbild und Körpergewicht abhängig gemacht

INFO 88 /

P

Instruktionen zum Verändern irrationaler Gedanken

Irrationale Gedanken verändern

Warum?

Gedanken, Gefühle und Verhalten hängen eng zusammen und beeinflussen sich gegenseitig. Oft empfinden oder handeln wir nicht direkt aus der Situation heraus, sondern aufgrund unserer Bewertungen der Situation (z. B.: Angst kommt dann auf, wenn wir das Schlagen der Fensterläden als einen Hinweis auf einen Einbrecher bewerten, nicht aber, wenn wir denken, es sei der Wind gewesen).

Im Zusammenhang mit der BES bestehen bestimmte überdauernde, automatische und fälschlicherweise als richtig beurteilte Einstellungen, die »irrationale Gedanken« genannt werden. Aus folgenden Gründen ist es wichtig, irrationale Gedanken erkennen und verändern zu lernen:

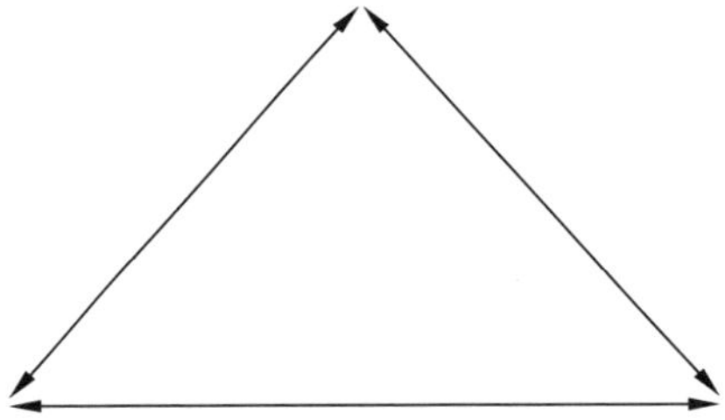

- Irrationale Gedanken, die bei der BES häufig vorkommen, betreffen die Einstellung zur eigenen Person, zum eigenen Körper, zum Übergewicht sowie zur Fähigkeit, Probleme zu lösen und haben schwerwiegende negative Auswirkungen auf die Stimmung und das Verhalten.
- Irrationale Gedanken können die Motivation beeinträchtigen. (Es ist z. B. wenig motivierend, wenn Sie der Überzeugung sind: »Wenn ich in der Therapie nicht immer jede Übung perfekt meistere, dann nützt es sowieso nichts«!)
- Irrationale Gedanken sind somit wichtige aufrechterhaltende Bedingungen der BES. Bei der Behandlung der Essstörung müssen diese auslösenden Bedingungen verändert werden.

Wie?

Beim Erkennen und Verändern von irrationalen Gedanken kann folgendermaßen vorgegangen werden:

- Nach Beweisen für und gegen den irrationalen Gedanken suchen
- Überprüfen, ob andere Menschen auch zu dieser Einschätzung gelangen würden
- Überprüfen, ob der irrationale Gedanke immer zutrifft, oder ob es Ausnahmen gibt
- Überprüfen, ob der irrationale Gedanke auch für andere zutrifft oder nur für die eigene Person gilt
- Überprüfen, welche Konsequenzen der irrationale Gedanke haben kann, d. h., ob dieser Gedanke bei der Problemlösung hilft oder behindert

INFO 89 /

P

Informationen zum Entstehen von Übergewicht

Erbliche Veranlagung zur Fettspeicherung

Die erbliche Veranlagung zur Fettspeicherung beim Menschen hat wichtige Funktionen: In guten Zeiten werden Reserven angelegt, die in Notzeiten aufgebraucht werden können. Früher war das Fettspeicherprogramm der Natur der wichtigste Überlebensmechanismus, ohne den viele Generationen nicht überlebt hätten.

- Energie, die wir aufnehmen und im Moment nicht brauchen, wird in Form von Fettzellen gespeichert. Diese Energiereserven, in Fettzellen gelagert, sind jederzeit verfügbar.
- Das Problem »Übergewicht« konnte nur in einer Gesellschaft entstehen, in der fettreiche Nahrung im Überfluss verfügbar ist und Bewegung auf das Minimum beschränkt wird.
- Es hat sich gezeigt, dass es »schlechte« und »gute Futterverwerter« gibt, die bei der gleichen Menge an Nahrung unterschiedlich viel Energie in Form von Fett abspeichern. Wer ein »schlechter« und wer ein »guter Futterverwerter« wird, ist erblich vorbestimmt.

Lebensweise

Die Lebensweise spielt bei der Entstehung von Übergewicht eine wichtige Rolle. Die Lebensweise bestimmt, wie viel Energie in Form von Nahrung dem Körper zugeführt und wie viel verbraucht wird.

- Energiezufuhr durch Ernährung:
- Früher wurden vor allem kohlenhydrathaltige Nahrungsmittel (Kartoffeln, Brot, Teigwaren usw.) verzehrt, heute sind es immer mehr fetthaltige Nahrungsmittel.
- Das Überangebot an fettreichen Nahrungsmitteln, die meist nicht einmal zubereitet werden müssen, stellt für den Körper mit seinem Fettspeicherprogramm ein Problem dar.

Energieverbrauch durch Grundumsatz und Muskelmasse:

- Mit Grundumsatz ist die Menge an Energie gemeint, die zur Aufrechterhaltung sämtlicher Körperfunktionen (wie z. B. Atmung und Herzschlag) benötigt wird. Der Grundumsatz ist der größte Energieverbraucher und ist bei jedem Menschen unterschiedlich. Menschen mit niedrigerem Grundumsatz nehmen schneller an Gewicht zu als andere mit hohem Grundumsatz.
- Durch Bewegung kann die Muskelmasse und damit der Grundumsatz erhöht werden. Dies wirkt sich nicht nur in Bewegung, sondern auch in Ruhe, sogar im Schlaf, auf den gesamten Energieverbrauch aus. Heute bewegen sich jedoch die meisten Menschen im Beruf und in der Freizeit wenig.

Zusammenfassend kann also festgehalten werden, dass eine fettreiche Ernährung und wenig Bewegung bei vorhandener Veranlagung zu Übergewicht führen können. Eine ausgewogene Ernährung und ausreichend Bewegung dagegen ermöglichen auch bei ungünstigen Voraussetzungen ein niedrigeres Gewicht.

INFO 90 /

P

Instruktionen zum Bewältigen von Schwierigkeiten

Schwierigkeiten bewältigen

Warum?

Schwierigkeiten treten bei allen Menschen auf, wenn sie Gewohnheiten verändern wollen. Sie sind ein natürlicher Bestandteil von Verhaltensänderungen und haben auch wertvolle Eigenschaften:

- Schwierigkeiten geben Rückmeldung über den Stand der Veränderung.
- Schwierigkeiten geben Rückmeldung darüber, welche Strategien wirksam sind und wo noch Bedarf zur Verbesserung besteht.
- Schwierigkeiten können Hinweise auf unrealistische Zielsetzungen sein.
- Schwierigkeiten können anzeigen, dass eine Verschnaufpause angezeigt ist, bevor auf dem Weg in Richtung Ziel weitergegangen werden sollte.

Wenn Schwierigkeiten auftreten, denken viele: »Das ist der Anfang vom Ende, jetzt ist alles umsonst, ich schaffe es ja doch nie!« Wir sind da anderer Meinung, denn für uns gilt der Grundsatz:

Schwierigkeiten sind nicht gleich Rückschritte und Rückschritte sind nicht mit Rückfällen gleichzusetzen!

Und auch nach einem Rückfall kann neu begonnen werden.

Wie?

Wir schlagen Ihnen vor, sich wie ein Förster im eigenen Wald zu verhalten:

- Pflegen und beobachten Sie Ihren Wald.
- Lernen Sie vorauszusehen, wo ein Feuer entstehen könnte.
- Planen Sie die Löschaktion in ruhigen Zeiten.
- Verhindern Sie das Ausbrechen von Feuer.
- Bricht Feuer aus, so unterscheiden Sie, ob es ein kleines Feuer, eine Feuersbrunst oder ein Waldbrand ist.
- Benutzen Sie Ihren Plan und reagieren Sie schnell und konzentriert.
- Wenn Sie das Feuer alleine nicht eindämmen können, fordern Sie Hilfe an.

KAPITEL 21 /

KVT bei Zwangsstörungen

Carmen Oelkers • Martin Hautzinger

- INFO 91/Zwangsgedanken und Zwangshandlungen
- AB 118/Angstmacher und Beruhiger
- INFO 92/Aufdringliche Gedanken und Ihre Bewertung
- INFO 93/Was kennzeichnet aufdringliche Gedanken?
- INFO 94/Typische zwanghafte Prozesse
- INFO 95/Kognitives Modell – Rückkopplungsprozesse
- INFO 96/Beispiel eines Angstnetzwerks bei Kontaminationsangst
- INFO 97/Neurobiologische Modellvorstellungen zur Linderung von Zwängen
- AB 119/Kritische Lebensereignisse
- AB 120/Positive Seiten meiner Zwangsproblematik
- AB 121/Auflistung der Zwänge
- AB 122/Verhaltensanalyse
- AB 123/Problembereiche und Zielsetzung
- AB 124/Merksatz-Kärtchen
- AB 125/Sich die Macht zurückholen
- INFO 98/Exposition, Angst und Zwangsrituale
- INFO 99/Angst und Reaktionsmanagement
- AB 126/Zwangsspezifische Grundeinstellungen
- AB 127/Grundeinstellungen

Die kognitive Verhaltenstherapie ist bei der Behandlung der Zwangsstörung immer noch die Methode der Wahl, wobei sich im Laufe der Therapie auch eine gleichzeitige medikamentöse Behandlung immer mehr durchgesetzt hat. Betrachtet man die Exposition als Kernstück der Behandlung der Zwangsstörung, wird diese häufig erst durch eine wirksame Medikation möglich. Am Ende einer erfolgreichen KVT der Zwangsstörung ist selbstverständlich ein Ausschleichen der Medikation notwendig, um die Wirksamkeit der KVT nachzuweisen.
Mit den vorliegenden Arbeitsmaterialien ergibt sich die Möglichkeit, direkt am Symptom der Zwangsstörung, wie Zwangsgedanken und Zwangshandlungen, als auch an typisch zwangsspezifischen Defiziten im Rahmen der sozialen Kompetenz zu arbeiten. Die KVT hat sich sowohl im Einzel- als auch im Gruppensetting als erfolgreiche therapeutische Technik bewiesen. Demzufolge sind auch die hier enthaltenen Arbeitsblätter sowohl im Rahmen der Einzel- als auch Gruppentherapie nutzbar.
Die Arbeitsblätter sind jeweils den einzelnen Sitzungen zugeordnet. Sie werden durch den Therapeuten sowohl in der Gruppen- als auch in der Einzeltherapie dem betroffenen Patienten ausgehändigt.

INFO 91/Zwangsgedanken und Zwangshandlungen. Das erste Arbeitsblatt befasst sich mit der Erfassung von Zwangsgedanken und Zwangshandlungen. Diese Unterscheidung wird gemeinsam mit dem Patienten mit Hilfe dieses Arbeitsblattes herausgearbeitet.

AB 118/Angstmacher und Beruhiger. Das zweite Arbeitsblatt befasst sich mit dem lerntheoretischen Modell. Folgen des Vermeidungsverhaltens im Sinne der negativen Verstärkung werden mit Hilfe dieses Arbeitsblattes erarbeitet.

INFO 92–INFO 95. Diese Arbeitsblätter haben ihre Grundlagen im kognitiven Modell. Die inadäquate Überbewertung von Gefahr und die typischen zwanghaften Rückkopplungsprozesse können mit dem Patienten gemeinsam über diese Arbeitsblätter auf verständliche Weise identifiziert werden.

INFO 96/Beispiel eines Angstnetzwerks bei Kontaminationsangst. Dieses Informationsblatt stellt ein Angstnetzwerk dar und befasst sich somit anhand eines praktischen Beispiels mit dessen Entwicklung.

INFO 97/Neurobiologische Modellvorstellungen zur Linderung von Zwängen. Nach der Vermittlung der neurobiologischen Grundlagen durch den Therapeuten, die bei der Entstehung der Zwangsstörung von Bedeutung sind, kann anhand dieses Arbeitsblattes dem Patienten gegenüber zunächst schon angedeutet werden, was notwendig ist, um zwanghafte Prozesse erfolgreich aufzulösen.

AB 119/Kritische Lebensereignisse. Nach Rückgriff auf die Biographie des Patienten kann mit Arbeitsblatt 119 der Zusammenhang zwischen kritischen Lebensereignissen und die Entwicklung der Zwangserkrankung erarbeitet werden.

AB 120/Positive Seiten meiner Zwangsproblematik. Dieses Arbeitsblatt dient dazu, Bezug auf die Funktionalität der Zwänge zu nehmen.

AB 121/Auflistung der Zwänge und **AB 122/Verhaltensanalyse.** Für die Planung der therapeutischen Veränderung werden die Arbeitsblätter 121 und 122 benötigt, um nach der Herausarbeitung der einzelnen Zwänge diese im Rahmen einer Verhaltensanalyse darzustellen.

AB 123/Problembereiche und Zielsetzung. AB 129 knüpft mit seinen Inhalten direkt an die Arbeitsblätter 121 und 122 an.

AB 124–AB 125 und **INFO 98.** Die Vermittlung über kognitive Techniken mit Hilfe eines Merksatz-Kärtchens hilft dem Klienten, in der Situation alternative Kognitionen zu entwickeln. Auf diese Art schafft es der Patient über AB 125 in einer zwangsauslösenden Situation, sich die Macht zurückzuholen, in dem er erste Techniken erwirbt, die Zwangshandlungen aufzuschieben und nicht ausgeführte Zwangshandlungen in einer Strichliste aufzuführen. INFO 98 stellt den typischen Verlauf der Angst bei Zwangspatienten dar, wenn diese in zwangsauslösenden Situationen mit Zwangsgedanken konfrontiert werden und in der Folge dessen bisher Vermeidungsverhalten an den Tag gelegt haben.

INFO 99/Angst und Reaktionsmanagement. Mit INFO 99 wird dem Patienten eine alternative Technik zum Umgang mit Zwangsgedanken und Zwangshandlungen vermittelt. In diesem Zusammenhang ist es wichtig, dem Patienten die Bedeutung der Restanspannung zu vermitteln. Die Durchführung der Exposition mit dem einzelnen Patienten wird dann mit dem Therapeuten im Rahmen eines Expositionsplanes erarbeitet. Zur Erleichterung dessen ist der Rückgriff auf AB 123 besonders hilfreich.

AB 126/Zwangsspezifische Grundeinstellungen und **AB 127/Grundeinstellungen.** Da häufig bei Zwangspatienten auch soziale Defizite beobachtet werden, betrachten wir die Arbeit an diesen Defiziten nach erfolgreicher Therapie der Zwangsstörung auf ein moderates Ausmaß als wichtig. Zwei wichtige Arbeitsblätter, die wir u. a. im Rahmen des sozialen Adaptionstrainings verwendet haben, beziehen sich auf die zwangsspezifischen Grundannahmen wie z. B. auf »Schuld und Verantwortung«, »Perfektion und Fehlschlag- und Kritikangst«. Auf der Basis dieser Grundannahmen werden zunächst mit dem Patienten die Grundannahmen und deren kritische Überprüfung erarbeitet und anschließend über Rollenspiele alternatives Verhalten eingeübt.

Quellennachweis

Die in diesem Kapitel verwendeten Arbeitsblätter stammen aus: Oelkers, C. & Hautzinger, H. (2013). Zwangsstörungen. Kognitiv-verhaltenstherapeutisches Behandlungsmanual (2. Aufl.). Weinheim: Beltz.

INFO 91 /

P

Zwangsgedanken und Zwangshandlungen

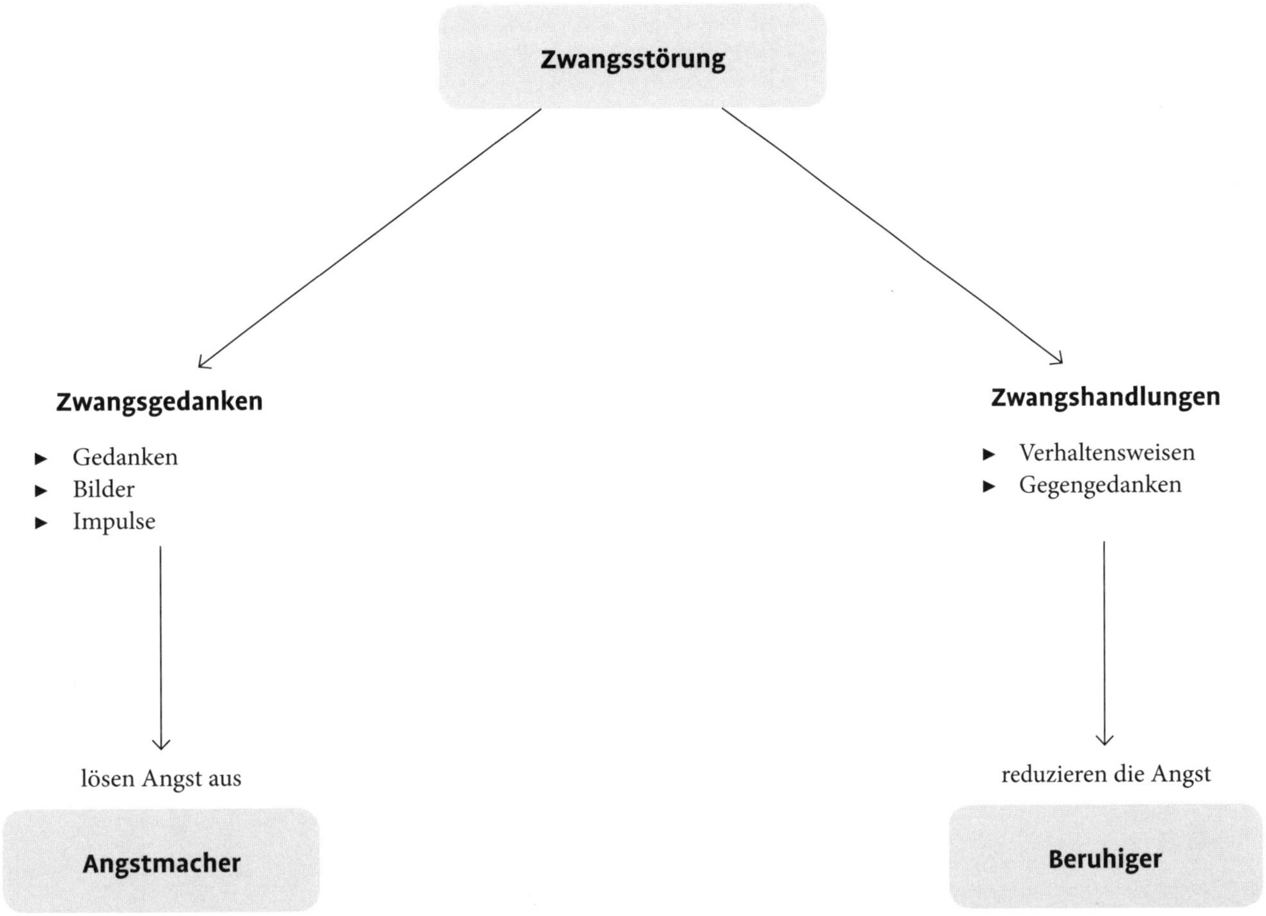

AB 118 /

Angstmacher und Beruhiger

Angstmacher (alle Situationen oder Gedanken, die bei Ihnen Angst auslösen)	**Beruhiger** (alle Strategien, die Sie einsetzen, um die Angst zu reduzieren)	War die Strategie erfolgreich oder nicht?	Wie ging es mir damit? Weitere Bemerkungen …

INFO 92 / P

Aufdringliche Gedanken und Ihre Bewertung

Aufdringlicher Gedanke:

»Vielleicht habe ich beim Autofahren etwas übersehen und jemanden verletzt?«

↓

Unangemessene Überzeugungen und Bewertungsprozesse:

Überschätzung der Wahrscheinlichkeit von Unfällen, Konsequenzen eines Unfalls erscheinen untragbar

↓

Katastrophisierende Fehlinterpretation:

»Täglich gibt es so viele Unfälle. Habe ich nicht vielleicht auch gerade etwas übersehen? Mir könnte das auch passieren. Deswegen muss ich ganz genau aufpassen, sonst stelle ich für meine Umwelt eine Gefahr dar oder bemerke womöglich gar nicht, dass ich einen Unfall verursacht habe. Es wäre für mich ganz furchtbar (…)!«

↓

Nervosität, Angst, Beklemmung, Panik

INFO 93 /

P

Was kennzeichnet aufdringliche Gedanken?

Aufdringliche Gedanken, Bilder oder Impulse

- Sie werden als etwas erlebt, was man eigentlich nicht will, aber dennoch nicht unterdrücken kann.
- Zirka 90 % aller Menschen haben von Zeit zu Zeit aufdringliche Gedanken, die sie als unsinnig und lästig empfinden. Sie gehören damit zum normalen Gedankenablauf eines Menschen.
- Bei emotionaler Anspannung und in Stresssituationen treten aufdringliche Gedanken häufiger auf.
- Bei gesunden Menschen gehen diese Gedanken einfach im Strom aller anderen Gedanken unter, sie werden sozusagen als irrelevant »aussortiert«.

INFO 94 /

P

Typische zwanghafte Prozesse

Zirkelargumentation

- »Wenn ich so etwas denke, muss es wichtig sein oder hat irgendeine besondere Bedeutung!«
- »Wenn dieser Gedanke bei mir Unruhe und Unbehagen auslöst, muss an ihm etwas dran sein!«

Unterdrücken des Gedankens …

- … führt dazu, dass er nur noch aufdringlicher wird (Eisbärphänomen)!

Tabuisierung

- Das Gefühl, dass man so etwas (Schlechtes) nicht denken darf, führt dazu, dass man sich selbst abwertet und kritisiert. Auch das lässt einem Gedanken (zu) viel Bedeutung zukommen.

INFO 95 /

Kognitives Modell – Rückkopplungsprozesse

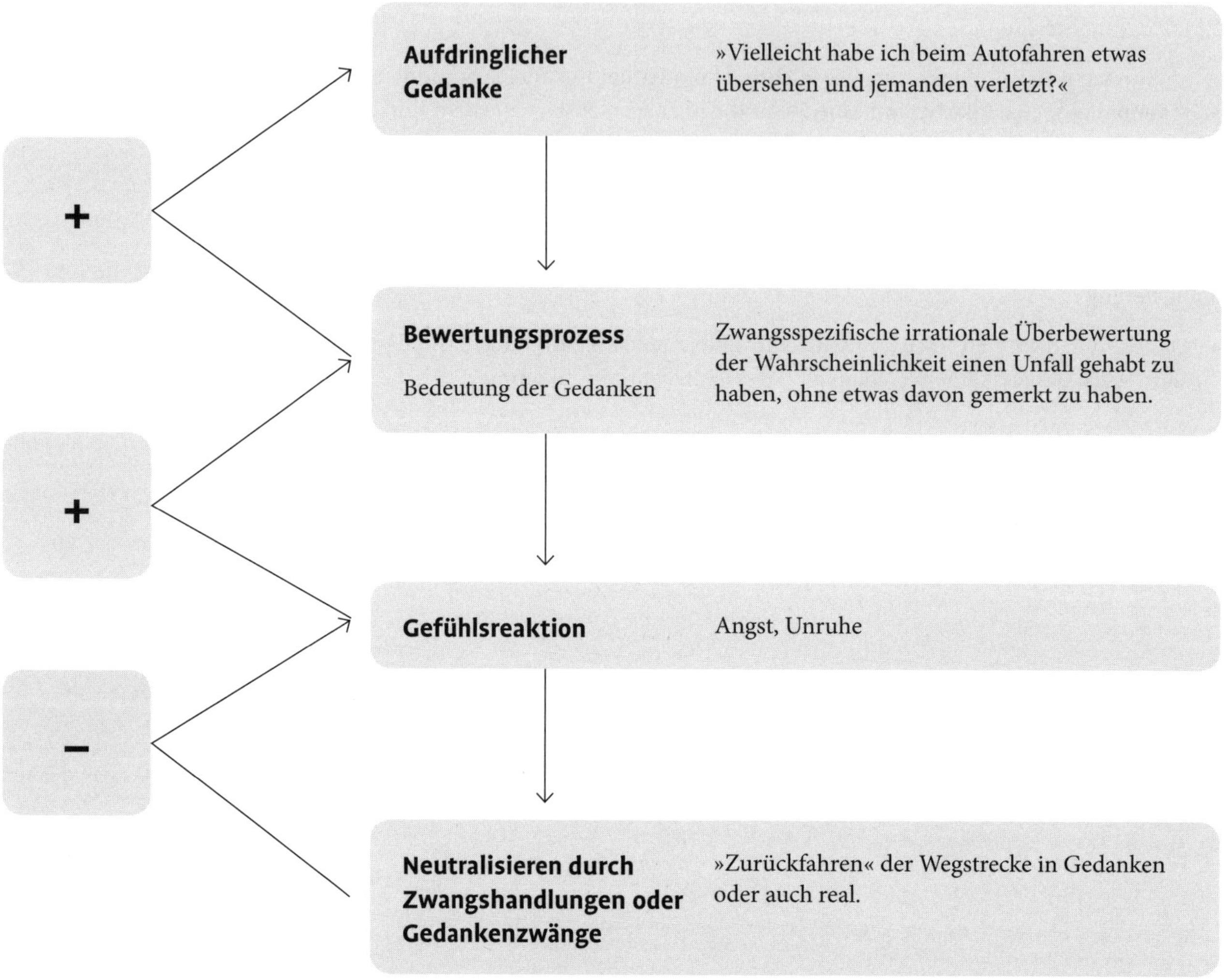

INFO 96 /

P

Beispiel eines Angstnetzwerks bei Kontaminationsangst

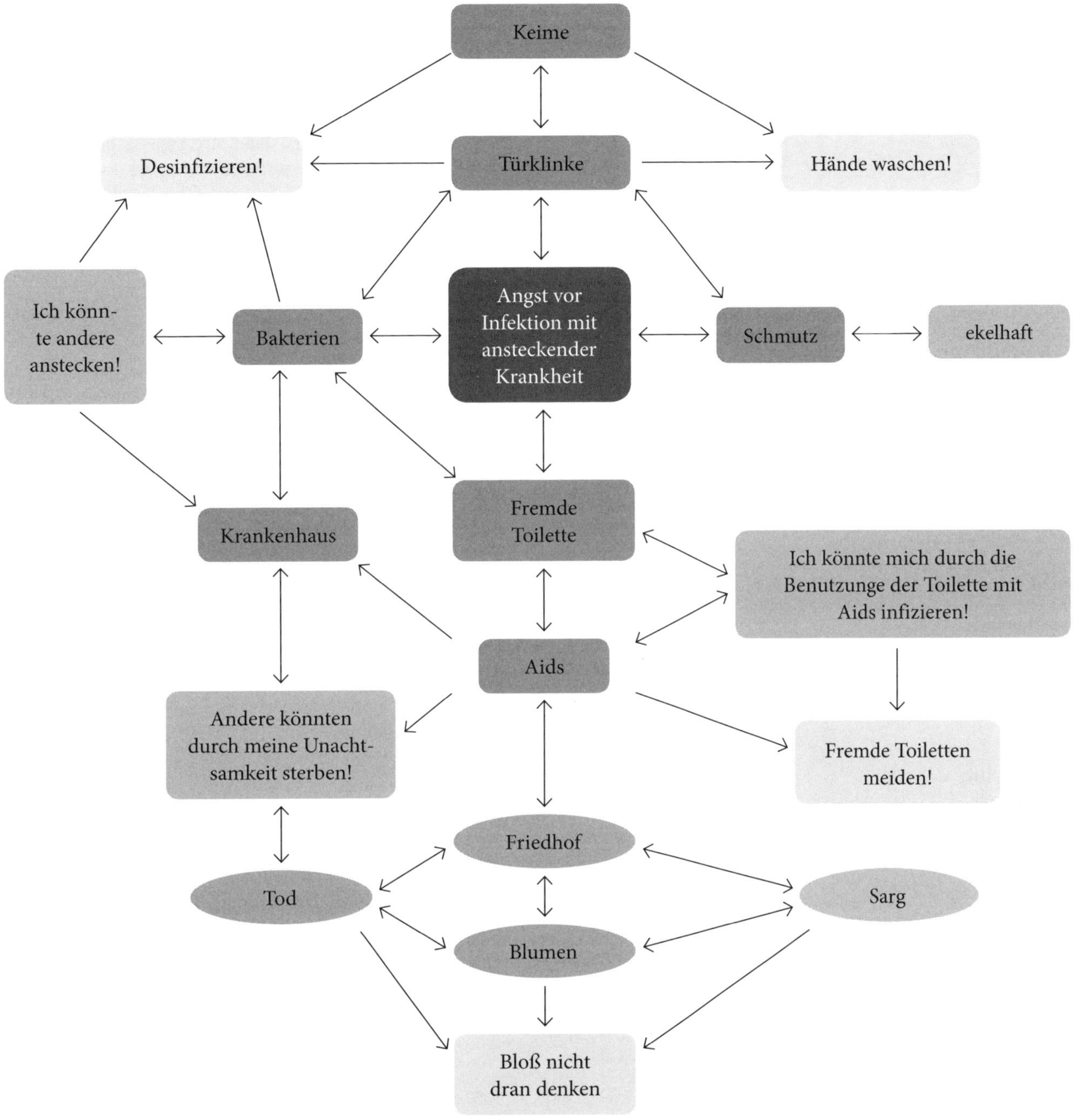

- Angstauslösende Reize (Situationen, Gedanken, physiologische Reaktionen)
- Neu hinzugekommene angstauslösende Reize (entstanden durch ständige gedankliche Beschäftigung mit den urprünglich angstauslösenden Reizen)
- Bewertungen und Bedeutungsbeimessungen
- Reaktionsmöglichkeiten

INFO 97 /

P

Neurobiologische Modellvorstellungen zur Linderung von Zwängen

Destabilisierung und Auflösung festgefahrener neuronaler Erregungsmuster

← **Wodurch?**

Exposition mit Reaktionsverhinderung:

- Herstellung einer Anforderungssituation
- Auslösen längerfristiger Stressreaktion
- Erhöhte Ausschüttung von Cortisol

↓

Neubildung alternativer neuronaler Verknüpfungen

← **Wie?**

- Langfristiges, wiederholtes Einüben angemessener Bewältigungsstrategien
- Erfolgserlebnisse der adäquaten Bewältigung von Anforderungssituationen

↓ ↑

Unterstützung dieser Prozesse durch medikamentöse Behandlung (wenn nötig)

↓

Festigung der neu gebildeten neuronalen Verknüpfungen

← **Wie?**

- Ständige Konfrontation und Auseinandersetzung mit Anforderungssituationen, die Angst auslösen
- In diesen Situationen fortwährende Übung der neu erlernten Bewältigungsstrategien Stressreaktionen so zunehmend als kontrollierbar erlebt, was die Stabilisierung der neuen Strategien fördert.

AB 119 / Kritische Lebensereignisse

P

Kritische Lebensereignisse

Entwicklung meiner Zwangsproblematik

60

50

40

30

20

10

Meine Geburt

19 ....

AB 120 /

P

Positive Seiten meiner Zwangsproblematik

Situation	Zwangshandlung	Positive Konsequenzen

P

Auflistung der Zwänge

Zwangshandlung/ Zwangsgedanken	Häufigkeit pro Tag	Häufigkeit pro Woche	Wie lange bin ich damit beschäftigt?

Kurzanleitung zum Ausfüllen

- ▶ Tragen Sie auf dem Arbeitsblatt in jeder Zeile eine Ihrer Zwangshandlungen bzw. einen Zwangsgedanken ein (stichwortartig).
- ▶ Um sich besser zu erinnern, können Sie einfach einmal Ihre letzte Woche oder den vergangenen Tag Revue passieren lassen.
- ▶ Geben Sie bitte für jeden Zwang ungefähr an, wie oft in der Woche, gegebenenfalls wie oft pro Tag er aufgetreten ist und wie lange sie mit der Ausführung ungefähr beschäftigt waren

AB 122 / P

Verhaltensanalyse

Auslösende Bedingungen (Situationen, in denen meine Zwänge auftreten)	**Was denke ich?** (Gedanken)	**Was fühle ich?** (Gefühle)	**Körperliche Reaktionen**	**Welchen Zwang führe ich aus?** (Zwangsgedanken oder Zwangshandlungen)	**Konsequenzen** (kurzfristig positiv, langfristig negativ)

AB 123 /

Problembereiche und Zielsetzungen

	Wie sieht mein Zwang jetzt aus?			
Problembereich (stichwortartige Beschreibung)	**Zwangsgedanken**	**Zwangshandlungen**	**Dringlichkeit der Veränderung (1–10)**	**Wie soll mein Verhalten in Zukunft aussehen?**

AB 124 /

Merksatz-Kärtchen

Wenn ich in meinem Alltag Zwangsgedanken bemerke, mich deswegen unwohl fühle und meine gewohnten Rituale ausführen will, sage ich mir:

Sollte ich merken, dass ich mich wegen meiner Symptome kritisiere oder abwerte, sage ich mir:

AB 125 / Sich die Macht zurückholen

P

Wenn Zwangssymptome auftreten, sage ich zu mir:

Die von mir gewählte Zeitspanne, bis ich meine Rituale ausführe, beträgt:

Während dieser Zeitspanne werde ich folgende mir angenehme Aktivitäten ausführen:

Situation	**Zwangsverhalten**	**Intensität**	**Intensität nach … Minuten**	**Strichliste**

Intensität: Wie stark ist mein Drang, das Ritual auszuführen?

INFO 98 /

Exposition, Angst und Zwangsrituale

P

Exposition:

»Konfrontation mit Situationen, Menschen, Gedanken usw., die zwanghaftes Verhalten auslösen.«

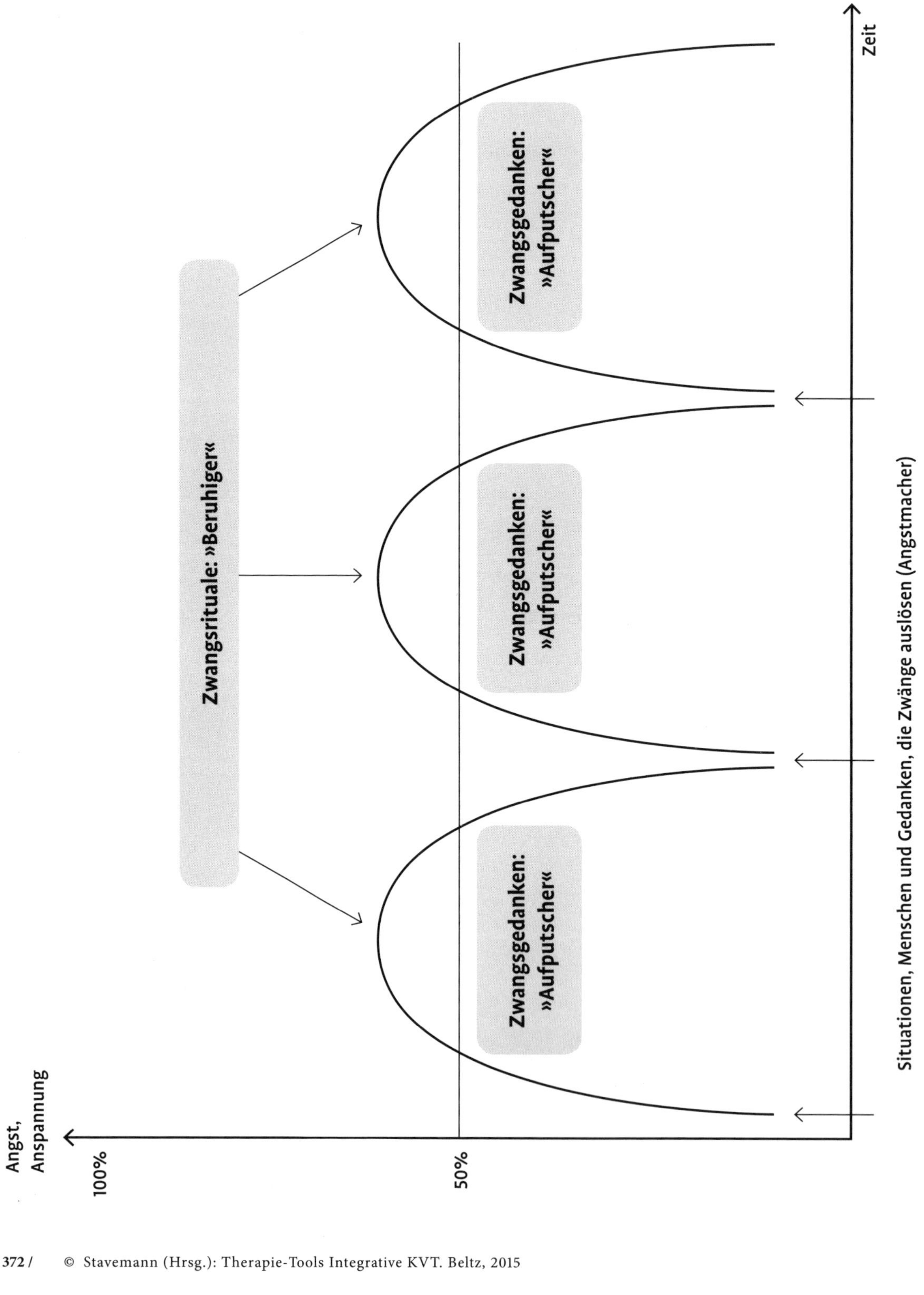

INFO 99 /

P

Angst und Reaktionsmanagement

Reaktionsmanagement:

Die Zwangsrituale werden unterlassen oder verändert.
Die Angst/Anspannung steigt erst an, fällt aber im Laufe der Zeit auf ein Niveau ab, das tolerierbar ist. Ein gewisses Ausmaß von Restanspannung ist am Anfang normal.

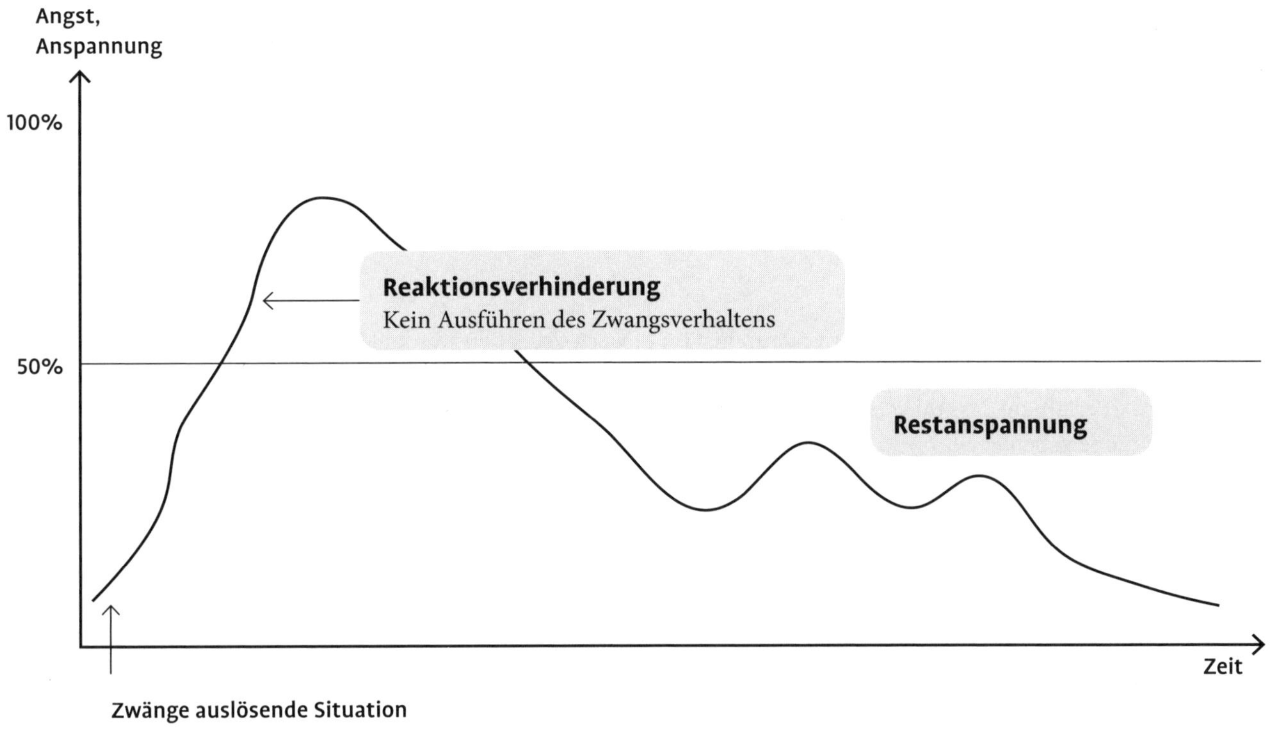

AB 126 / Zwangsspezifische Grundeinstellungen

P

Verantwortung/Schuld

»Man muss immer hilfsbereit sein!«
»Ich will mich hundertprozentig auf Dich verlassen können!«
»Du bist verantwortlich, dass zu Hause alles klappt!«
»Du bist schuld, wenn wir zu spät kommen!«
»Es ist deine Schuld, wenn dein Bruder ins Krankenhaus muss!«
»Pass doch auf, er hätte tot sein können!«

Perfektion

»Du bist schließlich mein Sohn!«
»Ich erwarte von dir nur die besten Leistungen!«
»Nur wenn du top gekleidet bist, kannst du erfolgreich sein!«
»Du musst immer alles richtig machen!«

Fehlschlag- und Kritikangst

»Du musst immer alles richtig machen, nur dann bist du es wert, geliebt zu werden!«
»Du darfst nicht versagen!«
»Niemand darf erfahren, dass du versagt hast!«
»Nur keine Blöße geben!«

AB 127 /

P

Grundeinstellungen

Schuld und Verantwortung

Perfektion und Fehlschlag- und Kritikangst

Sonstige Grundeinstellungen

KAPITEL 22 /

KVT in der Suchtbehandlung

Johannes Lindenmeyer

AB 128/Protokoll Einzeltherapiesitzung
AB 129/Protokoll Gruppentherapiesitzung
AB 130/Woran erkenne ich meine Abhängigkeit?
AB 131/Jemandem meine Abhängigkeit erklären
AB 132/Persönliche Anliegen
AB 133/Alles hat zwei Seiten
AB 134/Meine Risikoentscheidung
AB 135/Umgang mit Verlangen
AB 136/Expositionsübungen
AB 137/Ablehnungstraining
AB 138/Vorstellungsübung
AB 139/Notfallplan-Vertrag
AB 140/1-Jahres-Plan

Die folgenden Therapiematerialen eignen sich sowohl für die Einzel- als auch für die Gruppentherapie bei suchtmittelabhängigen Patienten. Sie sollen es dem Therapeuten erleichtern, den Patienten zu einer aktiven und selbstbestimmten Teilnahme an der Behandlung zu bewegen, indem er Therapiestunden vorbereitet oder die versuchsweise Anwendung von Therapieinhalten auf seinen Alltag dokumentiert. Der Schwerpunkt der Behandlung verlagert sich dadurch weg von den Therapiestunden hin zu der eigenständigen Veränderungsarbeit des Patienten zwischen den Therapiestunden. Weitere Therapiematerialien befinden sich bei Lindenmeyer (2010; 2011; 2012; 2015). Diese können teilweise kostenlos auf der Website des Autors www.salus-materialien.de heruntergeladen bzw. über die therapeutische Übungsfirma der salus klinik Lindow ebenfalls unter www.salus-materialien.de gegen einen Unkostenbeitrag bestellt werden.

AB 128/Protokoll Einzeltherapiesitzung. Die Reihenfolge der Inhalte ist hierarchisch gedacht, um Rückfälle und Beinaherückfälle sowie Störungen der Therapie nicht zu übersehen. Zwar gibt es natürlich keine Garantie dafür, dass ein Patient ehrlich über Rückfälle berichtet, aber zumindest zur Erhöhung der Transparenz aber auch der Mitverantwortung des Patienten erfolgt die Dokumentation idealerweise gemeinsam mit dem Patienten innerhalb der Therapiesitzung: »*Lassen Sie uns bitte zum Ende der Stunde noch gemeinsam festhalten, was wir heute besprochen haben. Was war Ihnen besonders wichtig?*«

AB 129/Protokoll Gruppentherapiesitzung. Der Therapeut nimmt für jede Sitzung ein Blatt mit, in das er auf einem Klemmbrett während der Sitzung seine Kurznotizen macht. Dies sollte er explizit und offen tun: »*Ich notiere mir das eben schnell*«. Eine solche Dokumentation ist insbesondere dann hilfreich, wenn eine Gruppensitzung kurzfristig durch einen anderen Therapeuten vertreten werden muss. Dieser kann sich für die Patienten transparent kurz orientieren: »*Wenn ich das hier richtig lese, dann haben Sie und Sie in der letzten Gruppensitzung folgende Aufgabe bekommen. Was ist denn daraus geworden?*«

AB 130/Woran erkenne ich meine Abhängigkeit? Das Arbeitsblatt bietet Patienten die Möglichkeit, die ICD-10 Kriterien für eine Suchtmittelabhängigkeit auf sich kritisch anzuwenden. Es eignet sich sowohl als Nachbearbeitung einer Einzeltherapiesitzung, in der über die Diagnose der Abhängigkeit gesprochen wurde als auch als Vorbereitung für eine Gruppentherapiestunde, in der der Patient seine Einstellung zur Diagnose einer Suchtmittelabhängigkeit zur Diskussion stellt.

AB 131/Jemandem meine Abhängigkeit erklären. Vielen Suchtpatienten fällt es schwer, offen und ehrlich mit ihren Bezugspersonen über ihre Abhängigkeit zu sprechen, insbesondere dann, wenn sie in der Vergangenheit ihr Suchtproblem gegenüber ihrer Umwelt heruntergespielt haben. Das Arbeitsblatt hilft ihnen, sich auf ein solches Gespräch inhaltlich vorzubereiten. Im ersten Schritt können Patient und Therapeut die schriftlichen Ausführungen des Patienten optimieren. Im zweiten Schritt kann der Patient die Aussprache über seine Suchtmittelabhängigkeit in einem Rollenspiel in der Einzeltherapie bzw. Gruppentherapie ausprobieren.

AB 132/Persönliche Anliegen. Die Bearbeitung des Arbeitsblattes soll die Änderungsmotivation des Patienten dadurch erhöhen, dass er erkennt, inwieweit sein Suchtmittelkonsum persönlich wichtige Anliegen oder Ziele behindert. In der Regel bedarf es einer ausführlicheren Anleitung des Therapeuten, damit er den Sinn dieser Aufgabe versteht: *»Suchtmittelabstinenz bedeutet durchaus einen Verzicht auf kurzfristigen Genuss oder kurzfristige Annehmlichkeiten. Da braucht es schon gute Gründe, die einen motivieren. Ich schlage daher vor, dass Sie eine ehrliche Bilanz vornehmen, inwieweit Ihr Suchtmittelkonsum wichtige persönliche Anliegen oder Ziele in Ihrem Leben befördert oder eben empfindlich. beeinträchtigt hat.«* Eine Besprechung der Bearbeitung durch den Patienten ist sowohl in der Einzel- als auch innerhalb der Gruppentherapie möglich.

AB 133/Alles hat zwei Seiten. Das Arbeitsblatt ermöglicht Patienten sich ihrer Ambivalenz hinsichtlich eines künftigen Verzichts auf ihr Suchtmittel bewusster zu werden und eine möglichst explizite Abstinenzentscheidung fällen. Hierbei ist insbesondere die Gegenüberstellung von kurz- und langfristigen Auswirkungen wichtig. Die Bearbeitung des Arbeitsblattes kann sowohl als Vorbereitung für eine Einzeltherapiesitzung als auch auf eine Gruppentherapiesitzung dienen, in der der Patienten seine Überlegungen zur Diskussion stellt.

AB 134/Meine Risikoentscheidung. Für Suchtpatienten stellt sich die Frage, welchen persönlichen Risikosituationen sie künftig besser aus dem Weg gehen und welche Risikosituationen sie aber nicht gänzlich vermeiden können. Die Bearbeitung des Arbeitsblattes kann dabei helfen, diesbezüglich eine bewusste und umsichtige Entscheidung zu treffen. Dies kann in Vorbereitung einer Einzeltherapiestunde aber auch einer Gruppentherapiesitzung geschehen, in der der Patient seine Überlegungen zur Diskussion stellt.

AB 135/Umgang mit Verlangen. Auch nach längerer Zeit in bestimmten Situationen plötzlich eintretendes Suchtmittelverlangen verunsichert viele Suchtpatienten. Häufig fühlen sie sich dieser Empfindung hilflos ausgeliefert. Das Arbeitsblatt informiert über geeignete Strategien im Umgang mit Suchtmittelverlangen und nimmt dadurch dieser Empfindung etwas von ihrem Schrecken. Der Einsatz eignet sich sowohl für die Einzel- als auch für die Gruppentherapie.

AB 136/Expositionsübungen. Die Wirksamkeit von Expositionsübungen hängt entscheidend von der gemeinsamen Auswertung der Expositionserfahrung durch Patient und Therapeut ab. Voraussetzung hierfür ist eine möglichst genaue Protokollierung der Erlebnisse des Patienten während der Expositionsübung. Das Arbeitsblatt wird Patienten für eine Expositionsübung mitgegeben. Die Anleitung hilft dem Patienten bei der Vorbereitung und Dokumentation einer Expositionsübung. Die Aufzeichnungen während der Exposition bilden dann die Grundlage für die Auswertung der persönlichen Expositionserfahrung innerhalb der Einzeltherapie. Genauere Hinweise zur Expositionsbehandlung bei Suchtmittelabhängigen finden sich bei Lindenmeyer (2015; 2016).

AB 137/Ablehnungstraining. Beim Ablehnungstraining wird das sichere Ablehnen von Suchtmittelangeboten in sozialen Verführungssituationen mit Hilfe von Rollenspielen geübt. Das Arbeitsblatt dient dazu, dass sich Patienten in Bezug auf für Sie persönlich wichtige soziale Verführungssituationen eine Vorstellung entwickeln, auf welche Art und Weise sie ganz konkret das Suchtmittelangebot ablehnen möchten. Das Skript kann dann als Vorlage für entsprechende Rollenspiele in der nächsten Einzel- bzw. Gruppentherapiestunde genommen werden. Genauere Hinweise zur Durchführung eines Ablehnungstrainings bei Suchtmittelabhängigen finden sich bei Lindenmeyer (2015; 2016).

AB 138/Vorstellungsübung. Das Arbeitsblatt dient der Entwicklung eines geeigneten Textes für Vorstellungsübungen zur Rückfallbewältigung. Der Patient wird zunächst gebeten, den Text für eine Vorstellungsübung aufzuschreiben, der dann gemeinsam mit den Therapeuten optimiert wird. Konkrete Hinweise zum Vorgehen sowie ein ausformuliertes Beispiel finden sich bei Lindenmeyer (2016). Außerdem kann das Arbeitsblatt dazu verwendet werden, die Durchführung der Vorstellungsübungen zu dokumentieren.

AB 139/Notfallplan-Vertrag. Im Moment eines Rückfalls ist es besonders wichtig, dass der Betroffene und seine wichtigsten Bezugspersonen an einem Strang ziehen. Von daher empfiehlt sich das gemeinsame Aufsetzen eines Notfallplans, in dem die Schritte zur Bewältigung eines Rückfalls verbindlich vereinbart werden. Genauere Hinweise zur Notfallplanung bei Suchtmittelabhängigen finden sich bei Lindenmeyer (2015; 2016).

AB 140/1-Jahres-Plan. Die meisten Rückfälle bei Suchtpatienten ereignen sich innerhalb des ersten Jahres im Anschluss an eine Behandlung. Von daher empfiehlt sich eine genauere Planung dieses kritischen Zeitraums, in der besondere Risikosituationen aber auch die Inanspruchnahme von Nachsorgeangeboten verbindlich eingetragen werden. Genauere Hinweise zur 1-Jahres-Planung bei Suchtmittelabhängigen finden sich bei Lindenmeyer (2015; 2016).

Literatur

Lindenmeyer, J. (Hrsg.). (2010). Therapie-Tools Offene Gruppen 1. Weinheim: Beltz.

Lindenmeyer, J. (Hrsg.). (2011). Therapie-Tools Offene Gruppen 2. Weinheim: Beltz.

Lindenmeyer, J. (2012). Rückfallprävention. In Meinlschmidt, G., Schneider, S. & Margraf, J. (Hrsg.), Lehrbuch der Verhaltenstherapie. Band 4. Berlin: Springer, S. 197–210

Lindenmeyer, J. (2015). Alkoholabhängigkeit. Fortschritte der Psychotherapie Bd. 6 (3. Aufl.). Göttingen: Hogrefe.

Lindenmeyer, J. (2016). Rückfallprävention. In Margraf, J. & Schneider, S. (Hrsg.), Handbuch der Verhaltenstherapie Band 1 (4. Aufl.). Berlin: Springer.

Quellennachweis

Die in diesem Kapitel verwendeten Arbeitsblätter stammen mit freundlicher Genehmigung des Hogrefe-Verlags aus Lindenmeyer (2015).

AB 128 /

Protokoll Einzeltherapiesitzung

T

Einzelsitzung vom ....

Name des Patienten: ....

(1) Alkoholkonsum / Beinahe Konsum / Gedanken an Alkohol
(2) Therapieschädigendes Verhalten / Konflikte
(3) Inhalte der Stunde
(4) Therapieaufgabe

AB 129 /

Protokoll der Gruppentherapie

Sitzung vom ....

Rückfälle/Rückfallgedanken? ☐ Schwerwiegende Konflikte? ☐

Patient	**Inhalt der Sitzung**	**Therapieaufgabe**

AB 130 /

P

Woran erkenne ich meine Abhängigkeit?

Es ist nicht immer einfach, für sich selbst die Diagnose einer Suchtmittelabhängigkeit zu akzeptieren. Kreuzen Sie im Folgenden bitte an, welche der Kriterien einer Suchtmittelabhängigkeit auf Sie zutreffen und erläutern Sie dies anhand konkreter Beispiele jeweils ausführlich, woran Sie das erkennen können.

☐ Starker Wunsch oder eine Art Zwang zu konsumieren:

☐ Verminderte Kontrollfähigkeit bezüglich des Beginns, der Beendigung oder der Menge des Konsums:

☐ Körperliche Entzugssymptome bei Beendigung oder Reduzierung des Konsums:

☐ Erhöhte Toleranz (brauchte mehr für bestimmte Wirkung):

☐ Vernachlässigung anderer Vergnügungen oder Interessen zugunsten des Konsum:

☐ Anhaltender Konsum trotz negativer Folgen:

Gibt es weitere persönliche Aspekte, woran Sie Ihre Suchtmittelabhängigkeit erkennen können?

AB 131 /

Jemandem meine Abhängigkeit erklären

P

Überlegen Sie zunächst, wem Sie gern ausführlicher Ihre Suchtmittellabhängigkeit erklären wollen. Schreiben Sie dann in direkter Rede auf, was Sie dieser Person erläutern wollen.

Name der Person: ....

Meine Erklärung

....

....

....

....

....

....

....

....

....

Wann werde ich die Person ansprechen? ....

AB 132 / Persönliche Anliegen

P

Hier geht es darum, dass Sie einmal für die verschiedenen Lebensbereiche überlegen, inwieweit Ihr Suchtmittelkonsum von Nutzen war oder die Erreichung Ihrer Ziele behindert hat. Schreiben Sie außerdem für jeden Lebensbereich auf, welche Pläne Sie für die Zukunft haben.

Bereiche	**Persönliche Anliegen** (was möchte ich erreichen, was ist mir wichtig)	**Hindernisse** (was steht meinen Anliegen entgegen)	**Wie hilft oder verhindert mein Suchtmittelkonsum meine Ziele?**	**Pläne** (was nehme ich mir für die nächste Zeit vor)	**Rang**
Wohnsituation					
Beruf/Tätigkeit					
Familie					
Freunde und Bekannte					
Partnerschaft und Sexualität					
Persönliche Veränderung					
Gesundheit					
Freizeit/Hobbys					
Andere Bereiche					

AB 133 /

P

Alles hat zwei Seiten

So eindeutig auch eine Notwendigkeit für den Verzicht auf Suchtmittel bestehen mag, der Verzicht fällt nicht immer leicht, da Suchtmittel auch immer ihre angenehmen Seiten haben.
Schreiben Sie daher zunächst die für Sie wichtigen Vorteile Ihres Suchtmittelkonsums auf und beschreiben Sie danach die Vorteile künftiger Abstinenz auf. Unterscheiden Sie dabei jeweils die kurzfristigen und die langfristigen Vorteile.

	Vorteile von Suchtmittelkonsum	**Vorteile von Abstinenz**
kurzfristig		
langfristig		

AB 134 /

P

Meine Risikoentscheidung

Nachdem Sie Ihre Risikosituationen herausgefunden haben, gilt es, eine sehr wichtige Entscheidung zu treffen: Welche Risikosituation wollen Sie klugerweise künftig vermeiden und welchen Risikosituationen müssen Sie sich auch künftig stellen?

Folgende Risikosituationen werden ich künftig nach Möglichkeit vermeiden:

Folgenden Risikosituationen werden ich mich künftig stellen müssen:

AB 135 /

Umgang mit Verlangen

- Auch während der Behandlung Suchtmittelverlangen zu bekommen, ist für abhängige Menschen nicht ungewöhnlich. Verlangen ist vielmehr eine **automatische Reaktion des Körpers**, für die man als Betroffener nichts kann. Verlangen ist insofern kein Ausdruck von fehlender Abstinenzmotivation oder mangelndem Therapieerfolg. Entscheidend ist aber, wie man über Suchtmittelverlangen als Betroffener denkt und wie man damit umgeht.
- Suchtmittelverlangen ist eine **vorübergehende Empfindung**, die von ganz alleine wieder verschwindet, wenn man ihr nicht nachgibt. Man kann Verlangen am besten mit einer mauzenden Katze vergleichen: Diese hört irgendwann von selbst auf zu mauzen, wenn sie trotz anhaltender Bettelei nicht gefüttert wird. Es besteht somit bei Verlangen kein Grund zur Panik. Auch Ihr Verlangen wird nach einiger Zeit von allein wieder nachlassen. Es gibt aber verschiedene Möglichkeiten, sich dieses zu erleichtern.
- Eine Möglichkeit der Erleichterung bei Verlangen nach Alkohol ist, darüber mit Ihrem Therapeuten oder Mitpatienten zu sprechen. Es ist die übereinstimmende Erfahrung aller Abstinent-Lebenden, dass Verlangen nach Suchtmitteln allein schon durch ein **Gespräch mit Gleichgesinnten** wieder abklingt. Nicht zuletzt diese Erfahrung hat zur Gründung der Selbsthilfegruppen geführt. Außerdem kann Ihnen Ihr Therapeut gezielte Hilfestellung im Umgang mit Suchtmittelverlangen geben. Denn die erfolgreiche Bewältigung von Verlangen ist immer auch eine Möglichkeit, in der eigenen Abhängigkeitstherapie einen wichtigen Schritt weiterzukommen.
- Eine weitere Möglichkeit der Bekämpfung von Suchtmittelverlangen ist **positive Ablenkung**. Genießen Sie eine gute Speise oder ein alternatives Getränk, schauen Sie sich einen spannenden Film an, hören Sie gute Musik oder betätigen Sie sich sportlich. Entscheidend ist, dass Sie etwas tun, das Ihre Aufmerksamkeit fesselt und Ihnen Spaß macht. Vermeiden Sie Einsamkeit, Langeweile oder belastende Gespräche so lange, bis Ihr Suchtmittelverlangen wieder abgeklungen ist.
- Schließlich können Sie Ihr Suchtmittelverlangen auch dadurch wirksam bekämpfen, dass Sie bewusst an die **negativen** Erfahrungen mit Ihrem Suchtmittel denken. Erinnern Sie sich gezielt an das Schlimmste oder Peinlichste. Zur Verstärkung des Effekts schreiben Sie dieses Erlebnis am besten auf und lesen sich Ihren Text immer wieder durch.

Hier können Sie weitere Strategien aufschreiben, die Sie zum kurzfristigen Umgang mit Verlangen erarbeitet haben.

AB 136 / Expositionsübungen

Schlussfolgerungen für die Zukunft:

Anleitung zur Durchführung von Expositionsübungen

Expositionsübungen stellen eine wichtige Möglichkeit dar, sich auf die Bewältigung von Risikosituationen und insbesondere Suchtmittelverlangen vorzubereiten. Für Ihren Nutzen ist aber die Beachtung von den folgenden Hinweisen entscheidend:

- Expositionsübungen können für Außenstehende befremdlich und missverständlich sein. Führen Sie Expositionsübungen daher nur durch, wenn Sie Ihre Angehörigen informiert haben und diese das Vorgehen verstanden haben und damit einverstanden sind. Wir wollen das Vertrauen Ihrer Angehörigen stärken und nicht verunsichern.
- Expositionsübungen wirken erst, wenn sie mehrmals wiederholt werden. Das mag nicht immer angenehm oder abwechslungsreich erscheinen. Es geht aber darum, die Erfahrung des allmählichen Abnehmens von Suchtmittelverlangen möglichst oft zu wiederholen. Nur so können sich in unserem Gehirn neue Gewohnheiten oder Automatismen ausbilden. Bedenken Sie, wie oft Sie in bestimmten Situationen früher »automatisch« Ihr Suchtmittel konsumiert haben.
- Expositionsübungen setzen voraus, dass der Betroffene zunächst aktiv darin mitwirkt, das Suchtmittelverlangen bzw. die Versuchung, zu konsumieren aufkommen kann. Es geht nicht darum, sich trotzig zu beweisen, dass man mit festem Willen alles im Griff hat, sondern es geht darum, dass Sie Erfahrungen im Umgang mit automatischen Reaktionsweisen Ihres Suchtgedächtnisses machen.
- Es geht bei einer Expositionsübung aber auch nicht darum, Suchtmittelverlangen oder andere unangenehme Gefühle oder Gedanken möglichst schnell loszuwerden. Sondern darum, sie auszuhalten, zu beobachten und zu warten, was passiert, wenn man ihrem Impuls nicht nachgibt. Gefragt ist somit eher eine experimentelle Haltung, indem man ausprobiert, »was passiert, wenn ich …«. Zur Erleichterung dokumentieren Sie Ihre Erlebnisse bitte möglichst genau in der Graphik während der Expositionsübung.
- Ebenso wichtig wie die Durchführung der Exposition ist ihre Auswertung hinterher gemeinsam mit Ihrem Therapeuten. Hierbei geht es v. a. um folgende Fragen:
  - Wie erkläre ich mir den Anstieg oder das Nachlassen der Versuchung/des Verlangens an einzelnen Momenten der Expositionsübung?
  - Welche Haltung, welche Gedanken und welche Handlungen haben mein Verlangen bzw. meine Versuchung eher erhöht, welche haben sie eher verringert?
  - Stärkt oder schwächt die Erfahrung meine Abstinenzzuversicht für die Zukunft?
  - Welche Expositionsübung könnte als nächstes geeignet sein?

AB 137 / Ablehnungstraining

P

Schwierigkeitsgrad

1	2	3	4	5	6
max.					min.

Vor Durchführung der Situation Einschätzung durch Kreis ○ kennzeichnen.
Nach Durchführung der Situation Einschätzung durch Kreuz × kennzeichnen.

(1) **Wo** und **wann** führe ich die Situation durch?
(2) Mit **wem**?
(3) Handlung: (a) Um **was** geht es? (b) **Wie** führe ich es aus?
(4) **Wie** verhält sich mein Partner?
(5) Auf **welches** Verhalten muss ich **bei mir besonders achten**?

AB 138 /

Vorstellungsübung

P

(1) Versuchungssituation:

(2) Bewältigungssituation:

Einschätzung der Übungssituation auf einer Skala von 1–6

1 bedeutet: Ich kann mir die Übungssituation überhaupt nicht klar und deutlich vorstellen.

6 bedeutet: Ich kann mir die Übungssituation klar und deutlich vorstellen.

Einschätzung

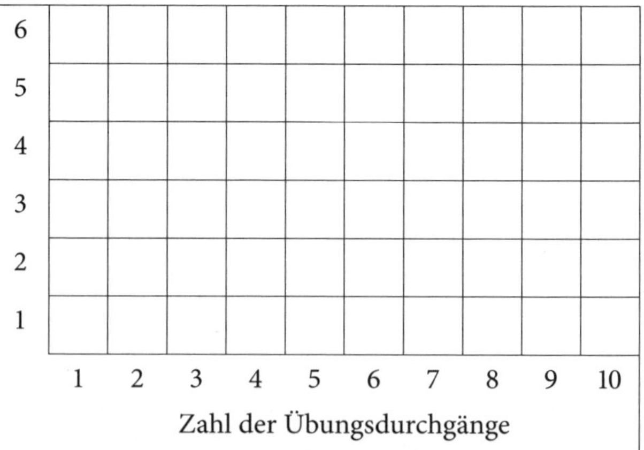

AB 139 /

P

Notfallplan-Vertrag

Ich bin mir bewusst, dass die Aufrechterhaltung meiner Abstinenz manchmal einige Anstrengung erfordert und hierbei die Hilfe von anderen Menschen äußerst nützlich sein kann. Diese Vereinbarung soll dazu beitragen, dass ich im Falle eines künftigen Rückfalls nicht in mein altes Suchtverhalten zurückfalle, sondern möglichst schnell wieder zur Abstinenz zurückfinde. Diese Vereinbarung enthält daher konkrete Schritte, die jeder der Beteiligten unternehmen wird, falls ich mein Suchtmittel erneut konsumiere.

Ich habe mit .... folgende Schritte für den Fall eines künftigen Rückfalls, und sei er noch so klein, vereinbart:

Ich erkläre, dass ich im Falle eines künftigen Rückfalls:

(1) die Rückfallsituation schnellstmöglich verlassen werde
(2) mich sofort mit .... beraten werde
(3) mich notfalls einer körperlichen Entgiftung unterziehen werde
(4) mich erneut der Rückfallsituation aussetzen werde, um sie diesmal abstinent durchzustehen

.... **erklärt, dass sie/er im Falle eines künftigen Rückfalls durch mich**

(1) mir hilft, die Rückfallsituation möglichst schnell zu verlassen
(2) sich jeder Ursachenforschung über die Entstehung des Rückfalls enthält
(3) mich gegebenenfalls bei der Einleitung einer Entgiftung unterstützt
(4) mich ermutigt, mich erneut der Rückfallsituation auszusetzen, um sie diesmal abstinent durchzustehen

Unterschriften:

....

1-Jahres-Plan

Entlassdatum geplante Arzttermine Termine ambulante Nachsorge
Risikotage Aufgaben/Ziele

1.	2.	3.	4.	5.	6.	7.	8.	9.	10.	11.	12.	13.	14.	15.	16.	17.	18.	19.	20.	21.	22.	23.	24.	25.	26.	27.	Katamnese 28.	29.	30.	31.
	Karte 2																													
	Karte 1																													
1.	2.	3.	4.	5.	6.	7.	8.	9.	10.	11.	12.	13.	14.	15.	16.	17.	18.	19.	20.	21.	22.	23.	24.	25.	26.	27.	28.	29.	30.	31.

Anleitung

Sehr geehrte Patientin, sehr geehrter Patient,

der Erfolg Ihrer Behandlung hängt wesentlich davon ab, wie Sie das erste Jahr im Anschluss gestalten. Hierbei kommt es besonders auf eine gute Planung und eine systematische Selbstbeobachtung bei der Umsetzung an. Sie sollen ja nun Ihr eigener Therapeut werden. Schließlich würden wir gern den Kontakt zu Ihnen auch nach Abschluss der Behandlung halten. Der 1-Jahres-Plan soll Ihnen helfen, dies alles unter einen Hut zu bringen.

Gehen Sie bitte wie folgt vor:

Planung:
- Als Erstes tragen Sie in der ersten Zeile die Monate beginnend von Ihrer Entlassung ein und markieren Ihr Entlassdatum.
- Tragen Sie alle eventuellen Termine für eine ambulante Nachsorge ein (Besuch in der Beratungsstelle, regelmäßige Therapietermine)
- Markieren Sie alle Tage, an denen Sie voraussichtlich kritischen Trinksituationen ausgesetzt sein werden (z. B. Silvester, bestimmte Geburtstage oder Jahrestage)
- Notieren Sie alle Aufgaben und Ziele, die Sie bis zu einem bestimmten Zeitpunkt erledigen wollen

Erfolgsmessung:
- Wählen Sie zu Hause einen Platz, an dem Sie Ihren Plan gut sichtbar aufhängen können.
- Streichen Sie jede Aufgabe, die Sie erledigt haben, und jeden Termin, den Sie wahrgenommen haben, mit einem X durch.
- Streichen Sie außerdem jeden Tag mit einem X durch, an dem Sie Ihre Punktabstinenz eingehalten haben.

Rückmeldung:
- Innerhalb des ersten Jahres besteht das größte Rückfallrisiko innerhalb der ersten 3 Monate, weswegen wir diesen Zeitraum rot unterlegt haben. Wenn Sie diese Zeit überstanden haben, senden Sie bitte eine Postkarte an Ihren Therapeuten
- Wenn Sie die ersten 6 Monate überstanden haben, senden Sie bitte eine zweite Postkarte an Ihren Therapeuten
- Vergessen Sie bitte nicht auf unsere Befragung ein Jahr nach Ihrer Entlassung (sog. Katamnese) zu antworten. Sie helfen uns damit wesentlich, unsere Behandlungen ständig zu verbessern. Auch wenn Sie Ihre Punktabstinenz nicht eingehalten haben, sind wir sehr an Ihren Antworten interessiert.

KAPITEL 23 /

KVT bei Schizophrenie und anderen psychotischen Störungen

Stephanie Mehl

INFO 100/Was ist eine Psychose/Was ist eine Schizophrenie?
AB 141/Warnsignale entdecken
INFO 101/Woran erkenne ich, dass eine Veränderung ein Warnsignal ist?
AB 142/Verlauf der Warnsignale
AB 143/Welche Strategien sind hilfreich bei Warnsignalen?
AB 144/Rückfallvermeidungsplan
AB 145/Meine persönliche Stresswaage
INFO 102/Informationen über antipsychotische Medikation
AB 146/Umgang mit Nebenwirkungen
INFO 103/Tipps zum Umgang mit Nebenwirkungen
INFO 104/Wie und wo funktionieren die Medikamente eigentlich?
AB 147/Vor- und Nachteile der Medikation
AB 148/Medikamentenprotokolle

Einleitung

Auf Basis neuerer Forschungsergebnisse zur Bedeutsamkeit psychologischer Mechanismen bei der Entstehung und Aufrechterhaltung von Wahn und Halluzinationen, wurden in den letzten zwei Jahrzehnten zunehmend kognitiv-verhaltenstherapeutische Ansätze aus der Angst- und Depressionsbehandlung auch in die Behandlung schizophrener Störungen eingeführt (Chadwick et al., 1996; Fowler et al., 1995; Kingdon & Turkington, 1994). Den Anstoß hierfür lieferten auch epidemiologische Befunde (z. B. Lincoln & Keller, 2008), welche darauf hinweisen, dass psychotische Symptome in der Bevölkerung kontinuierlich verteilt sind (vgl. Kontinuumstheorie; van Os, Linscott, Myin-Germeys, Delespaul, & Krabbendam, 2009) und somit Patienten mit Schizophrenie für kognitive Interventionen zugänglich sein könnten. Kognitive Verhaltenstherapie für Positivsymptome psychotischer Störungen (CBTp) zielt im Unterschied zu traditionellen Behandlungsansätzen darauf ab, Positivsymptomatik wie Wahn und Halluzinationen durch gezielte Interventionen direkt zu verändern (Lincoln et al., 2008). Die Interventionen des Verfahrens beinhalten generell eine normalisierende und entpathologisierende Haltung des Therapeuten. Ein erfolgreicher Beziehungsaufbau und eine individuelle Problemanalyse sind grundlegend, ehe eine direkte Veränderung dysfunktionaler Bewertungen (inklusive Wahn) und Schemata durch Methoden der kognitiven Umstrukturierung erfolgt. Zudem werden Copingstrategien im Umgang mit belastenden Symptomen wie Wahn und Halluzinationen erarbeitet, Techniken zur Reduktion von Negativsymptomatik sowie Angstsymptomatik oder sozialen Problemen eingesetzt und Strategien zur Prävention von Rückfällen vermittelt. Die Auswahl und Reihenfolge der Interventionen erfolgt auf Grundlage der individuellen Problemlage des Patienten (Lincoln, 2014).

Die Effektivität kognitiver Verhaltenstherapie für die Behandlung von Positivsymptomen psychotischer Störungen konnte in ca. 50 randomisiert-kontrollierten Studien (Naeem et al., 2014) und zahlreichen Metaanalysen eindrucksvoll nachgewiesen werden (Jauhar et al., 2014; Sarin et al., 2011; Wykes et al., 2008). Für die Reduktion von Positivsymptomatik ergab sich dabei ein kleiner bis mittlerer Effekt zusätzlich zur Standardbehandlung und antipsychotischer Medikation. Durch kognitive Verhaltenstherapie reduzierten sich zudem Negativsymptomatik, Funktionsniveau, Depressivität sowie die Wahrscheinlichkeit für eine stationäre Wiederaufnahme. Kognitive Verhaltenstherapie ist auch bei Patienten wirksam, die die Einnahme einer antipsychotischen Medikation ablehnen (randomisiert-kontrollierte Studie, Morrison et al., 2014). Auch im deutschsprachigen Raum wurden aktuell gerade zwei Wirksamkeitsstudien erfolgreich abgeschlossen. Kognitive Verhaltenstherapie zeigte sich in einer multizentrischen Studie (»Positive-Studie«, Klingberg et al., 2011; Klingberg et al., 2010) bei ambulanten Patienten mit persistierender Positivsymptomatik als wirksamer im Ver-

gleich zu einer unspezifischen supportiven Psychotherapie. In der zweiten randomisiert-kontrollierten Studie (Lincoln et al., 2012) erwies sich Kognitive Verhaltenstherapie (Lincoln, 2014) auch in der ambulanten psychotherapeutischen Routine-Versorgung als wirksamer, machbarer und empfehlenswerter Ansatz. Aufgrund zahlreicher Evidenzen wird das Verfahren mittlerweile in nationalen Behandlungsleitlinien in allen Krankheitsphasen schizophrener Störungen empfohlen, z. B. in der aktuellen S3-Leitline der Deutschen Gesellschaft für Psychiatrie, Psychotherapie und Nervenheilkunde und den Leitlinien des National Institutes for Health and Clinical Excellence (DGPPN, 2006; Gaebel & Wölwer, 2010; NICE, 2014). Auch der Gemeinsame Bundesausschuss änderte seine Empfehlung für die Psychotherapie von Patienten mit schizophrenen Störungen und empfiehlt diese jetzt in allen Erkrankungsphasen (Bundesausschuss, 2014)
Somit ist eines der wichtigsten Ziele des vorliegenden Kapitels, einige ausgewählte Interventionen der Kognitiven Verhaltenstherapie der Schizophrenie vorzustellen, da eine Darstellung des gesamten Ansatzes, insbesondere des individualisierten Vorgehens in der Kürze des Kapitels als nicht machbar erscheint. Da Techniken zur Rückfallprävention bei fast allen Patienten mit psychotischen Störungen eingesetzt werden, erschienen diese am geeignetsten. Techniken zum Beziehungsaufbau, zur Diagnostik, zur Erarbeitung eines gemeinsamen Problemmodells, zur Stabilisierung und Verbesserung der Stimmung sowie zum Umgang mit Negativsymptomatik, zum Umgang mit und zur Veränderung von Wahngedanken und Halluzinationen und zur Modifikation dysfunktionaler Grundüberzeugungen/Schemata sind den anderen deutschsprachigen Manualen (Conradt et al., 2003; Lincoln, 2014) sowie den »Therapie-Tools Psychosen« (Mehl & Lincoln, 2014) zu entnehmen (Conradt et al., 2003; Lincoln, 2014)
Das Ziel der in diesem Kapitel vorgestellten Interventionen besteht in der Identifikation zukünftiger Belastungssituationen und Frühwarnzeichen einer erneuten psychotischen Episode, der Vermittlung von Strategien zur Stressreduktion und eines verantwortlichen Umgangs mit Medikation und der Erarbeitung eines Krisenplans für Notfallsituationen. Eine detaillierte Beschreibung des hier skizzierten Vorgehens sowie zusätzliche Arbeitsblätter können ebenfalls anderen Manualen (Conradt et al., 2003; Lincoln, 2014; Mehl & Lincoln, 2014) entnommen werden.

Vorgehen

INFO 100/Was ist eine Psychose/Was ist eine Schizophrenie? Dieses Informationsblatt kann eingesetzt werden, um mit den Patienten und Angehörigen in das Gespräch über die Diagnose zu kommen sowie mit der Diagnose verbundene negative Vorstellungen (unheilbare Erkrankung, alle Erkrankten sind verrückt) zu revidieren. Dem Blatt sind viele Informationen über die Häufigkeit von Wahnüberzeugungen und Halluzinationen in der Normalbevölkerung zu entnehmen, die ebenfalls entlastend und entstigmatisierend wirken.

AB 141/Warnsignale entdecken. Mit Hilfe dieses Arbeitsblattes können Patient und Therapeut Frühwarnsignale identfizieren, die bei dem Patienten im Vorfeld von psychotischen Episoden auftreten. Häufig ist es schwierig, zwischen normalen Veränderungen und Warnsignalen zu unterscheiden.

INFO 101/Woran erkenne ich, dass eine Veränderung ein Warnsignal ist? Auf diesem Informationsblatt sind Unterschiede zwischen anhaltenden Krankheitssymptomen, Reaktionen auf eine vorausgegangene Stresssituation und Stimmungsschwankungen noch einmal zusammengefasst.

AB 142/Verlauf der Warnsignale. Mit Hilfe dieses Arbeitsblattes können die Warnsignale erarbeitet werden, in dem sich der Patient mit Hilfe des Therapeuten an die Ereignisse vor der letzten stationären Aufnahme erinnert. Meist können drei verschiedene Arten von Warnsignalen unterschieden werden: frühe Warnsignale, späte Warnsignale und erste Symptome. Auf dem Arbeitsblatt kann der Patient die Zeit vor der letzten Episode eintragen, zu der frühe Warnsignale, späte Warnsignale und erste Symptome auftraten (diese ist häufig sehr unterschiedlich, bei Patienten mit vielen Episoden kann die Zeitspanne sehr kurz sein). In den Kästen weiter unten können die jeweiligen Warnsignale eingetragen werden.

AB 143/Rückfallveremeidungsplan. Hier werden jeweils die frühen, späten Warnsignale und ersten Symptome eingetragen. In der rechten Spalte werden jeweils Strategien eingetragen, die bei den Warnsignalen hilfreich sind, da sie z. B. Stress reduzieren oder die Stimmung verbessern.

AB 144/Welche Strategien sind hilfreich bei Warnsignalen? Strategien, die beim Auftreten von Warnsignalen hilfreich sind, können diesem Arbeitsblatt entnommen werden, auf dem verschiedene Strategien aufgeführt sind, die andere Patienten als hilfreich bzw. weniger hilfreich empfanden. Der Patient kann gemeinsam mit dem Therapeuten Strategien ergänzen bzw. wegstreichen, wenn sie für ihn nicht hilfreich sind. In ähnlicher Weise kann dann besprochen werden, welche Strategien bei ernsthafteren Symptomen hilfreich sein können (z. B. sich beim Psychiater/Psychotherapeuten Unterstützung holen, die Bedarfsmedikation erhöhen, Angehörige oder Freunde um Unterstützung bitten, u. a.).

Das AB 145/Meine persönliche Stresswaage wird eingesetzt, um zu erarbeiten, welche Stressoren bei dem Patienten meist zu einer Überlastung führen, die das erneute Auftreten einer psychotischen Episode begünstigen. Diese Stressoren können auf die linke Seite der Stresswaage eingetragen werden. Auf die rechte Seite der Stresswaage werden Bewältigungsmöglichkeiten (Strategien gegen Rückfälle, andere Strategien aus Therapie) und Ressourcen (Freunde, Bekannte, Vereine, etc.) eingetragen, die dafür sorgen, dass die Waage wieder ausgeglichen ist, und die der Patient reaktivieren kann, wenn die Waage durch die Stressoren ins Ungleichgewicht gerät.

INFO 102/Informationen über antipsychotische Medikation. Häufig ist es günstig, dieses Informationsblatt und die folgenden Arbeitsblätter gemeinsam durchzulesen und auftretende Fragen zu besprechen.

AB 146/Umgang mit Nebenwirkungen stellt verschiedene Optionen im Umgang mit Nebenwirkungen vor. Auf das Arbeitsblatt können die individuellen Nebenwirkungen des Präparats sowie günstige Bewältigungsstrategien eingetragen werden.

INFO 103/Tipps zum Umgang mit Nebenwirkungen ist eine Auswahl von Bewältigungsstrategien zu entnehmen, aus denen sich der Patient die für ihn passenden Bewältigungsstrategien aussuchen und diese ausprobieren kann.

INFO 104/Wie und wo funktionieren die Medikamente eigentlich? erklärt die Übertragung von Sinnesreizen sowie den Wirkmechanismus der Medikation an einer prototypischen Synapse.

AB 147/Vor- und Nachteile der Medikation. Viele Patienten sind in Bezug auf die antipsychotische Medikation ambivalent und überlegen immer wieder neu, ob sie diese weiter nehmen sollten oder eher nicht. Therapeut und Patient können in einem solchen Fall die Argumente für und gegen die antipsychotische Medikation auf diesem Arbeitsblatt in Form einer Pro-Contra-Liste sammeln sowie vereinbaren, bei Unsicherheiten zusätzliche Informationen bei dem Psychiater des Patienten einzuholen.

AB 148/Medikamentenprotokolle. Wenn Patienten annehmen, dass mögliche Symptome etwas mit der Einnahme der Medikamente zu tun haben, kann der Patient das Arbeitsblatt xx *Medikamentenprotokoll* einsetzen, das dabei helfen kann, Zusammenhänge zwischen dem Befinden und der Medikamenteneinnahme zu entdecken. Es kann ebenfalls eingesetzt werden, um Nebenwirkungen zu beobachten, wenn der Patient die Dosierung seines Medikaments verändert.

Literatur

Behrendt, B. (2009). Meine persönlichen Warnsignale. Ein Therapieprogramm zur Krankheitsbewältigung für Menschen mit Psychoseerfahrung. Berlin: DGVT-Verlag.

Bundesausschuss, G. (2014). Beschluss des Gemeinsamen Bundesausschusses über eine Änderung der Psychotherapie-Richtlinie § 22 Absatz 2 Nummer 4 am 22.10.2014. Berlin: Gemeinsamer Bundesausschuss.

Chadwick, P., Birchwood, M. J. & Trower, P. (1996). Cognitive Behaviour Therapy for Delusions, Voices and Paranoia. Chichester: Wiley.

Conradt, B., Klingberg, S. & Schaub, A. (2003). Rezidivprophylaxe bei schizophrenen Störungen: Ein kognitiv-verhaltenstherapeutisches Behandlungsmanual. Weinheim: Beltz.

DGPPN. (2006). S3-Behandlungsleitlinie Schizophrenie. Berlin: Steinkopf.

Fowler, D., Garety, P. A. & Kuipers, E. (1995). Cognitive Behaviour Therapy for Psychosis. Theory and Practice. Chichester: Wiley.

Gaebel, W. & Wölwer, W. (2010). Gesundheitsberichterstattung des Bundes Heft 50 Schizophrenie. Krankenhaus-Hygiene + Infektionsverhütung. Berlin: Robert Koch Institut, Statistisches Bundesamt.

Heibach, E., Brabban, A. & Lincoln, T.M. (2014). How much priority do clinicians give to cognitive behavioral therapy in the treatment of psychosis and why? Clinical Psychology - Science and Practice, 21(3), 301-312.

Jauhar, S., McKenna, P.J., Radua, J., Fung, E., Salvador, R. & Laws, K.R. (2014). Cognitive-behavioural therapy for the symptoms of schizophrenia: systematic review and meta-analysis with examination of potential bias. Br J Psychiatry, 204(1), 20–29. doi: 10.1192/bjp.bp.112.116285

Kingdon, D.G. & Turkington, D. (1994). Cognitive-Behavioural Therapy of Schizophrenia. New York: Guilford.

Klingberg, S., Wittorf, A., Meisner, C., Wölwer, W. & Wiedemann, G. (2011). Cognitive behavioral therapy versus supportive therapy for persistent positive symptoms in psychotic disorders: major results of the POSITIVE study. European Archives of Psychiatry and Clinical Neuroscience, Suppl1, S13, S7–S101, 113.

Klingberg, S., Wittorf, A., Meisner, C., Wölwer, W., Wiedemann, G., Herrlich, J., … Buchkremer, G. (2010). Cognitive behavioural therapy versus supportive therapy for persistent positive symptoms in psychotic disorders: the POSITIVE Study, a multicenter, prospective, single-blind, randomised controlled clinical trial. Trials, 11, 123. doi: 10.1186/1745–6215–11–123

Lincoln, T.M. (2014a). Kognitive Verhaltenstherapie der Schizophrenie. Göttingen: Hogrefe.

Lincoln, T.M. (2014b). Der wahnhafte Patient: Ambulante KVT bei Schizophrenie und anderen psychotischen Störungen. In H.H. Stavemann (Hrsg.), KVT-Praxis. Strategien und Leitfäden für die Integrative KVT (3. Aufl.). Weinheim: Beltz

Lincoln, T.M., Suttner, C. & Nestoriuc, Y. (2008). Wirksamkeit kognitiver Interventionen für Schizophrenie. Psychologische Rundschau, 59(4), 217-232.

Lincoln, T.M., Ziegler, M., Mehl, S., Kesting, M.L., Lüllmann, E., Westermann, S. & Rief, W. (2012). Moving from efficacy to effectiveness in cognitive behavioral therapy for psychosis: a randomized clinical practice trial. J Consult Clin Psychol, 80(4), 674–686. doi: 10.1037/a0028665

Mehl, S. & Lincoln, T.M. (2014). Therapie-Tools Psychosen. Weinheim: Beltz.

Morrison, A.P., Renton, J.C., French, P. & Bentall, R.P. (2008). Think You're crazy? Think again. London: Routledge.

Morrison, A.P., Turkington, D., Pyle, M., Spencer, H., Brabban, A., Dunn, G., … Hutton, P. (2014). Cognitive therapy for people with schizophrenia spectrum disorders not taking antipsychotic drugs: a single-blind randomised controlled trial. Lancet. doi: 10.1016/S0140–6736(13)62246–1

Naeem, F., Farooq, S. & Kingdon, D. (2014). Cognitive behavioral therapy (brief vs standard duration) for schizophrenia. Schizophr Bull, 40(5), 958-959. doi: 10.1093/schbul/sbu113

NICE (2014). Psychosis and schizophrenia in adults: treatment and management [CG 178]. London: National Institute for Health and Clinical Excellence.

Sarin, F., Wallin, L. & Widerlöv, B. (2011). Cognitive behavior therapy for schizophrenia: a meta-analytical review of randomized controlled trials. Nord J Psychiatry, 65(3), 162-174. doi: 10.3109/08039488.2011.577188

Van Os, J., Linscott, R.J., Myin-Germeys, I., Delespaul, P. & Krabbendam, L. (2009). A systematic review and meta-analysis of the psychosis continuum: evidence for a psychosis proneness-persistence-impairment model of psychotic disorder. Psychol Med, 39(2), 179-195. doi: 10.1017/S0033291708003814

Wykes, T., Steel, C., Everitt, B. & Tarrier, N. (2008). Cognitive behavior therapy for schizophrenia: effect sizes, clinical models, and methodological rigor. Schizophr Bull, 34(3), 523-537. doi: 10.1093/schbul/sbm114

Quellennachweis

Die in diesem Kapitel verwendeten Arbeitsblätter stammen teilweise aus Mehl und Lincoln (2014) sowie aus Lincoln (2014b).

Was ist eine Psychose/Was ist eine Schizophrenie?

Psychose, Schizophrenie, Schizoaffektive Störung und **Paranoide Schizophrenie** sind verschiedene Begriffe, die Ärzte und Psychologen entwickelt haben, um eine Gruppe von Symptomen zu benennen.

Wie wichtig ist die Diagnose?

In den letzten Jahrzehnten wurde von Psychologen und Ärzten versucht, präzise Kriterien für bestimmte Diagnosen festzulegen. Aber noch immer gibt es viele Diskussionen darüber, welche psychischen Störungen es überhaupt gibt und wie diese aussehen. Man kann generell sagen, dass es zwischen den verschiedenen psychischen Störungen hohe Überschneidungen gibt, so hoch, dass einige Experten vorschlagen, die verschiedenen Störungen nicht künstlich zu trennen, sondern alle Störungen wie Schizophrenie, Schizoaffektive Störung und Bipolare Störung als Psychosen zu bezeichnen. Eine Diagnose, die häufig verwendet wird, ist **Schizophrenie**. Meist leiden Personen, die diese Diagnose erhalten, unter Stimmenhören oder Wahnüberzeugungen, sie haben aber oft noch andere Probleme. Sie können sich z. B. schlecht motivieren oder fühlen weniger als vor Beginn der psychischen Störung. Manche Personen haben auch Probleme mit der Aufmerksamkeit und Konzentration oder beim Sprechen. Besonders bei Stress fehlen ihnen die Worte oder sie können nicht gut beim Thema bleiben. Viele Personen mit Psychosen leiden zusätzlich unter Niedergeschlagenheit und Ängsten.

Wenn Probleme mit Gefühlen im Vordergrund stehen, wird häufig eine **»Bipolare Störung«** oder »Manische Depression« diagnostiziert. Manie bezeichnet eine Phase im Rahmen der Bipolaren Störung, in der die Betroffenen eine Hochstimmung beschreiben, sich schlecht konzentrieren können, die Gedanken rasen können und die Betroffenen Dinge tun, die für sie untypisch sind (z. B. sind sie plötzlich sehr offenherzig und überschreiten soziale Grenzen, machen viele Einkäufe, weil sie den Eindruck haben, sehr reich zu sein etc.). Manche Personen sind auch eher gereizt und ärgerlich. In der depressiven Phase leiden die Betroffenen unter Niedergeschlagenheit oder trauriger Stimmung. Manchmal können Depression und eine gereizte Stimmung auch gleichzeitig auftreten. Einige Personen mit dieser Diagnose erleben ebenfalls Halluzinationen (das Hören, Sehen, Fühlen oder Riechen von Dingen, die nicht da sind) oder haben Wahnvorstellungen (Größenwahn, Verfolgungswahn).

Weil viele Personen mit Psychosen einerseits unter Problemen mit ihrer Stimmung leiden, aber auch unter Problemen, die typischerweise bei der Schizophrenie auftreten, wurde die Diagnose **»Schizoaffektive Störung«** entwickelt. Personen, die nur unter Wahnvorstellungen leiden, erhalten häufig die Diagnose **»Wahnhafte Störung«**. Wenn die Symptome einer Psychose durch die Einnahme von bestimmten Substanzen verursacht wurden, spricht man zunächst von einer »Drogeninduzierten Psychose«. Wenn die Personen weiterhin unter Halluzinationen und Wahnvorstellungen leiden, obwohl sie keine Substanzen mehr konsumieren, wird die Diagnose verändert. Eine Schizophrenie/Schizoaffektive Störung/Bipolare Störung entsteht jedoch nicht durch alleinigen Drogenkonsum, sondern es scheint eher so zu sein, dass Personen mit Schizophrenie im Vorfeld der Erkrankung stark unter Stress, Niedergeschlagenheit und Ängsten leiden und Substanzen konsumieren, damit es ihnen (kurzfristig) wieder besser geht. Einige Betroffene entwickeln parallel zu der Psychose ebenfalls eine Abhängigkeit.
Der Begriff **»Organische Psychose«** wird verwendet, wenn Personen Hirnverletzungen erleiden, z. B. durch eine Hirnblutung, einen Hirntumor, ein Schädel-Hirn-Trauma oder eine Vergiftung mit einer Substanz, und dadurch Symptome einer Psychose entwickeln. Den anderen Psychosen liegen aber ebenfalls hirnorganische Veränderungen zugrunde, somit sind sie eigentlich auch »organisch«.

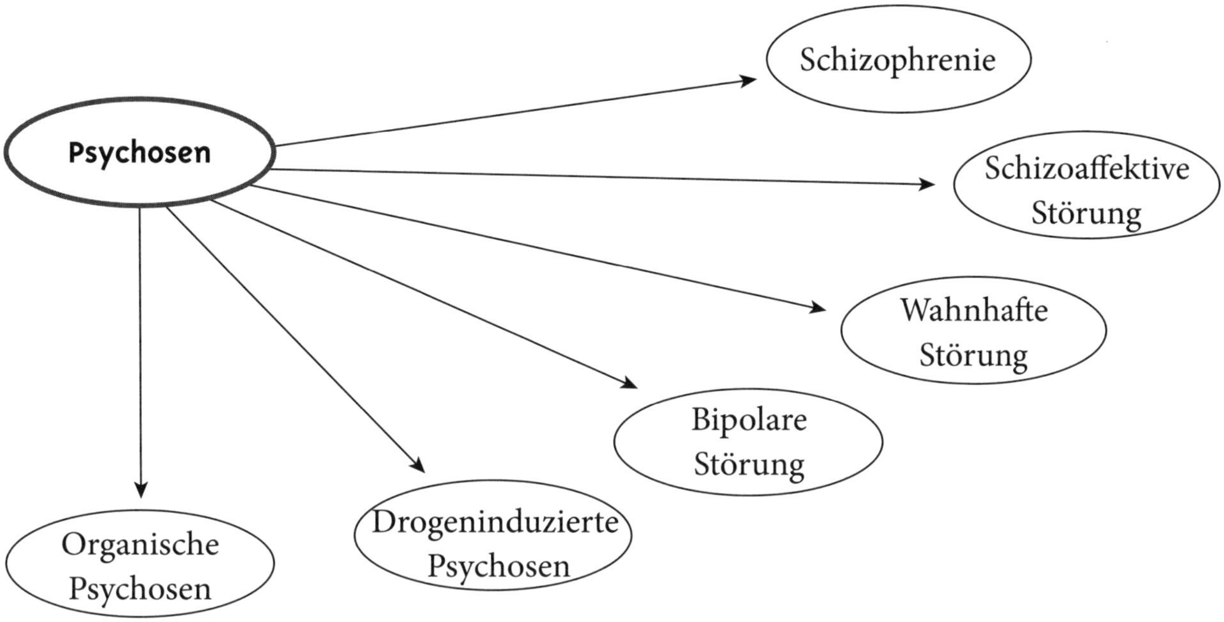

Wie häufig sind Psychosen oder Schizophrenien?

Schizophrenien kommen in allen Kulturen der Welt etwa gleich häufig vor, etwa 1 Prozent der Bevölkerung entwickelt diese spezielle psychische Störung. Die allgemeine Wahrscheinlichkeit, eine psychotische Störung zu entwickeln, zu der sowohl eine Schizophrene Störung, eine Schizoaffektive Störung und eine Bipolare Störung gerechnet werden, liegt bei 3,5 bis 5 Prozent. Die Wahrscheinlichkeit, im Laufe des Lebens eine Depression zu entwickeln, liegt etwas höher, bei Männern bei 11 Prozent und bei Frauen bei etwa 23 Prozent. Von Psychosen oder Schizophrenien sind Männer und Frauen etwa gleich häufig betroffen. Männer entwickeln die Störung etwas früher, die meisten Männer zwischen der Pubertät und dem 25. Lebensjahr, Frauen am häufigsten zwischen dem 25. und 35. Lebensjahr.

Was sind Positiv- und Negativsymptome?

Einige Wissenschaftler haben versucht, die Symptome der Schizophrenie in zwei Kategorien einzuteilen, Positiv- und Negativsymptome. Sie nahmen an, dass bei Positivsymptomatik etwas zu dem normalen Erleben hinzugefügt wird (z. B. ungewöhnliche Überzeugungen oder Wahnüberzeugungen, Stimmen, andere Halluzinationen) und bei Negativsymptomen etwas weniger wird (weniger Interesse an sozialen Aktivitäten, weniger spontane Sprache, weniger Antrieb, weniger Emotionen). Da nicht alle Symptome in diese Kategorie passen, ist diese Klassifizierung jedoch umstritten.

Was sind Halluzinationen?

Unter dem Begriff **Halluzination** versteht man Sinneseindrücke (Hören, Riechen, Sehen, Fühlen oder Schmecken), die entstehen und wahrnehmbar sind, obwohl kein äußerer Reiz vorhanden ist, der sie verursacht. Personen mit einer Psychose erleben häufig akustische Halluzinationen, dies sind meist Stimmen von Personen, die ihnen bekannt oder unbekannt sein können und die sie meistens nicht sehen. Andere Personen haben visuelle Halluzinationen (z. B. Visionen) oder spüren taktile Halluzinationen (z. B. das Gefühl, berührt zu werden, auch wenn niemand im Raum ist). Olfaktorische Halluzinationen sind Gerüche, die andere Personen nicht riechen können (z. B. ein Blumenduft, obwohl keine Blume im Raum ist).

Wie viele Menschen hören Stimmen?

Obwohl viele Menschen nicht darüber reden, ist die Erfahrung, Stimmen zu hören, die andere Menschen nicht hören können, nicht selten. Befragungen zeigen, dass etwa 10 bis 20 Prozent der Normalbevölkerung mindestens einmal Stimmen hörten. Stimmenhören ist also an sich ein relativ normales Phänomen so wie z. B. Tinnitus. Auf der Internetseite http://www.intervoiceonline.org/about-voices/famous-people können Sie nachlesen, wie berühmte Personen ihre Erfahrungen mit akustischen Halluzinationen beschreiben. Einige Menschen, die Stimmen hören, kommen damit recht gut zurecht, andere Menschen machen sich aufgrund der Stimmen starke Sorgen, fühlen sich durch diese und die Dinge, die sie sagen, deutlich in ihrer Konzentration gestört und belastet. Unterschiede zwischen Personen mit Psychosen und Personen, denen es trotz der Stimmen gut geht, bestehen vor allem in der Bewertung und Interpretation der Stimmen. Das Konzept der Kognitiven Verhaltenstherapie besteht darin, an der Bewertung von Situationen anzusetzen.

Wie entstehen die Stimmen?

Es gibt viele Hinweise darauf, dass Stimmenhören bei fast allen Personen auftreten kann, wenn bestimmte äußere Umstände es begünstigen. Zu diesen Umständen zählen insbesondere Stress, Belastungen und negative Erfahrungen mit anderen Menschen (Mobbing, sexueller Missbrauch in der Kindheit oder im Erwachsenenalter, andere traumatische Lebensereignisse, Verlust eines Partners, Einzelhaft, Schlafmangel oder die Einnahme bestimmter Substanzen). Ferner können Halluzinationen auch durch Drogen wie LSD, Cannabis oder Kokain induziert werden oder bei Alkoholentzug auftreten. Halluzinationen treten ebenfalls häufig in Situationen auf, in denen man kurz vor dem Einschlafen oder Erwachen ist.

In der Wissenschaft wird diskutiert, ob die Stimmen dadurch entstehen, dass z. B. äußere Reize missinterpretiert werden. Eine andere Theorie geht davon aus, dass die Stimmen oder andere Halluzinationen eine Fehlinterpretation eigener Bewusstseinsinhalte sind, z. B. eigener Gedanken, Erinnerungen an fremde Stimmen, eigener Bilder, Erinnerungen oder Träume, die man laut außerhalb des eigenen Kopfes zu hören oder zu sehen glaubt. Viele Studien stützen diese Theorie, z. B. zeigen Untersuchungen neurobiologischer Prozesse des Gehirns, dass bei Personen, die Stimmen hören, Hirnregionen aktiv sind, die normalerweise das Sprechen kontrollieren. Ein weiterer Hinweis für diese Theorie ist, dass Stimmen meist schwächer werden, wenn Menschen mit sich selbst sprechen (zählen, Gedichte rezitieren, Kreuzworträtsel machen).

Was sind Wahnüberzeugungen?

Der Begriff **Wahn** wird von Psychologen und Psychiatern für Überzeugungen verwendet, die auf einer Fehlwahrnehmung oder Fehlbeurteilung der Wirklichkeit beruhen und an dem die Betroffenen trotz gegenteiliger Beweise festhalten. Für Psychologen, Psychiater und Psychotherapeuten ist es häufig sehr schwierig festzustellen, ob es sich bei Überzeugungen wirklich um Fehlbeurteilungen handelt, weil sie meistens nicht genau wissen können, ob die Beurteilung wirklich falsch war. In der Regel wird ein Wahn nicht leichtfertig diagnostiziert, aber dennoch kann es auf Seiten der Behandler natürlich zu einer Fehleinschätzung kommen. Die meisten Überzeugungen, die als Wahn bewertet werden, betreffen eine Verfolgung durch andere Personen oder Organisationen, die der eigenen Person schaden möchten (Verfolgungswahn oder Beeinträchtigungswahn). Andere Personen nehmen zu Unrecht an, von anderen Mächten gesteuert oder kontrolliert zu werden (Kontrollwahn, wird manchmal auch als Ich-Störung bezeichnet), besondere Kräfte oder Fähigkeiten zu haben (Größenwahn), eine Beziehung zu einer berühmten Person zu haben (Liebeswahn) oder ein Verbrechen begangen zu haben (Schuldwahn).

Wie viele Menschen haben ungewöhnliche Überzeugungen oder Wahnüberzeugungen?

In Umfragen zeigt sich immer wieder, dass ungewöhnliche Überzeugungen relativ häufig und damit letztlich so ungewöhnlich doch nicht sind. Beispielsweise glauben etwa 50 Prozent von Personen aus der Bevölkerung, die bislang keine psychische Störung hatten, an Gedankenübertragung, etwa 25 Prozent glauben an Geister, etwa 15 Prozent haben Angst, dass sie verfolgt werden könnten, und 10 Prozent befürchten sogar, dass eine Verschwörung gegen sie existieren könnte. Durch diese Zahlen wird deutlich, dass es sich in den Überzeugungen, die bei Patienten mit Schizophrenie als Wahn diagnostiziert werden, offenbar um Ängste oder Hoffnungen handelt, die zutiefst menschlich sind (und in Literatur, Film, Kunst und Träumen ebenfalls vorkommen). Im Gegensatz zu psychisch gesunden Personen, die solche Überzeugungen haben, sind Menschen, bei denen Wahn im Rahmen einer Psychose diagnostiziert wurde, oft sehr stark mit den Gedanken über die Überzeugung beschäftigt (sie können z. B. kaum noch über andere Dinge sprechen) und richten ihr Verhalten danach aus (ziehen sich z. B. stark zurück oder ergreifen Schutzmaßnahmen). Schließlich leiden sie in der Regel auch viel stärker unter der Überzeugung. Somit scheinen die Bewertung der Wahnüberzeugung und der Umgang mit ihr für die psychische Gesundheit wichtiger zu sein als die Überzeugung selbst.

Wie entstehen Wahnüberzeugungen?

Sehr wahrscheinlich spielt Stress auch bei der Entstehung von Wahnüberzeugungen eine wichtige Rolle. Einen besonders wichtigen Einfluss haben negative Vorerfahrungen mit anderen Personen (Mobbing, Traumatisierung, Gewalterfahrungen, Migration, städtische Umgebung usw.). Die Wahnüberzeugungen sind ebenfalls durch das generelle Glaubenssystem der Person beeinflusst, da es z. B. unwahrscheinlich ist, dass Personen, die nicht aus einer religiösen Familie kommen, sich Sorgen über den Teufel machen. Des Weiteren weiß man heute, dass Personen, die Wahnüberzeugungen entwickeln, dazu neigen, relativ früh Schlussfolgerungen über die Ursachen für bestimmte Ereignisse zu treffen und bei diesen Schlussfolgerungen zu bleiben. Diese Tendenz könnte dazu führen, dass sie schneller Wahnüberzeugungen entwickeln als nicht-betroffene Personen.

Negativsymptome

Negativsymptome sind Personen mit Psychosen manchmal nicht so bewusst wie Positivsymptome (z. B. Wahn und Halluzinationen), sie können aber sehr belastend sein. Personen mit Negativsymptomen leiden unter geringer Motivation, Lustlosigkeit und Problemen, mit anderen Menschen zu sprechen. Häufig tauchen Negativsymptome erstmals nach einer ersten psychotischen Episode auf. Der Sinn der Negativsymptome liegt möglicherweise in einem Schutz vor zu viel Stress und Belastung, da die Negativsymptome dazu führen, dass man weniger aktiv ist und sich eher zurückzieht. Die soziale Umgebung oder auch die Personen selbst haben häufig den Eindruck, die Symptome haben etwas mit ihrer Person zu tun, manchmal wird ihnen gesagt, sie seien »faul« und müssten sich »nur aufraffen«. Aber wenn dies so wäre, würden die Betroffenen das ja auch tun. Wenn Sie unter Negativsymptomen leiden, ist es wichtig, dass Sie sich einerseits nicht schuldig fühlen, da es für Sie objektiv schwieriger ist, sich zu motivieren, als für nicht-betroffene Personen. Gleichzeitig sollten Sie versuchen, so aktiv wie möglich zu bleiben, da Inaktivität sich negativ auf Ihre Stimmung auswirken kann. Manche Personen sagen auch, dass ihr Gefühlsleben weniger stark ausgeprägt ist, dass sie weniger fühlen als vor der Erkrankung. Dies kann aber auch eine Reaktion der Psyche auf zu viel Stress sein, weil starke Gefühle ja auch viel Energie kosten. Bei vielen Personen mit Psychosen ist die generelle Fähigkeit, Dinge zu tun und dabei Freude zu empfinden, eigentlich nicht verändert, sondern sie haben einfach verlernt, die Dinge anzugehen. In der Therapie können Sie das wieder erlernen.

Meine Fragen zu dem Arbeitsblatt

Bitte notieren Sie sich hier Fragen, die bei Ihnen während des Lesens aufgetaucht sind. Sprechen Sie diese in der nächsten Therapiesitzung an.

In Anlehnung an Morrison et al. (2008)

AB 141 /

P

Warnsignale entdecken

1/2

Warnsignale		
Kreuzen Sie aus der folgenden Liste Ihre persönlichen Warnsignale an, die bei Ihnen eine Überlastung anzeigen.		
	ja	**nein**
Angespannt sein, Nervosität, innere Unruhe	☐	☐
Zukunftsängste	☐	☐
Konzentrationsschwierigkeiten	☐	☐
Veränderungen im Tagesablauf	☐	☐
Schlafstörungen	☐	☐
Lustlosigkeit, kein Interesse an Dingen, die früher Spaß machten	☐	☐
Leistungsabfall im Beruf, Haushalt	☐	☐
Veränderung der Ess- und Trinkgewohnheiten	☐	☐
Sozialer Rückzug	☐	☐
Vernachlässigung der äußeren Erscheinung	☐	☐
Gefühl der Schwäche, Schlappheit	☐	☐
Geräuschempfindlichkeit	☐	☐
Körperliche Veränderungen wie Kopfdruck, Zittern, Schmerzen	☐	☐
Reizbarkeit, sich über Kleinigkeiten aufregen, Aggression	☐	☐
Schlechte Träume	☐	☐
Misstrauen, Zunahme der Angst/Zunahme der Paranoia	☐	☐
Quälende, zwanghafte Gedanken, Grübeln	☐	☐
Sich ohne Grund schlecht fühlen, Verstimmung	☐	☐
Beeinflussungsgedanken: andere kontrollieren mich	☐	☐
Gedanken an Suizid, an Selbstverletzung	☐	☐
Alles auf sich beziehen	☐	☐
Gedanken daran, andere zu verletzen	☐	☐
Mehr Alkohol, Drogen konsumieren	☐	☐

Warnsignale entdecken

Warnsignale		
Kreuzen Sie aus der folgenden Liste Ihre persönlichen Warnsignale an, die bei Ihnen eine Überlastung anzeigen.		
	ja	**nein**
Fremdartige Eingebungen haben	☐	☐
Fremdartige Wahrnehmungen haben	☐	☐
Sprechen Sie mit Vertrauenspersonen, die die Entwicklung Ihrer Psychose mit verfolgt haben. Überlegen Sie zusammen, welchen Belastungen Sie ausgesetzt waren – und wie Sie damit umgegangen sind.		
Welche individuellen Warnsignale kennen Sie noch?		

In Anlehnung an Behrendt (2009)

INFO 101 /

P

Woran erkenne ich, dass eine Veränderung ein Warnsignal ist?

Nicht jede Veränderung des Denkens, der Gefühle oder des eigenen Verhaltens ist ein Warnsignal. Am besten schauen Sie sich die Veränderungen an, die bei Ihnen normalerweise einer psychischen Krise oder psychotischen Episode vorangegangen sind. Dies könnten Ihre persönlichen Warnsignale sein.

Anhaltende Krankheitssymptome

Einige Warnsignale sind in Wirklichkeit weiter anhaltende Symptome der Psychose. Manche Patienten hören z. B. regelmäßig Stimmen oder leiden häufig unter Konzentrationsproblemen. In diesem Fall sind das Stimmenhören bzw. die Konzentrationsprobleme kein Warnsignal. Wenn die Symptome häufiger auftreten und ihre Intensität zunimmt, sind sie Warnsignale, die auf einen drohenden Rückfall hinweisen.

Medikamente

Manche Veränderungen sind einfach Wirkungen oder Nebenwirkungen der antipsychotischen Medikation. Informieren Sie sich genau über diese, um sie sicher von Warnsignalen unterscheiden zu können.

Reaktion auf eine vorausgegangene Stresssituation

Manche Veränderungen sind auch Reaktionen auf eine vorangegangene Stresssituation. An dieser Stelle ist allerdings Vorsicht geboten, da erhöhter Stress ebenfalls eine erneute psychotische Episode auslösen bzw. ihr vorausgehen kann. Sie sollten mit Stresssymptomen ähnlich umgehen wie mit Warnsignalen: Versuchen Sie, den Stress zu reduzieren und genau zu beobachten, ob sich die Symptome bessern. Wenn diese sich verschlimmern, sollten Sie gemäß Ihrem persönlichen Notfallplan verfahren.

Stimmungsschwankungen

Jeder Mensch fühlt sich mal traurig oder niedergeschlagen – oder aber gut und voller Tatendrang. Unsere Stimmung schwankt. Dies ist nichts Ungewöhnliches und stellt kein Warnsignal dar. Wenn die Stimmung aber häufiger als sonst schwankt, kann dies ein frühes Warnsignal sein.

In Anlehnung an Behrendt (2009)

AB 142 /

Verlauf der Warnsignale

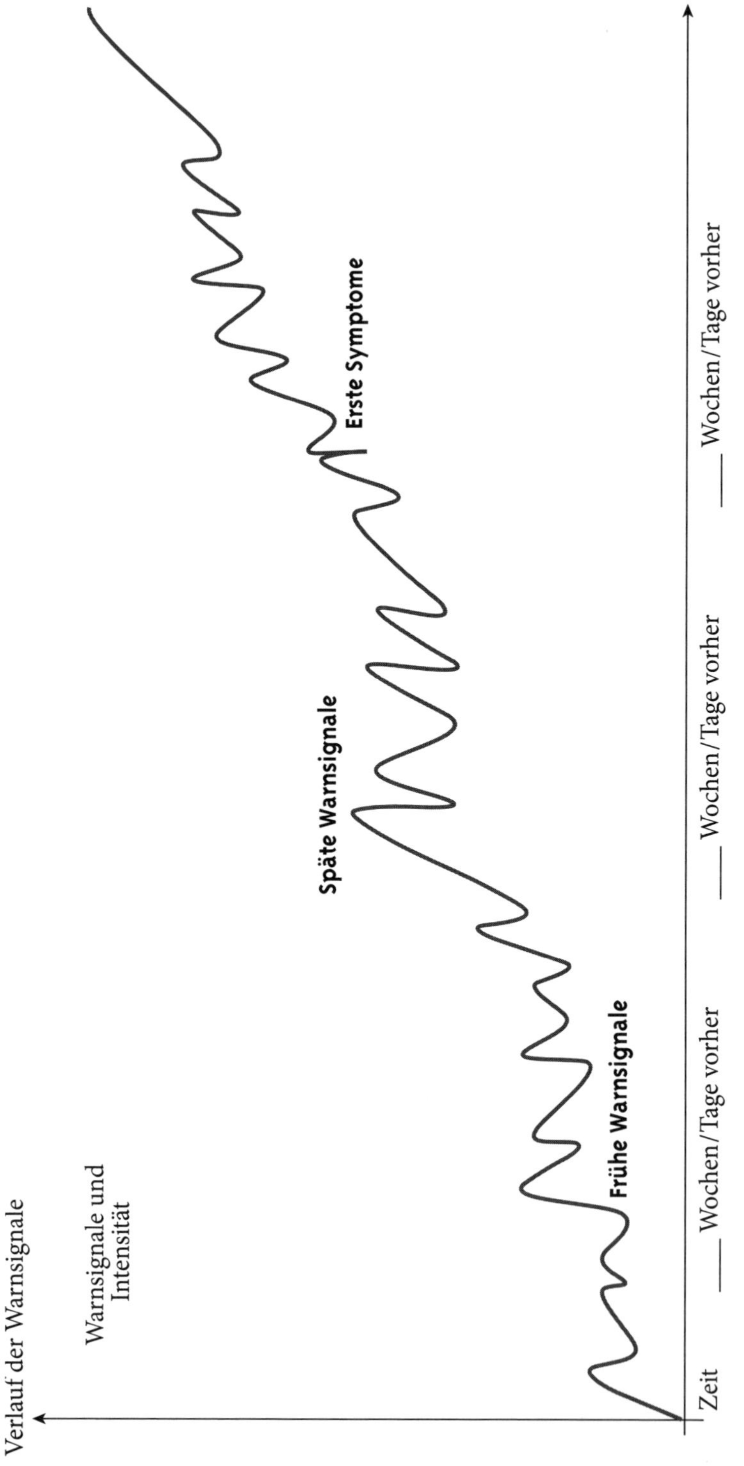

Was habe ich bemerkt?

Was habe ich bemerkt?

Was habe ich bemerkt?

In Anlehnung an Lincoln (2014) und Behrendt (2009)

AB 143 /

Rückfallvermeidungsplan

Signale	Maßnahmen
Sehr frühe Warnsignale:	
Frühe Warnsignale:	
Späte Warnsignale:	
Erste Symptome:	
Ernste Symptome:	

AB 144 /

Welche Strategien sind hilfreich bei Warnsignalen?

Hilfreiche Strategien	Weniger hilfreiche Strategien
▸ Medikamente einnehmen/Dosis erhöhen ▸ auf Tagesablauf achten, Mahlzeiten einnehmen ▸ Tagesplan machen ▸ auf regelmäßigen Schlaf achten ▸ belastende Situationen absagen (Geburtstage, Babysitten, Hilfe beim Umzug) ▸ Spazieren gehen ▸ Entspannungsübungen, Massage ▸ körperliche Bewegung ▸ krankschreiben lassen ▸ weniger Aufgaben übernehmen, sich schonen ▸ Nein sagen, wenn einem etwas zuviel wird ▸ sich mit Menschen treffen, die einem gut tun Bitte ergänzen Sie oder streichen Sie nicht hilfreiche Strategien durch	▸ Drogeneinnahme ▸ Situationen, die belastend sind oder die mir zuviel werden (Menschenmengen etc.) ▸ mich überfordern ▸ sich mit Personen treffen, mit denen man eine konflikthafte Beziehung hat ▸ Warnsignale nicht realisieren, sich dagegen wehren ▸ Abwarten und »Tee trinken« ▸ sich ins Bett legen (schlechte Stimmung) ▸ mit letzter Kraft weitermachen …

In Anlehnung an Behrendt (2009)

AB 145 /

Meine persönliche Stresswaage

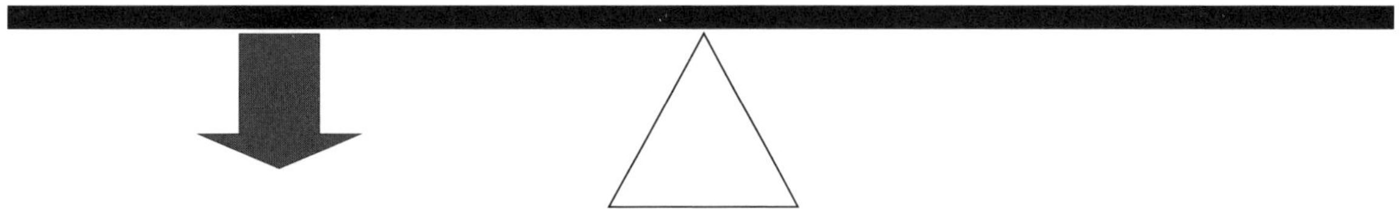

In Anlehnung an Behrendt (2009)

INFO 102 /

P

Informationen über antipsychotische Medikation

Wichtig: über jedes Medikament so gut wie möglich informieren, alle Fragen für den nächsten Arzttermin notieren, sich aus anderen Quellen informieren (Bücher, Internet etc.).

- Viele Studien zeigen: Antipsychotische Medikation reduziert akustische Halluzinationen oder ungewöhnliche Überzeugungen (z. B. verfolgt zu werden).
- Für langfristige Wirksamkeit über mehrere Jahre/Jahrzehnte gibt es keine überzeugenden Wirksamkeitsnachweise (weil belastbare Langzeitstudien fehlen).
- Um zu testen, ob antipsychotische Medikation hilfreich ist, ist eine Einnahme über längeren Zeitraum (mind. 1–2 Monate) empfehlenswert.
- In Studien konnte gezeigt werden, dass eine kontinuierliche Einnahme mit weniger Rückfällen einhergeht als eine Einnahme nach Bedarf.
- Medikamente nicht plötzlich absetzen (Gefahr der Absetzpsychose), lieber langsam ausschleichen (mit dem Arzt einen Plan erstellen).
- Wenn ein antipsychotisches Medikament nicht gut wirkt, kann ein anderes gut wirken. Dies ist aber nicht zwingend. Wenn bereits mehrere Präparate nicht gut wirkten, ist ein Verzicht auf eine Einnahme zu erwägen.
- Mehrfachkombinationen von antipsychotischen Medikamenten über längere Zeit sind häufig nicht sinnvoll und können die Nebenwirkungen verstärken. Bitte sprechen Sie in diesem Fall mit Ihrem Arzt.
- Psychotherapie für Psychosen ist auch hilfreich bei Patienten, die keine Medikamente nehmen.
- Bei Kinderwunsch (während aktiver Familienplanung, Schwangerschaft, Stillperiode) antipsychotische Medikamente nach Absprache mit dem behandelnden Arzt reduzieren oder absetzen.
- Einnahme von Drogen erhöht die Rückfallgefahr erheblich.
- Während der Eindosierungsphase, Umstellung und Dosierungsänderung auf das Autofahren verzichten.
- Antipsychotika machen nicht abhängig.

Wie schaffen Sie es, die Medikamente regelmäßig einzunehmen?

- Günstig: die Einnahme an andere Gewohnheit koppeln (z. B. Zähneputzen).
- Verwendung von Erinnerungshilfen, z. B. Handyklingeln, automatische E-Mails, Notizen am Badezimmerspiegel.
- Mitbewohner/Freund bitten, an Einnahme zu erinnern.
- Notfalls: Pflegedienst erinnert an die Einnahme (der Arzt kann das beantragen).

Wenn Sie sich dafür entscheiden, die Medikation nicht mehr zu nehmen:

- Teilen Sie dem Arzt Ihre Gründe für die Entscheidung möglichst sachlich mit und bitten Sie ihn um Unterstützung bei Ihrem Vorhaben.
- Entwickeln Sie gemeinsam mit Ihrem Arzt einen Plan zum Absetzen, vereinbaren Sie weitere Kontrolltermine, auch wenn keine Einnahme mehr erfolgt.
- Beobachten Sie die Entwicklung Ihrer Symptome während des Absetzens und steuern Sie möglicherweise gegen (Arzttermin, ggf. Erhöhung der Dosis).

AB 146 / T

Umgang mit Nebenwirkungen

Anpassen der Medikamente

Nach Absprache mit dem Arzt kommen folgende Maßnahmen in Betracht:

- Dosis umverteilen
- Dosis verringern
- Medikamente einnehmen, die Nebenwirkungen lindern
- Wechsel der Darreichungsform z. B. von oral zu Depot
- Wechsel des Neuroleptikums

Einsatz persönlicher Bewältigungsstrategien

Allgemein gilt:

- bei weniger ernsten Nebenwirkungen: zunächst abwarten, da manche Nebenwirkungen nach einigen Tagen von selbst verschwinden
- ausreichende Flüssigkeitszufuhr
- optimal: sportliche Aktivitäten wie Laufen, Wandern, Schwimmen, Radfahren usw.
- siehe auch die Tipps auf dem Arbeitsblatt 105.

Meine persönlichen Nebenwirkungen	Welche Bewältigungsstrategie will ich einsetzen?

INFO 103 /

P

Tipps zum Umgang mit Nebenwirkungen

Mundtrockenheit	viel trinken, am besten Sprudel, Früchtetee o. Ä. (ohne viele »Kalorien«); Kaugummi kauen; Bonbons lutschen
vermehrter Speichelfluss	v. a. nachts störend; manche Patienten legen sich ein weiches Tuch auf das Kopfkissen; auch medikamentös beeinflussbar
Steifheit der Muskulatur	kurze Anspannung mit anschließender Entspannung der betroffenen Muskelpartien; leichte Streckübungen
unwillkürliche Muskelbewegungen	Selbstkontrolle schwierig, meist nur über eine Änderung der Medikation zu erreichen; manche Patienten versuchen, die unwillkürlichen Bewegungen in einen »natürlichen Ablauf« zu integrieren
Zittern	vergeht meistens von selbst, wenn die Medikamente richtig dosiert sind. Vermeiden Sie Aktivitäten, bei denen das Zittern störend wirkt
Unruhe/Bewegungsunruhe	wenig anstrengende Aktivitäten oder Bewegung, Spazieren gehen
Verlangsamung der Bewegungen	Tagesplan mit positiven Aktivitäten erstellen, ausgeglichenes Maß zwischen Aktivität und Rückzug finden
gesteigerter Appetit	führt manchmal zur Gewichtszunahme, nach Rücksprache mit dem Arzt evtl. Ernährungsberatung, Reduzieren bestimmter Nahrungsmittel, bewusster essen, keine radikalen Maßnahmen wie Fasten, diese können zu weiterer Belastung führen; v. a. viel und regelmäßige Bewegung, Sport usw. Nicht jede Gewichtszunahme ist nahrungsbedingt. Bei Ödemen (Wassereinlagerungen) sind andere Strategien zu suchen.
Verminderung der sexuellen Empfindungen	sich nicht unter »Leistungsdruck« setzen, legt sich meistens von alleine wieder; den Arzt um Rat fragen
Schwindel, Blutdruckschwankungen	Vermeiden Sie zu schnelles Aufstehen, wenn Sie sitzen oder liegen, ändern Sie Ihre Position nur langsam; hilfreich sind auch Wechselbäder, Schwimmen, Gymnastik usw.
Müdigkeit	gezielte Aktivitäten, die einen nicht überlasten, ausgewogenes Verhältnis zwischen Aktivität und Ruhezeiten
Sehstörungen	vor allem zu Beginn der Behandlung, gehen aber von allein wieder weg, sobald sich der Körper auf die Medikamente eingestellt hat. Sehstörungen sind nicht selber zu kontrollieren; vermeiden Sie auf jeden Fall Situationen, die Ihnen gefährlich werden können (z. B. im Straßenverkehr u. Ä.)
erhöhtes Risiko für Sonnenbrand	Ziehen Sie in der Sonne einen Hut oder ein Kopftuch auf, legen Sie sich nicht in die pralle Sonne, cremen Sie sich mit einer Sonnencreme mit hohem Lichtschutzfaktor (z. B. 30 und mehr) gut ein

In Anlehnung an Behrendt (2009)

Wie und wo funktionieren die Medikamente eigentlich?

Alle Außenreize werden mit Hilfe spezialisierter Zellen (Rezeptoren) wahrgenommen:
- Bilder
- Gerüche
- Wärme/Kälte
- Schmerz

Die Informationen über die Reize werden mit Hilfe von Nervenzellen (Neuronen) weitergeleitet.

Aufbau einer Nervenzelle

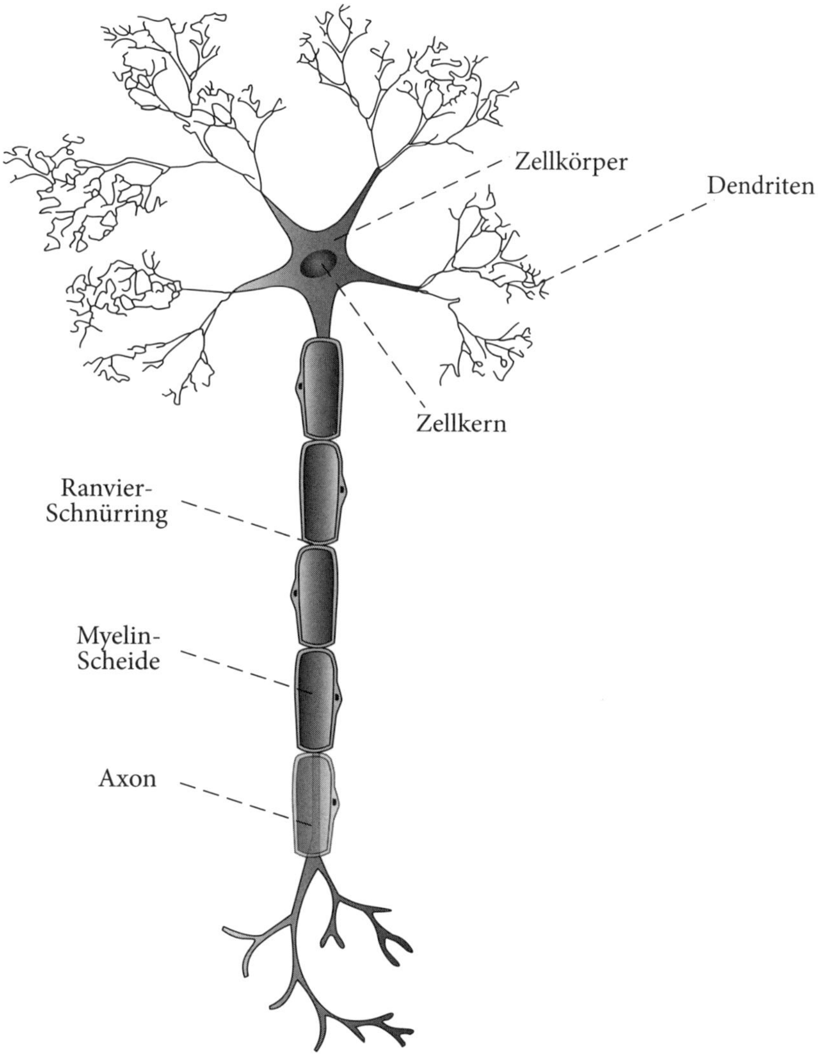

Axonterminale

Wie und wo funktionieren die Medikamente eigentlich?

Wenn ein Reiz an Nervenzelle eintrifft, leitet diese die Information an die nächste Nervenzelle weiter, indem sie Botenstoffe in den synaptischen Spalt freisetzt. Diese Botenstoffe versuchen nach ihrer Freisetzung im synaptischen Spalt, an der Nervenzelle eine spezifische Bindestelle (= Rezeptor) zu finden. Ist dies geschehen, binden sie sich am Rezeptor an und leiten dadurch die Information weiter. Die Weiterleitung geschieht mit Hilfe eines leichten Stromflusses entlang der Nervenfasern.

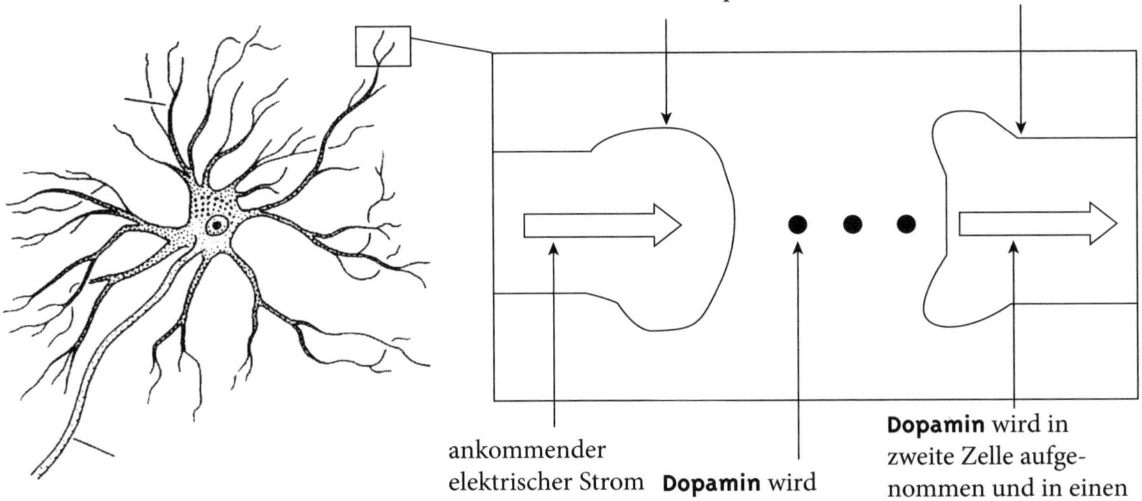

Wirkung antipsychotischer Medikation

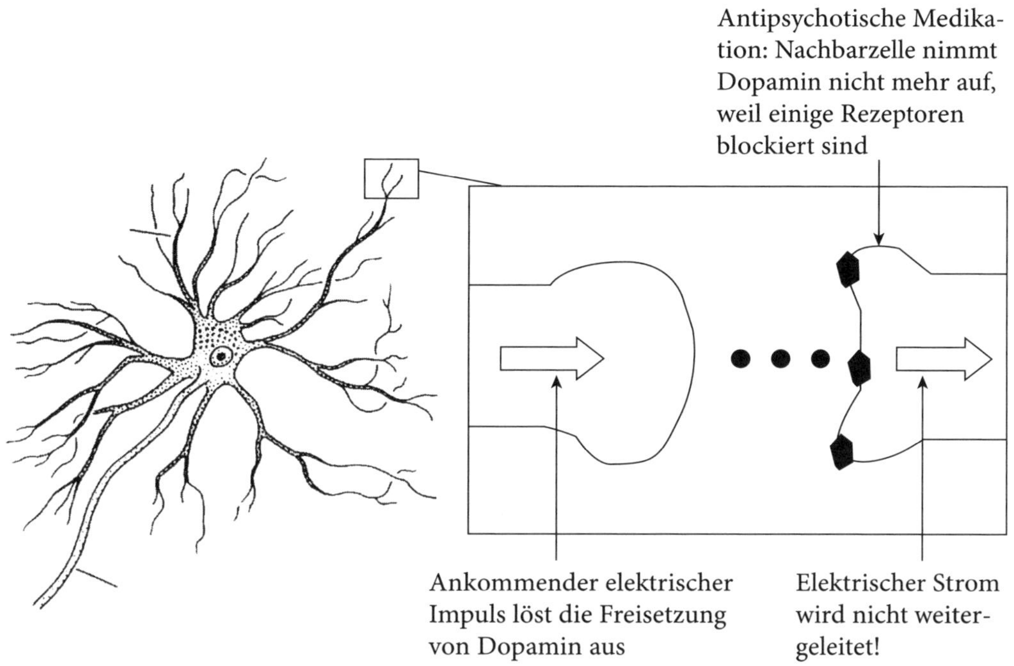

Wirkung:
- Reize werden weniger stark weitergeleitet
- Weniger ungewöhnliche Wahrnehmungen/Halluzinationen, weniger Ängste

Problem:
- Dopaminrezeptoren werden im gesamten Gehirn verwendet
- Reize werden auch in anderen Gehirnbereichen nicht weitergeleitet (Sättigungszentrum, Aktivitätszentrum, Bewegungszentrum)
- Nebenwirkungen entstehen: mehr Appetit, weniger Antrieb, Bewegungsstörungen, usw.

In Anlehnung an Behrendt (2009) und Mehl & Leube (2013)

AB 147 /

Vor- und Nachteile der Medikation

Vorteile der antipsychotischen Medikation	Nachteile der antipsychotischen Medikation

Wenn ich mir die Vor- und Nachteile bzw. die Vorteile eines Präparatwechsels ansehe, was ist mein persönliches Fazit?

AB 148 /

Medikamentenprotokolle

P

Verschriebene Präparate, Dosierung und Einnahmezeiten: ....

....

....

Datum: ....

Name des Medikamentes	**Zeit der Einnahme**	**Anzahl Tabletten**	**Milligramm pro Tablette**	**Befinden: 0–10 (sehr schlecht) – (sehr gut)**
Morgens				
Mittags				
Abends				

Datum: ....

Name des Medikamentes	**Zeit der Einnahme**	**Anzahl Tabletten**	**Milligramm pro Tablette**	**Befinden: 0–10 (sehr schlecht) – (sehr gut)**
Morgens				
Mittags				
Abends				

Datum: ....

Name des Medikamentes	**Zeit der Einnahme**	**Anzahl Tabletten**	**Milligramm pro Tablette**	**Befinden: 0–10 (sehr schlecht) – (sehr gut)**
Morgens				
Mittags				
Abends				

KAPITEL 24 /

KVT bei posttraumatischen Belastungsstörungen

Anne Boos

- AB 149/Traumagrafiken
- AB 150/Überprüfung des Angstverlaufs
- INFO 105/Störungsmodell der chronischen PTBS
- INFO 106/Ablaufschema der kognitiv-verhaltenstherapeutischen Traumatherapie

Definition

Bei einer Traumatisierung nach ICD-10 waren die Betroffenen einem kurz oder lang anhaltenden Ereignis oder Geschehen von außergewöhnlicher Bedrohung oder mit katastrophalem Ausmaß ausgesetzt, auf das nahezu jeder mit tiefgreifender Verzweiflung reagieren würde. Dieses Erlebnis wurde traumatisch verarbeitet.

Eine Posttraumatische Belastungsstörung (PTBS) zeichnet sich dadurch aus, dass die betroffenen Patienten sich unfreiwillig an die Traumatisierung erinnern, da sie in Form sensorischer Fragmente in ihrem Bewusstsein auftaucht (Intrusionen). Dies bedeutet, sie sehen am Tag oder in der Nacht vor ihrem geistigen Auge bestimmte Aspekte des Traumas und erleben die im Trauma erfahrenen Emotionen, Befürchtungen und körperlichen Reaktionen erneut. In der Regel berichten die Patienten von zwei bis vier – meist visuellen – Intrusionen (Hackmann et al., 2004; Holmes et al., 2005), die in der Regel noch von mindestens einer anderen sensorischen Qualität begleitet werden (Hackmann et al., 2004). Die Betroffenen zeigen zudem weitreichendes Vermeidungsverhalten von Situationen, Personen und Aktivitäten, die in assoziativer Nähe mit dem erlebten Trauma stehen. Schlafstörungen, Konzentrationsschwierigkeiten, Reizbarkeit und Wutausbrüche sowie eine erhöhte Schreckhaftigkeit sind Symptome eines chronisch erhöhten Erregungsniveaus. Zur Behandlung der PTBS stehen die folgenden Materialien zur Verfügung.

AB 149/Traumagrafiken dient als Checkliste für Therapeuten zum Erheben des traumatisch Verarbeiteten und Erlebten. Es kann genutzt werden, um behandlungsbedürftige Intrusionen systematisch zu erfassen und damit die nachfolgende Konfrontation vorzubereiten.

AB 150/Überprüfung des Angstverlaufs ist ein Aufgabenblatt für Patienten, um den Angstverlauf beim Rekapitulieren des Traumaberichts zu erheben. Es kann zum Überprüfen des Angstverlaufs im Rahmen verschiedener Konfrontationsformen genutzt werden.

INFO 105/Störungsmodell der chronischen PTBS dient dazu, dem Patienten zu vermitteln, welchen aktiven Anteil er am Aufrechterhalten der PTBS hat. Dazu können hiermit auch die Unterschiede zwischen den kurz- und langfristigen Konsequenzen von Vermeidungsverhalten erläutert werden.

INFO 106/Ablaufschema der kognitiv-verhaltenstherapeutischen Traumatherapie ist ein Informationsblatt für Therapeuten. Es stellt den strukturierten Ablauf einer KVT bei der Behandlung von PTBS dar.

Literatur

Boos, A. (2014). Kognitive Verhaltenstherapie nach chronischer Traumatisierung. Ein Therapiemanual (2. Aufl.). Göttingen: Hogrefe.

Boos, A. (2007). Traumatische Ereignisse bewältigen. Hilfen für Verhaltenstherapeuten und ihre Patienten. Göttingen: Hogrefe.

Hackmann, A., Ehlers, A. & Clark, D. M. (2004). Characteristics and content of intrusive memories in PTSD and their changes with treatment. Journal of Traumatic Stress, 17, 231–240.
Holmes, E. A., Grey, N. & Young, K. A. D. (2005). Intrusive images and 'hotspots' of trauma memories in Posttraumatic Stress Dirsorder: An exploratory investigation of emotions and cognitive themes. Journal of Behavior Therapy and Experimental Psychiatry, 36, 3–17.

Quellenverzeichnis

Die in diesem Kapitel verwendeten Arbeitsblätter stammen aus: Boos, A. & Schönfeld, S. (2014). Der Traumatisierte Patient. KVT bei Posttaumatischen Belastungsstörungen. In H. H. Stavemann, H. H. (Hrsg.), KVT-Praxis. Strategien und Leitfäden für die Integrative KVT (3. Aufl.). Weinheim: Beltz.
Die Arbeitsblätter wurden vom Herausgeber zusammengestellt.

AB 149 /

Traumagrafiken

Zu erhebende Informationen	
Klassifikatorische Diagnostik	
Traumatischer Stressor, in welchem Alter?	
Schlimmster Moment	

Peritraumatische Verarbeitung	
Gefühle damals	
Primäre Bewertung damals	
Behaviorale Reaktionen damals	
Körperliche Reaktionen	

Posttraumatische Verarbeitung	
Intrusion	
Überdauernde sekundäre Überzeugungen	
Überdauernde emotionale Reaktionen	
Überdauernde körperliche Reaktionen	
Konsequenzen (Sicherheitsverhalten)	
Intrusionen, wie abgespeichert	
Belastung durch schlimmsten Moment (SUD:0 bis 10)	

Sonstige Informationen	
Andere traumatische Erfahrungen	
Erschwerende Bedingungen	
Interaktionsstil	

AB 150 / Überprüfung des Angstverlaufs

P

Verwendung beim Anfertigen eines Traumaberichtes:

Lesen Sie sich täglich den Traumabericht durch: Protokollieren Sie das Ausmaß der Belastung am Anfang und am Ende des Lesens sowie den Maximalwert während des Lesens. 0 bedeutet keine Belastung, 10 bedeutet maximale Belastung.

Verwendung beim Aufsuchen vermiedener Situationen, Aktivitäten und Personen:

Schreiben Sie zunächst genau auf, welche Übung Sie machen wollen. Dann protokollieren Sie das Ausmaß der Belastung am Anfang und am Ende der Übung sowie den Maximalwert während der Übung.0 bedeutet keine Belastung, 10 bedeutet maximale Belastung. Bleiben Sie in der Übung, bis Sie merken, dass die Belastung abnimmt. In der Regel ist eine Übungsdauer von 45 Minuten angebracht.

Welche **vermiedenen Situationen, Aktivitäten, Personen** möchten Sie aufsuchen?

Durchgang	**1**	**2**	**3**	**4**	**5**	**6**	**7**
Datum							
Belastung/Anfang (0–10)							
Belastung/Ende (0–10)							
Belastung/Maximum (0–10)							
Dauer der Übung in Minuten							

Aus Boos (2007).

INFO 105 /

Störungsmodell der chronischen PTBS (nach Ehlers & Clark, 2000)

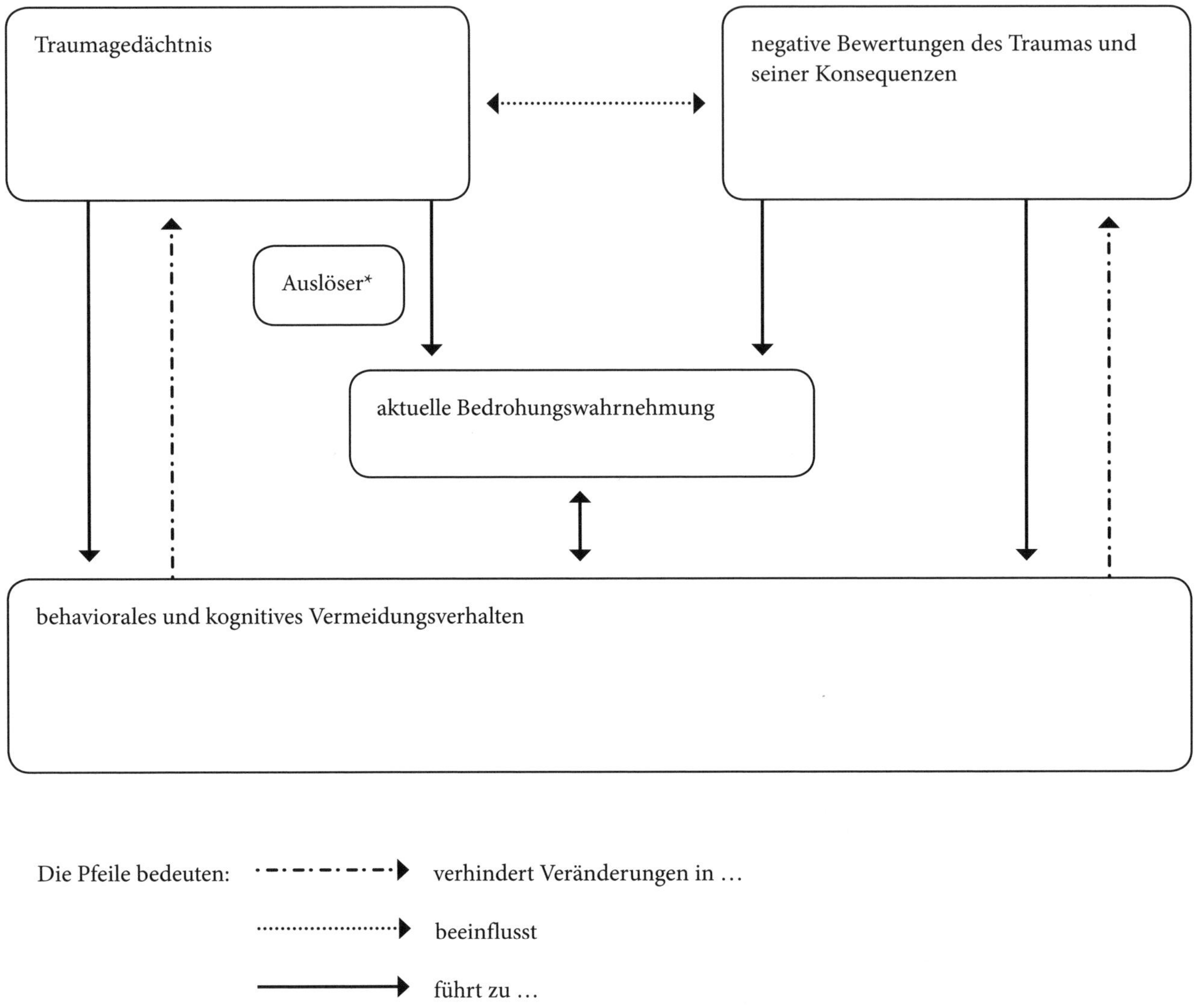

*

INFO 106 / **T**

Ablaufschema der kognitiv-verhaltenstherapeutischen Traumatherapie

Klassifikatorische Diagnostik	z. B. DIA-X, SCID. Rückmeldung über die Störung(en), Klärung von Reihenfolgeproblemen und Entscheidung, ob Traumatherapie indiziert ist.
Statusdiagnostik mit Fragebogen	z. B. IES-R, PTCI
Therapeutische Beziehung und Rahmenbedingungen	Erlebt der Patient den Therapeuten als zuverlässigen Bündnispartner? Existieren objektive Gefährdungen?
Angstmanagement	Zum Beispiel: Atemtraining
Erschwerende Bedingungen und Symptome	Sind störungswertige Symptome der Dissoziation und lebensgefährdende Selbstverletzung zu beobachten? Ist die Diagnose einer Borderline-Persönlichkeitsstörung ausgeschlossen?
Vermittlung eines Störungs- und Veränderungsmodells	Zum Beispiel anhand des Modells von Ehlers und Clark, Ableitung von Therapieschritten und -zielen Kann sich der Patient dem Modell des Therapeuten anschließen? Edukation über Besonderheiten des Gedächtnisses. Erste Auflistung von Auslösereizen, Hierarchien von Sicherheits- und Vermeidungsverhalten
Traumagrafiken	Welches sind die schlimmsten Momente? Welches sind die dominanten kognitiv-affektiven Reaktionen? Welche Interventionen eignen sich? Welche Konfrontationsdosis? Was muss das Traumagedächtnis lernen?
Konfrontation mit den schlimmsten Momenten	Verlängerte Konfrontation in sensu und/oder in vivo Oder: Kognitiver oder imaginativer Disput während der Konfrontation in sensu Und/oder: Verhaltensexperimente
Triggeranalyse und Diskriminationslernen	Welche impliziten Reize lösen aversive Reaktionen aus? Welche Selbstinstruktionen können als Diskriminationslernen genutzt werden?
Rückfallprophylaxe	Identifikation potentieller Rückfallsituationen, Zusammenfassung des in der Therapie Erlernten Anleitung zu Selbstkonfrontationen in vivo und in sensu »Hinschauen statt Wegschauen«. Anfertigung von Selbstinstruktionen Nochmalige Edukation über Besonderheiten des Traumagedächtnisses

KAPITEL 25 /

KVT in der Neuropsychologie

Angela Luppen

Neuropsychologen befassen sich mit der Diagnostik und der Therapie hirnorganischer Störungen in Folge von Verletzungen und Erkrankungen des Gehirns z. B. nach Schlaganfall oder Schädel-Hirn-Trauma. Neben körperlichen (z. B. Halbseitenlähmungen) und kognitiven Einschränkungen (z. B. in den Bereichen Aufmerksamkeit, Gedächtnis etc.) kommt es bei den Betroffenen häufig auch zu affektiv-motivationalen Veränderungen und Persönlichkeitsveränderungen sowie psychischen Funktionsbeeinträchtigungen (Angst, Depression etc.). Die Materialien dieses Kapitels adressieren unterschiedliche Gruppen: INFO 107–111 richten sich an die Betroffenen selbst, INFO 112–113 an die Betroffenen und ihre Angehörigen und INFO 114–118 richten sich an die Angehörigen von Betroffenen neurologischer Erkrankungen.

Informationsblätter für Betroffene

INFO 107/Weshalb kann ich mich nicht an den Unfall erinnern? Schädel-Hirn-Trauma-Patienten glauben häufig, unterstützt durch Fehlinformationen aus ihrer Umgebung, dass sie sich aufgrund einer »psychischen Traumatisierung« nicht an den Unfall erinnern können. Viele fürchten sich davor, dass die Erinnerung plötzlich zurückkommen könnte. Das Infoblatt informiert über die Zusammenhänge zwischen hirnorganischer Verletzung und Gedächtnislücken.

INFO 108/Was ist ein Selbstwertproblem? Sehr viele neurologisch erkrankte Menschen haben mit Selbstwertproblemen zu kämpfen. Wird im Rahmen der Einzel- oder Gruppentherapie ein solches Selbstwertproblem festgestellt, erhält der Patient dieses Infoblatt als Erinnerungshilfe.

INFO 109/Weshalb haben neurologisch erkrankte Menschen häufig ein Zielproblem? Im Rahmen dieses Informationsblattes werden mögliche Gründe für die »Ziellosigkeit« von neurologischen Erkrankungen Betroffener und eine sinnvolle Alternative vorgestellt.

INFO 110/Alte Lebensziele an die neue Situation anpassen. Dieses Informationsblatt richtet sich an Betroffene, bei denen der Unfall / die Erkrankung längere Zeit zurückliegen und der eigentliche Genesungsprozess weitgehend abgeschlossen ist. Bei diesen Betroffenen ist in der Regel eine Neujustierung von Lebenszielen angezeigt.

INFO 111/Probleme mit verminderter Frustrationstoleranz im Rahmen der neurologischen Rehabilitation. Dieses Informationsblatt erhalten Patienten, bei denen im Rahmen der Einzeltherapie Hinweise auf ein Frustrationsintoleranzproblem auftreten.

Informationsblätter für Betroffene und deren Angehörige

INFO 112 und **INFO 113** sind Informationsblätter, die überblicksartig (INFO 112) bzw. ausführlich (INFO 113) mögliche Verhaltens- und/oder Persönlichkeitsveränderungen nach Schädel-Hirn-Verletzung vorstellen und hiervon Betroffenen bzw. ihren Angehörigen als Erinnerungshilfe nach dem persönlichen Gespräch ausgehändigt werden.

Informationsblätter für Angehörige

INFO 114/Was ist das: ein Durchgangssyndrom? Angehörige sind häufig angesichts des Verhaltens der Betroffenen im Verlauf des sogenannten Durchgangssyndroms zutiefst verunsichert. Dieses Infoblatt soll diesbezüglich Entlastung bringen.

INFO 115/Fehlende oder mangelnde Krankheitseinsicht. Neben der Information, dass mangelnde Krankheitseinsicht ein organisch verursachtes Krankheitssymptom, ist vermittelt dieses Infoblatt wichtige Informationen zum Umgang mit den Betroffenen.

INFO 116/Hat mein Angehöriger eine Depression oder eine Antriebsminderung? Dieses Infoblatt führt Gemeinsamkeiten und Unterschiede von Depression und Antriebsminderung auf und versetzt Angehörige in die Lage, sinnvoll mit von Antriebsminderung Betroffenen umzugehen.

INFO 117/Wie viel Hilfestellung braucht mein Angehöriger? Dieses Infoblatt soll Angehörige bei der Gratwanderung zwischen notwendiger Hilfestellung und möglicher Selbstständigkeit des Betroffenen unterstützen.

INFO 118/Mein Partner zieht sich aus dem Freundeskreis zurück. Im Rahmen dieses Infoblatts wird beispielhaft ein typisches Missverständnis zwischen Betroffenen und ihren Angehörigen aufgegriffen und Lösungsansätze vorgestellt.

Literatur

Luppen, A. & Stavemann H. H. (2014). Und plötzlich aus der Spur. Leben nach Schlaganfall, Schädel-Hirn-Trauma und anderen neurologischen Erkrankungen. Ein Ratgeber für Betroffene und Angehörige. Weinheim: Beltz.

Luppen, A. & Stavemann H. H. (2013). KVT jetzt auch für die Neuropsychologie. Weinheim: Beltz.

INFO 107 /

P

Weshalb kann ich mich nicht an den Unfall erinnern?

Menschen mit einem schweren Schädel-Hirn-Trauma können sich nicht an den Unfall erinnern. Aus Filmen und Büchern sowie den Medien kennt man Geschichten, in denen Menschen schlimme Dinge zugestoßen sind, an die sie sich nicht willkürlich erinnern können. Dies ist auf einen Schutzmechanismus der Psyche zurückzuführen: Die Erinnerung an Erlebnisse, die mit unerträglichem körperlichen und seelischen Schmerz verbunden sind, wird aus dem Bewusstsein ausgeschlossen (verdrängt) und ins Unbewusste eingeschlossen. Für bestimmte Erlebnisse bestehen dann Erinnerungslücken. Die erlebten Situationen sind aber trotzdem im Gehirn abgespeichert. Dies kann zu verschiedenen psychischen Störungen führen. Im Rahmen einer Psychotherapie gelingt es den Betroffenen häufig nach vielen Jahren doch, sich an die erlebten Situationen zu erinnern.

Sehr viele von einem Schädel-Hirn-Trauma betroffene Menschen fürchten sich davor, dass auch bei ihnen die Erinnerung an den Unfall wiederkommen könnte. Sie befürchten, dann von schrecklichen Unfall-Szenen verfolgt zu werden. Sie glauben, dass sie sich nur deswegen nicht erinnern, weil sie »psychisch traumatisiert« sind.

Diese Befürchtung ist unbegründet. Anders als bei psychisch traumatisierten Menschen mit Erinnerungslücken ist bei Unfallopfern mit schweren Kopfverletzungen die Erinnerungslücke durch die äußere Gewalteinwirkung auf den Schädel verursacht:

Durch die Gewalteinwirkung prallt das Gehirn gegen die Innenseite des Schädels. An dieser Aufprallstelle und an der genau gegenüberliegenden Seite entstehen Hirnprellungen. Wenn dabei Adern verletzt werden, treten an einzelnen Stellen Blutungen auf. Stoffwechselprodukte, die weitere Hirnsubstanz schädigen können, werden freigesetzt. Neben diesen klar umgrenzten Verletzungen können auch Scher- und Zerreiß-Verletzungen von Nervenfasern im Inneren des gesamten Gehirns auftreten. Man spricht dann von diffusen (ungeordneten, nicht scharf begrenzten) Schädigungen. Meist liegt der Betroffene einige Tage bis Wochen im Koma.

Um ein Ereignis (hier den Unfallvorgang) verlässlich im Gedächtnis abspeichern zu können, braucht das Gehirn ein gut funktionierendes Netzwerk, an dem zahlreiche Hirnstrukturen beteiligt sind. Der Speichervorgang dauert einige Minuten. Durch den Unfall (den »Schlag« auf den Schädel) wird dieses Netzwerk schwer gestört (s. o.). Es kann den Speicherprozess, mit dem es gerade beschäftigt war, nicht beenden. Also wird auch nichts abgespeichert, was man irgendwann wieder hervorholen könnte (z. B. durch Hypnose). Das ist vergleichbar mit einem Stromausfall, wenn man gerade am Computer einen Text schreibt. Das, was man seit dem letzten Speichervorgang geschrieben hat, ist unwiederbringlich verloren. Anders als bei psychisch traumatisierten Menschen mit Erinnerungslücken lässt sich also keine Erinnerung zurückholen, weil aus organischen Gründen keine Erinnerung vorhanden sein kann.

INFO 108 /

P

Was ist ein Selbstwertproblem?

Sehr viele neurologisch geschädigte Menschen haben mit Selbstwertproblemen zu kämpfen.

Definition

Von einem **Selbstwertproblem** spricht man, wenn jemand seinen eigenen Wert von bestimmten Merkmalen, Leistungen oder Eigenschaften abhängig macht. Er gerät dann in schwere gefühlsmäßige Turbulenzen, wenn er diesen Wertmaßstäben nicht (mehr) genügen kann.

Menschenwertbestimmer

Viele von einem Selbstwertproblem Betroffene waren schon vor ihrer Erkrankung »Menschenwertbestimmer«. Sie waren damit beschäftigt, die Menschen aus ihrer Umgebung und sich selbst nach bestimmten Maßstäben einzustufen und daraus ihren Wert als Mensch abzuleiten. Weit verbreitete Maßstäbe hierfür sind *Erfolg / Leistung* (beruflich) oder die *Beliebtheit* bei anderen.

! Wer seinen Selbstwert an Leistung knüpft und davon abhängig macht, wird den Großteil seiner Zeit und Energie darauf verwenden, diesem Maßstab zu genügen. Man wird darüber hinaus ängstlich darauf bedacht sein, nur ja keine Fehler zu machen, leistungsfähig und erfolgreich zu bleiben, um keinen Wertverlust zu erleiden.

Wer den Selbstwert von der Beliebtheit und der Zuneigung anderer abhängig macht, wird seine Zeit und Energie damit verbringen, alles zu tun, was andere möchten, und alles unterlassen, was deren Missfallen erregen könnte. Man wird ängstlich darauf bedacht sein, nur ja keine Ablehnung zu erhalten, dann das würde ja einen Wertverlust bedeuten.

Leistungs- und beliebtheitsorientierte Selbstwertkonzepte lassen sich auch miteinander kombinieren. Zum Beispiel wenn jemand versucht, Beliebtheit über Leistung zu erlangen oder wenn jemand die Menge seiner Freunde als Leistungsmerkmal ansieht.
Moralische Maßstäbe setzen sich meist aus Leistung und Beliebtheit zusammen und bilden Mischformen dieser Konzepte.
Wer seinen Wert nach solchen Konzepten bestimmt, für den ergibt sich infolge seiner Erkrankung / seines Unfalls gewissermaßen »zwangsläufig« ein verschärftes Selbstwertproblem. In der Regel werden durch die Erkrankung / den Unfall körperliche oder geistige Leistungseinschränkungen hervorgerufen, die ein uneingeschränktes Fortführen der beruflichen Laufbahn und privater Aktivitäten zumindest erschweren.
Zahlreiche neurologische Patienten berichten auch über vermehrte Konflikte mit ihrer Familie und mit Freunden oder Kollegen. Häufig »verabschieden« sich einige Freunde oder Bekannte dauerhaft.
Selbst wenn die Rehabilitation optimal verläuft, gelingt es den meisten nicht, wieder »der/die Alte« zu werden und somit nach ihren Selbstwertmaßstäben den alten »Wert« zu erhalten. Damit das nicht zu einem vermeidbaren Selbstwertproblem führt, lohnt es sich, sich mit dem Thema »Selbstwert« und den dafür zuvor gewählten Maßstäben zu beschäftigen. Nur wer die eigenen Ideen und Messlatten zu diesem Thema kennt, kann diese dann auch auf Angemessenheit überprüfen und unnötige Selbstwertprobleme vermeiden. Dazu gehört, eine Art der Selbstbewertung zu schaffen, die nicht pauschal auf Leistung, Beliebtheit oder Ähnliches abstellt. Sondern Sie sollten lernen, die eigene Person aus unterschiedlichen Blickwinkeln zu betrachten und zu bewerten.

INFO 109 / P

Weshalb haben neurologisch erkrankte Menschen häufig ein Zielproblem?

Neurologisch erkrankte Menschen und insbesondere Menschen, die einen schweren Unfall mit Schädel-Hirn-Verletzung erlitten haben, wurden von einem Tag auf den anderen, in der Regel ohne jede Vorwarnung aus ihrem bisherigen Leben gerissen. Sie haben zwar überlebt, aber nichts ist mehr wie es war.
Viele Betroffene arbeiten hart daran, möglichst wieder »der/die Alte« zu werden. Dies gelingt aber nur selten und erfordert sehr viel Energie und Kraft. Zunächst verfolgen diese Betroffenen auch wie selbstverständlich ihre ursprünglichen Lebensziele, werden dabei aber häufig ausgebremst. Sie sind schließlich erschöpft, ausgebrannt, frustriert und häufig auch deprimiert. Als Reaktion auf diese Erfahrung beharren manche Betroffene hartnäckig darauf, keinerlei Lebensziele (mehr) zu haben und einfach nur vor sich hin zu leben. Hierfür geben sie unterschiedliche Gründe an:

- **»Es kommt sowieso anders als man denkt.«** Hieraus ziehen sie den Schluss, dass es besser ist, nicht mehr zu planen. Es stimmt, dass es viele Faktoren und Schicksalsschläge gibt, die nicht vorhersehbar und nicht planbar sind. Man könnte daraus den Schluss ziehen, ziellos vor sich hin zu leben. In diesem Fall wird man allerdings *garantiert* keine Erfolgserlebnisse mehr haben und auch die »Kontrolle« über die eigene Lebensgestaltung aufgeben. Wer nicht weiß, was er will, wird entweder ziellos den Tag verbringen oder andere für sich entscheiden lassen.
- **»Die alten Ziele sind weg.«** Manche Menschen leben nach dem »Ein-Bein-Prinzip«. Das heißt, dass sie ihre Lebensziele hauptsächlich an *einem* Inhalt ausrichten und zum Beispiel auf beruflichen Erfolg und Einkommen fixiert sind. Diese Menschen laufen am ehesten Gefahr, durch die Erkrankung ziel- und orientierungslos zu werden. Wenn diese Betroffenen zum Beispiel nicht mehr arbeiten können, stehen sie auf einmal vor der absoluten Ziellosigkeit. Um das zu vermeiden, achtet man besser darauf, die eigenen Lebensziele an die aktuelle Situation anzupassen und sie auf mehrere Beine zu stellen. So könnte man ab sofort Bereiche ausbauen, die man bisher vernachlässigt hat, z. B. Hobbys oder Sozialkontakte.
- **Keine Lebensziele aus Schutz vor Enttäuschung.** Da die Betroffenen schon einmal beim Verfolgen ihrer Ziele ausgebremst wurden (s. o.), möchten sie sich nun vor erneuter Enttäuschung schützen, indem sie sich »vorsichtshalber« nichts mehr vornehmen. Sie leben dann nach dem Motto: »Wer keine Ziele hat, kann auch nicht scheitern.« Aber man schaut besser auch darauf, welche »Kosten« diese Strategie verursacht: Wer keine Ziele verfolgt und somit auch keine erreichen kann, bringt sich um die mit dem Erreichen von Zielen verbundenen Erfolgserlebnisse. Womit soll man dann noch zufrieden sein?
- **Kraft- und Energielosigkeit.** Manche verfolgen auch deswegen keine Ziele, weil sie glauben: »Ich habe (momentan) nicht die Kraft dazu, Ziele aufzustellen und zu verfolgen.« Damit schließt sich ein Teufelskreis: Möglicherweise hat man aktuell tatsächlich wenig Kraft und Energie. Wer aber über längere Zeit ziel- und orientierungslos bleibt, wird vermutlich irgendwann unzufrieden sein oder gar depressiv reagieren, weil er keine Erfolge mehr erreicht. Dies führt dann wiederum zu noch mehr Kraft- und Energielosigkeit. Hieraus ergibt sich, dass man sich, auch wenn's schwer fällt, besser auch dann (erreichbare) Ziele setzen sollte, wenn man nur wenig Kraft und Energie hat. Einfach, um nicht immer kraftloser zu werden.
- **Kurzfristige Bedürfnisbefriedigung.** Manche Betroffene haben auch schon *vor* ihrer Erkrankung / ihrem Unfall keine langfristigen Ziele verfolgt und stattdessen eine kurzfristige Bedürfnisbefriedigung vorgezogen. Dies erspart die mit dem Verfolgen langfristiger Ziele verbundene Anstrengung. Die Kosten bestehen darin, dass der kurzfristige Genuss langfristige Konsequenzen hat: zum Beispiel niedriges Einkommen bei niedriger beruflicher Qualifikation, Verlust der Partnerschaft wegen begangener Seitensprünge und so weiter. Wer sich hier wiedererkennt, sollte sich die eigenen langfristigen Konsequenzen dieser Strategie anschauen, um entscheiden zu können, ob man diesen Preis wirklich weiterhin bezahlen will. Oder ob man doch besser die Strategie ändert und sich künftig lieber an langfristigen Zielen orientieren will.

Alternative

Eine grundlegende Neubestimmung von Lebenszielen, die sich an der nach der Erkrankung / dem Unfall zur Verfügung stehenden Kraft und Energie und den aktuellen Fähigkeiten des Betroffenen orientiert, ermöglicht es dem Betroffenen, die »Kontrolle« über die weitere Lebensgestaltung zurückzuerlangen.

INFO 110 /

Alte Lebensziele an die neue Situation anpassen

In bin nicht mehr »der/die Alte« – und nun?

Diese Information richtet sich an Patienten, bei denen der eigentliche Genesungsprozess weitgehend abgeschlossen ist, bei denen also der Unfall / die Erkrankung schon längere Zeit zurückliegt.
Wir brauchen im Alltag *Ziele*, um überhaupt aktiv zu werden. Wenn wir ein Ziel erreichen, haben wir *Erfolg.*
Ziele können unterteilt werden in *Ober-* oder *Lebensziele* (Was möchte ich dauerhaft oder über einen längeren Zeitraum hinweg verfolgen?) und *Unter-* oder *Etappenziele* (Wie komme ich meinem Lebensziel näher?).
Sinnvolle Ziele sind so gesteckt, dass man sie *aus eigener Kraft* erreichen kann. Immen dann, wenn dazu Glück oder Zufall nötig sind, sprechen wir von *Wunschdenken.*
Sinnvolle Ziele sollten sich nicht gegenseitig behindern oder gar blockieren.

Notwendige Zielanpassung. Außenstehenden erscheint es logisch und vollkommen selbstverständlich, dass nach einer schweren Erkrankung oder Verletzung des Gehirns die alten Lebensziele »eine Nummer zu groß« geworden sind. Die Betroffenen selbst und häufig auch die Angehörigen halten dagegen oft an den alten Zielen fest. In der Regel tun sie das, ohne groß darüber nachzudenken.
Wenn neurologisch erkrankte Menschen sich an ihrem »alten Tempo« und ihren »alten Kräften« orientieren, ist das in der Regel äußerst unrealistisch.
Achten Sie daher darauf, eine realistische Zeit- und Energieplanung vorzunehmen, damit Sie nicht unrealistischen Zielen hinterherjagen und recht schnell erschöpft, ausgebrannt und frustriert oder gar deprimiert werden. Hierbei hilft eine Lebenszielanalyse und Lebenszielplanung.

Lebenszielanalyse. Wenn Sie sich mit Ihren Lebenszielen auseinandersetzen, sie überdenken und auf Angemessenheit prüfen, ist es sinnvoll, dass Sie Ihre Ziele in verschiedene Untergruppen aufteilen, um den Überblick zu behalten und nichts Wichtiges zu vergessen.
- Familie/Partnerschaft/Sozialkontakte
- Beruf/Karriere/verfügbare Geldmittel
- Hobbys/Freizeitverhalten
- andere Bereiche (z. B. notwendige Tätigkeiten zur Linderung von Krankheit und Gebrechen)

Weiterhin können Sie den Zielzeitraum für die einzelnen Bereiche unterscheiden:
- Wie heißen die langfristigen Ziele für die einzelnen Bereiche?
- Was tun Sie momentan für diese einzelnen Ziele?
- Wie heißen die Etappenziele, mit denen Sie den langfristigen Zielen in einem oder in zehn Jahren um wie viel näher gekommen sein wollen?

Möglicherweise fragen Sie sich, warum Sie zuerst die langfristigen Ziele und erst dann die Etappenziele bestimmen sollen. Es fällt den meisten Menschen viel leichter, die nahe Zukunft zu planen, statt weit voraus zu denken. Um die Etappenziele aber sinnvoll bewerten zu können, muss man die Oberziele kennen.

Lebensziele an die Krankheitsfolgen anpassen. Das oberste Gebot für die Lebenszielplanung lautet: Plane so, dass du deine Ziele aus eigener Kraft erreichen kannst. Im Falle neurologischer Erkrankungen bedeutet dies in aller Regel, alte Lebensziele entweder ganz aufzugeben oder mehr Zeit dafür einzuplanen.

Kapitulation vor der Krankheit. Manche der Betroffenen wollen nicht vor der Krankheit »kapitulieren« und weigern sich deshalb, ihre alten Ziele zu verändern. Sie folgen bedingungslos dem Ziel, wieder »der/die Alte« zu werden, um möglichst viel ihrer alten Leistungsfähigkeit wiederzuerlangen. Durch derart unrealistische Ziele geschieht es oft, dass sie die Chance verpassen, trotz der Erkrankung ein zufriedenes Leben zu führen. Erst wenn man alte Ziele aufgibt, hat man die Möglichkeit, nach erreichbaren Alternativen zu suchen.

P

Ab jetzt wird vieles anders. Viele Patienten berichten, dass sie unter dem Eindruck einer schweren Bedrohung von Gesundheit und Leben erkennen, dass sie bisher gar nicht darauf geachtet haben, was ihnen wichtig ist. Sie haben viel Zeit und Energie in Dinge gesteckt, die gar nicht an erster Stelle stehen. Dafür haben sie andere Lebensbereiche vernachlässigt. Häufig haben sich diese Betroffenen gar nicht bewusst dazu entschieden, sondern meinen, dass »es sich einfach so ergeben« habe.

Es kommt vor, dass etliche Betroffene nach der Erkrankung ihre Prioritäten verschieben, den Stellenwert, den sie bestimmten Tätigkeiten, Dingen oder Personen einräumen. Manche nehmen Dinge, die ihnen vor der Erkrankung sehr wichtig waren, nicht mehr so wichtig. In einer schweren Lebenskrise merken viele Menschen beispielsweise, dass sie sich auf ihre Familie verlassen können und der Arbeitgeber und Arbeitskollegen möglicherweise nichts von sich hören lassen. Es kann vorkommen, dass sich Menschen abwenden, die man für Freunde gehalten hat. Andererseits entpuppen sich andere, die man gar nicht so wichtig genommen hat, als sehr interessiert und unterstützend. In der Regel sieht der Betroffene sein bisheriges Leben durch die Erfahrungen, die er im Rahmen der schweren Erkrankung mit sich selbst und den Menschen aus seinem Lebensumfeld gemacht hat, nun mit anderen Augen.

Hieraus ergibt sich die Chance, sich darüber klar zu werden, welche Ziele Sie in Zukunft verfolgen möchten.

Jetzt ist die Zeit, Ideen oder Vorstellungen davon zu entwickeln, was Sie in Zukunft verändern wollen. Um das herauszufinden, können Sie sich Fragen beantworten wie:

- Was kann ich noch?
- Was könnte mir Spaß machen?
- Will ich mir mehr Zeit für meine Familie nehmen?
- Möchte ich mehr mit meinem/r Partner/in unternehmen?
- Soll ich versuchen, beruflich kürzer zu treten?
- Kann ich weiterhin *immer* für meine Freundinnen da sein?
- Wovon (und ggf. von wem) verabschiede ich mich besser?
- Will ich noch neue Leute kennenlernen?
- Soll ich mir jetzt eine behindertengerechte Wohnung suchen?
- Welche Reisen möchte ich unbedingt noch machen, bevor ich möglicherweise nicht mehr laufen kann?
- Gibt es unerledigte Dinge, mit denen ich mich herumquäle?
- Will ich eine Trennung von meinem Partner wagen, obwohl ich wahrscheinlich bald auf Hilfe angewiesen bin?
- Möchte ich Kontakt zu einer Selbsthilfegruppe aufnehmen?

Die grundsätzliche Frage, die die meisten Fragen zusammenfasst, lautet: Womit und mit wem möchte ich meine (restliche) Zeit verbringen?

INFO 111 /

P

Probleme mit verminderter Frustrationstoleranz im Rahmen der neurologischen Rehabilitation

Was ist verminderte Frustrationstoleranz?

Hierunter versteht man die geringe Bereitschaft von Menschen, etwas zu ertragen, was sie für unangenehm oder lästig halten – *unabhängig davon, ob es für das Erreichen der eigenen Ziele sinnvoll ist oder nicht.* Typisch ist die Idee, das Leben selbst und auch jede Tätigkeit solle Spaß machen und die anderen sollten sich so verhalten, wie man selbst es möchte. Menschen dieses Denkstils suchen immer die perfekte Lösung, die bestmögliche Ergebnisse ohne lästigen oder unangenehmen Einsatz erbringt. Umgangssprachlich heißt das: »Wasch mich, aber mach mich nicht nass.«

Menschen mit verminderter Frustrationstoleranz

- fordern, dass auf alle ihre Wünsche und Vorstellungen unverzüglich und bedingungslos eingegangen wird, unabhängig davon, ob das sinnvoll und möglich ist. Geschieht dies nicht, reagieren sie mit heftigem Ärger
- haben eine klare Vorstellung von etwas, was sie »Gerechtigkeit« nennen und reagieren mit Wut und Aggression, wenn sie etwas ungerecht finden
- fällt es schwer, die Nachteile und unangenehmen Konsequenzen ihrer Entscheidungen zu ertragen. Deswegen sind sie ständig auf der Suche nach *der* »optimalen« Lösung, nach der Alternative, die nur Genuss und null Verzicht mit sich bringt. Sie versuchen, die Lösung zu finden, die alle Vorteile in sich vereint und alle Nachteile vermeidet

Beispiele aus dem Reha-Alltag:

- Patienten kämpfen »wie die Löwen« um eine Sonderbehandlung z. B. bei der Terminvergabe, der Zahl der Therapien etc.
- Patienten vergleichen ihre Therapiepläne mit denen anderer Patienten und entdecken »garantiert« Ungerechtigkeiten
- Patienten möchten nicht mit Dingen belästigt werden, die sie nicht gut können (z. B. PC-Training oder Sport), gleichzeitig erwarten sie aber, wieder »vollkommen« gesund zu sein, wenn sie die Reha-Klinik verlassen
- Patienten möchten möglichst viele Therapietermine, beklagen sich aber gleichzeitig darüber, dass sie am Abend vollkommen erschöpft sind
- Patienten machen eine Diät, schimpfen dann aber über die kleinen Essensportionen

Diese Denkmuster fordern den Betroffenen viel Energie ab, da sie häufig damit beschäftigt sind, Strategien zu entwickeln, unangenehmen Tätigkeiten aus dem Weg zu gehen oder sich über andere (häufig Mitarbeiter der Klinik) zu ärgern.
Tatsächlich ist eine erfolgreiche Rehabilitation nur dann möglich, wenn Betroffene sich auf das Wesentliche konzentrieren; den »inneren Schweinehund« überwinden und lästige, z. T. auch unangenehme Therapien auf sich nehmen, die sie ständig an die Grenzen ihrer persönlichen Leistungsfähigkeit bringen. Dies muss überhaupt keinen Spaß machen, wenn doch ist das schön – in der Regel macht die Arbeit an krankheitsbedingten Leistungseinschränkungen aber keinen Spaß. Der Sinn dieser Arbeit ist das Erreichen eines realistischen Genesungsziels.

INFO 112 / AP

Übersicht: Mögliche Veränderungen von Persönlichkeit und Verhalten nach einer Schädel-Hirn-Verletzung oder -Erkrankung

- Neue, bisher unbekannte Wesenszüge können auftreten, zum Beispiel Misstrauen gegenüber anderen, paranoide Ideen.
- Alte, bekannte Wesenszüge werden verstärkt zum Beispiel kann jemand, der schon immer sehr ordentlich war, nach der Erkrankung pedantisch auf Ordnung achten (Fachbegriff: Persönlichkeitsakzentuierung).
- geringes Selbstwertempfinden und depressive Grundstimmung
- mangelnde Belastbarkeit, erhöhte Stressanfälligkeit, erhöhtes Bedürfnis nach Pausen
- sozialer Rückzug
- Stimmungsschwankungen, Empfindlichkeit gegenüber den Äußerungen der anderen
- Stimmungslabilität (Fachbegriff: Affektlabilität), pathologisches (= krankhaftes) Lachen und Weinen
- impulsives und nicht kontrolliertes, aufbrausendes Verhalten (Fachbegriff: verminderte Impulskontrolle)
- reduzierter oder gesteigerter Antrieb
- Einschränkungen der geistigen Leistungsfähigkeit, wie z. B.
  - umständlicher und langsamer Gedankengang
  - erhöhte Ablenkbarkeit
  - keine parallelen Handlungen mehr möglich
  - Schwierigkeiten, die Perspektive anderer zu übernehmen oder sich in andere hineinzuversetzen
  - Schwierigkeiten, die Konsequenzen des eigenen Verhaltens für sich und andere abzuschätzen
  - Schwierigkeiten, die Befriedigung eigener Bedürfnisse auf einen späteren Zeitpunkt verschieben zu können
  - Schwierigkeiten, Prioritäten zu setzen
- mangelnde Krankheitseinsicht (Fachbegriff: Anosognosie)

Mögliche Persönlichkeits- und Verhaltensänderungen nach Schädel-Hirn-Erkrankung oder -Verletzung

Nachfolgend sind die wichtigsten Persönlichkeits- und Verhaltensänderungen aufgeführt, die nach einer neurologischen Erkrankung auftreten und dauerhaft bestehen bleiben können.
Die meisten Betroffenen und ihre Angehörigen bemerken von Beginn an die mit ihrer Erkrankung verbundenen körperlichen Leistungseinschränkungen, zum Beispiel eine Halbseitenlähmung. Veränderungen der Persönlichkeit oder des Verhaltens werden ihnen aber häufig erst allmählich deutlich. So berichten Angehörige oft erst nach Rückkehr der Betroffenen in ihr häusliches Umfeld, dass sie ihren Vater oder ihre Partnerin kaum wiedererkennen.
Es kann aber auch sein, dass nun alte Wesenszüge und Eigenheiten ausgeprägter als früher sind (Fachbegriff: Persönlichkeitsakzentuierung).
Wichtig ist, dass man selbst und die Angehörigen darüber informiert sind, dass es zu solchen Persönlichkeits- und Verhaltensänderungen kommen kann, um davon möglichst nicht »kalt erwischt« zu werden.

Verminderte Belastbarkeit. Sehr häufig sind die Betroffenen auch noch Jahre nach der Erkrankung oder Verletzung des Gehirns durch normale Alltagsanforderungen überfordert. Dies hat unterschiedliche Ursachen. Die Häufigsten sind eine schnellere Ermüdbarkeit und eine verminderte allgemeine Belastbarkeit.
Praktisch bedeutet dies, dass man zwar vieles oder möglicherweise alles, was man vor der Erkrankung konnte, grundsätzlich wieder kann. Gleichzeitig hält man aber die einzelnen Tätigkeiten nicht mehr so lange durch, zum Beispiel einen Acht-Stunden-Arbeitstag, oder braucht häufigere und längere Pausen.
Dinge, die früher selbstverständlich waren, sind nach der Erkrankung anstrengend geworden. Viele Betroffene berichten zum Beispiel, dass sie nach einem kurzen Besuch des Einkaufszentrums vollkommen erschöpft sind. Dies kann zu Konflikten mit Angehörigen oder Kollegen führen, die der Auffassung sind, die Krankheit liege doch nun schon lange genug zurück und man könne nicht ewig Rücksicht nehmen.
Häufig fällt es aber auch den Betroffenen selbst ausgesprochen schwer, Rücksicht auf ihre verminderte Belastbarkeit zu nehmen. Sie könnten sich zum Beispiel nicht mehr so viel vornehmen wie vor der Erkrankung, tun es aber doch.
Wenn man ein Schädel-Hirn-Trauma erlitten hat, ist eine erhöhte Stressanfälligkeit typisch. Nur wenn alles so wie geplant abläuft, können davon Betroffene ihre Aufgaben erledigen. Sobald aber etwas Unvorhergesehenes passiert, sind sie überfordert und wissen sich oft nicht anders zu helfen, als die Tätigkeit abzubrechen und die Situation zu verlassen oder verbal aggressiv zu werden.

Reduzierter Antrieb. Manche Betroffene zeigen einen verringerten Antrieb. Sie haben keine Idee, was sie machen sollen, und tun ohne Aufforderung von außen die meiste Zeit nichts oder sehr wenig. Diese Antriebsminderung wird häufig mit einer Depression verwechselt, denn die Krankheitsbilder ähneln sich: Die Betroffenen wirken teilnahmslos, gleichgültig, abgestumpft, motivationslos, gefühlsmäßig unbeteiligt und sie interessieren sich nicht mehr für die Dinge, die ihnen früher am Herzen gelegen haben.
Doch obwohl sich die Krankheitsbilder so ähneln, liegt tatsächlich keine Depression vor. Im Unterschied zu depressiven Menschen leiden die Betroffenen mit reduziertem Antrieb kaum darunter. Häufig lassen sie sich dazu bewegen, Aktivitäten mitzumachen, kommen aber niemals selbst auf den Gedanken, so etwas »von sich aus« zu tun. Zum Umgang mit antriebsgeminderten Angehörigen vgl. INFO 116/Hat mein Angehöriger eine Depression oder eine Antriebsminderung?

Gesteigerter Antrieb. Andere Betroffene reagieren mit einem gesteigerten Antrieb. Sie sind ständig aktiv, können nicht ruhig sitzen, zeigen möglicherweise auch eine gesteigerte Sprechaktivität, albern herum und haben Schwierigkeiten damit, einmal begonnene Dinge zu beenden. Auch das kann für die Angehörigen sehr anstrengend sein.

Stimmungslabilität. Nach Schädel-Hirn-Verletzungen oder -Erkrankungen reagieren viele Menschen ausgesprochen empfindlich auf vermeintlich verletzende Äußerungen ihrer Mitmenschen. Ihre Stimmung ist plötzlichen Schwankungen unterworfen und kann von einem Moment auf den anderen extrem umschlagen. Manche weinen oder lachen viel schneller als früher (Fachbegriff: Affektlabilität).
Andere reagieren gereizt und aufbrausend, schreien ihre Mitmenschen an und werden manchmal auch gewalttätig oder werfen mit Gegenständen (Fachbegriff: verminderte Impulskontrolle). Manchmal äußern die Betroffenen auch Dinge, die sie früher für sich behalten hätten, oder sie verletzen soziale Regeln. Beispielsweise unterbrechen sie häufig den Gesprächspartner, fan-

Mögliche Persönlichkeits- und Verhaltensänderungen nach Schädel-Hirn-Erkrankung oder -Verletzung

gen an zu essen, obwohl noch nicht alle am Tisch sitzen oder unterbrechen Tätigkeiten, auf die sie plötzlich keine Lust mehr haben. Betroffene und Angehörige fragen sich häufig, ob jetzt erst ihr »wahres Ich« zutage tritt.
Tatsächlich tun und äußern die Betroffenen nichts, was nicht vor der Erkrankung auch schon da gewesen wäre. Vielmehr haben alle Menschen Impulse, die sie aber nicht oder nur teilweise ausleben. Wer hätte nicht gern als Schüler einmal »Arschloch« zu seinem Lehrer gesagt oder seinen Chef einmal kräftig vor's Schienbein getreten?
Das reibungslose Funktionieren bestimmter Hirnstrukturen im »Frontalhirn« führt bei gesunden Menschen dazu, dass sie diese Impulse in den allermeisten Fällen beherrschen und nicht ausführen. Durch Verletzung dieser Hirnstrukturen kann diese »Handlungsbremse« allerdings gelockert oder völlig gelöst sein. Der Betroffene sagt dann, was er denkt, oder tut, was er in diesem Moment für richtig hält, ohne über die mittel- und langfristigen Konsequenzen nachzudenken.
Unser Frontalhirn funktioniert ähnlich wie eine »Firewall« beim Computer. Bei der Firewall handelt es sich um ein Sicherungssystem, das den Datenverkehr überwacht und entscheidet, was durchgelassen wird und was nicht. Dabei setzt sie bestimmte Kommunikationsregeln um. Die Firewall wacht, im Gegensatz zu unserem Gehirn, darüber, was *hinein*gelassen wird. Das Frontalhirn hingegen wacht darüber, was *hinaus*gelassen wird. Ist die Firewall löchrig, unterlaufen ihr immer mehr Fehler und sie lässt Daten ins System, die den Computer daran hindern können, reibungslos zu funktionieren. Bei einer Schädigung des Frontalhirns ist die Firewall ebenfalls zu durchlässig – es werden Informationen nach außen gelassen, die eigentlich im Gehirn selbst bleiben sollten. Die Hemmschwelle, Dinge zu tun oder zu sagen, wird immer niedriger.

Paranoides Denken. In seltenen Fällen werden die von einer Hirn-Verletzung oder -Erkrankung Betroffenen auch misstrauisch gegenüber ihren Mitmenschen oder entwickeln paranoides Denken. Sie haben eine verzerrte Wahrnehmung ihrer Umgebung und unterstellen anderen eine feindselige Haltung ihrer Person gegenüber. Das kann zum Beispiel dazu führen, dass manche plötzlich sehr eifersüchtig reagieren, was man vorher von ihm/ihr gar nicht kannte.

Einschränkung der geistigen Leistungsfähigkeit. Neben Persönlichkeits- oder Verhaltensänderungen können auch Einschränkungen in der geistigen Leistungsfähigkeit dazu führen, dass sich die Betroffenen grundlegend verändern.
Der Gedankengang kann zum Beispiel umständlich und langsam werden. Das führt häufig dazu, dass man bei Unterhaltungen einfach nicht mehr mitkommt, obwohl man früher gern lebhaft daran teilgenommen hat. Viele Betroffene reagieren dann so, dass sie schweigen oder sich ganz zurückziehen.

Mangelnde Fähigkeit, sich in andere hineinzuversetzen. Manche Betroffene entwickeln Schwierigkeiten, sich in andere hineinzuversetzen. Diese Veränderung kann dazu führen, dass sie dann z. B. in Konfliktgesprächen vollkommen überfordert reagieren. Diese Überforderung wird von Angehörigen häufig fälschlicherweise als »Lieblosigkeit« aufgefasst.

Mangelnde Fähigkeit, die Konsequenzen des eigenen Verhaltens abzuschätzen. Wer sich nicht in die Lage anderer Menschen hineinversetzen kann, dem fällt es meist auch schwer, die Konsequenzen des eigenen Verhaltens für sich selbst und für andere abzuschätzen. So plaudert man dann zum Beispiel Dinge aus, die eigentlich nur in der Familie besprochen werden sollten. Oder man äußert hemmungslos Kritik an Vorgesetzten, obwohl man von diesen abhängig ist.
Es kann auch vorkommen, dass man die Befriedigung der eigenen Bedürfnisse nur sehr schwer auf einen späteren Zeitpunkt verschieben kann. Man hält dann zum Beispiel starr daran fest, eine begonnene Tätigkeit zu beenden (z. B. ein Kreuzworträtsel zu lösen), obwohl Wichtigeres zu tun wäre (z. B. ein Arztbesuch).

Schwierigkeit, Prioritäten zu setzen. Bestimmte Verletzungen oder Erkrankungen des Gehirns führen dazu, dass man Schwierigkeiten damit hat, Prioritäten zu setzen. Man kann dann nicht sinnvoll entscheiden, was man zuerst machen sollte, was ganz dringend zu erledigen ist und was warten kann.

Fehlende oder mangelnde Krankheitseinsicht. Manche Betroffene sind unfähig, die Krankheitssymptome und Beeinträchtigungen bei sich selbst zu erkennen und die Konsequenzen realistisch einzuschätzen (Fachbegriff: Anosognosie). Der Betroffene hat nicht die Möglichkeit, diesen Vorgang zu beeinflussen. Zum Umgang damit vgl. INFO 11.

INFO 114 /

A

Was ist das: ein Durchgangssyndrom?

Insbesondere Patienten mit schweren Schädel-Hirn-Verletzungen durchlaufen im Krankenhaus häufig ein sogenanntes »Durchgangssyndrom«.
Das ist ein Zustand akuter Desorientierung und Verwirrung, der mit Halluzinationen (Wahrnehmung nicht vorhandener Objekte oder Stimmen), starker Angst und auch mit motorischer Unruhe einhergehen kann. Manche Betroffene versuchen zum Beispiel aufzustehen, obwohl sie eine Lähmung haben und an mehrere medizinische Geräte angeschlossen sind. Andere erkennen möglicherweise ihre engsten Angehörigen nicht oder beschimpfen diese aufs Übelste. Später können sich die Betroffenen dann nicht mehr im Einzelnen an diesen Zustand erinnern.
Die Angehörigen dagegen sind dadurch manchmal nachhaltig verunsichert und beschäftigen sich mit Fragen wie:

- Wird er dieses Verhalten irgendwann wieder zeigen?
- Hat er in diesem Zustand das gesagt, was er wirklich denkt, und verschleiert er sonst seine wahren Gefühle?
- Soll ich meinem Partner erzählen, wie er sich verhalten hat, oder soll ich das lieber ganz für mich behalten?

Entlastend dürfte in diesem Zusammenhang die Information wirken, dass jeder Mensch im Durchgangssyndrom derartige Verhaltensweisen zeigt. Es ist also »normal«, sich so »unnormal« zu verhalten, und hat nichts mit der Persönlichkeit in gesunder Verfassung zu tun. Vielmehr werden Verhaltensweisen abgerufen, die der Verteidigung des eigenen Lebens dienen, man folgt gewissermaßen Lebenserhaltungsprogrammen, die im menschlichen Erbgut angelegt sind.
Weil der Erkrankte die Realität in diesem Moment verkennt und dabei von großer Angst getrieben ist, erscheint es logisch, dass er eben nicht das sagt, was er (sonst) wirklich denkt, sondern das, was er in diesem Moment denkt, in dem er die Realität verkennt.
Viele Angehörige reagieren sehr erschrocken, wenn sie einen geliebten Menschen in einer solchen Verfassung erleben, und es ist sehr unterschiedlich, wie sie damit fertig werden.
Wenn Sie unter einem solchen Erlebnis leiden, sollten Sie nicht davor zurückscheuen, zum Beispiel den behandelnden Psychologen in der Reha-Klinik oder in der ambulanten Praxis anzusprechen. Im Rahmen eines Beratungsgesprächs kann geklärt werden, ob Sie selbst therapeutische Unterstützung brauchen.

INFO 115 /

A

Fehlende oder mangelnde Krankheitseinsicht

Anosognosie ist die Unfähigkeit des Betroffenen, die Krankheitssymptome und Beeinträchtigungen bei sich selbst zu erkennen und die Konsequenzen realistisch einzuschätzen.

Die Sicht der Angehörigen

Für die Angehörigen ist dieses Krankheitssymptom ausgesprochen belastend. Als Angehöriger sehen Sie das volle Ausmaß vorhandener Einschränkungen und möchten den Betroffenen trösten und mental unterstützen. Eine optimale Behandlung und damit eine bestmögliche Rückbildung vorhandener Defizite ist ihr Ziel. Diesbezüglich zeigen sich Angehörige in der Regel ausgesprochen engagiert und gehen nicht selten auch über ihre eigenen Kräfte hinaus.

Die Sicht des Betroffenen

Leidet der von einer neurologischen Erkrankung Betroffene unter mangelnder Krankheitseinsicht, fehlt ihm selbst die Einsicht in die Notwendigkeit verschiedener Therapien. Hieraus ergibt sich sehr häufig ein nur mittelmäßiges Engagement im Rahmen der Therapien, aber auch bei Anstrengungen zur Linderung der Gebrechen im häuslichen Umfeld.

Was Sie unbedingt wissen sollten

Angehörige und Therapeuten einerseits und Patienten andererseits gehen von vollkommen verschiedenen Voraussetzungen aus.
Der Betroffene hat *nicht* die Möglichkeit, die Krankheitseinsicht zu beeinflussen. Daraus ergibt sich, dass sein hieraus resultierendes Verhalten nichts mit Trotz, Sturheit, Dummheit oder dergleichen zu tun hat. Vielmehr ist die mangelnde Krankheitseinsicht ein Symptom wie zum Beispiel Sprachstörungen oder Lähmungen.
Anosognostische Betroffene wissen oft nicht, warum sie überhaupt im Krankenhaus sind, und »erfinden« für sie selbst logische Erklärungen (»Ich bin hier wegen meiner Rückenschmerzen«). Selbstverständlich überschätzen sie sich auch. Wenn man sie nach Leistungseinschränkungen fragt, äußern sie typsicherweise, alles sei »wie immer« und sie glauben auch, »morgen wieder arbeiten gehen zu können, wenn man mich nur lassen würde«. **Es nützt nichts, den Betroffenen immer wieder mit den bestehenden Defiziten zu konfrontieren.** Hierauf wird er nur gereizt reagieren.

Was ist jetzt sinnvoll?

In jedem Fall ist es sinnvoll, darauf zu achten, dass der Betroffene »seine« Therapien bekommt, auch wenn er selbst die Notwendigkeit nicht erkennt. Manchmal ist es hilfreich, um Vertrauen zu werben. Die meisten Patienten lassen sich von einer Mitarbeit überzeugen, wenn man immer wieder bespricht, dass Angehörige und vielbeschäftige Therapeuten kein Motiv haben, mit Menschen Therapien zu absolvieren, die gesund sind. Wichtig ist, dass eine Therapieatmosphäre geschaffen wird, in der sich der Betroffene wohlfühlt, jeglicher Druck sollte vermieden werden. Manchmal hilft es auch, Therapietermine mit anschließenden Belohnungen (z. B. Besuch der Eisdiele) zu verknüpfen.
In der Regel verbessert sich die Krankheitseinsicht im Laufe der Zeit von allein.

INFO 116 / A

Hat mein Angehöriger eine Depression oder eine Antriebsminderung?

Depression

Die von einer Depression betroffene Person leidet unter einer gedrückten Stimmung und einer Verminderung von Antrieb und Aktivität. Die Fähigkeit, sich zu freuen, das Interesse und die Konzentration sind beeinträchtigt. Ausgeprägte Müdigkeit kann nach jeder kleinsten Anstrengung auftreten. Der Schlaf ist meist gestört, der Appetit vermindert. Selbstwertempfinden und Selbstvertrauen sind fast immer beeinträchtigt. Sogar bei der leichten Form kommen Schuldgedanken über die eigene Wertlosigkeit vor. Die gedrückte Stimmung verändert sich von Tag zu Tag wenig, reagiert nicht auf Lebensumstände und kann von »somatischen« Symptomen begleitet werden wie Interessenverlust oder Unfähigkeit, sich zu freuen, Früherwachen, Morgentief, deutlicher psychomotorischer Hemmung (der Patient bewegt sich langsam und fühlt sich schwach und kraftlos), Agitiertheit (Rastlosigkeit), Appetit-, Gewichts- und Libidoverlust (Verlust des sexuellen Verlangens).

Antriebsminderung

Manche Patienten mit neurologischen Erkrankungen zeigen einen verringerten Antrieb. Sie haben keine Idee, was sie machen sollen, und tun ohne Aufforderung von außen die meiste Zeit nichts oder sehr wenig. Diese Antriebsminderung wird häufig mit einer Depression (s. o.) verwechselt, denn die Krankheitsbilder ähneln sich: Die Betroffenen wirken teilnahmslos, gleichgültig, abgestumpft, motivationslos, gefühlsmäßig unbeteiligt und sie interessieren sich nicht mehr für die Dinge, die ihnen früher am Herzen gelegen haben.

Doch obwohl sich die Krankheitsbilder so ähneln, liegt tatsächlich keine Depression vor. Im Unterschied zu depressiven Menschen leiden die Betroffenen mit reduziertem Antrieb kaum darunter. Häufig lassen sie sich dazu bewegen, Aktivitäten mitzumachen, kommen aber niemals selbst auf den Gedanken, so etwas »von sich aus« zu tun.

Zum Umgang mit reduziertem Antrieb

Die Betroffenen haben keine Idee, was sie machen sollen, und tun ohne Aufforderung von außen die meiste Zeit nichts oder sehr wenig. Dabei haben sie keinen Leidensdruck!

Eine solche Antriebsminderung stellt häufig für die Angehörigen eine erhebliche Belastung dar. Elementar wichtig erscheint die Erkenntnis, dass dieses Verhalten ein *Krankheitssymptom* ist. Die Betroffenen sind nicht in der Lage, ihre Antriebsminderung durch Willensanstrengung zu überwinden. Drohungen und Appelle helfen nicht. Sinnvoll erscheint es vielmehr, einen möglichst geregelten Alltag mit immer wiederkehrenden Ritualen einzuführen. Dies erleichtert es den Betroffenen, irgendwann automatisiert bestimmte Alltagsroutinen zu absolvieren. Als Angehörige sollten Sie die Betroffenen immer wieder in Alltagstätigkeiten mit einbeziehen, gleichzeitig aber nicht erwarten, dass sie diese selbstständig bewältigen. Auch sind die antriebsgeminderten Betroffenen in der Regel nicht in der Lage, Kontakte zu Freunden, Verwandten und Bekannten zu pflegen. Sie sind vielmehr darauf angewiesen, dass die gesunden Partner die Kontakte pflegen und die Betroffenen mit einbeziehen. Für die Angehörigen ist der Umgang mit einem antriebsgeminderten Menschen sehr anstrengend, weil sie den Eindruck haben, ihn ständig »anschieben« zu müssen. Daher brauchen die Angehörigen unbedingt »Auszeiten«, in denen sie etwas für sich allein tun.

INFO 117 / A

Wie viel Hilfestellung braucht mein Angehöriger?

Neurologisch Erkrankte sind bei ihrer Rückkehr in den Alltag auf die Hilfe ihrer Angehörigen angewiesen. Die Angehörigen unterstützen die Betroffenen zum Beispiel dabei, bestimmte Kompensationsstrategien zum Ausgleich von Leistungseinschränkungen anzuwenden. Werden Betroffene aber mit Hilfe überschüttet, besteht die Gefahr, dass sie jede Motivation verlieren, selbst an der Kompensation ihrer vorhandenen Defizite zu arbeiten. Ihnen fehlt dann die Erfahrung, selbst etwas erreichen zu können. Sie erzielen dann keine eigenen Erfolgserlebnisse mehr. Dies führt häufig zu depressiven Reaktionen.

Kein »Alles oder nichts«-Prinzip

Angehörige sollten die Aufforderung, dem Betroffenen die noch vorhandene Selbstständigkeit zu lassen, nicht missverstehen und nun glauben, der Betroffene solle *alles* selbstständig erledigen. Es wäre fatal, dem Betroffenen die *notwendige* Unterstützung zu entziehen. So braucht zum Beispiel ein Schüler nach einer schweren Kopfverletzung möglicherweise (noch) Unterstützung beim Packen der Schultasche, kann aber seine Freundschaften selbstständig gestalten. Natürlich pocht er dann in diesem Bereich auf Eigenständigkeit. Das heißt aber *nicht*, dass er grundsätzlich alles eigenständig schaffen kann.

Es kommt häufig vor, dass die Entscheidung, in welchen Fällen der Betroffene Unterstützung braucht und was er allein bewältigen kann und sollte, ausgesprochen schwer zu treffen ist. Manche Angehörige zeigen eine überfürsorgliche Haltung und möchten den Betroffenen mit Hilfe überschütten, andere verlangen mehr Selbstständigkeit, als der Betroffene erbringen kann.

Erschwerend kommt hinzu, dass einige Betroffene ihre eigene Leistungsfähigkeit aufgrund eigeschränkter Störungseinsicht überschätzen und somit keine verlässliche Auskunft darüber geben können, wie viel und welche Unterstützung sie brauchen.

Bei der erfolgreichen Gratwanderung zwischen notwendiger Unterstützung und sinnvollem Rückzug sollte man bei Bedarf Unterstützung durch die Therapeuten des Angehörigen einholen. Es ist wenig zielführend, wenn im Rahmen der Therapie mit dem Betroffenen Ziele und Strategien erarbeitet werden, von denen die Angehörigen nichts wissen. Vielmehr sollten diese in die Zielplanung einbezogen werden, um ihren Beitrag zum Erreichen der Ziele leisten zu können.

Mein Partner zieht sich aus dem Freundeskreis zurück

Im Rahmen neurologischer Erkrankungen kommt es häufig zu einer verminderten Belastbarkeit in Kombination mit Konzentrationsstörungen. Dies führt dazu, dass die Betroffenen sich in größeren Gesellschaften, oft begleitet von lauter Musik, unwohl fühlen. Das »Durcheinander-Reden« und die vielen Ablenkungen überfordern sie, viele Betroffene berichten dann über Kopfschmerzen. In den meisten Fällen meiden sie größere Gesellschaften irgendwann ganz.

Vielen Betroffenen gelingt es früher oder später, diese Situation als gegeben hinzunehmen: »Das ist jetzt eben so.« Den gesunden Partnern fällt es dagegen oft schwer, diesen Rückzug zu akzeptieren und nicht als persönliche Kränkung aufzufassen. Geburtstagsfeiern, Hochzeiten und so weiter müssen sie jetzt allein aufsuchen, obwohl sie doch eigentlich in einer Partnerschaft leben.

Wenn Sie sich hier wiedererkennen, können Sie sich bewusst machen, dass die Entscheidung Ihres Partners, solche Veranstaltungen zu meiden, den Folgen der hirnorganischen Erkrankung geschuldet ist. Es steht nicht in der Macht des Betroffenen, die Konzentrationsstörungen für besondere Anlässe gewissermaßen »abzuschalten«.

Vielmehr erscheint dieses Vermeidungsverhalten sinnvoll, weil die Beschwerden, die der Betroffene beim Besuch der Feier befürchtet, nicht nachlassen, wenn er sich der Situation immer wieder aussetzt.

Besser man sucht stattdessen nach Alternativen. So könnte man sich zum Beispiel in kleiner Runde treffen und auf Großveranstaltungen verzichten. Der Angehörige könnte aber auch allein dorthin gehen.

Manche Angehörige schämen sich, weil sie gegen vermeintlich allgemeingültige Normen verstoßen, wenn sie einen kranken Partner allein zu Hause lassen und sich selbst amüsieren. Auch hier kann man sich frei entscheiden, ob man das tun möchte, was man selbst für richtig hält, oder das, von dem man glaubt, dass »die Allgemeinheit« es angeblich für richtig hält oder erwartet. Hierzu ein Beispiel:

Fallbeispiel

Partner müssen nicht auf alles verzichten

Gespräch eines Schlaganfall-Betroffenen mit seiner Ehefrau über ein Treffen mit den alten Freunden auf einem größeren Fest (E = Ehefrau, B = Betroffener).

E: Ich hatte so sehr gehofft, dass wir wieder zurück in unser altes Leben finden würden. Aber ich muss leider feststellen, dass ich auf jedem Fest alleine sitze. Obwohl ich verheiratet bin, muss ich doch überall alleine hingehen. Das ist für mich ziemlich unangenehm. Ich komme mir vor wie eine Witwe.

B: Jetzt übertreibst du aber, ich bin ja wohl noch lange nicht tot.

E: Du weißt ganz genau, dass unser Freundeskreis nur aus Pärchen besteht. Da ist es einfach blöd, allein dazusitzen. Die anderen fragen auch immer wieder nach dir. Ich weiß schon gar nicht mehr, was ich antworten soll. Andererseits würde es mich auch kränken, wenn sie nicht mehr fragen würden.

B: Was ist denn so schlimm daran, wenn du allein ein Fest besuchst?

E: Ich vermisse dich. Ich würde gerne wie früher mit dir tanzen und mit dir und unseren Freunden Gespräche führen.

B: Das kann ich gut verstehen. Andererseits finde ich es allmählich ganz schön nervig, dass ich immer wieder dieselbe Diskussion führen muss.

E: Da haben wir es wieder, jetzt wirst du beleidigend.

B: Wie kommst du darauf?

E: Na, du hast gerade gesagt, dass ich nervig bin.

B: Nicht *du* bist nervig, sondern dass du immer wieder diese Diskussion anfängst.

E: Ja, aber es belastet mich eben und egal, wie oft ich mit dir darüber spreche, du änderst nichts.

B: Wie soll ich denn was ändern?

E: Du könntest doch mitkommen, einfach einen Fuß vor den anderen setzen und mitkommen.

B: Was soll ich dazu noch sagen, du verstehst mich einfach nicht.

E: Na super, jetzt bin ich die Dumme. Versuch es doch erst mal.

B: Na gut. Ich halte Feierlichkeiten in großer Runde nicht aus, weil es dort laut ist und alle durcheinanderreden. Ich kann mich dann nicht konzentrieren. Ich kann den Gesprächen nicht folgen und sitze nach wenigen Minuten vollkommen genervt und mit Kopfschmerzen in der Ecke. Du kannst dir sicher vorstellen, dass das für meine Stimmung und mein Selbstbewusstsein ziemlich mies ist. Verstehst du mich jetzt?

E: Ja, ich habe verstanden, dass du Konzentrationsstörungen hast und dass dir Feiern nicht gefallen.

B: Das trifft es nicht! Es ist keine Frage des Geschmacks. Wenn mir etwas nicht gefällt, zum Beispiel Theaterbesuche, kann ich trotzdem, um meinem Partner einen Gefallen zu tun, ab und zu mit ihm zusammen ins Theater gehen. Bei mir geht es aber um Folgen einer Erkrankung. Ich kann die Situation, die auf großen Feierlichkeiten entsteht, aus guten und medizinisch nachvollziehbaren Gründen nicht aushalten. Wenn du von mir verlangst, in diesem Punkt über meinen Schatten zu springen, dann ist das so, als würde ich von dir verlangen, beim nächsten Berlin-Marathon mitzulaufen.

E: Das könnte ich ja gar nicht schaffen.

B: Ich kann auch nicht schaffen, was du da verlangst. Du könntest beim Marathon zweifellos starten, aber niemals gesund ankommen. So ist das mit der Feier für mich. Natürlich könnte ich grundsätzlich teilnehmen. Aber es würde kein gutes Ende nehmen. Mir ginge es schlecht und damit wäre dir auch nicht geholfen. Verstehst du das?

E: Ich vermisse trotzdem die alten Zeiten. *[Weint.]*

B: Ich auch, aber ich möchte nicht immer nur den alten Zeiten nachtrauern. Ich möchte nach vorne sehen. Ich kann auch ohne Feiern leben. Ich treffe mich jetzt lieber in kleiner Runde, so mit ein oder zwei Pärchen. Das reicht. Mehr schaffe ich nicht.

E: Ja, das haben wir ja in letzter Zeit öfter gemacht. Das war auch schön. Aber das Problem mit den großen Feiern bleibt.

B: Ja, das wird auch so bleiben. Entweder du findest dich damit aber oder du wirst weiter traurig sein.

E: Du klingst schon wieder wie dein eigener Psychotherapeut.

B: Stimmt, aber so ist es nun mal. Du bist traurig, weil du die Situation so bewertest, wie du es nun mal tust. Wenn du lernen würdest, anders über die Situation zu denken, wärest du nicht mehr so traurig.

E: Ich hab' mir aber gedacht, dass *du* dich ändern kannst, damit es mir besser geht. Dann bräuchte ich keine andere Bewertung.

B: Es sieht ja nun ganz danach aus, dass du dich da geirrt hast, oder?

E: Ja, leider. Welche Bewertung würdest du vorschlagen?

B: Ich würde vorschlagen, dass du allein zu den Feiern gehst, und wenn du traurig wirst, könntest du denken: Mein Mann ist, Gott sei Dank, wieder so fit, dass wir viel zusammen unternehmen können. Solche Feiern gehören zu den wenigen Dingen, die er wegen der schweren Erkrankung nicht mehr schafft. Aber die meisten Dinge funktionieren wieder ganz gut. Glück im Unglück gehabt!

E: Denkst du das wirklich selbst?

B: Ja, das denke ich. Ich kann prima ohne große Feiern leben. Mir sind jetzt andere Dinge wichtig.

IV Materialien für modifizierte KVT-Behandlungsansätze

KAPITEL 26 /

IRRT bei PTBS

Mervyn Schmucker • Rolf Köster

Die Grundlage der Imagery Rescripting & Reprocessing Therapy (IRRT) wurde ursprünglich Anfang der 90er Jahre des letzten Jahrhunderts gelegt und entwickelt (zunächst unter der Bezeichnung Imagery Rescripting), um für die anspruchsvolle Behandlung von erwachsenen Opfern eines kindlichen psychischen, körperlichen oder sexuellen Missbrauchs mit einer (oft komplexen) Posttraumatischen Belastungsstörung eine wirksame Behandlungsmethode zur Verfügung zu haben. Im Laufe der Jahre wurde das Modell weiterentwickelt (Schmucker & Köster 2014a), und das Indikationsspektrum hat sich deutlich erweitert, sodass heute im Prinzip alle belastungsinduzierten psychischen Störungen wie Depressionen, Angststörungen oder Trauerreaktionen mit IRRT behandelt werden können. Die hier vorgestellten Tools fokussieren allerdings gezielt auf Patienten mit Traumafolgestörungen, insbesondere PTBS, seien sie infolge eines einmaligen Traumas (Typ 1-Traumatisierungen), seien sie infolge regelmäßig wiederholter, vor allem im Kindesalter und durch Angehörige erfolgte Traumata (Typ 2-Traumatisierungen) entstanden.

Bei einer IRRT-Behandlung von Patienten mit PTBS geht es darum, in der Therapiesitzung Zugang zu belastenden Erinnerungen und Bildern zu finden, diese zu konfrontieren, zu transformieren und emotional zu bewältigen. Die IRRT zeichnet sich durch eine sehr effektive Kombination von Therapieprinzipien aus, die die Patienten als anstrengend, aber sinnvoll und wirksam erleben, die aber vor allem oft auch für die Therapeuten herausfordernd sind. Insofern richten sich die meisten Informations- und Arbeitsblätter dieses Kapitels direkt an die Therapeuten. Für die Patienten ist es für den Erfolg der Methode zwar nicht schädlich, aber sicher nicht notwendig, die Therapieprinzipien zu verstehen und sich vor den eigentlichen Imaginationssitzungen damit eingehend zu befassen. Einzelne Informations- und Arbeitsblätter richten sich aber gezielt an die Patienten und erleichtern vor allem die Nachbearbeitung des in der Imagination Erlebten.

In dieser konzisen Darstellung der IRRT-Methode setzen wir voraus, dass eine angemessene diagnostische Abklärung, der Aufbau einer therapeutischen Beziehung und eine Psychoedukation über die Genese der PTBS bereits erfolgt sind.

Die ersten fünf Informationsblätter erläutern die Grundlagen der IRRT und überschneiden sich zum Teil inhaltlich. Durch Querverweise wird darauf aufmerksam gemacht. Diese aufgeteilte Darstellung stellt den Stoff aber übersichtlicher dar und macht ihn »leichter verdaulich«.

INFO 119/IRRT-Therapieprinzipien. Zusammenfassung der essenziellen Therapieprinzipien der IRRT: Arbeit in der Imagination mit verschiedenen Persönlichkeitsanteilen auf der *inneren Bühne* in einem dreiphasigen Prozess, sokratische Haltung des Therapeuten und besondere Berücksichtigung sprachlicher Feinheiten sind nötig.

INFO 120/Eigenschaften der IRRT-Therapeuten. IRRT-Therapeuten zeichnen sich durch eine sokratische Haltung, ein Vertrauen in den Prozess, durch einen sehr bewussten Einsatz der Sprache und eine geschulte Empathiefähigkeit aus.

INFO 121/Therapeutische Fragen und Aussagen in der IRRT. In diesem Informationsblatt wird der bewusste sprachliche Umgang der Therapeuten in der Gestaltung des IRRT-Prozesses erläutert.

INFO 122/Verschiedene Persönlichkeitsanteile als Protagonisten auf der *inneren Bühne*. Die wichtigsten Persönlichkeitsanteile, mit denen in der IRRT gearbeitet wird, sind das *damalige Ich* (das *traumatisierte Ich*, oft das *Kind*), das Täter-Introjekt sowie das *aktuelle Ich*.

INFO 123/Das IRRT-Dreiphasenmodell. Eine IRRT-Sitzung bei PTBS verläuft üblicherweise in einem dreiphasigen Prozess: das Wiedererleben oder die Exposition (Phase 1), die Täterkonfrontation und Entwicklung von Bewältigungsbildern (Phase 2) und die Selbsttröstung und Selbstberuhigung (Phase 3).

INFO 124/Anwendungskriterien/Ausschlusskriterien/Abbruchkriterien. In diesem Informationsblatt sind die Kriterien zur Indikationsstellung sowie Ausschluss- und Abbruchkriterien für die Durchführung einer IRRT-Behandlung zusammengefasst.

INFO 125/Vorstellung der Methode und Auswahl der Einstiegsszene. Hier wird erläutert, wie die Methode den Patienten vorgestellt wird und nach welchen Kriterien die Einstiegsszenen zur IRRT-Behandlung ausgewählt werden.

INFO 126/Maladaptive Schemata bei PTBS. Da in einer IRRT-Behandlung regelmäßig maladaptive Schemata konfrontiert und aufgelöst werden können, sind hier häufige traumabezogene maladaptive Schemata zusammengefasst.

INFO 127/IRRT zur Diagnostik. In den drei Phasen einer IRRT-Sitzung können neben den therapeutischen Effekten auch wegweisende diagnostische Hinweise gewonnen werden.

INFO 128/Varianten des IRRT-Phasenablaufs / Reine IRRT Phase 3-Sitzungen. Unter verschiedenen Umständen kann der Phasenablauf vom üblichen Phase 1,2,3-Verlauf abweichen. Das gilt besonders für Traumata ohne Täter (z. B. Naturkatastrophen oder Unfälle mit einem Phase 1,3-Ablauf) und für Situationen, in denen es lediglich um die Kommunikation zwischen *aktuellem Ich* und *Kind* auf der *inneren Bühne* geht (reine Phase 3-Sitzungen). Indikation und Durchführung sind hier beschrieben.
Außerdem stehen die folgenden Arbeitsblätter zur Verfügung:

- **AB 151/Fragebogen EIBE:** Das **EIBE** (**E**motions-**I**nventar **B**elastender **E**rlebnisse) eignet sich für die meisten IRRT-Sitzungen als Vor- und Nachbereitung.
- **AB 152/Vorstellung der Methode:** Wörtliche Vorgabe zur Vorstellung der Methode durch den Therapeuten dem Patienten gegenüber.
- **AB 153/IRRT Phase 1:** Ablaufprotokoll der 1. Phase einer IRRT-Sitzung für den Therapeuten.
- **AB 154/IRRT Phase 2:** Ablaufprotokoll der 2. Phase einer IRRT-Sitzung für den Therapeuten.
- **AB 155/IRRT Phase 3:** Ablaufprotokoll der 3. Phase einer IRRT-Sitzung für den Therapeuten.
- **AB 156/Nachbesprechung und Nachbehandlung:** Ablaufprotokoll für die Nachbesprechung und die Nachbehandlung einer IRRT-Sitzung bei PTBS.
- **AB 157/Reine IRRT Phase 3-Sitzungen:** Ablaufprotokoll einer reinen IRRT Phase 3-Sitzung.
- **AB 158/Fragebogen PIF-A:** Fragebogen für die Patienten zur differenzierten Protokollierung des Therapieerfolgs nach einer klassischen IRRT Phase 1,2,3-Sitzung.

- **AB 159/Fragebogen PIF-B:** Fragebogen für die Patienten zur differenzierten Protokollierung des Therapieerfolgs nach einer reinen IRRT Phase 3-Sitzung.
- **AB 160/IRRT-Therapeuten-Protokoll:** Vordruck für den Therapeuten zur Protokollierung des Verlaufs während einer IRRT-Sitzung.
- **AB 161/IRRT-Hausaufgaben-Protokoll:** Vordruck für den Patienten zur Aufzeichnung der Wirkung seiner täglichen Hausaufgaben (v. a. Nachhören der Audio-Aufzeichnung).

Literatur

Schmucker, M. & Köster, R. (2014a). Praxishandbuch IRRT – Imagery Rescripting & Reprocessing Therapy bei Traumafolgestörungen, Angst, Depression und Trauer. Stuttgart: Klett-Cotta.

Schmucker, M. & Köster, R. (2014b). Den Selbsthass überwinden: Versöhnung mit dem KIND-ICH. In A. Dyer, K. Priebe (Hrsg.), Metaphern, Geschichten und Symbole in der Therapie Traumatisierter. Göttingen: Hogrefe.

Schmucker, M. & Köster, R. (2015). Narratives Um-Schreiben: Imagery Rescripting & Reprocessing Therapy (IRRT). In M. Linden & M. Hautzinger (Hrsg.), Verhaltenstherapiemanual (8. Aufl.) Heidelberg: Springer.

Quellennachweis

Ein Großteil der in diesem Kapitel verwendeten Arbeitsblätter stammt mit freundlicher Genehmigung des Klett-Cotta Verlags aus Mervyn Schmucker / Rolf Köster. Praxishandbuch IRRT – Imagery Rescripting & Reprocessing Therapy bei Traumafolgestörungen, Angst, Depression und Trauer. Mit einem Vorwort von Martin Hautzinger und Dirk Zimmer. Klett-Cotta (Leben Lernen 269), Stuttgart 2014.

INFO 119 /

IRRT-Therapieprinzipien

In der Imagery Rescripting & Reprocessing Therapy (IRRT) geht es darum, Zugang zu belastenden Erinnerungen und Bildern zu finden, diese zu konfrontieren, zu transformieren (umzuschreiben) und damit emotional zu bewältigen und zu verarbeiten. Im IRRT-Prozess kann der Patient auf seiner *inneren Bühne* die belastenden Bilder durch neu entwickelte Bewältigungsbilder ersetzen, sodass er in die Lage kommt, auch auf der *äußeren Bühne* (also im Alltag) neues, adaptives Verhalten zu zeigen. Es handelt sich um die Aktivierung eines Selbstheilungsprozesses, der bereits in der Person angelegt zu sein scheint. Dieser Prozess wird vom Therapeuten eingeleitet, begleitet und aufrechterhalten, wenn er nicht von selbst läuft oder wenn Blockaden oder Störungen vorliegen. Das Ziel des IRRT-Prozesses ist es nicht, die Erinnerung zu verändern, Erinnerungsbruchstücke zu vervollständigen oder fehlende Erinnerungen zu rekonstruieren, sondern belastende Bilder auf der *inneren Bühne* umzuschreiben und damit assoziierte Emotionen, Kognitionen und Interpretationen zu verändern.
Die IRRT zeichnet sich durch folgende Hauptaspekte in der Behandlung aus (Schmucker & Köster, 2015):

- Die Behandlung findet vor allem in der **Imagination** auf der *inneren Bühne* des Patienten statt.
- Der Therapeut bleibt in der Begleitung des Patienten **sokratisch** (s. INFO 120), nimmt dabei also eine inhaltlich offene, fragende und paraphrasierende Haltung ein. Der Auftrag des Therapeuten ist lediglich, den formalen Rahmen der Imagination vorzugeben und den Patienten im Prozess zu halten. Die inhaltliche Gestaltung des Prozesses ist Aufgabe des Patienten: *Der Patient selbst ist der Wissende, und der Therapeut hilft ihm dabei, dieses Wissen zu entdecken.*
- Es wird mit **verschiedenen Persönlichkeitsanteilen** als Protagonisten auf der *inneren Bühne* des Patienten gearbeitet (s. INFO 122). Die wichtigen Protagonisten sind dabei das *damalige Ich/Kind*, das *aktuelle Ich* sowie der Täter (bzw. das Täter-Introjekt) oder Verursacher.
- Viel Wert wird auf **Nuancen in der sprachlichen Formulierung** der Fragen und Aussagen des Therapeuten gelegt (s. INFO 121). So werden meist offene statt geschlossene Fragen gestellt, wodurch der IRRT-Prozess gezielt gefördert wird. Weiter ermöglicht z. B. die geschickte Verwendung des Konjunktivs oder die Formulierung eines Handlungswunsches vor der Imagination der eigentlichen Handlung, dass der Patient auch für ihn schwierige Entwicklungsschritte vollziehen kann.
- Eine IRRT-Sitzung verläuft üblicherweise in **drei Phasen**: Wiedererleben / Exposition (Phase 1), Täterkonfrontation und -entmachtung (Phase 2), Selbsttröstung und -beruhigung (Phase 3) (s. INFO 123).

INFO 120 /

T

Eigenschaften der IRRT-Therapeuten

Es sind ganz spezifische Eigenschaften und Haltungen, die IRRT-Therapeuten auszeichnen.

- Da in der IRRT davon ausgegangen wird, dass es im therapeutischen Prozess um die Aktivierung eines Selbstheilungsprozesses geht, der lediglich in Gang gesetzt, deblockiert und aufrecht erhalten werden muss, ist die *sokratische Haltung* des Therapeuten von essenzieller Bedeutung. Damit ist eine inhaltlich offene, fragende, paraphrasierend-begleitende, nicht-wissende Haltung gemeint. Aufgabe des Therapeuten ist es, den Rahmen bzw. die Struktur der Therapiesitzung zu liefern, Aufgabe des Patienten ist es, sie mit Inhalt zu füllen. Der Patient ist der Wissende, der Therapeut versucht, ihm bei der Entdeckung dieses Wissens (um das Problem *und* dessen Lösung) behilflich zu sein. In der Regel reicht die *sokratisch-begleitende Haltung*. Nur gelegentlich bei Blockaden oder Stockungen kann ein wenig mehr Druck ausgeübt werden, indem vorübergehend in eine *sokratisch-konfrontierende Haltung* oder sogar in eine *kollaborative Haltung* (der Therapeut macht behutsam fragend inhaltliche Vorschläge zur Deblockierung) gewechselt wird.

Ausschnitt aus einer IRRT-Sitzung (T = Therapeutin, P = Patientin):

T: **Was möchten Sie der Täterin sagen oder mit ihr machen?** [sokratisch-begleitend]
P: Ich will sie anschreien und ihr sagen, was für eine furchtbare Mutter sie ist.
T: **Können Sie das der Mutter direkt sagen?** [sokratisch-begleitend]
P: Nein, das kann ich nicht.
T: **Das können Sie nicht, weil …?** [sokratisch-konfrontierend]
P: Weil ich Angst vor ihr habe.
T: **Nicht vergessen, das ist nur eine Vorstellung. Das ist hier nicht Ihre Mutter, sondern ein Mutterbild, das Sie verinnerlicht haben.** [Informations-Aussage]
P: Ich habe aber trotzdem Angst vor ihr.
T: **Wenn Sie die Kraft und den Mut hätten, was würden Sie dem Mutterbild jetzt sagen oder mit dem Mutterbild machen wollen?** [sokratisch-konfrontierend]
P: Ich weiß nicht, ich fühle mich so machtlos.
T: **Wie wäre es, wenn Sie Hilfspersonen hinzuziehen würden?** [kollaborativ]
P: Aha, ja, vielleicht meinen Mann?
T: **Können Sie sich vorstellen, dass Ihr Mann jetzt in die Szene dazukommt?** [sokratisch-begleitend]
P: Ja.
T: **Was möchten Sie, dass Ihr Mann jetzt macht?** [sokratisch-begleitend]

Mit einiger Erfahrung in der Anwendung der IRRT entsteht bei den Therapeuten ein sogenanntes *Vertrauen in den Prozess*, d. h. sie sehen auch bei anfänglichen Blockaden und Schwierigkeiten der Patienten bereits voraus, wie sich der weitere Verlauf gestalten wird, wenn sie nur in ihrer sokratisch-begleitenden oder manchmal sokratisch-konfrontierenden Haltung verbleiben. Diese Eigenschaft muss bewusst entwickelt werden und erleichtert die Durchführung von IRRT-Sitzungen für die Therapeuten erheblich.

- Die regelmäßige Anwendung von IRRT-Sitzungen fördert erheblich die *Empathiefähigkeit* der Therapeuten, da sie durch die Abläufe auf der *inneren Bühne* ihrer Patienten viel besser erkennen, wo jeweils die psychologische Problematik liegt und wie sie überwunden werden könnte. Einen wichtigen Beitrag zur Steigerung der Effizienz leistet dabei die Teilnahme an IRRT-Selbsterfahrungs-Gruppen oder -Einzelsitzungen.
- In der IRRT wird der bewussten und genauen *sprachlichen Formulierung* der Fragen und Aussagen der Therapeuten größte Bedeutung beigemessen. (s. INFO 121)

Therapeutische Fragen und Aussagen in der IRRT

Der IRRT-Prozess wird durch den Therapeuten gesteuert, wobei sich Nuancen in der sprachlichen Formulierung als hemmend oder fördernd erweisen können. Verschiedene bewusste sprachliche Interventionen haben sich dabei als relevant erwiesen:

Offene vs. geschlossene Fragen

Eine offene Frage gibt keine Antwortmöglichkeiten vor, eine geschlossene Frage lässt dem anderen lediglich die Wahl zwischen (meistens zwei) vorgegebenen Alternativen oder zwischen ja und nein. Die offene Frage *(»Was möchten Sie mit dem Täter jetzt machen oder ihm sagen?«)* übt deutlich mehr Druck auf den Patienten aus, eine eigene Lösung zu finden, als die geschlossene Frage *(»Möchten Sie mit dem Täter jetzt etwas machen oder ihm sagen?«)*. Die geschlossene Frage lässt ihm eher die Möglichkeit offen, mit »nein« zu antworten und so aus dem Prozess auszusteigen. Meist wird in der IRRT die offene Fragestellung bevorzugt.

- **Weitere Differenzierung bei den offenen Fragen:**
  - weit offene Fragen:
    T: Was geschieht jetzt?
  - halboffene Fragen:
    T: Was möchten Sie jetzt tun?
  - gezielt offene Fragen mit impliziter Aufforderung
    T: Was möchten Sie dem Täter jetzt sagen oder mit ihm machen?
- **Weitere Differenzierung bei den geschlossenen Fragen:**
  - geschlossene Fragen ohne Aufforderung:
    T: Gibt es noch etwas, das Sie dem *Kind* sagen oder mit ihm tun möchten, bevor wir diese Szene beenden?
  - geschlossene Fragen mit implizierter Aufforderung:
    T: Können Sie sich jetzt vorstellen, dass Sie als *heutiges Ich* in Ihrer aktuellen Gestalt die Szene betreten?

Handlung und Handlungswunsch

Meistens fragt der Therapeut den Patienten zunächst nach seinem Handlungswunsch, um ihn dann zu fragen, ob er sich die Umsetzung des Wunsches in die Handlung vorstellen könne (in der Imagination auf der *inneren Bühne*). So wird eine zweistufige, gestaffelte Konfrontation möglich, welche oft einfacher für den Patienten als die direkte Variante ist.

T: **Was wollen Sie jetzt dem Täter sagen oder mit ihm machen?** [Frage nach dem Handlungswunsch]
P: Ich würde ihn am liebsten zusammenschlagen.
T: **Können Sie sich vorstellen, wie Sie das jetzt tun?** [Aufforderung zur Handlung]
P: Ja.
T: **Wie machen Sie das genau?** [Frage nach der Handlung]
P: Ich boxe ihn jetzt mal richtig ins Gesicht und in den Bauch.

Wiederholung und Paraphrasierung

In einer IRRT-Sitzung wiederholt der Therapeut häufig wörtlich das vom Patienten eben Gesagte (»Papageiisieren«). Diese Form der Paraphrasierung hat sich sehr bewährt und dient dazu, dem Patienten die Anwesenheit des Therapeuten deutlich zu machen, sodass er sich sicherer in der Imagination fühlt. Außerdem kann der Therapeut den Fluss der Sitzung damit effektiv steuern, indem er ihn einerseits bei zu langen Pausen am Laufen hält, aber auch verlangsamen kann, um zu verhindern, dass der Patient zu hastig vermeidend über unangenehme Szenen hinweghuscht. Bewältigungsbilder können durch das Wiederholen verstärkt werden.

Indikativ und Konjunktiv

Der Indikativ beschreibt einen Prozess, der tatsächlich abläuft. Der Konjunktiv beschreibt nur die Möglichkeit eines Prozesses. Ähnlich der Formulierung eines Handlungswunsches vor der eigentlichen Handlung kann auch zunächst die Frage nach der Möglichkeit einer Handlung eine erste, machbare Stufe der Konfrontation darstellen, der dann die tatsächlich vorgestellte Handlung folgt.

T: **Was wollen Sie jetzt dem Täter sagen oder mit ihm machen?** [Indikativ]
P: Ich weiß es nicht, mir fällt nichts ein.
T: **Was würden Sie denn dem Täter am liebsten sagen oder mit ihm machen, wenn Sie die Kraft und den Mut hätten?** [Konjunktiv]
P: [äußert Handlungswunsch]
T: **Können Sie sich vorstellen, wie Sie das jetzt tun?** [Aufforderung zur Handlung]
P: Ja. [beschreibt Handlung]

Der Wechsel zwischen primärer Erlebnisebene und sekundärer Verarbeitungsebene

Bei Hindernissen im Prozess, z. B. wenn der Handlungswunsch des Patienten nicht in die Handlung umgesetzt wird, kann der Therapeut dem Patienten auch weiterhelfen, indem er von der primären Erlebnisebene (affektiv) kurz auf die sekundäre Verarbeitungsebene (kognitiv, Metaebene) wechselt, zunächst durch ein kurzes Nachfragen nach dem Grund:

T: **Was wollen Sie als *aktuelles Ich* dem Täter jetzt sagen oder mit ihm machen?**
P: Ich würde ihn am liebsten zusammenschlagen.
T: **Können Sie sich vorstellen, wie Sie das jetzt tun?**
P: Nein.
T: **Sie können das nicht, weil ...?** [Wechsel auf die sekundäre Verarbeitungsebene]
P: Weil ich Angst vor ihm habe.
T: **Nicht vergessen, das ist nur eine Vorstellung. Also, das ist nicht der Täter, sondern nur ein Bild vom Täter, das Sie verinnerlicht haben und nur auf der *inneren Bühne* existiert.** [Informationsaussage, Verbleiben auf der sekundären Ebene]
P: Ach ja, das stimmt. Ich glaube, dann kann ich es mir doch vorstellen.

Eine weitere Möglichkeit bei persistierenden Schwierigkeiten, einen Handlungswunsch umzusetzen, ist die Planung eines Verhaltensexperiments auf der sekundären Verarbeitungsebene:

P: [Sieht sich nicht in der Lage, seinen Handlungswunsch in die Tat umzusetzen.]
T: **Nicht vergessen – es handelt sich nur um eine Vorstellung. In der Vorstellung ist alles möglich.** [Informationsaussage, sekundäre Verarbeitungsebene]
P: [zögert weiter]
T: **Was wäre das Schlimmste, das passieren könnte, wenn Sie das in der Vorstellung machen würden?** [sokratisch-konfrontierend, sekundäre Verarbeitungsebene]
P: Ich weiß nicht. Es wäre mir unangenehm.
T: **Könnten wir das mal in der Vorstellung als Experiment ausprobieren?** [sokratisch-konfrontierend, weiterhin noch sekundäre Verarbeitungsebene]
P: Okay ...
T: **Was möchten Sie also als Experiment dem *Kind* sagen oder mit ihm tun?** [sokratisch-begleitend, Rückkehr auf die primäre Erlebnisebene]
P: [beschreibt Handlung].
T: **Und wie reagiert das *Kind* darauf?** [sokratisch-begleitend]

Frage- und Aussagekategorien in der IRRT

Die wichtigsten Fragen bzw. Aufforderungen der IRRT-Therapeuten zur Steuerung des IRRT-Prozesses können in vier Kategorien (auf der *inneren Bühne* der Patienten) eingeordnet werden: Fragen auf *(1) der Handlungsebene, (2) der Gefühlsebene, (3) der Bedürfnisebene und (4) der Erklärungsebene.*
Die Aussagen der IRRT-Therapeuten können in drei Kategorien eingeteilt werden: *(1) Wiederholungs-, (2) Paraphrasierungs-* und *(3) Informations-Aussagen.* Die folgende Übersicht zeigt für jede Kategorie ein Beispiel (Schmucker & Köster 2014a).

IRRT-Fragen und Aufforderungen	
Handlungsebene	
(1) Handlungswunsch	Was wollen Sie dem Täter sagen oder mit ihm tun?
(2) Handlung	Was machen Sie jetzt mit dem *Kind*?
(3) Reaktion	Wie reagieren Sie darauf?
(4) Fortsetzung	Was passiert jetzt in dem Bild?
(5) Fokussierung	Was sehen Sie jetzt in den Augen des *Kindes*?
(6) Experiment	Könnten wir das mal als Experiment ausprobieren?
(7) Paraphrasierung	Das *Kind* nimmt Sie jetzt in den Arm?
(8) Phaseneinleitung	Können Sie sich jetzt vorstellen, wie Sie als *heutiges Ich* zusätzlich die Szene betreten?
(9) Phasenabschluss	Gibt es noch etwas mit dem Täter zu erledigen, bevor Sie sich dem *Kind* zuwenden?
Gefühlsebene	
(1) Gefühlsbenennung	Wie fühlt sich jetzt das *Kind*?
(2) Gefühlsbestätigung	Sie sind jetzt wütend auf den Täter?
Bedürfnisebene	
(1) Bedürfnisüberprüfung	Gibt es noch etwas, das das *Kind* von Ihnen braucht?
(2) Bedürfnisbenennung	Was braucht das *Kind* noch von Ihnen?
(3) Bedürfnisbestätigung	Das *Kind* braucht noch Ihre Begleitung?
Erklärungsebene	
(1) Handlungserklärung	Das *Kind* läuft weg, weil …?
(2) Gefühlserklärung	Sie ärgern sich, weil ...?
(3) Bedürfniserklärung	Sie brauchen jetzt Abstand vom *Kind*, weil ...?
(4) Information	Wie weit sind Sie jetzt vom *Kind* entfernt?
IRRT-Aussagen	
(1) Wiederholung	Das *Kind* wird ruhiger.
(2) Paraphrasierung	Der Täter liegt jetzt am Boden und kann Sie nicht direkt ansehen.
(3) Information	Nicht vergessen – das ist nur eine Vorstellung.

INFO 122 /

T

Verschiedene Persönlichkeitsanteile als Protagonisten auf der *inneren Bühne*

In der IRRT wird für die Phasen der Um-Schreibung (Rescripting in Phase 2 und 3) ein Konzept genutzt, das verschiedene Anteile der Psyche voraussetzt. Auf der *inneren Bühne* kann man sich diese wie Schauspieler in einem Theaterstück vorstellen. Typischerweise treten die folgenden »Protagonisten« in der Imagination auf der *inneren Bühne* in Interaktion:

- das *damalige* oder *traumatisierte Ich* bzw. *das Kind*
- das *aktuelle, heutige* oder *erwachsene Ich*

Von diesen beiden primären Ich-Anteilen werden sekundäre intrapsychische Persönlichkeits-Anteile unterschieden, die zwar »zu mir gehören, Teil von mir sind«, aber nicht »Ich« sind wie das *aktuelle* und das *damalige Ich*. Diese sekundären Persönlichkeitsanteile entstehen auch erst sekundär im Lebenslauf:

- Der **Täter**, oder genauer das Konzept des Täter-Introjekts, also ein internalisiertes Bild des Täters zur Tatzeit, das als Erinnerung geblieben ist und auf der *inneren Bühne* weiter existiert und dort auch weiterhin seinen Einfluss in Form von Macht und Kontrolle ausübt
- weitere, für die jeweilige Situation **wichtige Personen** bzw. deren Introjekte, wie Anwesende, Familienmitglieder, Freunde oder sogar Therapeuten, die in der Imagination manchmal als Ressourcen aktiviert und genutzt werden können
- möglicherweise noch imaginierte **Hilfspersonen** (z. B. Polizisten, die sonst keine Beziehung zum Betreffenden haben), vor allem bei der Täterentmachtung (IRRT-Phase 2)

Für den Ablauf einer IRRT-Sitzung ist es wichtig, dass der Therapeut – sobald das *aktuelle Ich* in Phase 2 eingeführt wird – nur noch diesen Persönlichkeitsanteil direkt anspricht und sich die Vorgänge und Abläufe sowie die Befindlichkeiten der anderen Protagonisten nur von diesem schildern lässt. Das *aktuelle Ich* ist nämlich der Persönlichkeitsanteil mit den meisten Kompetenzen, hat den besten Realitätsbezug und entspricht auch der Person, die vor dem Therapeuten sitzt. Außerdem ist das *aktuelle Ich* die Instanz, die im Um-Schreibungsprozess die zentralen Aufgaben gegenüber dem Täter und dem *Kind* zu erfüllen hat und damit in erster Linie verantwortlich für den konstruktiven Ablauf des Heilungsprozesses ist.

INFO 123 /

Das IRRT-Dreiphasenmodell

Eine IRRT-Sitzung verläuft üblicherweise in drei Phasen. Dieser dreiphasige Prozess scheint als Heilungsprozess in der Natur des Menschen angelegt zu sein. Er wurde lediglich in der IRRT formal geordnet, sodass Blockaden dieses Prozesses, die dann zu psychischen Symptomen wurden, systematisch angegangen und aufgelöst werden können. Wenn für die einzelnen Phasen Ziele formuliert werden, handelt es sich nicht um künstlich vorgegebene Ziele der Methode oder des Therapeuten, sondern um die Ziele der Patienten, die nur nicht immer so bewusst und klar erkannt und formuliert werden können. Wenn diese Phasen nach einem Trauma spontan durchlaufen werden, ohne dass Blockierungen auftreten, werden die Betroffenen ihre seelische Belastung ohne therapeutische Hilfe gut verarbeiten können und gar nicht erst eine posttraumatische Störung entwickeln.

Phase 1 (Wiedererleben, Exposition)

In dieser Phase wird die traumatische Erinnerung *in sensu* wiedererlebt, sodass auch die damit verbundenen Emotionen nochmals intensiv empfunden werden. Die Patienten verbalisieren im Detail die belastende Szene von Anfang bis Ende in der Imagination (meistens mit geschlossenen Augen) und schildern ihre Empfindungen und Wahrnehmungen in der Gegenwartsform. Durch das »Wiedererleben« werden die traumabezogenen Emotionen und Kognitionen aktiviert, sodass sie einer Bearbeitung zugänglich werden. Während der Imagination sollten die Patienten »mit einem Fuß in der belastenden Szene, mit einem Fuß in der aktuellen Realität« bleiben. Der IRRT-Therapeut begleitet die Patienten im Durchlaufen des Prozesses und zeigt vor allem durch seine Stimme, die als Anker dient, unterstützende Präsenz. Er spricht nicht viel, wiederholt oder paraphrasiert je nach Situation die Aussagen der Patienten und überprüft regelmäßig, auf welcher emotionalen Belastungsstufe sich die Patienten befinden (SUDS = subjective units of distress scale, dt.: subjektive Skala der emotionalen Belastung, üblicherweise von 0–10 oder von 0–100, wobei 0 keine Belastung und 10 oder 100 die größtmögliche Belastung darstellen). Der IRRT-Therapeut sorgt auch dafür, dass der Prozess aufrechterhalten bleibt und fragt z. B. bei längeren Pausen, wie es weitergeht, wie die Patienten sich fühlen oder was ihnen gerade durch den Kopf geht.

Phase 2 (Täterkonfrontation/-entmachtung)

Diese Phase dient der Entwicklung von inneren Bewältigungsbildern des traumatischen Geschehens. Üblicherweise braucht es dazu die Konfrontation und Entmachtung oder Neutralisierung des »Täters« bzw. des Täter-Introjekts durch das in die Imagination eingeführte *aktuelle Ich*. Das *aktuelle Ich* wird vom Therapeuten eingeführt, wenn die erneute Schilderung der traumatischen Szene am Punkt der höchsten emotionalen Belastung in Anwesenheit des Täters angekommen ist. Sobald das *aktuelle Ich* in die Szene eingeführt wird, wechselt der Prozess von der subjektiven Erinnerungsebene auf die fiktive Symbolebene, und der Um-Schreibungsprozess beginnt. Ab dem Moment, wo der Patient als *heutiges Ich* die Szene zusätzlich betritt, spricht der Therapeut nur noch das *heutige Ich* direkt an und achtet darauf, dass das *heutige Ich* vom *damaligen Ich* getrennt bleibt und nicht mit diesem »fusioniert« wird.

Der Therapeut »begleitet« das *heutige Ich* in der Konfrontation und unterstützt es bei seinen Herausforderungen auf der *inneren Bühne*. Die Phase 2 kann erst abgeschlossen werden, wenn der Täter effektiv entmachtet oder wenigstens neutralisiert ist. Dazu benötigt das *heutige Ich* manchmal mehrere Anläufe, manchmal auch Unterstützung durch Hilfspersonen oder Gegenstände. Aufgabe des Therapeuten in Phase 2 ist es auch, den Prozess aufrechtzuerhalten und zu versuchen, das *aktuelle Ich* zur Konfrontation des Täters zu ermuntern bzw. die Bedingungen dafür zu schaffen. Dabei ist es essenziell, dass der Therapeut sokratisch bleibt, d. h. dass er keine suggestiven inhaltlichen Vorschläge oder gar direktive Eingriffe macht, sondern den Prozess fragend-paraphrasierend begleitet:

T: Was wollen Sie jetzt dem Täter sagen oder mit ihm machen?
T: Können Sie ihm das jetzt direkt sagen?
T: Wie reagiert der Täter darauf?

Wenn der Täter nicht schon in der ersten Sitzung dauerhaft entmachtet werden kann, werden weitere IRRT-Sitzungen notwendig.
Statt vom »Täter« zu reden, kann es je nach traumatisierender Erfahrung auch eher angebracht sein, die Bezeichnung »Verursacher« zu benutzen. Unter Umständen (bei leichteren Traumatisierungen, bei Ungerechtigkeiten, bei unabsichtlichen Traumatisierungen, bei emotionalen Missbrauchsszenen oder wenn der Täter sich ernsthaft entschuldigt und demütig zeigt) kann die Entmachtung auch eher als Versöhnung oder Vergebung verlaufen oder darauf hinauslaufen, besonders wenn der Täter eine nahestehende Person, z. B. ein Familienangehöriger ist. Der Täter kann auch nichtmenschlich sein (eine Maschine, eine Behörde oder ein Tier). Dann muss meist zunächst eine Neutralisierung stattfinden und das Opfer gesichert oder aus der bedrohlichen Situation befreit werden. Manchmal gibt es keinen Täter, z. B. im Fall von Naturkatastrophen, Krankheiten oder Unfällen. In solch einem Fall entfällt meistens Phase 2, es sei denn, der Patient empfindet, es gebe einen Schuldigen oder Verantwortlichen für das Ereignis.

Phase 3 (Selbstberuhigung und -tröstung)

Hier geht es darum, in der Imagination eine Interaktion zwischen dem *Kind* oder dem *damaligen (traumatisierten) Ich* und dem *aktuellen Ich* herbeizuführen, in deren Verlauf es üblicherweise zu einer Selbst-Beruhigung, zu einer Selbst-Tröstung und eventuell zu einer Versöhnung mit sich selbst kommt. Für den Therapeuten ist auch hier wichtig, sokratisch zu bleiben und dem Patienten Raum zu geben, seinen eigenen Prozess weiterzuentwickeln. Der Therapeut sollte sogar einen gewissen Druck auf den Patienten ausüben, den Kontakt zwischen *aktuellem* und *damaligem Ich* zu intensivieren (z. B. »*Wenn Sie dem Kind von ganz nahe in die Augen schauen, was sehen Sie da?*«).
Die unter Phase 2 beschriebene ausschließliche direkte Ansprache des *heutigen Ichs* setzt sich in Phase 3 fort. Das *Kind / damalige Ich* wird nur noch in der dritten Person angesprochen, d. h. der Therapeut spricht nicht mit dem *Kind* direkt, sondern mit dem *heutigen Ich* über das *Kind*, um Informationen über die Reaktionen, Bedürfnisse sowie den emotionalen Zustand des *Kindes* zu bekommen. Es ist die Aufgabe des *heutigen Ichs*, das *Kind* zu beruhigen und sich mit dem *Kind* zu versöhnen. Das *heutige Ich* bleibt der einzige Ansprechpartner des Therapeuten.

T: Was möchten Sie dem *Kind* jetzt sagen oder mit ihm tun?
T: Können Sie sich vorstellen, wie Sie das jetzt machen?
T: Wie reagiert das *Kind* darauf?
T: Wie fühlt sich das *Kind*?
T: Was sehen Sie, wenn Sie dem *Kind* direkt in die Augen schauen?
T: Wie reagieren Sie auf das, was Sie in den Augen des *Kindes* sehen?
T: Können Sie dem *Kind* jetzt direkt sagen, was Sie in seinen Augen sehen und wie Sie sich dabei fühlen?

INFO 124 /

T

Anwendungskriterien/Ausschlusskriterien/Abbruchkriterien

IRRT-Anwendungskriterien:

- Belastende Bilder (meistens Erinnerungsbilder) sind vorhanden
- Die belastenden Bilder können aktiviert, wiedererlebt und lebendig visualisiert werden

IRRT-Ausschlusskriterien bei PTBS:

- Fortgesetzte Traumatisierung oder aktuelle Bedrohung von außen
- Selbstgefährdung durch
  - akute Suizidalität
  - Selbstverletzendes Verhalten (SVV)
  - aktuellen Substanzmissbrauch (z. B. Alkohol, Drogen)
- Schizophrenie, andere psychotische Störungen, organische psychische Störungen, schwere dissoziative Störungen
- Signifikante Alltagsstressoren

IRRT-Abbruchkriterien:

- Wunsch des Patienten (Wenn möglich, sollte aber zunächst der Wunsch mit dem Patienten diskutiert werden, bevor man wirklich die Imagination abbricht)
- Schwere psychische Symptome (psychotische Reaktionen, akute Suizidalität)
- Schwere körperliche Symptome (Schmerzen, Kollaps, Erbrechen)

INFO 125 /

T

Vorstellung der Methode und Auswahl der Einstiegsszene

Der Therapeut erklärt dem Patienten die Methode nur sehr kurz, ohne ins Detail zu gehen. Eine ausführliche Erklärung ist nicht notwendig, manchmal sogar störend und verwirrend. Ein Textvorschlag findet sich im Arbeitsblatt AB 152. Anlässlich der Vorstellung der Methode wird auch darauf hingewiesen, dass eine Audioaufnahme der Sitzung erstellt wird, weil das Nachhören der Sitzung durch den Patienten Bestandteil der Therapie ist. Bei dieser Gelegenheit kann der Patient auch das schriftliche Einverständnis dazu geben.

Bei PTBS-Patienten besteht die Einstiegsszene üblicherweise aus einem Flashback bzw. einer Intrusion. Wenn der Patient sich dazu in der Lage sieht und bereit ist, kann man bereits in der ersten IRRT-Sitzung mit dem schlimmsten, belastendsten Flashback anfangen. Wenn der Patient Bedenken hat, fragt ihn der Therapeut, mit welcher Szene er selbst gern beginnen möchte. Diese wird dann genommen. Üblicherweise wird nur eine traumatische Szene pro IRRT-Sitzung bearbeitet.

INFO 126 /

T

Maladaptive Schemata bei PTBS

Häufige traumabezogene Schemata

- **Ohnmacht:** »Ich bin total hilflos/ohnmächtig.«
- **Verletzbarkeit/Vulnerabilität:** »Die Welt ist gefährlich.« »Ich bin verletzbar und kann mich nicht schützen.«
- **Misstrauen:** »Ich kann niemandem vertrauen.« »Alle Menschen sind bedrohlich/gefährlich.«
- **Selbsthass/nicht-liebenswert:** »Ich bin aus mir heraus schlecht.« »Ich bin nicht liebenswert.«
- **Inkompetenz/Versagen:** »Nichts, was ich tue, ist gut genug.« »Ich bin ein Versager.« »Andere können sehen, wie fehlerhaft ich bin.«
- **Verlassenheit:** »Früher oder später werden mich andere verlassen.«
- **Abhängigkeit:** »Ich bin von anderen abhängig.« »Ich komme allein nicht zurecht.«
- **Kontamination:** »Ich bin im Kern beschmutzt.«
- **Opfer:** »Ich bin ein Opfer.« »Mir passieren immer wieder schlimme Dinge.«

INFO 127 /

T

IRRT zur Diagnostik

Neben den therapeutischen Möglichkeiten geben die Abläufe auf der *inneren Bühne* in einer IRRT-Sitzung auch diagnostischen Aufschluss in verschiedener Hinsicht.

Phase 1

In Phase 1 kann deutlich werden, welche *Hot Spots* und welche damit verknüpften Emotionen vorhanden sind (z. B. Angst, Ärger, Schuld, Scham, Ohnmacht, Resignation), und darüber hinaus, wie ausgeprägt die Vermeidungstendenzen der Patienten sind, ob die Patienten z. B. in der Gegenwart schildern, ob sie wirklich ins Bild hineingehen, wie lebhaft die Bilder sind, wie detailhaft die Schilderung ist oder wie die Motivationslage der Patienten aussieht. Gelingt es den Patienten nicht, ihre Augen während der Imagination zu schließen, kann man womöglich auf ein ausgeprägtes Kontrollbedürfnis und Schwierigkeiten im mitmenschlichen Vertrauen schließen. Es kann aber auch sein, dass die Bilder auf der *inneren Bühne* mit offenen Augen genau so klar und lebhaft wahrgenommen werden.

Phase 2

In Phase 2 lassen sich deutlich Schemata von Ohnmacht und Hilflosigkeit identifizieren, z. B. dann, wenn das *aktuelle Ich* große Schwierigkeiten hat, den Täter oder Verursacher zu konfrontieren und zu entmachten und selbst Angst vor ihm hat. Erst recht zeigen sich diese Schemata, wenn das *aktuelle Ich* Hilfsmittel oder Hilfspersonen zur Entmachtung benötigt. In Phase 2 werden aber auch Ressourcen des *aktuellen Ichs* deutlich, z. B. in der kreativen Vielfalt der Entmachtungsstrategien.

Phase 3

In Phase 3 der IRRT erhält man meistens die umfassendsten diagnostischen Hinweise. In dieser Phase werden ja die Selbstschemata der Patienten deutlich: Selbsthass, Selbstablehnung und Selbstverachtung offenbaren sich mit unerbittlicher Prägnanz. Wenn z. B. das *aktuelle Ich* mit dem *Kind* auf der *inneren Bühne* nichts zu tun haben, es beschuldigen oder gar angreifen oder verletzen will, bedeutet dies, dass Selbsthass und evtl. Selbstverletzungsverhalten ein aktuelles Thema darstellen. Den gleichen diagnostischen Schluss kann man ziehen, wenn das *Kind* die angestrebte Zuwendung des *aktuellen Ichs* abwehrt und verweigert. Man kann sogar sagen, dass – wenn das *Kind* den Kontakt zum *aktuellen Ich* nicht zulässt – mit großer Zuverlässigkeit auf ein Selbsthass-Schema und auf ein aktuelles selbstverletzendes Verhalten oder andere selbstschädigende Handlungen (z. B. Suchtverhalten, pathologische Beziehungen, Verweigern möglicher Hilfe, Essstörungen) geschlossen werden kann (Schmucker & Köster 2014b).

INFO 128 /

T

Varianten des IRRT-Phasenablaufs / Reine IRRT Phase-3-Sitzungen

Ausgehend von der Erstbehandlung einer posttraumatischen Belastungsstörung kann man in der Regel den hier vorgestellten klassischen Phasenablauf einer IRRT-Sitzung erwarten, wonach die Phasen in der bezeichneten Reihenfolge Phase 1 – Phase 2 – Phase 3 ablaufen. Dieser Ablauf wird als Phase 1,2,3 bezeichnet. Dieser Phasenablauf ist sicher auch der häufigste, aber es gibt zahlreiche Varianten. Es kommt darauf an, welche Problematik in der aktuellen IRRT-Sitzung angegangen wird und wie sich der Prozess beim individuellen Patienten entwickelt. Eine ausführliche Darstellung findet sich bei Schmucker und Köster (2014a).

Erwähnt sei hier ein **Phasenablauf 1,3**, welcher bei *posttraumatischen Störungen* typischerweise dann vorliegt, wenn es keinen Täter oder Verursacher gibt, z. B. bei Naturkatastrophen oder bei Unfällen. Es geht dann nach dem Wiedererleben bzw. der Exposition mit dem traumatisierenden Erinnerungsbild (Phase 1) darum, dass das *aktuelle Ich* in Phase 3 z. B. das *damalige traumatisierte Ich* tröstet, benötigte Hilfe oder Beistand gibt und vor allem dem *damaligen Ich* versichert, dass es ja überlebt habe und außer Gefahr sei, also eine sogenannte *Informationsbrücke* erstellt.

Außerdem soll noch die Variante der **reinen Phase-3-Sitzung** erwähnt werden. Reine Phase-3-Sitzungen werden in IRRT-Behandlungen häufig durchgeführt. Diese Variante wird entweder gewählt, wenn die Situation diagnostisch unklar ist, oder wenn aus verschiedenen Gründen eine Auseinandersetzung zwischen *aktuellem Ich* und dem *Kind* durchzuführen ist (z. B. wenn das *aktuelle Ich* das *Kind* ablehnt oder umgekehrt). Der Therapeut leitet den Einstieg der reinen dritten Phase ein, in dem er die Patientin bittet, spontan ein Bild vom *Kind* vor ihrem inneren Auge entstehen zu lassen, ohne Vorgaben hinsichtlich des Alters des *Kindes*, der Umgebung oder weiterer Faktoren. Siehe Arbeitsblatt AB 158. Häufig wirkt eine Phase-3-Sitzung beruhigend und stabilisierend. Selbst bei suizidalen Patienten – wenn in einer reinen Phase-3-Sitzung eine Annäherung zwischen *aktuellem Ich* und *Kind* gelingt – sind die suizidalen Gedanken und Gefühle am Ende der Sitzung meist nicht mehr aufrechtzuerhalten.

AB 151 /

Fragebogen EIBE

Das **EIBE** (**E**motions-**I**nventar **B**elastender **E**rlebnisse) eignet sich für die meisten IRRT-Sitzungen als Vor- und Nachbereitung. Der Fragebogen wird als Interview mit dem Patienten durchgeführt. Das Ergebnis vor der IRRT-Behandlung gibt Aufschluss über das Ausmaß der Belastung, die beteiligten Emotionen und das Ausmaß der Dissoziation, wobei vor allem die Emotions-Skalenwerte zum heutigen Zeitpunkt wichtig sind. Die Durchführung nach der Behandlung sollte erst einige Wochen später erfolgen.

Emotions-Inventar Belastender Erlebnisse – EIBE

Name: .... Datum: ....

Denken Sie an das folgende belastende Ereignis: ....

....

- In welchem Ausmaß empfanden Sie *damals* die folgenden Emotionen (Skala 0–10)? ☒
- In welchem Ausmaß empfinden Sie *jetzt* die folgenden Emotionen (Skala 0–10)? ▢

1. **Angst**	0 gar keine Angst	1	2	3	4	5	6	7	8	9	10 extreme Angst
2. **Schuld**	0 gar keine Schuld	1	2	3	4	5	6	7	8	9	10 extreme Schuld
3. **Scham**	0 gar keine Scham	1	2	3	4	5	6	7	8	9	10 extreme Scham
4. **Wut, Ärger**	0 gar keine Wut	1	2	3	4	5	6	7	8	9	10 extreme Wut
5. **Ohnmacht, Hilflosigkeit**	0 gar keine Ohnmacht	1	2	3	4	5	6	7	8	9	10 extreme Ohnmacht
6. **Trauer**	0 gar keine Trauer	1	2	3	4	5	6	7	8	9	10 extreme Trauer
7. **Einsamkeit, Verlassenheit**	0 gar keine Einsamkeit	1	2	3	4	5	6	7	8	9	10 extreme Einsamkeit
8. **Ekel, Abscheu**	0 gar kein Ekel	1	2	3	4	5	6	7	8	9	10 extremer Ekel
9. **Entsetzen, Horror**	0 gar kein Entsetzen	1	2	3	4	5	6	7	8	9	10 extremes Entsetzen
10. **Erschrecken**	0 gar kein Erschrecken	1	2	3	4	5	6	7	8	9	10 extremes Erschrecken
11. **Resignation, Hoffnungslosigkeit**	0 gar keine Resignation	1	2	3	4	5	6	7	8	9	10 extreme Resignation
12. **Dissoziation** (emotionale Taubheit, Unwirklichkeit)	0 gar keine Dissoziation	1	2	3	4	5	6	7	8	9	10 extreme Dissoziation

AB 152 /

T

Vorstellung der Methode

»IRRT ist eine Behandlungsmethode, die entwickelt wurde, um Ihnen zu helfen, Ihre belastenden Bilder zu verarbeiten. Wir werden dabei in der Imagination arbeiten; das heißt, Sie werden sich die belastende Szene vor Ihrem inneren Auge bildlich vorstellen und durchleben. Am Anfang werden Sie die gesamte Szene von vorn bis hinten schildern. Dann werden wir die Episode noch einmal durchgehen, aber diesmal das Drehbuch verändern. Wann und wie das genau passiert, werde ich Ihnen dann erklären, wenn es soweit ist. Ich werde eine Audio-Aufnahme der Sitzung machen. Die Audio-Aufnahme ist für Sie. Sie werden nämlich in den Tagen nach unserer IRRT-Sitzung die Aufnahme mehrmals anhören. Das ist ein wichtiger Teil des Verarbeitungsprozesses. Haben Sie dazu Fragen?«

AB 153 /

IRRT Phase 1

Vorbereitung

Vorstellung der Methode, Einführung SUDS, Auswahl des Einstiegsbilds, Video-/Tonaufnahme-Einverständnis

»Ich werde Sie jetzt gleich bitten, die Augen zu schließen und vor Ihrem inneren Auge das Bild vom Anfang der Szene entstehen zu lassen und dann zu schildern, was in diesem Ablauf passiert. Es wäre gut, wenn Sie das in der Gegenwart schildern würden, als ob das jetzt gerade passiert, also nicht ›dann knallte es‹, sondern ›jetzt knallt es‹. Wir gehen die gesamte Szene einmal von vorn bis hinten durch. Am Ende werde ich Sie fragen, ob die Szene jetzt beendet ist, und Sie dann bitten, die Augen geschlossen zu halten, direkt wieder an den Anfang der Szene zurückzukehren und die gleiche Szene noch einmal zu schildern. Bei diesem zweiten Durchgang werden wir dann das Drehbuch ändern. Wann und wie wir das genau machen, erkläre ich Ihnen dann, wenn es soweit ist. Ich bleibe mit Ihnen die ganze Zeit im Gespräch und begleite Sie durch die Szene hindurch, und ab und zu frage ich Sie, wo Sie sich auf der emotionalen Belastungsskala von 0 bis 10 befinden.

Wo befinden Sie sich jetzt im Moment auf dieser Skala? – (Pat. antwortet) Haben Sie dazu noch Fragen? – … – Gut, wenn Sie bereit sind, dann können Sie die Augen schließen und beginnen.«

Ziel: lebhaftes Visualisieren, Wiedererleben und Verbalisieren der traumatischen Szene

Ereignis/Aktion der Patientin	**Aktion/Fragen des Therapeuten**
Schildert die Szene	(angemessene paraphrasierende Begleitung), fragt regelmäßig nach dem SUDS-Wert **»Wie hoch ist jetzt die Belastung auf der Skala von 0–10?«** fragt ab und zu **»Was passiert jetzt?«** **»Wie geht's weiter?«** **»Wie fühlen Sie sich jetzt?«**
Macht längere Pause	wiederholt letzte Sequenz **»Und was passiert jetzt weiter in diesem Bild?«** **»Wie geht es Ihnen jetzt?«** **»Was empfinden Sie jetzt?«** **»Wo sind Sie jetzt auf der Belastungsskala?«**
Scheint am Ende der Szene zu sein	**»Gibt es noch etwas, was in dieser Szene passiert?«** **»Ist die Szene damit beendet?«**
Bestätigt das Ende der Szene	**»Dann können Sie Ihre Augen geschlossen halten, zum Anfang der Szene zurückgehen und genau den gleichen Ablauf noch einmal schildern.«**
Phase 1 ist beendet	entscheidet, an welcher Stelle bzw. an welchem *Hot Spot* das *aktuelle Ich* im zweiten Durchgang eingeführt werden soll. Fragt, wenn unsicher, nach der höchsten Belastung (Empfindung der Patientin). Kriterien: ► Täter muss anwesend sein ► unangenehmster Moment (höchster SUDS-Wert) während der belastenden Szene

AB 154 /

IRRT Phase 2

Ziel: Entwicklung von Bewältigungsbildern

Ereignis/Aktion der Patientin	Aktion/Fragen des Therapeuten
Schildert den Ablauf zum 2. Mal	paraphrasiert angemessen, fragt nach den SUDS, bis das ***aktuelle Ich*** die Szene betritt.
Erreicht den »Hot Spot«	**»Können Sie sich jetzt vorstellen, dass Sie als *aktuelles Ich*, in Ihrer heutigen Gestalt zusätzlich diese Szene betreten?«**
Bejaht	**»Was sehen Sie, die *Erika von heute*, jetzt in dem Bild?«**
Beschreibt, was sie sieht	**»Was wollen Sie, die *Erika von heute*, dem Täter jetzt sagen oder mit ihm machen?«**
Variante A schildert (als *heutiges Ich*), was sie sagen will, z. B.: »Er ist ein Schwein.«	**»Können Sie das dem Täter direkt sagen?«**
Variante B äußert Handlungswunsch, z.B. »Ich würde ihn schlagen.«	**»Können Sie sich vorstellen, dass Sie das jetzt machen?«**
Pat. beschreibt Handlung im Detail	
	»Wie reagiert der Täter jetzt darauf?« **»Wie reagieren Sie darauf?«** **»Was wollen Sie ihm weiter sagen oder mit ihm machen?«**
Täter zeigt Schwächen	**»Was sehen Sie jetzt in den Augen des Täters?«**
Schildert, was sie sieht	**»Wie reagieren Sie auf das, was Sie in seinen Augen sehen?«**
Wenn der Täter Emotionen zeigt (z. B. Wut, Erschrecken, Überraschung, Angst)	**»Woran merken Sie das?«** und/oder **»Er hat Angst, weil …?«**
Beschreibt Gestik/Mimik des Täters	**»Wie reagieren Sie darauf?«** und/oder **»Was wollen Sie dem Täter noch sagen oder mit ihm machen?«**
Scheint den Täter entmachtet zu haben	**»Gibt es noch etwas, was Sie dem Täter sagen oder mit ihm machen wollen, bevor Sie sich dem *Kind* zuwenden?«**

AB 155 /

IRRT Phase 3

Ziel: Vertrauen und Versöhnung zwischen *aktuellem* und *damaligem Ich*, indem das *aktuelle* dem *damaligen Ich* Zuwendung, Beistand, Trost, Fürsorge, Verständnis und Unterstützung gibt.

Ereignis/Aktion der Patientin	Aktion/Fragen des Therapeuten
2. Phase ist beendet	**»Was möchten Sie, die *Erika von heute*, der *kleinen Erika* jetzt gern sagen oder mit ihr tun?«**
Variante A schildert, was sie (als *heutiges Ich*) sagen möchte, z. B. *»Ich möchte ihr sagen, dass ich sie gern habe.«*	**»Können Sie ihr das direkt sagen?«**
Variante B äußert Handlungswunsch, z. B. *»Ich möchte sie in den Arm nehmen.«*	**»Können Sie sich vorstellen, dass sie das jetzt machen?«**
→	**»Wie reagiert die *kleine Erika* darauf?«**
Schildert Reaktion der *kleinen Erika*, z. B. *»Sie kuschelt sich an mich.«*	**»Sie kuschelt sich an Sie? Was sehen Sie jetzt in den Augen der *kleinen Erika*?«**
Schildert, was sie in den Augen sieht	**»Wie reagieren Sie, die *Erika von heute*, auf das, was Sie in den Augen sehen?«**
Schildert ihre Reaktion	**»Was wollen Sie der *kleinen Erika* noch sagen oder mit Ihr tun?«**
Äußert Handlungswunsch	**»Wie reagiert die *Kleine* darauf?«**
Schildert ihre Reaktion, der Therapeut hat den Eindruck, der Prozess sei beendet	**»Gibt es sonst noch etwas, was Sie der *Kleinen* sagen oder mit ihr tun wollen, bevor wir die Imagination abschließen?«**
Antwortet	**»Gibt es noch etwas, was die *Kleine* von Ihnen braucht?«**
Antwortet	**»Wünschen Sie sich noch etwas von dem *Kind*?«**
Antwortet	**»Möchte das *Kind* Ihnen noch etwas sagen oder geben?«**
Antwortet	**»Gibt es sonst noch etwas, was in dem Bild passieren sollte, bevor wir das abschließen?«**
Antwortet	**»Mit welchem Abschlussbild möchten Sie die Imagination jetzt beenden?«**
Schildert ihr Abschlussbild	**»Dann können Sie dieses Bild noch eine Weile wirken lassen ... und Sie können es in sich aufnehmen, wenn Sie möchten ... und wenn Sie soweit sind, können Sie das Bild verblassen lassen, wieder hier ins Sprechzimmer zurückkommen und Ihre Augen wieder öffnen.«**

AB 156 /

Nachbesprechung und Nachbehandlung

Ziel: Auf der sekundären Verarbeitungsebene kognitiv zu verankern, was auf der primären Erlebnisebene auf der *inneren Bühne* gerade geschehen ist.

In der Nachbesprechung versucht der Therapeut durch sokratisches Nachfragen, dem Patient zu ermöglichen, seine Erlebnisse auf der symbolischen Ebene zu akkommodieren (Piaget), d. h. zu verstehen, adaptiv zu interpretieren, zu kategorisieren, abzugrenzen, zu übertragen und letztendlich zu integrieren und neue, adaptive Schemata herzustellen.

Übliche Fragen des Therapeuten in der Nachbesprechung

Allgemeine offene Fragen:
»Wie war das jetzt für Sie?« – *[»Interessant.«]* – »Was war für Sie interessant?« –
»Wie fühlen Sie sich jetzt?«
»Gibt es noch andere Bemerkungen, Beobachtungen oder Erkenntnisse?«
»War irgendwas für Sie überraschend oder unerwartet?«
»Was heißt das jetzt für Ihr Alltagsleben?«
»Was haben Sie heute gelernt?«
»Was nehmen Sie heute mit aus der Sitzung?«
»Was bedeutet das für Sie, was Sie jetzt in der Imagination erlebt haben?«
»Wie haben Sie meine Begleitung empfunden?«

Spezifische offene Fragen:
»Wie war das für Sie, als *heutiges Ich* die Szene zu betreten?«
»Wie war es für Sie, den Täter so direkt zu konfrontieren?«
»Wie war das für Sie, als Sie zum ersten Mal Angst in den Augen des Täters gesehen haben?«
»Wie war es für Sie, das *Kind* aus der Situation zu befreien?«
»Wie war es für Sie, dem *Kind* so nah zu sein?«
»Wie war die Annäherung für das *Kind*?«

Die Folgesitzung nach einer IRRT-Sitzung (ambulant oder stationär) wird üblicherweise im Abstand von einer bis zwei Wochen vereinbart. Insofern haben die Patienten genug Zeit, die IRRT-Aufnahme mehrmals anzuhören und weiter zu bearbeiten. In der Folgesitzung wird als Erstes das ausgefüllte IRRT-Nachbehandlungsprotokoll mit dem Patienten diskutiert. Bei einer PTBS beobachtet man meistens, dass der Belastungsgrad während des Anhörens von Phase 1 von Mal zu Mal abnimmt. Weitere Erkenntnisse, Empfindungen, Deutungen und Klärungen werden besprochen.
Je nach Verlauf ergibt sich dann die weitere Planung der IRRT-Behandlung. Manchmal muss man die gleiche Szene noch einmal behandeln, manchmal bearbeitet man weitere belastende Erinnerungen, manchmal geht es darum, mittels IRRT Phase 3-Sitzungen Komplikationen in der Beziehung zwischen *aktuellem Ich* und *Kind* zu bearbeiten.

AB 157 /

Reine IRRT Phase 3-Sitzungen

Die einleitende Erklärung einer reinen Phase 3-Sitzung kann folgendermaßen formuliert werden:

T: Heute handelt es sich nicht um eine reale Szene aus der Vergangenheit, sondern um eine fiktive Begegnung mit sich selbst auf der *inneren Bühne* zwischen Ihnen als *heutigem Erwachsenen* und Ihnen als *Kind* ...

P: [stellt Klärungsfragen, der Therapeut geht darauf ein]

T: Also, wenn Sie bereit sind, können Sie die Augen schließen und vor Ihrem inneren Auge spontan ein Bild von sich als *Kind* aufkommen lassen, mit dem Sie als *heutiges Ich* in Kontakt treten ... Wo ist das *Kind*? ... Was macht das *Kind*? ... Wie fühlt sich das *Kind*? ... Wie alt ist das *Kind*? ... Und wo sind Sie jetzt als *heutiges Ich* in diesem Bild mit dem *Kind*? ... Was möchten Sie als *heutiges Ich* dem *Kind* jetzt sagen oder mit ihm machen? ...

(Ab hier läuft der Prozess so wie in jeder Phase 3, s. AB 155.)

Fragebogen PIF-A

Bei diesem Fragebogen handelt es sich um einen Fragebogen für die Patienten zur differenzierten Protokollierung des Therapieerfolgs nach einer klassischen IRRT Phase 1,2,3-Sitzung.

PIF-A – Post-IRRT-Fragebogen A

PIF-A wird bei der IRRT-Behandlung posttraumatischer Belastungsstörungen direkt nach einer Sitzung mit dem Phasenablauf 1,2,3 oder 2,3 eingesetzt, d. h. wenn sowohl versucht wurde, Bewältigungsbilder dem Täter oder Verursacher gegenüber zu entwickeln, als auch eine Interaktion zwischen *aktuellem* und *Kind/damaligem Ich* angestrebt wurde. Der Patient schätzt nach der IRRT-Sitzung grundsätzlich ein, wie intensiv die Imagination erlebt wurde. Außerdem wird dokumentiert, inwieweit sich die traumaassoziierten Überzeugungen und Schemata verändert haben.
Der Therapeut führt den Fragebogen folgendermaßen ein:
»Ich würde Ihnen gern einige Fragen zur heutigen Imagination stellen. Ich werde Sie bitten, Ihre Antwort zu jeder Frage auf einer Skala von 0–100 einzuschätzen … Möchten Sie noch einen Moment Zeit haben, um sich darauf einzustellen?«
Wenn der Patient bereit ist, mit der Bearbeitung des PIF-A zu beginnen, liest der Therapeut eine Frage nach der anderen laut vor und beginnt mit Frage *A:
»Auf einer Skala von 0–100: Wie lebhaft und klar haben Sie die Bilder in der heutigen Sitzung erlebt? 0 bedeutet, dass Sie überhaupt keine Bilder entwickeln konnten, und 100, dass Ihre Imagination ganz lebhaft und klar ausgeprägt war.«
Der Therapeut notiert die Antworten des Patienten in der linken Bewertungsspalte *Einschätzung des Patienten.*

Auswertung. Der *Reale Punktwert* der Fragen in der rechten Bewertungsspalte wird folgendermaßen gewonnen:
Für Fragen, die nicht mit einem Stern bezeichnet sind (B, 1, 3, 4, 6, 7), entsprechen sie der Einschätzung des Patienten.
Für Fragen, die mit einem Stern bezeichnet sind (*A, *2, *5, *8, *9, *10), errechnet sich der *Reale Punktwert* aus 100 minus der *Einschätzung des Patienten.*

Realer Punktwert = 100 – Einschätzung des Patienten

Wenn z. B. die *Einschätzung des Patienten* bei Frage *2 einen Wert von 40 ergeben hat, ist der *Reale Punktwert* 60 (100 – 40 = 60).
Der PIF-Gesamtwert errechnet sich aus der Summe aller Realen Punktwerte der Fragen 1–10. Die Gesamtpunktzahl liegt also zwischen 0 und 1000 (die Werte der Fragen A und B werden nicht in den PIF-Gesamtwert einbezogen).

Interpretation. Je höher der PIF-A Gesamtwert, desto größer ist das Ausmaß an traumabezogenen maladaptiven Kognitionen und affektiver Belastung. Im Laufe der Behandlung sollte eine signifikante Abnahme des PIF-A Gesamtwertes feststellbar sein. Je niedriger die Realen Punktwerte bei den Fragen A und B sind, desto wirkungsvoller scheint der IRRT-Prozess abgelaufen zu sein. Extrem lebhafte Imaginationen ohne Dissoziation während der Sitzung erzielen das beste Resultat.

Post-IRRT-Fragebogen A (PIF-A)

Name: .... Datum: ....

Schätzen Sie bitte nach der IRRT-Sitzung, in der Bewältigungs- und Beruhigungsbilder angestrebt wurden, folgende Fragen auf einer Skala von 0–100 ein:

Einschätzung des Patienten		**Realer Punktwert**
....	***A.** *Auf einer Skala von 0–100, wie lebhaft und klar waren Ihre Bilder, welche Sie heute während unserer Sitzung erlebt haben?* 0 = Ich konnte überhaupt keine Bilder entwickeln 100 = Äußerst lebhafte Imagination	....
....	**B.** *Wie stark haben Sie sich während der Bildexposition Ihren Gefühlen entzogen oder diese von sich abgespalten?* 0 = überhaupt nicht 100 = so stark, dass ich gar nicht in der Imagination bleiben konnte	....
....	**1.** *Wie groß war Ihre Angst als* aktuelles Ich, *den Täter zu konfrontieren?* 0 = gar keine Angst 100 = unbeschreibliche Angst	....
....	***2.** *Wie groß war Ihre Wut, welche Sie als* aktuelles Ich *gegenüber dem Täter hatten?* 0 = überhaupt keine Wut 100 = extreme Wut	....
....	**3.** *Wie ohnmächtig fühlten Sie sich als* aktuelles Ich, *als Sie den Täter konfrontierten?* 0 = Sie fühlten sich stark 100 = Sie fühlten sich extrem hilflos und ohnmächtig	....
....	**4.** *Wie schwierig war es für Sie als* aktuelles Ich, *das* Kind (damalige Ich) *aus der traumatischen Szene zu retten?* 0 = überhaupt nicht schwierig 100 = extrem schwierig	....
....	***5.** *Wie stark empfanden Sie als* aktuelles Ich, *dass der Täter Schuld ist?* 0 = ich empfand nicht, dass der Täter überhaupt Schuld ist 100 = ich empfand, dass der Täter allein Schuld ist	....
....	**6.** *Wie stark empfanden Sie als* aktuelles Ich, *dass das* Kind (damalige Ich) *Schuld ist?* 0 = ich empfand nicht, dass das *Kind (damalige Ich)* überhaupt Schuld ist 100 = ich empfand, dass das *Kind (damalige Ich)* allein Schuld ist	....
....	**7.** *Wie viel Wut empfanden Sie als* aktuelles Ich *gegenüber dem* Kind (damaligen Ich)*?* 0 = überhaupt keine Wut 100 = extreme Wut	....

Einschätzung des Patienten **Realer Punktwert**

.... ***8.** *Wie schwierig war es für Sie als* aktuelles Ich, *das* Kind (damalige Ich) *liebevoll zu unterstützen?* ....
0 = ich war gar nicht in der Lage, das *Kind (damalige Ich)* liebevoll zu unterstützen
100 = ich hatte gar keine Probleme, das *Kind (damalige Ich)* liebevoll zu unterstützen

.... ***9.** *Wie stark akzeptierte das* Kind (damalige Ich*) Sie als* aktuelles Ich*?* ....
0 = es akzeptierte mich überhaupt nicht
100 = es akzeptierte mich vollumfänglich

.... ***10.** *Wie sicher fühlte sich das* Kind (damalige Ich) *mit Ihnen, dem* aktuellen Ich*?* ....
0 = überhaupt nicht sicher
100 = absolut sicher

Totale PIF-A Punktzahl: ....

Fragebogen PIF-B

Bei diesem Fragebogen handelt es sich um einen Fragebogen für die Patienten zur Protokollierung des differenzierten Therapieerfolgs nach einer reinen IRRT Phase 3-Sitzung.

PIF-B – Post-IRRT-Fragebogen B

PIF-B wird im Anschluss an eine reine IRRT-Phase 3-Sitzung eingesetzt. Er fokussiert auf die Aspekte der Schemata (z. B. Selbsthass, Verlassenheit, Schuld- und Scham-assoziierte Schemata), die die gesunden Interaktionen zwischen *damaligem* und *aktuellem Ich* in der Imagination stören oder blockieren können. Der Patient schätzt nach der IRRT-Phase 3-Sitzung grundsätzlich ein, wie intensiv die Imagination erlebt wurde. Außerdem wird dokumentiert, inwieweit sich die maladaptiven Überzeugungen und Schemata verändert haben.
Der Therapeut führt den Fragebogen etwa folgendermaßen ein:
»Ich würde Ihnen gern einige Fragen zur heutigen Imagination stellen. Ich werde Sie bitten, Ihre Antwort zu jeder Frage auf einer Skala von 0–100 einzuschätzen … Möchten Sie noch einen Moment Zeit haben, um sich darauf einzustellen?«
Wenn der Patient bereit ist, mit der Bearbeitung des PIF-B zu beginnen, liest der Therapeut eine Frage nach der anderen laut vor und beginnt mit Frage *A:
»Auf einer Skala von 0–100: Wie lebhaft und klar haben Sie die Bilder in der heutigen Sitzung erlebt? 0 bedeutet, dass Sie überhaupt keine Bilder entwickeln konnten, und 100, dass Ihre Imagination ganz lebhaft und klar ausgeprägt war.«
Der Therapeut notiert die Antworten des Patienten in der linken Bewertungsspalte *Einschätzung des Patienten.*

Auswertung. Der *Reale Punktwert* der Fragen in der rechten Bewertungsspalte wird folgendermaßen gewonnen:
Für Fragen, die nicht mit einem Stern bezeichnet sind (B, 2, 3, 5, 6, 7), entsprechen sie der Einschätzung des Patienten.
Für Fragen, die mit einem Stern bezeichnet sind (*A, *1, *4, *8, *9, *10), errechnet sich der *Reale Punktwert* aus 100 minus der *Einschätzung des Patienten.*

Realer Punktwert = 100 – Einschätzung des Patienten

Wenn z. B. die *Einschätzung des Patienten* bei Frage *1 einen Wert von 20 ergeben hat, ist der *Reale Punktwert* 80 (100 – 20 = 80).
Der PIF-Gesamtwert errechnet sich aus der Summe aller Realen Punktwerte der Fragen 1–10. Die Gesamtpunktzahl liegt also zwischen 0 und 1000 (die Werte der Fragen A und B werden nicht in den PIF-Gesamtwert einbezogen).

Interpretation. Je höher der PIF-B Gesamtwert, desto größer ist das Ausmaß an maladaptiven Kognitionen und affektiver Belastung. Im Laufe der Behandlung sollte eine signifikante Abnahme des PIF-B Gesamtwertes feststellbar sein. Je niedriger die Realen Punktwerte bei den Fragen A und B sind, desto wirkungsvoller scheint der IRRT-Prozess in Phase 3 abgelaufen zu sein. Extrem lebhafte Imaginationen ohne Dissoziation während der Sitzung erzielen das beste Resultat.

Post-IRRT-Fragebogen B (PIF-B)

Name: .... Datum: ....

Schätzen Sie bitte nach der IRRT-Phase 3-Sitzung (Interaktion zwischen *aktuellem* und *damaligem Ich*) folgende Fragen auf einer Skala von 0–100 ein:

Einschätzung des Patienten		Realer Punktwert
....	***A.** *Auf einer Skala von 0–100, wie lebhaft und klar waren Ihre Bilder, welche Sie heute während unserer Sitzung erlebt haben?* 0 = Ich konnte überhaupt keine Bilder entwickeln 100 = Äußerst lebhafte Imagination	....
....	**B.** *Wie stark haben Sie sich während der Bildexposition Ihren Gefühlen entzogen oder diese von sich abgespalten?* 0 = überhaupt nicht 100 = so stark, dass ich gar nicht in der Imagination bleiben konnte	....
....	***1.** *Wie nahe (bezogen auf die räumliche Distanz) waren Sie als* aktuelles Ich *dem* Kind *(*damaligen Ich*) zu Beginn des Imaginationsprozesses?* 0 = weit entfernt 100 = sehr nahe	....
....	**2.** *Wie verlassen fühlte sich das* Kind *(*damalige Ich*) am Anfang der Imagination?* 0 = Es fühlte sich überhaupt nicht verlassen 100 = Es fühlte sich extrem verlassen	....
....	**3.** *Wie schwierig war es für Sie als* aktuelles Ich*, sich dem* Kind *(*damaligen Ich*) körperlich zu nähern?* 0 = überhaupt nicht schwierig 100 = extrem schwierig	....
....	***4.** *Wie verbunden fühlten Sie sich als* aktuelles Ich *mit dem* Kind *(*damaligen Ich*) am Ende der Imagination?* 0 = überhaupt nicht verbunden 100 = total verbunden	....
....	**5.** *Wie verlassen fühlte sich das* Kind *(*damalige Ich*) am Ende der Imagination?* 0 = überhaupt nicht verlassen 100 = extrem verlassen	....
....	**6.** *Wie stark empfanden Sie als* aktuelles Ich*, dass das* Kind *(*damalige Ich*) Schuld ist?* 0 = ich empfand nicht, dass das *Kind (damalige Ich)* überhaupt Schuld ist 100 = ich empfand, dass das *Kind (damalige Ich)* allein Schuld ist	....
....	**7.** *Wie viel Wut empfanden Sie als* aktuelles Ich *gegenüber dem* Kind *(*damaligen Ich*)?* 0 = überhaupt keine Wut 100 = extreme Wut	....

Einschätzung des Patienten		**Realer Punktwert**
....	***8.** *Wie schwierig war es für Sie als* aktuelles Ich, *das* Kind (damalige Ich) *liebevoll zu unterstützen?* 0 = ich war gar nicht in der Lage, das *Kind (damalige Ich)* liebevoll zu unterstützen 100 = ich hatte gar keine Probleme, das *Kind (damalige Ich)* liebevoll zu unterstützen	....
....	***9.** *Wie stark akzeptierte das* Kind (damalige Ich) *Sie als* aktuelles Ich? 0 = es akzeptierte mich überhaupt nicht 100 = es akzeptierte mich vollumfänglich	....
....	***10.** *Wie sicher fühlte sich das* Kind (damalige Ich) *mit Ihnen, dem* aktuellen Ich? 0 = überhaupt nicht sicher 100 = absolut sicher	....
	Totale PIF-B Punktzahl:	....

IRRT-Therapeuten-Protokoll

Vordruck für den Therapeuten zur Protokollierung des Verlaufs während einer IRRT-Sitzung

IRRT-Therapeuten-Protokoll

Wird vom Therapeuten ausgefüllt zur Dokumentation des Verlaufs während der IRRT-Sitzung

Patient: .... Datum: ....

Therapeut: .... IRRT-Sitzung Nr.: ....

Hausaufgaben-Ausführung/Schwierigkeiten/Kommentare: ....

....

....

Einstiegsszene, Beschreibung des Imaginationsverlaufs: ....

....

....

Beschreibung der Phase 1: ....

....

....

Beschreibung der Phase 2: ....

....

....

Beschreibung der Phase 3: ....

....

....

IRRT-Therapeuten-Protokoll

SUDS (Subjective Units of Distress Scale, emotionale Belastungsskala 0–10)

Vor Imaginationsbeginn: [ ]

Uhrzeit	Situation/Phase	SUDS	Uhrzeit	Situation/Phase	SUDS

Nach Imaginationsabschluss: [ ]

Nachbesprechung / Hausaufgabe / Kommentare: ....

....

....

AB 161 /

IRRT-Hausaufgaben-Protokoll

P

Vordruck für den Patienten zur Aufzeichnung der Wirkung seiner täglichen Hausaufgaben (v. a. Nachhören der Audio-Aufzeichnung).

IRRT-Hausaufgaben-Protokoll

Patient: .... Datum: ....

Therapeut: .... IRRT-Sitzung Nr.: ....

Hausaufgabe: Hören Sie sich täglich (oder wie vereinbart) die gesamte Aufnahme der IRRT-Sitzung an. Protokollieren Sie Datum und Zeit jeder Arbeit mit der Audioaufnahme.

Protokollieren Sie bitte, wie hoch Sie auf der SUD-Skala (emotionale Belastungsskala 0–10) sind:
a) Direkt vor Beginn des Anhörens, b) Maximale emotionale Belastung, c) direkt nach dem Anhören.

Füllen Sie nach dem Anhören der Audioaufnahme den PIF (A oder B) aus und protokollieren Sie den totalen PIF-Wert. Notieren Sie sich bitte allfällige Beobachtungen, Auffälligkeiten, Erkenntnisse, Fragen.

Tag	1	2	3	4	5	6	7
Datum und Zeit							
SUDS vor							
SUDS max							
SUDS nach							
PIF-A oder B total							

Tag	1	2	3	4	5	6	7
Datum und Zeit							
SUDS vor							
SUDS max							
SUDS nach							
PIF-A oder B total							

Beobachtungen, Auffälligkeiten, Erkenntnisse, Fragen: ....

....

....

KAPITEL 27 /

CRT bei PTBS

Julia König • Rita Rosner

- AB 162/Sicherheit
- AB 163/Vertrauen
- AB 164/Macht und Kontrolle
- AB 165/Wertschätzung
- AB 166/Intimität und Selbstfürsorge

Dieses Kapitel beschreibt die Bearbeitung von fünf Themenbereichen, die am Ende der Cognitive Processing Therapy (CPT) behandelt werden. CPT ist eine kognitiv-verhaltenstherapeutische Behandlung für Posttraumatische Belastungsstörung (PTBS), die in den 1980er Jahren von Patricia Resick in den USA für die Behandlung von PTBS nach Vergewaltigungen entwickelt (Resick & Schnicke, 1993) und seitdem für den militärischen Bereich weiterentwickelt wurde (Resick, Monson & Chard, 2007; 2014). Die hier abgedruckten Arbeitsblätter stammen aus der deutschen Übersetzung (König, Resick, Karl & Rosner, 2012). Die Betrachtung der fünf Themenbereiche steht am Ende der Therapie, die Patienten haben also bereits anhand verschiedener Arbeitsblätter gelernt, ihre Gedanken und Gefühle zu benennen und dysfunktionale Kognitionen (»Hängepunkte«) zu hinterfragen und sich angemessenere Alternativen zu überlegen.
In der CPT wird zwischen assimilierten und über-akkommodierten Hängepunkten unterschieden. Assimilation findet statt, wenn Menschen versuchen, ihre kognitiven Schemata nach einem schemadiskrepanten traumatischen Erlebnis intakt zu halten und daher das Ereignis verzerren. Es entstehen Probleme wie Selbstbeschuldigung, mentales Ungeschehenmachen und Verzerrungen der Erinnerung an das Ereignis. Der angemessene Mechanismus wäre Akkommodation, also eine Veränderung der Schemata, um das Ereignis integrieren zu können. Häufig verändern Patienten ihre Schemata allerdings so stark, dass negative, dysfunktionale Überzeugungen entstehen, die zu Angst, Misstrauen oder negativen Überzeugungen über sich selbst führen. Dieser Mechanismus wird Über-Akkommodation genannt. In der CPT wird Assimilation vorrangig behandelt. Die im Folgenden vorgestellten Arbeitsblätter beziehen sich daher vor allem auf über-akkommodierte Hängepunkte.

Die Arbeitsmaterialien dieses Kapitels

Jedes der fünf Themen wird aus zwei Perspektiven betrachtet: in Bezug auf die Patienten selbst und in Bezug auf andere Menschen. Die Blätter bestehen aus einem kurzen psychoedukativen Abschnitt zu dem Thema und Hinweisen auf das Ziel der Bearbeitung sowie offenen Fragen. Diese Fragen dienen als Unterstützung beim Finden von Hängepunkten; die eigentliche Aufgabe ist also nicht, die Fragen zu beantworten (viele Patienten tun dies auch nur sehr kurz), sondern Hängepunkte zu finden, die dann mit Hilfe der kognitiven Blätter und in den Sitzungen. Nicht jeder Patient und jede Patientin hat Hängepunkte in allen fünf Bereichen, aber es lohnt sich dennoch, sich mit jedem Thema zu beschäftigen. Wenn keine neuen Hängepunkte auftauchen, können bereits identifizierte bearbeitet werden.

AB 162/Sicherheit. Viele Menschen entwickeln nach einem traumatischen Ereignis die Überzeugung, dass die Welt gefährlich und sie nirgends mehr sicher sind. Oft geht es bei diesem Thema auch um den Unterschied zwischen vernünftigem Sicherheitsverhalten und übertriebenem Vermeidungsverhalten. Es kommt auch vor, dass Patienten in einem Bereich zu übertriebenem Vermeidungsverhalten neigen, aber in anderen Bereichen riskantes Verhalten zeigen.

AB 163/Vertrauen. Hier geht es sowohl um das Vertrauen in sich selbst (eigene Entscheidungen, Urteile etc.) als auch um das in andere Menschen. Letzteres kann einerseits durch das Erleben interpersoneller Gewalt als auch durch negative Reaktionen des Umfelds nach einem Trauma erschüttert worden sein. Auch Themen wie das Vertrauen in die Therapie oder zur/m Therapeuten/in können an diesem Punkt aktuell werden.

AB 164/Macht und Kontrolle. In diesem Bereich können extreme Reaktionen »in beide Richtungen« auftreten – manche Patienten, die in diesem Bereich Hängepunkte aufweisen, haben den Eindruck, sie könnten überhaupt nichts kontrollieren, und reagieren mit Hilflosigkeit, Rückzug und Resignation, während andere verzweifelt versuchen, um jeden Preis die Kontrolle zu behalten, was gerade in Beziehungen oft zu Problemen führt.

AB 165/Wertschätzung. Das Thema Wertschätzung mit den beiden Seiten Selbstwert und Wertschätzung anderer Menschen ist ein Lebensthema und daher natürlich nicht nach der dafür vorgesehenen Woche abgeschlossen. Das Blatt hilft den Patienten aber, einen Anfang zu machen, um ihre Einstellungen sich selbst und anderen gegenüber zu betrachten und zu überdenken. Oft wird hier auch deutlich, was in der Therapie erreicht wurde (»Vor ein paar Wochen hätte ich gesagt, …«).

AB 166/Intimität und Selbstfürsorge. Auch dieses Thema wird nicht nur in der Therapie, sondern auch im weiteren Leben der Patienten wichtig bleiben. Meistens hat man auch schon Hängepunkte in diesem Bereich bearbeitet, aber das Arbeitsblatt ist eine Gelegenheit, sich noch einmal strukturiert mit dem Thema eines guten Umgangs mit sich selbst und Nähe zu anderen zu beschäftigen.

Literatur

König, J., Resick, P. A., Karl, R. & Rosner, R. (2012). Posttraumatische Belastungsstörung. Ein Manual zur Cognitive Processing Therapy. Göttingen: Hogrefe.

Resick, P. A., Monson, C. M. & Chard, K. M. (2014). Cognitive processing therapy:

Veteran/military version: Therapist's manual. Washington, DC: Department of Veterans Affairs.

Resick, P. A., Monson, C. M. & Chard, K. M (2007). Cognitive processing therapy: Veteran/military version. Washington,DC: Department of Veterans Affairs.

Resick, P. A. & Schnicke, M. (1993). Cognitive processing thearpy for rape victims: A treatment manual. Thousand Oaks: Sage.

Quellennachweis

Die in diesem Kapitel verwendeten Arbeitsblätter stammen mit freundlicher Genehmigung des Hogrefe-Verlags aus König, Resick, Karl & Rosner (2012).

Sicherheit

Wer die Freiheit aufgibt, um Sicherheit zu gewinnen,
wird am Ende beides verlieren.
Benjamin Franklin

Sich sicher zu fühlen, ist ein menschliches Grundbedürfnis. Wer sich nicht sicher fühlt, muss sich ständig auf das Abwenden von Gefahr konzentrieren. Die Folgen sind ständige Angst, ungewollte Gedanken über Gefahr, leichtes Erschrecken, körperliche Erregung und Reizbarkeit.
Mit der Sicherheit ist es wie mit anderen Dingen auch – wir lernen im Laufe unseres Lebens, wie sicher wir uns fühlen können. Diese Überzeugungen über Sicherheit können durch ein traumatisches Ereignis ziemlich durcheinander gebracht werden, deshalb werden wir uns in der nächsten Sitzung mit Ihren Gedanken über Sicherheit befassen.
Es gibt zwei Arten von Sicherheitsüberzeugungen – über Sie selbst und über andere. Ich möchte Sie bitten, sich zu den Fragen auf dieser und der nächsten Seite Gedanken zu machen. Wenn Sie Hängepunkte zum Thema Sicherheit finden, notieren Sie diese bitte.

(1) Überzeugungen in Bezug auf Sie selbst

Wie war es vor dem Ereignis? Haben Sie sich im Großen und Ganzen sicher gefühlt?

Gab es vor dem Trauma Ereignisse, die gefährlich waren oder die Sie nicht kontrollieren konnten?

Hat sich durch das Trauma Ihr Gefühl von Sicherheit verändert?

Wie ist es jetzt? Können Sie sich sicher fühlen? Wann und wo besonders? Wann und wo haben Sie besondere Schwierigkeiten?

Hat das Trauma Ihre Überzeugungen eher verstärkt oder eher zerstört?

→ **Ziel:** Das Ziel ist, »ausgewogene« Überzeugungen und Gedanken über Sicherheit zu erarbeiten. Sie sollen lernen, sich im Großen und Ganzen sicher zu fühlen, obwohl Sie wissen, dass Sie nicht alle Ereignisse kontrollieren können und sich nicht vor jeder Gefahr schützen können.

(2) Überzeugungen in Bezug auf andere

Hier geht es um Überzeugungen über die Gefährlichkeit anderer Menschen. Hier ist es ähnlich wie bei den Überzeugungen über sich selbst – man kann davon ausgehen, dass alle Menschen darauf aus sind, einem zu schaden. Dann wird man sich zurückziehen, um in Sicherheit zu sein, aber das macht auch sehr einsam. Wenn man dagegen überzeugt ist, dass alle Menschen gut sind, wird man leicht enttäuscht.

Wie war das bei Ihnen vor dem Ereignis? Haben Sie sich im Großen und Ganzen in Gegenwart anderer Menschen sicher gefühlt?

Haben Sie früher andere Menschen als gefährlich kennengelernt? Oder wurde Ihnen beigebracht, dass Menschen gefährlich sind?

Hat sich durch das Trauma Ihr Gefühl von Sicherheit in Gegenwart anderer Menschen verändert?

Wie ist es jetzt? Können Sie sich in Gegenwart anderer (fremder) Menschen sicher fühlen? Wann und wo besonders? Wann und wo haben Sie besondere Schwierigkeiten?

Hat das Trauma Ihre Überzeugungen eher verstärkt oder eher zerstört?

→ **Ziel:** Das Ziel ist auch hier, »ausgewogene« Überzeugungen und Gedanken zu erarbeiten. Eine solche Aussage könnte zum Beispiel sein: »Es gibt einige Menschen da draußen, die gefährlich sind und mir vielleicht schaden wollen. Aber es gibt auch Menschen, denen ich vertrauen kann.«

! Die »richtige« Einstellung zum Thema Sicherheit gibt es nicht! Menschen unterscheiden sich, und das ist gut so. Es gibt Bungee-Springer und Menschen, die nicht einmal eine Treppenstufe hinunterspringen, und das soll auch so bleiben. Es gibt aber Überzeugungen, die das Leben schwer machen und zu Einschränkungen im Alltag oder Symptomen führen. Die sollen verändert werden. Das gilt genauso für die anderen Bereiche.

Aus König, Resick, Karl & Rosner (2012)

Vertrauen

Vertrauen ist ebenfalls ein Bereich, der durch ein Trauma häufig beeinträchtigt wird. Vertrauen ist ein grundlegender Bestandteil von Beziehungen zu anderen Menschen. Es gibt auch hier zwei verschiedene Arten, sich das Thema Vertrauen anzuschauen: in Bezug auf sich selbst und in Bezug auf andere.

(1) Überzeugungen in Bezug auf Sie selbst

Das Vertrauen in das eigene Urteil, in die eigenen Wahrnehmungen und Einschätzungen (sei es von Personen oder Situationen) ist ein wichtiger Teil unseres Selbstkonzepts. Wenn jemand dem eigenen Urteil nicht vertraut, kann das zu Angst, Verwirrung, Übervorsichtigkeit, Hilflosigkeit, Selbstzweifeln, übertriebener Selbstkritik und Schwierigkeiten beim Treffen von Entscheidungen führen.

Wie waren Ihre Überzeugungen über Ihr eigenes Urteilsvermögen vor dem Trauma? Haben Sie auf Ihre Einschätzungen und Wahrnehmungen vertraut?

Hat sich seit dem Trauma Ihr Vertrauen in Ihre Urteilsfähigkeit verändert? Zweifeln Sie mehr an sich?

Wie ist es jetzt? Gibt es Bereiche, wo Sie Schwierigkeiten haben, auf Ihr Urteil zu vertrauen?

Haben Sie z. B. Schwierigkeiten, zu beurteilen, ob Sie einem anderen Menschen vertrauen können? Oder ob eine Situation gefährlich ist?

→ **Ziel:** Das Ziel ist wieder das Verlassen von Extrempositionen. Eine Überzeugung, die das ausdrückt, ist z. B. der Satz: »Niemand ist perfekt und nicht jede Situation ist vorhersehbar. Aber im Allgemeinen kann ich meinem Urteil vertrauen.«

(2) Überzeugungen, die sich auf andere beziehen

Vertrauen in andere ist eine ganz grundlegende menschliche Fähigkeit. Für die Entwicklung eines Kindes ist es z. B. entscheidend, dass es zu seinen Bezugspersonen Vertrauen entwickeln kann. Später wird es wichtig, eine gesunde Balance aus Vertrauen und Misstrauen zu finden.

Vertrauen

Traumatische Erlebnisse beeinflussen oft auch die Fähigkeit, anderen zu vertrauen. Ganz logisch erscheint das, wenn einem Menschen von einer anderen (vor allem einer vertrauten) Person etwas angetan wird. Aber manchmal können auch andere Personen im Umfeld eines traumatisierten Menschen dazu beitragen, dass dieser Mensch das Vertrauen verliert. Es ist zum Beispiel oft so, dass andere durch das Ereignis oder die Emotionen des Betroffenen überfordert sind oder Angst bekommen, und dann Reaktionen zeigen, die alles andere als hilfreich sind.
Wenn jemand Schwierigkeiten hat, anderen zu vertrauen, kann das viele Folgen haben: ein tiefes Gefühl von Enttäuschung, Wut und Ärger, Angst vor weiteren Verletzungen, Schwierigkeiten, vertrauensvolle Beziehungen zu entwickeln.

Wie war es vor dem Trauma? Hatten Sie Schwierigkeiten, anderen Menschen zu vertrauen? Oder haben Sie vielleicht sogar sehr leicht Vertrauen gefasst?

....

....

....

Was haben Sie über die Vertrauenswürdigkeit anderer Menschen gelernt?

....

....

....

Bemerken Sie seit dem Trauma eine Veränderung im Bereich Vertrauen?

....

....

....

Gibt es Situationen, in denen Sie besondere Schwierigkeiten haben, was Vertrauen angeht?

....

....

....

→ **Ziel:** Das Ziel ist, eine Einstellung zum Thema Vertrauen zu finden, die es Ihnen ermöglicht, misstrauisch genug zu sein, um sich sicher zu fühlen, aber auch enge, vertrauensvolle Beziehungen zu anderen zu haben. Eine Aussage könnte sein: »Vertrauen ist keine Alles-oder-nichts-Frage. Ich kann mir Zeit lassen, zu entscheiden, wie viel Vertrauen ich jemandem entgegenbringe.«

! Wenn Menschen, die Ihnen nahe stehen, Sie nach dem Trauma nicht unterstützt oder Sie kritisiert haben, fällt es Ihnen vielleicht jetzt schwer, diesen Menschen zu vertrauen. Manchmal reagieren Menschen nicht gut, weil sie selbst völlig von der Situation überfordert sind, oder weil sie eigene Ängste damit abwehren. Es kann hilfreich sein, solchen Menschen zu sagen, was Sie brauchen. Vielleicht kommen Sie auch zu dem Schluss, dass Sie mit manchen Menschen zwar nicht über das Trauma sprechen können, dass Sie ihnen aber in anderen Bereichen durchaus vertrauen können. Wenn eine Person Sie aber ständig beschuldigt oder kritisiert, könnte es auch sein, dass Sie entscheiden, mit dieser Person nichts mehr zu tun zu haben.

Aus König, Resick, Karl & Rosner (2012)

Macht und Kontrolle

Gott, gib mir die Gelassenheit, Dinge hinzunehmen, die ich nicht ändern kann,
den Mut, Dinge zu ändern, die ich ändern kann,
und die Weisheit, das eine vom anderen zu unterscheiden.

Ein selbstbestimmtes Leben gehört ebenfalls zu den menschlichen Grundbedürfnissen. Auch dieses Thema kann man in Bezug auf sich selbst und in Bezug auf andere betrachten.

(1) Überzeugungen in Bezug auf sich selbst

Die Überzeugung, die Ereignisse im eigenen Leben beeinflussen zu können, ist ein wichtiger Teil des Selbstkonzepts. Wie in anderen Bereichen kann es hier ein zu viel und ein zu wenig geben. Man kann sich die Überzeugungen über Macht und Kontrolle ein bisschen vorstellen wie ein Kanufahrer auf einem Fluss.
Wenn der Kanufahrer überzeugt ist, seinen Weg nicht beeinflussen zu können, wird er seine Paddel nicht einsetzen und sich den Fluss hinuntertreiben lassen. Das kann sicher eine ganze Weile lang gut gehen, wenn aber Hindernisse auftauchen, kann es gefährlich werden. Menschen, die überzeugt sind, keine Kontrolle über Ereignisse in ihrem Leben zu haben, leiden häufig unter Gefühlstaubheit, Hoffnungslosigkeit, Depression und Passivität und selbstschädigenden Verhaltensmustern.
Wenn unser Kanufahrer der Ansicht ist, er müsse immer und um jeden Preis selbst bestimmen, wo es langgeht, wird er paddeln wie verrückt – aber er wird bald sehr erschöpft sein und er wird vermutlich feststellen, dass er nicht auf Dauer die volle Kontrolle behalten kann. Menschen, die überzeugt sind, sie müssten alles in ihrem Leben kontrollieren, leiden oft unter Wutausbrüchen, wenn dies schiefgeht.

Wie war es bei Ihnen vor dem Ereignis? Waren Sie überzeugt, Probleme lösen und mit Herausforderungen umgehen zu können?

Was haben Sie in Ihrem Leben für Erfahrungen gemacht? Konnten Sie die Ereignisse beeinflussen, oder gab es negative Ereignisse, gegenüber denen Sie machtlos waren?

Wie ist es jetzt? Gibt es Bereiche in Ihrem Leben, in denen Sie sich hilflos fühlen?

Haben Sie das Bedürfnis, alles ganz genau kontrollieren zu wollen? In welchen Bereichen?

→ Ziel: Das Ziel ist auch hier, einen Mittelweg zwischen den Extremen zu finden. Niemand kann alle Ereignisse im Leben, das Verhalten anderer Menschen oder auch eigene Reaktionen vollkommen kontrollieren. Es ist aber meistens möglich, Situationen oder Ereignisse zu beeinflussen. Ein möglicher Satz wäre: »Ich kann nicht alles kontrollieren. Aber ich kann beeinflussen, was mir passiert und wie ich darauf reagiere.«

(2) Überzeugungen, die sich auf andere beziehen

Hier geht es um die Überzeugung, Kontrolle über Ereignisse zu haben, die mit anderen Menschen zu tun haben, zum Beispiel enge persönliche Beziehungen oder auch den Umgang mit Personen, die Macht besitzen. Beziehung heißt hier nicht unbedingt Partnerschaft oder Ehe, sondern umfasst auch Freundschaften oder Beziehungen zu Kollegen, Verwandten usw. Menschen, die überzeugt sind, andere nicht beeinflussen zu können und ihnen hilflos ausgeliefert zu sein, verhalten sich oft passiv und unterwürfig und besitzen wenig Durchsetzungskraft. Solchen Menschen fällt es sehr schwer, nein zu sagen und klare Grenzen zu setzen. Dies gilt für nahe Beziehungen, aber auch für den Umgang mit anderen, die Macht besitzen. Wenn sich Hilflosigkeitsüberzeugungen verfestigen, machen sie die Person verletzlicher für zukünftige Ausbeutung oder Gewalt. Menschen, die überzeugt sind, in Beziehungen unter allen Umständen die Kontrolle behalten zu müssen, sind häufig der Ansicht, dass Kontrolle und Machtausübung eine Frage von »ganz oder gar nicht« ist. Sie denken, wenn sie dem Anderen Macht zugestehen, verlieren sie völlig die Kontrolle. Dies resultiert in einer Unfähigkeit, Beziehungen zu anderen Menschen aufrechtzuerhalten, weil der anderen Person überhaupt keine Macht in der Beziehung zugestanden wird. Es kann zum Beispiel sein, dass ein solcher Mensch einen Wutausbruch bekommt, wenn der andere versucht, ein Minimum an Macht auszuüben.

Wie war es bei Ihnen vor dem Ereignis? Waren Ihre Beziehungen eher gleichberechtigt oder war die ganze Macht auf einer Seite?

....

....

....

Was haben Sie in Ihrem Leben für Erfahrungen gemacht? Haben Sie gelernt, dass Sie anderen gegenüber machtlos sind? Oder haben Sie immer die Kontrolle behalten?

....

....

....

Wie ist es jetzt? Gibt es Bereiche in Ihrem Leben, in denen Sie sich anderen gegenüber machtlos fühlen?

....

....

....

Haben Sie in Beziehungen manchmal das Gefühl, alles genau kontrollieren zu müssen? In welchen Beziehungen ist das so?

....

....

....

→ Ziel: Auch hier geht es darum, einen Mittelweg zu finden zwischen übermäßiger Kontrolle und Hilflosigkeit. Ein möglicher Satz könnte sein: »In einer guten Beziehung sind Macht und Kontrolle auf beide verteilt. Ich werde nicht immer bekommen, was ich will, aber ich kann meine Wünsche und Bedürfnisse äußern. Wenn es sein muss, kann ich auch Macht ausüben, indem ich eine Beziehung beende.«

Aus König, Resick, Karl & Rosner (2012).

Wertschätzung

(1) Überzeugungen in Bezug auf sich selbst

Die Überzeugung, als Mensch wertvoll zu sein, nennt man Selbstwert. Das Streben nach einem positiven Selbstwert ist ein menschliches Grundbedürfnis. Grundlegend für die Entwicklung eines positiven Selbstwerts ist es, von anderen verstanden, respektiert und ernst genommen zu werden.
Menschen, die vor allem als Kinder die Erfahrung machen mussten, abgewertet, übermäßig kritisiert oder beschuldigt worden zu sein, haben häufig Schwierigkeiten mit dem Selbstwert. Auch die Überzeugung, eigene Werte oder Ideale verletzt zu haben, schadet dem Selbstwert.
Ein traumatisches Ereignis kann den Selbstwert auf verschiedene Weisen beeinflussen: Wenn jemand vorher schon ein eher niedriges Selbstwertgefühl hatte, wird dieses durch ein Trauma meist weiter beeinträchtigt. Aber auch, wenn jemand von seinem eigenen Wert überzeugt war, kann ein Trauma diese Überzeugung stören. Es kommt auch vor, dass man vorher die Überzeugung hatte:
»So etwas passiert nur Menschen, mit denen schon vorher etwas nicht stimmt«, dann kann ebenfalls der Selbstwert beeinträchtigt sein. Symptome, die mit einem niedrigen Selbstwertgefühl zusammenhängen, sind Depressionen, Schuld- und Schamgefühle und selbstzerstörerische Verhaltensweisen.

Wie war das bei Ihnen vor dem Ereignis? Haben Sie sich als wertvollen Menschen betrachtet?

Haben Sie im Lauf Ihres Lebens gelernt, dass Sie ein wertvoller Mensch sind? Oder haben Sie die Erfahrungen gemacht, die Sie glauben ließen »auf mir kann man herumtrampeln«?

Hat sich nach dem Trauma Ihr Selbstwertgefühl geändert? Gibt es bestimmte Situationen oder Bereiche, in denen Sie das merken?

Hatten oder haben Sie Überzeugungen wie »Die Welt ist gerecht – wenn jemandem etwas Schlimmes passiert, hat er es verdient« oder »Guten Menschen passieren keine schlimmen Dinge«?

→ **Ziel:** Das Ziel besteht darin, Überzeugungen über sich und die Welt zu entwickeln, die Ihnen ein positives Selbstwertgefühl ermöglichen. Dies bedeutet auch, anzuerkennen, dass das Leben nicht gerecht ist, und auch Dinge passieren, die man nicht auf irgendeine Weise »verdient« hat. Dazu gehört, sich als wertvoll zu betrachten, egal, was andere Menschensagen – nur weil jemand etwas über Sie sagt oder denkt, macht es das noch nicht wahr.

! Manche Menschen befürchten, wenn sie sich selbst zu hoch schätzen, würde sie das überheblich oder hochmütig machen. Das ist nicht der Fall. Ein positiver Selbstwert ermöglicht es uns erst, auch anderen Menschen mit Wertschätzung zu begegnen.

(2) Überzeugungen, die sich auf andere beziehen

Die Fähigkeit, anderen Menschen mit Wertschätzung zu begegnen, bedeutet, andere unabhängig von Besitz, Leistungen, Taten etc. als »wertvoll« zu sehen. Dies beschreibt eine allgemeine innere Haltung. Gleichzeitig ist es wichtig, in der Einschätzung anderer Menschen flexibel zu bleiben und neue Informationen einzubeziehen.
Wie war das bei Ihnen vor dem Ereignis? Fiel es Ihnen eher leicht oder eher schwer, für andere Menschen Wertschätzung zu empfinden?

....

....

....

Sind Sie von Menschen sehr enttäuscht worden? (Dies kann irgendwann in Ihrem Leben passiert sein oder auch während oder nach dem Trauma.)

....

....

....

Hat sich seit dem Ereignis etwas an Ihrer Fähigkeit, Menschen wertzuschätzen, geändert?

....

....

....

Wie ist es jetzt? Neigen Sie dazu, Menschen schnell als eigennützig oder heimtückisch zu betrachten, ohne sie näher kennengelernt zu haben?

....

....

....

Gibt es festgefügte Einstellungen (z. B. »Wer mir etwas antun kann, wird es auch tun«), die Ihnen das Zurechtkommen mit anderen Menschen erschweren?

....

....

....

→ **Ziel:** Das Ziel besteht darin, die grundsätzliche Fähigkeit zu entwickeln, Menschen als wertvoll zu sehen, und dabei gleichzeitig in der Einschätzung anderer Menschen flexibel zu bleiben. Wenn man jemanden neu kennenlernt, kann man ihn oder sie nicht sofort genau einschätzen. Es ist wichtig, sich Zeit zu lassen und Informationen zu sammeln, anstatt sich auf Vorurteile zu verlassen.

Aus König, Resick, Karl & Rosner (2012).

Intimität und Selbstfürsorge

(1) Überzeugungen, die sich auf das Selbst beziehen – Selbstfürsorge

Im normalen Sprachgebrauch bezieht sich »Intimität« fast immer auf die Nähe zu anderen. Hier geht es aber auch um die »Intimität mit sich selbst«. Die Fähigkeit, für sich selbst zu sorgen und mit den eigenen Gefühlen gut umzugehen, hat große Bedeutung für die psychische Stabilität eines Menschen. Sie zeigt sich zum Beispiel in der Fähigkeit, allein sein zu können, ohne sich leer oder einsam zu fühlen.
Menschen, die Schwierigkeiten haben, sich selbst zu trösten oder zu beruhigen, haben oft Angst vor dem Alleinsein, leiden unter innerer Leere oder extremer Angst oder Panik, wenn sie in einer beängstigenden Situation allein sind. Oft hat dies die Suche nach äußeren Quellen von Beruhigung zur Folge, wie Essen, Drogen, Alkohol, Medikamente, aber auch Einkaufen oder Sex. In Beziehungen wirken solche Menschen oft sehr bedürftig oder fordernd auf ihre Partner.

Wie ist das bei Ihnen? Können Sie allein mit starken negativen Gefühlen fertig werden?

Hat sich daran seit dem Trauma etwas verändert?

Gibt es Situationen, in denen Sie zu möglicherweise schädlichen äußeren »Trostquellen« greifen?

→ **Ziel:** Das Ziel ist, Strategien zu entwickeln, um mit negativen Gefühlen umzugehen, ohne zu möglicherweise schädlichen Mitteln zu greifen. Der erste Schritt dazu ist die Erkenntnis, dass Gefühle zwar sehr stark und belastend sein können, dass sie aber mit der Zeit weniger stark werden, wenn man sie aushält. Äußere »Trostquellen« wie z. B. Alkohol oder Essen helfen zwar zunächst über die Gefühle hinweg, da sie aber nie erlebt werden, wer- den diese Gefühle nie verarbeitet.

> **!** Es kann hilfreich sein, sich nochmals klar zu machen, welche Reaktionen nach einem traumatischen Ereignis normal sind. Dann machen die erlebten Gefühle weniger Angst.

(2) Überzeugungen in Bezug auf andere – Intimität

Das Bedürfnis nach Intimität, Verbundenheit und Nähe gehört ebenfalls zu den menschlichen Grundbedürfnissen. Hier ist Intimität nicht nur im sexuellen Sinn zu verstehen, sondern allgemeiner als emotionale Nähe. Die Fähigkeit, mit anderen intim verbunden zu sein, kann leicht durch unsensibles, verletzendes oder unempathisches Verhalten von anderen gestört werden, vor allem in der Kindheit.
Wenn jemand schon früher schlechte Erfahrungen mit nahen Beziehungen gemacht hat, kann ein Trauma die Überzeugung verstärken, Nähe zu anderen Menschen nicht auszuhalten. Aber auch wenn jemand vor einem traumatischen Ereignis befriedigende nahe Beziehungen hatte, kann dieses Ereignis zu der Überzeugung führen, nie wieder jemandem nah sein zu können. Dies kann sowohl mit dem Trauma selbst, als auch mit Erfahrungen mit dem sozialen Umfeld nach dem Ereignis zu tun haben. Schwierigkeiten in der Intimität mit anderen führen zu Einsamkeit, Leere oder Isolation und zu einem mangelnden Gefühl von Verbundenheit selbst in liebevollen persönlichen Beziehungen.
Wie ist das bei Ihnen? Können Sie nahe persönliche Beziehungen eingehen, oder macht Ihnen das Probleme?

Was haben Sie im Laufe Ihres Lebens über intime Beziehungen gelernt?

Wie war das vor dem Trauma? Hat das Trauma Ihre Fähigkeit zur Intimität mit anderen verändert?

Gibt es Bereiche, in denen Sie Schwierigkeiten mit Intimität haben?

→ **Ziel:** Das Ziel besteht darin, wieder intime Beziehungen zu anderen Menschen haben zu können. Dafür müssen Sie Ihre negativen Überzeugungen über Intimität verändern. Mögliche Sätze wären: »Nähe zu anderen Menschen ist immer ein Risiko, aber ich kann es langsam angehen. Dann habe ich gute Chancen, festzustellen, ob die Person vertrauenswürdig ist« oder »Auch, wenn es in der Vergangenheit nicht geklappt hat, bedeutet das nicht, dass ich in der Zukunft keine befriedigenden Beziehungen führen kann«.

! Intimität und Wertschätzung sind Themen, die sich nicht in ein paar Monaten »abschließen« lassen, es sind vielmehr Themen, die sich durch das ganze Leben ziehen und mal mehr, mal weniger Platz einnehmen. Setzen Sie sich nicht selbst unter Druck!

Aus König, Resick, Karl & Rosner (2012).

KAPITEL 28 /

KVT und achtsamkeitsbasiertes Vorgehen

Thomas Heidenreich • Johannes Michalak

- AB 167/Rosinenübung
- AB 168/Body-Scan
- AB 169/Sitzmeditation

Dieses Kapitel stellt eine Reihe von Achtsamkeitsübungen vor, die im Rahmen achtsamkeitsbasierter Interventionen wie Achtsamkeitsbasierte Stressreduktion (Mindfulness-based stress reduction, MBSR; Kabat-Zinn, 1990), Achtsamkeitsbasierte Kognitive Therapie (Mindfulness-based cognitve therapy, MBCT; Segal, Williams & Teasdale, 2012) und Achtsamkeitsbasierte Rückfallprävention (Mindfulness-based relapse prevention for substance abuse, MBRP; Bowen et al. 2012) standardmäßig eingesetzt werden. Achtsamkeit bezeichnet nach Kabat-Zinn (1990) eine besondere Form der Aufmerksamkeitslenkung auf den gegenwärtigen Moment, die absichtsvoll eingenommen wird und in einer nichtwertenden Haltung erfolgt. Die Übungen sind im Hinblick auf ihre Dauer (von wenigen Minuten bis ca. 45 Minuten) und Zielsetzung (kurze Hinführung zum Thema Achtsamkeit und intensive Übung von Achtsamkeit) unterschiedlich. Die Durchführung dieser auf acht Wochen im Gruppenformat angelegten Programme setzt eine intensive persönliche Erfahrung des Anleitenden mit den Achtsamkeitsübungen voraus. Es wird empfohlen, die Übungen auch im Einzelsetting auf der Basis persönlicher Erfahrungen des Anleitenden durchzuführen. Besonders wichtig erscheint dies, da, neben den kontinuierlichen Übungen des Patienten, der Austausch mit dem Therapeuten und der Gruppe über die während der Übungen und im Alltag gemachten Erfahrungen von zentraler Bedeutung ist.
Es wird davon ausgegangen, dass Patienten regelmäßig zu Hause Achtsamkeitsübungen durchführen sollten, um in einem längeren Prozess die Achtsamkeitsfertigkeit zu erlernen. Der Einbezug achtsamkeitsbasierter Elemente und Übungen in die Einzelverhaltenstherapie sollte ausschließlich auf der Basis einer klaren Fallkonzeption erfolgen, die den Einsatz von Achtsamkeitselementen plausibel macht. Nach den einzelnen Übungen sollten die Erfahrungen ausführlich besprochen werden. Auch im Einzelsetting sollte der systematische Übungsaspekt betont werden, der in der Regel intensive Hausaufgaben – inklusive deren Protokollierung – einschließt.

AB 167/Rosinenübung. Die Rosinenübung wird im Rahmen der o. g. achtsamkeitsbasierten Interventionen in der ersten Sitzung durchgeführt, um die Patienten an die Erfahrung einer achtsamen Haltung heranzuführen und die im Alltag häufig anzutreffende Achtlosigkeit gegenüber Erfahrungen zu verdeutlichen. In analogem Sinne kann die Rosinenübung auch im Einzelsetting eingesetzt werden, um das Bewusstsein für die Vielfalt sensorischer Erfahrungen (sowohl positiv als auch negativ bewerteter) zu ermöglichen. Im Anschluss an die Durchführung der Übung sollten die während der Übung gemachten Erfahrungen in einem Prozess des geleiteten Entdeckens (»Inquiry«) besprochen werden. Dabei steht neben der konkreten sinnlichen Erfahrung (z. B. Geschmack von Süße, »verschrumpeltes« Aussehen) der Bezug auf das Prinzip Achtsamkeit im Vordergrund (z. B. »Im Alltag kriege ich normalerweise gar nicht richtig mit, wie eine Rosine aussieht, riecht und schmeckt«).

AB 168/Body-Scan. Die Body-Scan-Übung wird im Rahmen achtsamkeitsbasierter Gruppenprogramme ebenfalls in der ersten Sitzung eingeführt und im Laufe der ersten beiden Wochen (im Idealfall) täglich geübt. Die Übung ermöglicht es, eine achtsame Haltung gegenüber körperlichen Empfindungen einzuüben und sich häufig auftretender Ablenkungen (z. B. Gedanken, Gefühle, Empfindungen an anderen Körperstellen) bewusst zu werden. Im an die Übung anschließenden Prozess des Inquiry werden neben in der Übung auftretenden Wahrnehmungen erneut Bezüge zu Grundprinzipien der Achtsamkeit (absichtsvolle Aufmerksamkeit auf den gegenwärtigen Moment in einer nicht bewertenden Haltung) hergestellt. Häufig thematisiert werden beispielsweise der Umgang mit Schwierigkeiten wie Schmerzen und der Tendenz, gedanklich abzuschweifen.

AB 169/Sitzmeditation. Die Sitzmeditation spielt im Rahmen achtsamkeitsbasierter Verfahren eine herausragende Rolle. Sie wird in unterschiedlicher Länge (z. B. 45 Minuten, 25 Minuten, 3 Minuten) vorgestellt und eingeübt. Atemübungen ermöglichen es, die sprunghafte Natur des Geistes zu erfahren und durch das Zurückkommen zu den körperlichen Empfindungen des Atems eine Verankerung im Hier-und-Jetzt herzustellen. Im Rahmen des nach der Übung stattfindenden geleiteten Entdeckens werden erneut sowohl die körperlichen Empfindungen (»Wie hat Ihr Atem sich angefühlt«) als auch andere während der Übung gemachte Erfahrungen thematisiert (z. B. das Abschweifen in bekannte Muster des Grübelns). In späteren Übungsphasen werden die Patienten häufig angeleitet, im Rahmen der Sitzmeditation nicht nur den Atem, sondern auch andere Aspekte ihrer gegenwärtigen Erfahrung (z. B. Ganzkörpergefühl, Gedanken) achtsam wahrzunehmen oder keinen spezifischen Fokus aufrechtzuerhalten, sondern die unterschiedlichen im Moment auftauchenden Erfahrungen zu registrieren (»choiceless awareness«)

Literatur

Bowen, S., Chawla, N. & Marlatt, G. A. (2012). Achtsamkeitsbasierte Rückfallprävention bei Substanzabhängigkeit. Das MBRP-Programm. Weinheim: Beltz.

Kabat-Zinn, J. (1990). Full catastrophe living. New York: Delta.

Meibert, P., Michalak, J. & Heidenreich, T. (2004). Achtsamkeitsbasierte Stressreduktion – Mindfulness-Based Stress Reduction (MBSR) nach Kabat-Zinn. In T. Heidenreich & J. Michalak (Hrsg.), Achtsamkeit und Akzeptanz in der Psychotherapie – ein Handbuch. Tübingen: dgvt, S. 141–191

Segal, Z. V., Williams, J. M. G. & Teasdale, J. D. (2012). Mindfulness-based cognitive therapy for depression. New York: Guilford.

Quellennachweis

Die in diesem Kapitel verwendeten Arbeitsblätter stammen aus: Heidenreich, T. & Michalak, J. (2008). Mindfulness – Achtsamkeitsbasiertes Vorgehen in der KVT. In H. H. Stavemann (Hrsg.), KVT-Praxis. Strategien und Leitfäden für die Kognitive Verhaltenstherapie (2. Aufl.). Weinheim: Beltz.

AB 167 /

Rosinenübung (Segal et al., 2002)

Ich gehe jetzt herum und gebe jedem von Ihnen ein paar Objekte. Bitte richten Sie jetzt Ihre Aufmerksamkeit auf eines dieser Objekte und stellen Sie sich vor, dass Sie so etwas noch nie in Ihrem Leben gesehen hätten. Stellen Sie sich einfach vor, Sie wären gerade vom Mars gekommen, und Sie hätten so etwas noch nie in Ihrem Leben zu Gesicht bekommen. Sie nehmen eins dieser Objekte und legen es sich auf die Handfläche oder halten es zwischen Daumen und Zeigefinger. *[Pause]* – Sie richten Ihre Aufmerksamkeit darauf, es zu betrachten. *[Pause]* – Sie betrachten es sorgfältig, als ob Sie so etwas noch nie gesehen hätten. *[Pause]* – Sie drehen es zwischen Ihren Fingern hin und her. *[Pause]* – Sie untersuchen seine Struktur zwischen Ihren Fingern. *[Pause]* – Sie erforschen die Punkte, auf die das Licht fällt.
... die dunkleren Höhlen und Spalten. *[Pause]* – Sie lassen Ihre Augen über jeden Teil des Objekts wandern, als ob Sie so etwas noch nie in Ihrem Leben gesehen hätten. *[Pause]* – Und wenn Ihnen, während Sie das tun, irgendwelche Gedanken durch den Kopf gehen, wie »Was machen wir da eigentlich Komisches?« oder »Was soll denn das?« oder »Ich mag die aber nicht!«, dann betrachten Sie diese einfach nur als Gedanken, und Sie richten Ihre Aufmerksamkeit wieder auf das Objekt. *[Pause]* – Und jetzt riechen Sie an dem Objekt, Sie nehmen es und halten es sich unter die Nase, und bei jedem Einatmen achten Sie sorgfältig auf seinen Geruch. *[Pause]* – Und nun sehen Sie es sich noch einmal genau an. *[Pause]* – Und jetzt führen Sie das Objekt langsam zum Mund. Sie bemerken dabei vielleicht, wie Ihre Hand und Ihr Arm genau wissen, wo das Objekt hin muss, vielleicht beobachten Sie auch, wie Ihnen der Mund wässrig wird, wie es herankommt. *[Pause]* – Und dann legen Sie sich das Objekt behutsam in den Mund. Sie beobachten, wie es dort »empfangen« wird, ohne darauf zu beißen. Sie erforschen einfach, wie es sich anfühlt, es im Mund zu haben. *[Pause]* – Und wenn Sie dann soweit sind, beißen Sie ganz bewusst einmal hinein, und Sie beobachten den Geschmack, der dabei freigesetzt wird. *[Pause]* – Sie kauen bedächtig ... beobachten den Speichel in Ihrem Mund.
... die Veränderungen in der Konsistenz des Objekts. *[Pause]* – Wenn Sie dann das Gefühl haben, dass Sie bereit sind zu schlucken, sehen Sie, ob Sie zuerst die Absicht zu schlucken erkennen können, sodass Ihnen selbst diese Erfahrung bewusst ist, bevor Sie es tatsächlich schlucken. *[Pause]* – Schließlich sehen Sie, ob Sie den Empfindungen des Schluckens folgen können, bis Sie spüren, wie es sich auf Ihren Magen zubewegt, und Sie erkennen auch, dass Ihr Körper jetzt genau um eine Rosine schwerer ist.

Body-Scan (Segal et al., 2002)

Der Kursleiter bzw. Therapeut gibt die Instruktion mit ruhiger und gleichmäßiger Stimme und beachtet Pausen; die Teilnehmer liegen auf einer Matte am Boden.

(1) »Legen Sie sich auf den Rücken, und machen Sie es sich bequem. Sie liegen auf einer Matte oder einem Teppich auf dem Boden oder auch auf Ihrem Bett, jedenfalls an einem Ort, an dem es warm ist und Sie ungestört sind. Lassen Sie zu, dass Ihre Augen sich sanft schließen.

(2) Nehmen Sie sich ein paar Augenblicke Zeit und nehmen Sie Kontakt zu den Bewegungen Ihres Atems und zu den Empfindungen in Ihrem Körper auf. Wenn Sie so weit sind, richten Sie Ihre Aufmerksamkeit auf die Empfindungen in Ihrem Körper, vor allem die Empfindungen von Berührung und Druck, dort wo Ihr Körper Kontakt zur Matte bzw. zum Bett hat. Erlauben Sie sich, bei jedem Ausatmen loszulassen und ein bisschen tiefer in den Boden oder das Bett zu sinken.

(3) Erinnern Sie sich noch einmal daran, worum es bei diesen Übungen geht. Das Ziel besteht nicht darin, ein anderes Gefühl zu entwickeln, sich zu entspannen oder sich zu beruhigen, das kann entweder vorkommen oder auch nicht. Stattdessen besteht das Ziel der Übungen darin, so gut Sie es vermögen, Ihre Aufmerksamkeit auf die Empfindungen zu lenken, die Sie entdecken, während Sie Ihre Aufmerksamkeit abwechselnd auf verschiedene Teile des Körpers richten.

(4) Nun richten Sie Ihre Aufmerksamkeit auf die körperlichen Empfindungen im unteren Bauchraum. Während Sie einatmen und wieder ausatmen, werden Ihnen die sich verändernden Muster von Empfindungen in der Bauchwand bewusst. Nehmen Sie sich ein paar Minuten Zeit, um diesen Empfindungen nachzuspüren, während Sie weiter ein- und ausatmen.

(5) Nachdem Sie eine Verbindung zu den Empfindungen im Bauchraum hergestellt haben, lassen Sie den Fokus Ihrer Aufmerksamkeit das linke Bein hinunter wandern, bis hinein in den linken Fuß, und zu den Zehen des linken Fußes. Richten Sie die Aufmerksamkeit abwechselnd auf jeden einzelnen Zeh des linken Fußes und bringen Sie behutsames Interesse mit, während sie die Qualität der Empfindungen erforschen, die Sie dort vorfinden; vielleicht spüren Sie den Kontakt zwischen Ihren Zehen, ein Gefühl des Kitzelns, Wärme oder auch gar keine bestimmte Empfindung.

(6) Wenn Sie dazu bereit sind, können Sie sich einatmend vorstellen oder spüren, wie der Atem in die Lungen eintritt und dann in den Bauchraum hinunterwandert, bis ins linke Bein, in den linken Fuß und zu den Zehen des linken Fußes wieder hinaus. Ausatmend können Sie spüren oder sich vorstellen, wie der Atem den ganzen Weg wieder zurückkommt, in den Fuß, in das Bein, in den Bauchraum hinauf, durch die Brust und durch die Nase wieder heraus. Setzen Sie dies ein paar Atemzüge hindurch fort, so gut Sie können, atmen Sie bis in die Zehen hinunter und wieder hinaus. Es kann zunächst schwierig sein, dafür ein Gefühl zu entwickeln – üben Sie einfach dieses ›Hineinatmen‹, so gut Sie können, und gehen Sie spielerisch damit um.

(7) Wenn Sie dazu bereit sind, lösen Sie beim Ausatmen die Aufmerksamkeit von Ihren Zehen und richten sie auf die Empfindungen an Ihrer linken Fußsohle – bringen Sie Ihre behutsame, interessierte Aufmerksamkeit der Fußsohle, dem Spann, der Ferse entgegen. Experimentieren Sie damit, mit den Empfindungen ›mitzuatmen‹ – seien Sie sich des Atems im Hintergrund bewusst, während Sie im Vordergrund die Empfindungen im unteren Fußbereich erforschen.

(8) Nun erlauben Sie Ihrem Bewusstsein, sich auf den Rest des Fußes auszudehnen – auf das Fußgelenk, die Oberseite des Fußes und bis hin zu den Knochen und Gelenken. Dann atmen Sie etwas tiefer ein und richten den Atem auf den ganzen linken Fuß, und während Sie ausatmend den Atem loslassen, lassen Sie auch den Fuß vollständig los und erlauben dem Fokus Ihrer Aufmerksamkeit, sich in den unteren Bereich des linken Beins zu bewegen – in die Wade, das Schienbein, das Knie usw. … immer nacheinander.

(9) Bringen Sie weiterhin den körperlichen Empfindungen in jedem Bereich des restlichen Körpers abwechselnd Ihre Aufmerksamkeit entgegen – hin zum oberen Bereich des linken Beins, zu den rechten Zehen, zum rechten Fuß, zum rechten Bein, zur Hüftgegend, zum Rücken, zur Bauchgegend, zur Brust, zu den Fingern, zu den Händen, zu den Armen, zu den Schultern, zum Nacken, zum Kopf und zum Gesicht. Bringen Sie den gegenwärtigen körperlichen Empfindungen in jedem Bereich, so gut Sie es können, dasselbe Niveau der Aufmerksamkeit und des behutsamen Interesses entgegen.

(10) Wenn Ihnen Anspannung oder andere intensive Empfindungen in einem bestimmten Bereich des Körpers bewusst werden, können Sie in diese ›hineinatmen‹ – indem Sie das Einatmen behutsam dazu einsetzen, Ihre Aufmerksamkeit direkt auf diese Empfindungen zu lenken und ausatmend das Gefühl bekommen, sie zu lösen oder loszulassen.

(11) Von Zeit zu Zeit werden Sie unweigerlich geistig von Ihrem Atem und Ihrem Körper abschweifen. Das ist vollkommen normal. Unser Geist tut so etwas nun einmal. Wenn Sie so etwas bemerken, lassen Sie es behutsam zu, beobachten Sie, wohin der Geist abgeschweift ist, und lenken Sie Ihre Aufmerksamkeit dann wieder sanft zu dem Körperteil, auf welchen Sie diese richten wollten.

(12) Nachdem Sie auf diese Art den ganzen Körper ›abgetastet‹ haben, verbringen Sie ein paar Minuten damit, sich Ihres Körpergefühls als Ganzem bewusst zu werden. Der Atem fließt dabei frei durch den Körper hinein und hinaus.

(13) Wenn Sie merken, dass Sie schläfrig werden, finden Sie es vielleicht hilfreich, den Kopf mit einem Kissen abzustützen, die Augen zu öffnen, oder die Übung im Sitzen anstatt im Liegen durchzuführen.«

Sitzmeditation (Segal et al., 2002)

Der Übende soll eine möglichst gerade, würdevolle Körperhaltung einnehmen – Kopf, Nacken und Rücken sind aufrecht; der Unterkiefer ist locker und entspannt (Meibert et al., 2004). Der Kursleiter bzw. Therapeut gibt die Instruktion mit ruhiger und gleichmäßiger Stimme und beachtet Pausen.

(1) »Lassen Sie sich in einer bequemen Sitzhaltung nieder, entweder auf einem Stuhl mit gerader Lehne oder auf einer weichen Unterlage auf dem Boden, wobei Sie Ihr Gesäß mit einem Kissen oder einem Meditationsbänkchen abstützen können. Wenn Sie einen Stuhl benutzen, ist es sehr hilfreich, sich nicht anzulehnen, damit Ihr Rücken sich selbst stützen kann. Falls Sie auf dem Boden sitzen, ist es hilfreich, wenn Ihre Knie tatsächlich den Boden berühren. Experimentieren Sie solange mit der Höhe des Kissens, Bänkchens oder des Stuhls, bis Sie das Gefühl haben, bequem und gut gestützt zu sitzen.

(2) Erlauben Sie es Ihrem Rücken, eine aufrechte, würdevolle und bequeme Haltung einzunehmen. Wenn Sie auf einem Stuhl sitzen, stellen Sie Ihre Füße flach auf den Boden und verschränken Sie Ihre Beine nicht. Schließen Sie sanft die Augen.

(3) Lenken Sie Ihr Bewusstsein auf Ihre körperlichen Empfindungen, indem Sie Ihre Aufmerksamkeit auf die Empfindungen der Berührungen und des Drucks an den Stellen in Ihrem Körper richten, wo ihr Körper Kontakt zum Boden bzw. Ihr Gesäß Kontakt zur Sitzunterlage hat. Verbringen Sie 1 oder 2 Minuten damit, diese Empfindungen zu erforschen.

(4) Lenken Sie Ihr Bewusstsein nun auf die sich verändernden Muster der körperlichen Empfindungen im unteren Bauchraum, während der Atem in ihren Körper hinein und wieder hinaus strömt. Wenn Sie diese Übung zum ersten Mal machen, kann es hilfreich sein, die Hand auf den unteren Bauchraum zu legen und die Aufmerksamkeit dort auf die sich verändernden Muster von Empfindungen zu richten, wo Ihre Hand diesen Bereich berührt. Nachdem Sie sich dadurch auf die körperlichen Empfindungen in diesem Bereich eingestellt haben, können Sie Ihre Hand wieder wegnehmen und sich dabei weiterhin auf die Empfindungen in der Bauchwand fokussieren.

(5) Lenken Sie Ihre Aufmerksamkeit auf das Gefühl der leichten Dehnung, während sich die Bauchwand mit jedem Einatmen hebt und der leichten Senkung der Bauchwand, wenn Sie ausatmen. Folgen Sie mit Ihrer Aufmerksamkeit diesen sich verändernden körperlichen Empfindungen in der unteren Bauchgegend, so gut Sie es vermögen. Folgen Sie diesen Empfindungen unablässig, während der Atem beim Einatmen in den Körper eintritt, und bleiben Sie solange bei ihm, bis er ihn beim Ausatmen wieder verlässt. Unter Umständen fällt Ihnen dabei die kleine Pause auf, die zwischen dem Einatmen und dem darauf folgenden Ausatmen liegt, sowie zwischen dem Ausatmen und dem darauf folgenden Einatmen.

(6) Es ist nicht notwendig, die Atmung auf irgendeine Weise zu kontrollieren – überlassen Sie den Atem einfach sich selbst. Bringen Sie diese Haltung des Zulassens, so gut Sie es vermögen, auch dem Rest Ihrer Erfahrungen entgegen. Es geht nicht darum, irgendetwas zu korrigieren, und Sie sollen keinen bestimmten Zustand erreichen. Lassen Sie Ihre Erfahrungen einfach nur Ihre Erfahrungen sein, so gut Sie es vermögen, ohne dabei zu erwarten, dass etwas anders sein sollte als es ist.

(7) Früher oder später (im Allgemeinen eher früher) wird Ihr Geist vom Fokus auf den Atem in der unteren Bauchgegend abschweifen und sich Gedanken, Plänen oder Tagträumen zuwenden bzw. sich treiben lassen. Das ist vollkommen in Ordnung – unser Geist tut das nun einmal. Es handelt sich dabei keinesfalls um einen Fehler oder ein Versagen. Seien Sie sich einmal mehr Ihrer Erfahrungen bewusst! Sobald Sie merken, dass Ihre Aufmerksamkeit sich nicht mehr beim Atem befindet, lassen Sie es behutsam zu und beobachten Sie, wohin der Geist abgeschweift ist (»Aha, ich habe wie-

der einen Gedanken«). Dann leiten Sie Ihre Aufmerksamkeit behutsam zum Fokus auf die sich verändernden Muster in der unteren Bauchgegend zurück und erneuern Ihre Absicht, ihre Aufmerksamkeit auf das fortwährende Einatmen und Ausatmen zu richten, je nachdem welches von beiden Sie gerade vorfinden.

(8) Egal wie häufig Sie bemerken, dass Ihr Geist abgeschweift ist (das wird vermutlich wieder und wieder vorkommen), registrieren Sie diese Erfahrung des Abschweifens Ihrer Gedanken, und sobald Sie wieder eine Verbindung zu den Erfahrungen des Augenblicks hergestellt haben, lenken Sie Ihre Aufmerksamkeit so gut Sie es vermögen, behutsam wieder auf die Atmung zurück. Dann fahren Sie einfach damit fort, Ihre Aufmerksamkeit auf die sich verändernden Muster der körperlichen Empfindungen zu lenken, die mit jedem Ein- und Ausatmen verbunden sind.

(9) Bringen Sie Ihrer Aufmerksamkeit, so gut Sie es vermögen, eine aufgeschlossene Haltung entgegen, vielleicht indem Sie das wiederholte Abschweifen des Verstandes als Gelegenheiten betrachten, wie Sie Ihren Erfahrungen Geduld und behutsames Interesse entgegenbringen können.

(10) Setzen Sie diese Übung 10 Minuten lang fort, wenn Sie möchten auch länger, und erinnern Sie sich von Zeit zu Zeit daran, dass die Absicht darin besteht, sich einfach nur seiner Erfahrungen im jeweiligen Augenblick bewusst zu werden, so gut man es vermag. Setzen Sie dabei Ihren Atem als einen Anker ein, mit dessen Hilfe Sie immer wieder aufs Neue eine Verbindung zum Hier und Jetzt herstellen können, sobald Sie bemerken, dass Ihr Geist abschweift und sich nun nicht länger im unteren Bauchraum befindet und dem Atem folgt.«

V Zusätzliche Materialien für spezifische Situationen

KAPITEL 29 /

Doppelstrategie: KVT kombiniert mit Psychopharmakotherapie

Dietrich Roscher • Wolfgang Poser

- INFO 129/Anxiolytika: Benzodiazepine und ihre Wirkungsprofile
- INFO 130/Unterschiede der beiden wichtigsten Anxiolytica-Gruppen (SSRIs = selektive Serotonin-Reuptake-Inhibitoren)
- INFO 131/Antidepressiva und die Zielsymptome der antidepressiven Medikation
- INFO 132/Antidepressiva ohne (oder mit gering) sedierender Komponente und Antidepressiva mit deutlich sedierender Komponente
- INFO 133/Typische Neuroleptika, geordnet nach ihrer antipsychotischen Potenz und Dosierung
- INFO 134/Differenzialindikation für Neuroleptika
- INFO 135/Einige organische Ursachen von Angst
- INFO 136/Richtlinien der medikamentösen Behandlung von Angststörungen
- INFO 137/Psychopharmaka bei Angststörungen
- INFO 138/Therapeutisches Stufenmodell bei unterschiedlich ausgeprägter Panikstörung
- INFO 139/Vor- und Nachteile der Medikamente bei Angststörungen
- INFO 140/Pharmakotherapie der Generalisierten Angststörung
- INFO 141/Medikation bei Panikstörung
- INFO 142/Fallvignette einer Panikattacke mit spezifischer Phobie
- INFO 143/Differentielle Indikationen für Antidepressiva
- INFO 144/Fallvignette einer schweren Depression mit psychotischer Episode
- INFO 145/ADHS-Pharmaka
- INFO 146/Suchttherapeutika
- INFO 147/Medikation bei Demenzen
- INFO 148/Zentral wirksame Substanzen zur Behandlung von Sexualstörungen

Die Frage nach der richtigen Therapie von psychischen Krankheiten beschäftigt Psychologen und Ärzte schon lange. Dabei wurden in der Vergangenheit extreme Standpunkte vertreten, meist ohne empirische Belege. Sie lassen sich folgendermaßen formulieren:

(1) Nur Psychotherapie ist wirksam
(2) Nur Pharmakotherapie ist wirksam
(3) Beide Therapieformen sind wirksam, können aber nicht kombiniert werden
(4) Die Kombination beider Therapieformen ist immer besser als eine allein
(5) Je nach Krankheit ist mal die eine, mal die andere Therapieform besser, sehr oft die Kombination. Es gibt aber Fälle, in denen eine ungeeignete Pharmakotherapie die Ausheilung der Krankheit und den Psychotherapie-Erfolg behindert. Außerdem gibt es psychische Krankheiten, bei denen weder Psychotherapie noch Pharmakotherapie nützt.

Von diesen Aussagen ist nur die Aussage 5 richtig. Dies wissen wir aus einer einzigartigen Zusammenfassung von Metaanalysen, die jedem Psychiater und klinischen Psychologen zur Lektüre empfohlen sei: die Forschungsarbeit von Huhn und Kollegen (2014)

Interessanterweise listet die Übersicht nur wenige direkte Vergleiche zwischen beiden Therapiemethoden auf, die Wirkungen sehr langdauernder Pharmakotherapien (und Psychotherapien) erweisen sich als wenig untersucht und nicht alle Krankheiten und Krankheitsgruppen sind referiert (meist wegen fehlender Daten). So sind z. B. die Therapien von Suchtkrankheiten nicht vertreten. Natürlich sind auch die Art der Psychotherapie, das gewählte Medikament innerhalb einer Arzneimittelgruppe und das jeweils gewählte Krankheitskonzept einer Metaanalyse nur begrenzt zugänglich.

Die Psychopharmakologie ist heute ein derart komplexes Gebiet der Arzneitherapie, dass auch ein einigermaßen medikamentenerfahrener Psychologe gut daran tut, mit einem auf diesem Gebiet sattelfesten Arzt zusammenzuarbeiten. Grundsätzlich gilt, dass bei Wirksamkeit beider Therapierichtungen *Psychopharmaka schneller, Psychotherapien nachhaltiger* wirken.

Allgemein gilt, dass die Compliance bei Psychotherapien höher ist als bei Pharmakotherapien, vielleicht mit der Ausnahme medikamentengläubiger Senioren. Die Medikamenten-Compliance kann durch eine parallele Psychotherapie verbessert werden. Dafür ist es natürlich unerlässlich, dass der Psychotherapeut mit den Grundzügen der Psychopharmakologie vertraut ist.

Die Psychopharmaka lassen sich in Gruppen einteilen, die überwiegend nach der zu behandelnden Hauptindikation benannt sind. Entsprechend der diagnostischen Unschärfe der heutigen diagnostischen Systeme (ICD-10 und DSM-V) ist diese Einteilung jedoch nicht befriedigend. Zum Beispiel können mit Antidepressiva vom Typ SSRI (selektive Serotonin Reuptake-Hemmer) nicht nur Depressionen, sondern auch Angststörungen erfolgreich behandelt werden.

Die Gruppen sind hier geordnet nach der Häufigkeit der in der Psychotherapeutischen Praxis auftretenden Störungen:

- **Tranquillantien (auch: Anxiolytika):** Hauptindikation ist die Kurzzeittherapie von Angst- und Unruhezuständen
- **Sedativa-Hypnotika (Sedativa = Beruhigungsmittel, Hypnotika = Schlafmittel):** Hauptindikation ist die Kurzzeittherapie von Unruhezuständen und Schlafstörungen (zu wenig Schlaf)
- **Antidepressiva:** Hauptindikationen sind Depressionen und Angststörungen
- **Arzneimittel zur Rezidivprophylaxe affektiver Störungen (»mood stabilizer«):** Hauptindikation ist die Langzeitprophylaxe von uni- und bipolaren Störungen
- **Neuroleptika (neuerdings: Antipsychotika, klassische (typische) Neuroleptika und atypische Neuroleptika):** Hauptindikationen sind Schizophrenien, andere paranoide Störungen, in kleinen Dosen z. T. Schlafmittel
- **Psychostimulanzien und ADHD-Therapeutika:** Hauptindikation ADHD = ADHS
- **Zentral wirksame Therapeutika mit Wirkung auf den Appetit (Appetitstimulierer und Appetithemmer):** Hauptindikation eigentlich keine, Stoffgruppe ist weitgehend entbehrlich
- **Suchttherapeutika:** Arzneimittel zur Behandlung von Entzugssyndromen: nur **kurzfristig**!
- **Rezidivprophylaktika:** keine Suchtstoffe! Verhindern Rückfälle bei Alkoholabhängigkeit, Nikotinabhängigkeit und Opioidabhängigkeit
- **Antidementiva (Nootropika):** Hauptindikation sind die Demenzen
- **Zentral wirksame Arzneimittel zur Behandlung von Sexualstörungen:** Antiandrogene (Cyproteronacetat) und Hemmstoffe der Gonadorelin-Synthese: triebdämpfende Substanzen u. a. gegen Pädosexualität
- **zentrale Sexualstimulanzien (Dopaminagonisten):** appetenzsteigernd bei Männern und Frauen
- **Medikamente gegen Ejaculatio präcox (Antidepressiva vom Typ SSRI):** keine kassenübliche Indikation

Die folgenden Arbeitsblätter orientieren sich an dieser Auflistung der psychopharmakologischen Gruppen. Sie sind als Anleitung für die Einortung, den Gebrauch und die Wirkung der psychopharmakologischen Medikation im therapeutischen Prozess zu sehen.

Es finden sich die folgenden Arbeitsblätter.

INFO 129/Anxiolytika: Benzodiazepine und ihre Wirkungsprofile. Das Arbeitsblatt zeigt die Wirkungsdauer der Benzodiazepine abhängig von der Halbwertzeit der Pharmaka.

INFO 130/Unterschiede der beiden wichtigsten Anxiolytica-Gruppen (SSRIs = selektive Serotonin-Reuptake-Inhibitoren). Es werden im Arbeitsblatt die zentralen Unterschiede zwischen den beiden wichtigsten Anxiolytika-Gruppen (SSRIs = selektive Serotonin-Reuptake-Inhibitoren und Benzodiazepinen) dargestellt. Für die Behandlung der der Zielsymptome und möglicher Nebenwirkungen ist dies von erheblichem Belang.

INFO131/Antidepressiva und die Zielsymptome der antidepressiven Medikation stellt, wie der Name schon sagt, die Zielsymptome dar.

INFO 132/Antidepressiva ohne (oder mit gering) sedierender Komponente und Antidepressiva mit deutlich sedierender Komponente. Die Differenzierung in Sedierung oder Antriebssteigerung sind notwendige Unterscheidungskriterien der antidepressiven Medikation.

INFO 133/Typische Neuroleptika, geordnet nach ihrer antipsychotischen Potenz und Dosierung. In diesem Arbeitsblatt werden typische Neuroleptika nach ihrer anti-psychotischen Potenz und ihrer Wirkung geordnet.

INFO 134/Differenzialindikation für Neuroleptika. In diesem Informationsblatt werden Neuroleptika-Empfehlungen für die jeweils psychische Problematik anhand der Vielfältigkeit des Einsatzes bei psychotischen Störungen aufgezeigt.

INFO 135/Einige organische Ursachen von Angst. In diesem Arbeitsblatt soll dargestellt werden, dass neben den primären Angsterkrankungen (Agoraphobie, Soziale Phobie, Generalisierte Angststörung u.a.) vielfältige sekundäre Angsterkrankungen im Rahmen von somatischen Störungen zu differenzieren sind, die vielfach in der psychotherapeutischen Praxis übersehen und die oft mit Anxiolytica therapiert werden.

INFO 136/Richtlinien der medikamentösen Behandlung von Angststörungen. Das Arbeitsblatt zeigt die Vorschläge der Arzneimittelkommission der deutschen Ärzteschaft zur medikamentösen Behandlung von Angst und Zwang.

INFO 137/Psychopharmaka bei Angststörungen. Dieses Arbeitsblatt informiert über die unterschiedlichen Angsterkrankungen und die hierzu indizierten Psychopharmaka.

INFO 138/Therapeutisches Stufenmodell bei unterschiedlich ausgeprägter Panikstörung. Das Arbeitsblatt veranschaulicht den stufenartigen Aufbau der psychopharmakologischen Therapie bei fortschreitender Steigerung der Störungsintensität.

INFO 139/Vor- und Nachteile der Medikamente bei Angststörungen. Es werden die Vor- und Nachteile der jeweiligen psychopharmakologischen Medikamentengruppen, die bei der Angstbehandlung indiziert sind, dargestellt.

INFO 140/Pharmakotherapie der Generalisierten Angststörung. Das Arbeitsblatt stellt die unterschiedlichen Medikationen zur Behandlung der generalisierten Angststörung dar, die Therapiedosis und -dauer sowie die Nebenwirkungen

INFO 141/Medikation bei Panikstörung. Das Arbeitsblatt informiert ebenso über Therapiedosis und -dauer sowie Nebenwirkungen der SSRI-Substanzen bei Panikstörungen.

INFO 142/Fallvignette einer Panikstörung mit spezifischer Phobie dient zur Veranschaulichung der psychopharmakologisch-psychotherapeutischen Behandlung einer Angststörung. (Panikstörung mit spezifischer Phobie).

INFO 143/Differentielle Indikationen für Antidepressiva. Ob Sedierung oder Antriebssteigerung, für Ältere oder Herzvorgeschädigte, die antidepressiv pharmakologische Behandlung ist notwendigerweise zu differenzieren, um eine symptomadäquate Therapie zu generieren.

INFO 144/Fallvignette einer schweren Depression mit psychotischer Episode. Zur Veranschaulichung der psychopharmakologischen-psychotherapeutischen Behandlung einer schweren depressiven Episode mit psychotischen Symptome.

INFO 145/ADHS-Pharmaka Indikation und Wirkdauer der ADHS-Medikation.

INFO 146/Suchttherapeutika. Kurzinformation über die Entgiftung und Entwöhnung stützende Pharmaka.

INFO 147/Medikation bei Demenzen. Es werden die Möglichkeiten der Therapie bei kognitiven und nicht-kognitiven Symptomen der Demenz vorgestellt, die eine zeitlich begrenzte Verbesserung der Symptomatik ermöglichen.

INFO 148/Zentral wirksame Substanzen zur Behandlung von Sexualstörungen stellte einige pharmakotherapeutische Überlegungen zu dem Thema vor.

Literatur

Huhn, M., Tardy, M., Spineli, L. M., Kissling, W., Förstl, H., Pitschel-Walz, G., Leucht, C., Samara, M., Dold, M., Davis, J. M. & Leucht, S. (2014). Efficacy of Pharmcotherapy and Psychotherapy for Adult Psychiatric Disorders. A Systematic Overview of Metaanalyses. JAMA Psychiatry. 71(6):706–715.

Quellennachweis

Die in diesem Kapitel verwendeten Arbeitsblätter stammen größtenteils aus: Roscher, D. & Poser, W. (2014). Doppelstrategie: Psychotherapie kombiniert mit Psychotherapie. In H. H. Stavemann (Hrsg.), KVT-Praxis. Strategien und Leitfäden für die Integrative KVT (3. Aufl.). Weinheim: Beltz.

INFO 129 /

T

Anxiolytica: Benzodiazepine und ihre Wirkungsprofile

Die »Benzos« sind weltweit führende Medikamente für seelische Störungen und haben folgende Wirkungen:

- angstlösend (anxiolytisch)
- beruhigend und entspannend (sedierend)
- leicht stimmungsaufhellend (euphorisierend)
- schlafanstoßend (hypnotisch)
- entkrampfend und muskelentspannend (antikonvulsiv)
- amnesiogen (anterograd).

Ihre Wirkung ist u. a. von ihrer Halbwertzeit abhängig. Benzodiazepine und benzodiazepinähnliche Substanzen nach Eliminations-Halbwertzeit. Zopiclon und Zolpidem sind chemisch keine Benzodiazepine, wirken aber analog.

Halbwertzeit (inklusive wirksamer Metaboliten)

Lang (> 24 Std.)	**Mittel (5–24 Std.)**	**Kurz < 5 Std.**
Chlordiazepoxid (Librium®)	Alprazolam (Tafil®)	Triazolam (Halcion®)
Flurazepam (Dalmadorm®)	Flunitrazepam (Rohypnol®)	Zaleplon (Sonata®)
Dikaliumclorazepat (Tranxilium®)	Nitrazepam (Mogadan®)	Brotizolam (Lendormin®)
Diazepam (Valium®)	Bromazepam (Lexotanil®)	Midazolam (Dormicum®)
Prazepam (Demetrin®)	Oxazepam (Adumbran	Zopiclon (Ximovan®)
Clobazam (Frisium®)	Lorazepam (Tavor®)	Zolpidem (Stilnox®, Bikalm®)

INFO 130 /

T

Unterschiede zwischen den beiden wichtigsten Anxiolytika-Gruppen (SSRIs = selektive Serotonin-Reuptake-Inhibitoren)

Item	**Benzodiazepine**	**SSRIs**
Schnelligkeit des Ansprechens	Minuten	1–3 Wochen
Toxizität (Gefahr beim Suizidversuch)	sehr gering	gering
Persistenz der Anxiolyse	mindestens Wochen	Jahre
Geschwindigkeit der Abhängigkeitsentwicklung	langsam	keine
Abhängigkeitsrisiko	hoch (zeitabhängig)	keins
Arbeitsfähigkeit unter der Substanz	beeinträchtigt	gut
Verkehrstauglichkeit	beeinträchtigt	gut
Hauptnebenwirkungen	Abhängigkeit	sexuelle Anhedonie

Die von vielen Patienten gefürchtete Abhängigkeit entwickelt sich langsam, betrifft aber nach Jahrzehnten rund die Hälfte der Patienten. Allgemein ist eine Therapiedauer von bis zu 1 Monat bei Benzodiazepinen zu akzeptieren, sodass 14 Tage nach Therapiebeginn mit der Dosisreduktion begonnen werden muss. Bei »trockenen« Alkoholabhängigen entwickelt sich eine Benzodiazepinabhängigkeit in rasender Geschwindigkeit (wenige Tage), sodass sie nicht mit diesen Stoffen behandelt werden dürfen.

INFO 131 /

T

Antidepressiva und die Zielsymptome der antidepressiven Medikation

Zielsymptome der antidepressiven Medikation im Rahmen von Depressionen sind u. a.:

- depressive Gestimmtheit
- Antriebshemmung
- Freudlosigkeit, Anhedonie
- Pessimismus
- Verlust von Selbstwert und Selbstvertrauen
- Schuld- und Wertlosigkeitsgedanken
- Schlaf- und Appetitstörungen
- erhöhte Ermüdbarkeit
- Reizbarkeit
- psychomotorische Verlangsamung
- Gedächtnisstörungen
- Suizidalität, Suizidversuche
- Überwertige depressive Ideen, depressiver Wahn

Antidepressiva werden außerdem eingesetzt bei:

- somatoformen Störungen (Effektivität nicht nachgewiesen)
- psychosomatischen Störungen aller Art (Wirksamkeit nur bei depressiver Grundstimmung zu erwarten)
- Zwangssyndromen und Zwangsgedanken (wirksam nur bei einem Teil der Patienten)
- posttraumatischen Reaktionen (Effektivität zweifelhaft)
- chronischen Schmerzsyndromen, insbesondere bei Fibromyalgie und Migräne
- Entzugssyndrom bei Alkohol- oder Benzodiazepin-Abhängigkeit (Effektivität zweifelhaft)
- Schlafstörungen (nur sedierende Antidepressiva)
- Essstörungen bei Depressionen
- andere Affektstörungen
- Angststörungen (vor allem SSRIs=selektive Serotonin-Reuptake-Inhibitoren)

Antidepressiva haben zusammengefasst folgende Wirkungen:

- sie sind stimmungsaufhellend bei Depressiven (antidepressiv = thymoleptrisch);
- z. T. psychomotorisch dämpfend (sedierend) und schlafanstoßend (hypnotisch);
- psychomotorisch enthemmend (aktivierend, antriebssteigernd).

Beide Wirkungsweisen (sedierend versus antriebssteigernd) sind für die Differentialindikation zu beachten (s. INFO 132).

INFO 132 /

T

Antidepressiva ohne (oder mit gering) sedierender Komponente und Antidepressiva mit deutlich sedierender Komponente

Antidepressiva

Keine oder geringe Sedierung, besonders geeignet für gehemmt-depressive Symptome		**Sedierende Komponente, besonders geeignet für agitiert-ängstliche depressive Symptome. Auch geeignet für Schlafgestörte**	
Generischer Name (Handelsname)		**Generischer Name (Handelsname)**	
Moclobemid	Aurorix	Mirtazepin	Remergil
Fluoxetin	Fluctin	Amitriptylin	Saroten
Tranylcypromin	Parnate	Trimipramin	Stangyl
Paroxetin	Seroxat, Tagonis	Trazodon	Tradozon
Venlafaxin	Trevilor	Mianserin	Tolvin
Clomipramin	Anafranil	Maprotilin	Ludiomil
Dibenzepin	Noveril	Doxepin	Aponal, Sinquan
Fluvoxamin	Fevarin		
Nortriptylin	Nortrilen		
Sertralin	Zoloft		
Imipramin	Tofranil		
Escitalopram	Cipralex		

INFO 133 /

T

Typische Neuroleptika, geordnet nach ihrer antipsychotischen Potenz und Dosierung

Substanz	Präparatname	Approximatives CPZ-Äquivalent	Orale Tagesdosis (mg)	Tageshöchst-dosis (mg)
Hochpotente Neuroleptika				
Haloperidol	Haldol	50	1,5–20	100
Bromperidol	Impromen	50	5–20	50
Flupentixol	Fluanxol	50	3–20	60
Pimozid	Orap	50	1–4	16
Fluphenazin	Lyogen, Dapotum	40	2,5–20	40
Perphenazin	Dezentan	15	4–24	48
Moperon	Luvatren	10	10–40	60
Zuclopenthixol	Ciatyl Z	5	20–40	80
Clopenthixol	Ciatyl	2,5	25–150	300
Mittelpotente Neuroleptika				
Clotiapin	Entumin	2	20–200	350
Chlorpromazin	Megaphen, Thorazine	1	25–400	800
Melperon	Eunerpan	1	25–300	600
Perazin	Taxilan	1	75–600	800
Niedrigpotente Neuroleptika				
Pipamperon	Dipiperon	0,8	40–360	360
Triflupromazin	Psyquil	0,8	10–150	600
Chlorprothixen	Truxal	0,8	100–420	800
Prothipendyl	Dominal	0,7	40–320	320
Levomepromazin	Neurocil	0,5	25–300	600
Promethazin	Atosil	0,5	25–150	1000
Promazin	Protactyl	0,5	50–300	1200
Sulpirid	Dogmatil	0,2	200–1600	3200

CPZ-Äquivalent: 1 mg der Substanz entspricht x mg Chlorpromazin als Richtgröße.

T

Differentialindikation für Neuroleptika

Problematik	Empfohlen	Nicht empfohlen	Wenn keine Atypika möglich
prädominante Positiv-symptomatik	Ersterkrankung: atypische Neuroleptika Mehrfacherkrankung mit Compliance: atypische Neuroleptika Mehrfacherkrankung ohne Compliance: Depot-Neuroleptika, atypische Neuroleptika, atypische Depot-Neuroleptika Therapieresistenz: Clozapin	–	Haloperidol (niedrig dosiert unter Vermeidung von EPS), Flupenthixol
+ Agitation, Erregung	hochpotente konventionelle Neuroleptika, Olanzapin, Zotepin, Clozapin, Risperidon, Quetiapin, Amisulprid, Ziprasidon	–	–
+ Aggressivität Gewalttätigkeit,	Clozapin, hochpotente konventionelle Neuroleptika, Risperidon, Olanzapin, Zotepin, Quetiapin, Amisulprid, Ziprasidon	–	–
+ Antriebssteigerung	Zotepin, Olanzapin, Clozapin, Risperidon, Amisulprid evtl. Kombination mit Benzodiazepinen außer Clozapin	Pimozid, Bromperidol	Haloperidol, Zuclopenthixol
+ Schlafstörungen	Zotepin, Olanzapin, Quetiapin, Clozapin, Risperidon, Ziprasidon	Pimozid, Bromperidol, Amisulprid	Haloperidol, Zuclopenthixol
+ Suizidalität	Clozapin, Olanzapin, Risperidon	–	–
Prädominante Negativ-symptomatik, Antriebsmangel	Amisulprid, Risperidon, Olanzapin, Clozapin, Quetiapin, Zotepin, Ziprasidon, Aripiprazol	v. a. Haloperidol, Perphenazin, Fluphenazin	Flupenthixol, Pimozid, Bromperidol, Triperidol

INFO 134 /

Differentialindikation für Neuroleptika

Problematik	Empfohlen	Nicht empfohlen	Wenn keine Atypika möglich
depressive Symptomatik	Olanzapin, Risperidon, Quetiapin, Amisulprid, Ziprasidon, Clozapin, Zotepin, Aripiprazol evtl. Kombination mit Antidepressivum	v. a. Haloperidol	Flupenthixol, evtl. Kombination mit Antidepressivum
manische Symptomatik	Olanzapin, Risperidon, Clozapin, Zotepin evtl. Kombination mit Lithium oder Valproinsäure	–	–
kognitive Störungen	Olanzapin, Risperidon, Clozapin, Quetiapin, Ziprasidon, Amisulprid, Zotepin, Aripiprazol Valproinsäure	typische Neuroleptika	
hohe Sensitivität gegenüber EPS	Clozapin, Quetiapin, Olanzapin, Ziprasidon, Zotepin, Risperidon, Amisulprid, Aripiprazol	u. a. Haloperidol, Trifluperidol, Benperidol, Perphenazin, Fluphenazin	Perazin
Patient mit Spätdyskinesien	Clozapin, Olanzapin, Risperidon	typische Neuroleptika	Weiterbehandlung notwendig?
Patient mit Hypotonie	Haloperidol (niedrig dosiert), Amisulprid	niedrigpotente Neuroleptika, Clozapin	
Patient mit kardialer Vorschädigung	Risperidon, Olanzapin, Haloperidol (nicht i. v.), Aripiprazol	niedrigpotente Neuroleptika, Pimozid, Ziprasidon	
Katatonie	Haloperidol, Lorazepam (Elektrokrampftherapie)	–	–
ältere Patienten	Risperidon (niedrig dosiert)	niedrigpotente Neuroleptika	Melperon, Haloperidol, Pipamperon
Schwangerschaft	Haloperidol	neu auf dem Markt befindliche Substanzen	–
Patient mit Epilepsie	Fluphenazin, Risperidon	Clozapin, Zotepin	

INFO 135 /

T

Einige organische Ursachen von Angst

Herz und Kreislauf	Angina pectoris, Myokardinfarkt, Arrhythmien, Herzinsuffizienz, Hypertonie, Schock
Atmung	Asthma, Bronchitis, Lungenemphysem, Pneumonie, Pneumothorax, Lungenödem, Lungenembolie
Stoffwechselstörungen	Hyper- und Hypothyreose (Über- und Unterfunktion der Schilddrüse), Mangel an Sexualhormonen (Klimakterium), Hypoglykämie (»Unterzuckerung«), Nieren- und Leberinsuffizienz
Nervensystem	Zustand nach Gehirnverletzungen, Schwindelerkrankungen, ZNS-Entzündungen, Blutungen und Tumoren im ZNS
Medikamente	Überdosierung von Anticholinergika, Unruhe unter Neuroleptika, Alkohol- und Medikamentenentzug (Tranquillantien/Hypnotika/Anxiolytika), Antihistaminika, Theophyllin
Intoxikationen	Psychostimulanzien (Ecstasy, Amphetamine, Kokain, Halluzinogene, Koffein, Nikotin), Erstkonsum von Cannabinoiden, Digitalis-Präparate, Vitaminmangel-Syndrom

INFO 136 /

T

Richtlinien der medikamentösen Behandlung von Angststörungen

Vorschläge zur medikamentösen Behandlung von Angst- und Zwangsstörungen – nach Angst- und Zwangsstörungen (EB) Arzneimittelkommission der deutschen Ärzteschaft

Diagnose	**Behandlungsmöglichkeit**
Panikstörung, Agoraphobie	**Akutbehandlung:** Schnell wirksame Benzodiazepin-Präparate, z. B. Lorazepam-Sublingual-plättchen 1–2,5 mg, ggf. Diazepam-Tropfen **Dauerbehandlung:** NSMR, z. B. Clomipramin 75–200 mg/die oder Imipramin* 75–200 mg/die oder SSRI: Fluvoxamin* 100–300 mg/die oder Paroxetin 20–50 mg/die oder Sertralin* 50 mg/die oder Citaprolam*20–0 mg/die Wenn andere Behandlungsmöglichkeiten versagt haben oder zur Überbrückung: Benzodiazepine, z. B. Alprazolam 1,5–8 mg/die
Generalisierte Angststörung	NSMRI, z. B. Imipramin* 75 bis 200 mg/die oder Buspiron 15–60 mg/die Wenn andere Behandlungsmöglichkeiten versagt haben oder zur Überbrückung: Benzodiazepine, z. B. Diazepam 5–15 mg/die
Soziale Phobie	Moclobemid 300–600 mg/die oder SSRI, z. B. Paroxetin 20–40 mg/die Wenn andere Behandlungsmöglichkeiten versagt haben oder zur Überbrückung: Benzodiazepine, z. B. Alprazolam 1,5–8 mg/die
Zwangsstörung	NSMRI, z. B. Clomipramin 75–300 mg/die oder SSRI, z. B. Fluoxetin 20–80 mg/die oder Fluvoxamin 100–300 mg/die
Angst und Depression gemischt	NSMRI/SSRI Wenn andere Behandlungsmöglichkeiten versagt haben oder zur Überbrückung: Benzodiazepine, z. B. Diazepam 5–15 mg/die

* in Deutschland zum Zeitpunkt der Veröffentlichung nicht für diese Indikation zugelassen.

INFO 137 /

T

Psychopharmaka bei Angststörungen

Erkrankung	Generisch	Handelsname
Panikstörung/Agoraphobie	SSRI Paroxetin Fluoxetin Sertralin Escitalopram	Seroxat, Tagonis Fluctin, Prozac Zoloft, Gladem Cipralex
Generalisierte Angststörung	SSRI SNRI Venlafaxin	 Trevilor
Soziale Phobie	SSRI Sertralin RIMA Moclobemid	Zoloft, Gladem Aurorix
Zwangsstörung	SSRI Fluvoxamin Clomipramin	Fevarin Anafranil
Posttraumatische Belastungsstörung	Bisher keine psychopharmakologische Therapie mit nachgewiesener Wirksamkeit gegen die Angstkomponente bekannt	

SSRI: Selektive Serotonin-Wiederaufnahme-Hemmer
SNRI: Serotonin-Noradrenalin-Wiederaufnahme-Hemmer
RIMA: Reversible MAO-Hemmer

INFO 138 /

T

Therapeutisches Stufenmodell bei unterschiedlich ausgeprägter Panikstörung

Grad der Panikstörung	Therapeutische Interventionen
Leichte Panikstörung weniger als vier Attacken mit geringer Symptomausprägung, geringe antizipatorische Angst, geringe Agoraphobie	Information über Diagnose und Therapie, Expositionsinstruktion, Bedarfsmedikation (z. B. Alprazolam, cave: Missbrauch und Abhängigkeit)
Mittelgradig ausgeprägte Panikstörung vier und mehr Attacken, mittlerer Symptomausprägung, deutliche antizipatorische Angst, deutliche Agoraphobie mit mäßiger Beeinträchtigung des »social functioning«, mäßige depressive Störung oder Komorbidität	Wahlweise Pharmakotherapie ► SSRI (z. B. Paroxetin, Citalopram, Fluvoxamin, Sertralin) oder ► TZA (Imipramin, Clomipramin) oder ► Benzodiazepine (initial kombiniert mit SSRI, TZA) ► und Verhaltenstherapie
Schwere Panikstörung hohe Attackenzahl (> 10) mit erheblicher Symptomausprägung, ausgeprägte Agoraphobie mit erheblicher Beeinträchtigung der Lebensqualität (z. B. Arbeitsunfähigkeit), Komorbidität: depressive Störung, Alkohol-/Medikamentenmissbrauch, Phobie, Persönlichkeitsstörung	Kombination Monopharmakotherapie und Verhaltenstherapie, Kombination verschiedener Substanzgruppen (unter Berücksichtigung der Arzneimittelinteraktionsmöglichkeiten) ► TZA und SSRI ► TZA und MAO-Hemmer ► Benzodiazepine und TZA und Verhaltenstherapie

TZA = trizyklische Antidepressiva
SSRI = Serotonin-Wiederaufnahme-Hemmer

INFO 139 /

T

Vor- und Nachteile der Medikamente bei Angststörungen

Medikament	**Vorteile**	**Nachteile**
Benzodiazepine	schneller Wirkungseintritt, gute Anxiolyse, gut verträglich	später Wirkungsverlust, kognitive Beeinträchtigung, Abhängigkeit, motorische Behinderung mit erhöhter Unfallgefahr bei älteren Patienten
Trizyklische Antidepressiva	keine Abhängigkeit, langfristige Wirksamkeit	relativ starke Nebenwirkungen (je nach Substanz), langsamer Wirkungseintritt
Serotonin-Wiederaufnahme-Hemmer	keine Sedierung, keine Abhängigkeit, langfristige Wirksamkeit	langsamer Wirkungseintritt, deutliche sexuelle Nebenwirkungen
MAO-Hemmer	gute Wirkung, stimmungsaufhellend, keine Abhängigkeit	starke Neben- und Wechselwirkungen bei nicht-reversiblen MAO-Hemmern
Neuroleptika	keine Abhängigkeit	Fehlende oder unzuverlässige Wirkung, deutliche Nebenwirkungen (je nach Substanz), Spätdyskinesien
Pflanzliche Anxiolytika	keine Nebenwirkungen	keine Wirkung
Betablocker	keine Abhängigkeit	keine Wirkung auf die Angst selber (nur auf körperliche Symptome), Mundtrockenheit

INFO 140 /

Pharmakotherapie der Generalisierten Angststörung

Substanzen	Medikamente	Applikation	Tagesdosis Therapiedauer	Nebenwirkungen	Bemerkungen
Hydroxyn	u. a. Atarax	oral	50 mg 4 Wochen	anticholinerge NW, selten ZNS-Dämpfung	nach Absetzen andauern der anxiolytischen Wirkung
Citalopram	u. a. Cipramil	oral	20–40 mg > 6 Wochen	vereinzelt Übelkeit	
Paroxetin	u. a. Seroxat	oral	20–40 mg > 6 Wochen	vereinzelt Übelkeit	
Venlafaxin	u. a. Trevilor	oral	75–225 mg > 6 Wochen	Blutdruck (RR)-Anstieg vereinzelt möglich	
Opipramol	u. a. Insidon	oral	200 mg > 6 Wochen	anticholinerge Nebenwirkung – Müdigkeit	
Benzodiazepine	u. a. Tavor	oral	je nach Präparat	Abhängigkeitsgefahr	nur zur akuten Therapie
Buspiron	u. a. Bespar	oral	15–30 mg > 6 Wochen	Unruhe	auch zur Augmentierung in Kombination mit SSRI geeignet
Fluspirilen	Imap	intramuskulär	0,5–1,0 mg 1x wöchentlich	zunächst 2 Wochen Probetherapie empfohlen, keine Dauertherapie (Achtung: EPS!; Tardive Dyskinesien)	aufgrund des Nebenwirkungsrisikos als Reservesubstanz anzusehen

INFO 141 /

Medikation bei Panikstörung

Substanz		Applikation	Tagesdosis / Therapiedauer	Nebenwirkungen
Fluvoxamin	u. a. Fevarin	oral	25–50–200 mg > 6–12 Monate	Unruhe Übelkeit
Fluoxetin	u. a. Fluctin	oral	20–40–60 mg > 6–12 Monate	Unruhe Übelkeit
Paroxetin	u. a. Seroxat	oral (Tabletten oder Suspension)	20–40–60 mg > 6–12 Monate	Unruhe Übelkeit
Citalopram	u. a. Cipramil	oral	> 6–12 Monate > 6–12 Monate	Unruhe Übelkeit
Sertralin	u. a. Zoloft	oral	50–200 mg > 6–12 Monate	Unruhe Übelkeit

INFO 142 /

T

Fallvignette einer Panikstörung mit spezifischer Phobie

Eine 22-jährige Studentin erleidet plötzlich eine Panikattacke im Treppenhaus ihres Studentenheimes, als dort ein riesiger Hund vor einer Korridortür im 1. Stock sitzt. Sie stürzt in ihr Zimmer im 3. Stock und verrammelt die Tür hinter sich. Der schwere Angstzustand mit Vernichtungsgefühl (Panikattacke) klingt langsam ab, nicht aber ihr Grübeln. Sie erinnert sich an die Attacke eines Kampfhundes in ihrer Kindheit. Sie wurde damals erheblich verletzt und hat seither eine deutliche Furcht vor Hunden. Allerdings hat sie bis zu diesem Tag keine Panikattacken gehabt. Am anderen Morgen möchte die Studentin in ein Seminar zur Universität gehen, kommt allerdings nicht an der Korridortür im 1. Stock vorbei. Die Angst steigert sich bis zu einer neuen Panikattacke und sie flüchtet erneut in ihr Zimmer. Abends beim Fernsehen zappt sie sich zufällig in einen Film, der einen Wolf beim Pirschen nach Beute zeigt. Die Studentin spürt erneut Angst hochkommen und fürchtet eine Panikattacke. Allerdings klingt der Angstzustand langsam ab, nachdem sie den Fernseher abgestellt hat. Am folgenden Tag stellt sie wiederum fest, dass sie nicht an der Korridortür im 1. Stock vorbeigehen kann. Sie fürchtet, ihr Zimmer nie mehr verlassen zu können, und bittet eine Freundin telefonisch, ihr einige notwendige Nahrungsmittel zu besorgen, was diese auch tut. Als die Freundin mit den Nahrungsmitteln bei der Studentin sitzt und beide über die Panikattacken und die Hundephobien reden, hat die Freundin die richtige Idee. Sie empfiehlt eine Notfallkonsultation in einer Angstambulanz. Den Nottermin beschafft die Freundin, ebenso eine Diazepamtablette für den Weg zur Notfallambulanz. Deren Wirkung erlebt die Studentin geradezu als Erlösung.

Die Psychologin in der Angstambulanz erkennt den Ernst der Situation. Sie zieht den zuständigen Arzt hinzu, der langfristig eine Kognitive Verhaltenstherapie empfiehlt. Bis zu deren Beginn verordnet er für14 Tage täglich 15 mg Diazepam, gleichzeitig 10 mg Escitalopram. Die Diazepamdosis soll dann über eine Woche halbiert werden, anschließend ganz abgesetzt werden. Das Escitalopram soll bis zur vollen Wirkung der Verhaltenstherapie weiter gegeben werden.

Nach der Initialtherapie mit dem sofort wirksamen Diazepam hören die Panikattacken auf, die Hundephobie mildert sich. Allerdings wird die Studentin so müde, dass sie ihre Lehrveranstaltungen nur zum Teil besuchen kann. Das Escitalopram verursacht zwar anfangs oft Unruhezustände, die aber hier durch das Diazepam verhindert werden. Die Müdigkeit durch das Diazepam verschwindet mit der Dosisreduktion, inzwischen wirkt das Escitalopram, das weder Müdigkeit noch Fahruntauglichkeit bewirkt. Die Angstambulanz hat inzwischen einen Vorstellungstermin bei einer Psychologischen Psychotherapeutin vereinbart. Diese übernimmt die Behandlung unter der Bedingung, dass die Patientin keine Benzodiazepine mehr erhält und dass die Escitaloprammedikation von der Angstambulanz durchgeführt und überwacht wird.

Unter der kombinierten Behandlung treten keine Panikattacken mehr auf, die Hundephobie bessert sich drastisch. Nach 6 Monaten wird die Escitaloprambehandlung langsam reduziert, nach 12 Monaten ganz abgesetzt. Die Verhaltenstherapie wird noch 1 weiteres Jahr fortgeführt, dann langsam beendet. Panikattacken und phobische Vermeidungen treten nicht mehr auf.

INFO 143 /

T

Differentielle Indikationen für Antidepressiva

Differentielle Indikation	Geeignete Substanz	Geeignetes Medikament
keine Sedierung	s. INFO 132	s. INFO 132
Sedierung erwünscht	s. INFO 132	s. INFO 132
ältere Patienten	Mirtazapin Moclobemid Mianserin	Remergil Aurorix Tolvin
Patienten mit kardialer Vorschädigung	Moclobemid Mianserin	Aurorix Tolvin
Patienten mit Epilepsie	Fluvoxamin	Fevarin
wahnhafte Depression	Trimipramin Amitriptylin	Stangyl Saroten
Patienten mit sexueller Dysfunktion unter anderen Antidepressiva	Mirtazapin Moclobemid Nefazodon Trazodon	Remergil Aurorix Nefador Thombran
Engwinkelglaukom Prostatahypertrophie und Harnverhalt	SSRI Moclobemid	Seroxat Zoloft Cipralex Aurorix
Patienten mit Übergewicht	Fluoxetin Moclobemid	Fluctin Aurorix

INFO 144 /

T

Fallvignette einer schweren Depression mit psychotischer Episode

Ein 35-jähriger Mann erkrankt langsam an einer ersten depressiven Episode mit quälendem Früherwachen gegen vier Uhr. Er ist krankheitsuneinsichtig. Er lehnt trotz energischer Fürsprache von Ehefrau und Kindern Arztbesuch und Konsultation eines klinischen Psychologen ab. Die Ehefrau ist frühzeitig gewarnt, weil der Vater des Erkrankten an mehreren schweren, langdauernden Depressionen erkrankt war. Sie kennt daher die depressive Symptomatik und kann den Schuld- und Verarmungswahn ihres Mannes richtig deuten. Letzterer wird so heftig, dass er sicher ist, dass wegen seiner beruflichen Unfähigkeit die Familie verarmt und im Leben scheitert. Außerdem ist er felsenfest davon überzeugt, dass er wegen einer vorehelichen Liebschaft zur ewigen Verdammnis verurteilt ist und dass seine Familie darüber zerbrechen wird.

Einen Suizidversuch des Patienten mit Schlaftabletten überlebt er, weil die aufmerksame Ehefrau den Bewusstlosen frühzeitig findet. Der behandelnde Intensivmediziner veranlasst eine Konsiliaruntersuchung durch einen Psychiater, der nach Exploration und Befragung der Ehefrau eine schwere wahnhafte depressive Episode diagnostiziert. Wegen der Schwere der Depression und der Bedrohlichkeit des Suizidversuches schlägt der Psychiater eine sofortige stationäre Behandlung mit einleitender Pharmakotherapie und eventueller späterer Psychotherapie vor. Der Mann lehnt zunächst ab, erst nach Androhung der dann erforderlichen Zwangseinweisung stimmt er zu. Auf der Station erhält er Infusionen mit einem sedierenden, trizyklischen Antidepressivum (Doxepin). Darunter bessern sich die Schlafstörungen schnell, im Lauf der nächsten 14 Tage ebenso auch die anderen depressiven Symptome. Die Stationspsychologin führt mehrere intensive Gespräche mit dem Patienten, in deren Verlauf er seine negative Einstellung zur Pharmakotherapie ändert. Es wird deutlich, dass er vor allem eine Sucht durch Psychopharmaka befürchtet. Der Patient hatte früher bei seinem Vater miterlebt, wie dieser durch eine zu lange Initialbehandlung mit Lorazepam (Tavor®) abhängig geworden war. Die Psychologin kann ihm klarmachen, dass Doxepin keine Abhängigkeit erzeugt, aber natürlich andere Nebenwirkungen hat. In diesem Kontext entschließt sich der Patient zu einer langfristigen Psychotherapie, unter anfänglicher Fortführung der Doxepinbehandlung.

Der Patient wird nach 5 Wochen stationärer Behandlung in weitgehend gesundem Zustand entlassen. Leider kann die Psychologin nicht für einen nahtlosen Übergang in eine ambulante Behandlung sorgen. Der Patient findet zunächst keinen Psychotherapeuten, während die Doxepinbehandlung vom Hausarzt fortgeführt wird. Leider kommt es zu einer erheblichen Gewichtszunahme und die im Krankenhaus kaum störende Sedierung hindert den Patienten an Berufsausübung und Autofahren. Er reduziert daher die Doxepindosis selbstständig, was zu einem leichten Rezidiv führt, da er die Dosis nur reduziert, nicht aber abgesetzt hat. Er findet jetzt einen Psychotherapeuten, der ihm schon beim Erstgespräch klarmacht, dass eine ambulante Verhaltenstherapie nur langsam wirkt und im vorliegenden Fall zunächst eine parallele Pharmakotherapie unerlässlich ist. Dem mitbehandelnden Psychiater gelingt die Umstellung auf den SSRI Sertralin (Zoloft®). Unter dessen Wirkung klingt die akute Depression ab, der Patient kann arbeiten und Auto fahren. Die partielle, sexuelle Anhedonie nimmt er in Kauf. Nach einem halben Jahr kombinierter Behandlung wird das Sertralin abdosiert, die Psychotherapie fortgeführt. Die Depression tritt nicht wieder auf, auch nicht nach der Beendigung der Psychotherapie. Jahre später kommt es zwar zu einem Rezidiv, das aber durch die bewährte Kombination Pharmakotherapie/Verhaltenstherapie abgefangen werden kann.

INFO 145 /

ADHS-Pharmaka

Medikamente zur Behandlung von ADHS

Präparat	Dosis	Indikation mit Zulassung	Wichtigste Nebenwirkungen	Bemerkungen
Atomoxetin Strattera	40 mg/tgl. max. 100 mg/tgl.	ADHS, bei Erwachsenen zugelassen	Appetitminderung Schlafstörung	Kein Abhängigkeits-potential
Methylphenidat Ritalin	5–10 mg/tgl. max. 60 mg/tgl.	ADHS, bei Erwachsenen zugelassen	Appetitminderung Schlafstörung Blutdruckerhöhung	Halbwertzeit 2 Std.
Methylphenidat Concerta		ADHS, bei Erwachsenen zugelassen	Appetitminderung Schlafstörung	Wirkdauer 12 Std.

INFO 146 /

T

Suchttherapeutika

Die Alkohol-Entzugsmedikamente Clomethiazol (Distraneurin®) und Diazepam erzeugen bei Alkoholabhängigen sehr schnell eine Abhängigkeit. Sie sollten bei dieser Indikation nur kurzfristig (3–10 Tage) und nur stationär eingesetzt werden. Der Psychotherapeut wird daher keine Überschneidungen mit seiner Arbeit erleben.

Der Opioid-Entzug muss oft medikamentös abgesichert werden; in dieser Zeit ist aber eine KVT in der Regel noch nicht indiziert.

Dagegen kann bei Scheitern der psychologischen Therapie einer Tabak-Abhängigkeit auch zusätzlich auf Nikotin-Pflaster, Bupropion-(Zyban®)-Tabletten oder Vareniclin-(Champix®)-Tabletten zurückgegriffen werden. Die Kombination Psychotherapie-Pharmakotherapie ist hier wirksamer als nur eine Behandlungsform.

Für die Rückfall-Prävention bei Alkohol- und Opioidabhängigkeit existieren auch Arzneimittel. Deren Anwendung wird in Deutschland selten genutzt. Sie ist nur mit begleitender Psychotherapie sinnvoll.

INFO 147 / T

Medikation bei Demenzen

Medikamente bei kognitiven und nicht kognitiven Symptomen der Demenz
(nach Forstmeier & Maercker, 2008, aktualisiert 2013, Poser & Roscher)

Störung	Substanzgruppe	Beispiele	Wirkmechanismus	Nebenwirkungen
Kognitive Störungen	Cholinesterase-hemmer	Donezepil Rivastigmin Galantamin	Hemmung des Abbaus von Acetylcholin, seine höhere Konzentration verbessert die Kommunikation cholinerger Neurone	Übelkeit, Durchfall, Erbrechen
	NMDA-Antagonisten	Memantine	Blockade der Glutamats-rezeptoren Dauerreizung an diesen Rezeptoren wird abgebaut	Schwindel, innere und körperliche Unruhe, Übererregbarkeit
	Nootropika	Piracetam Dihydroergotoxin (Mutterkorn-alkaloid)	Unspezifische Steigerung des neuronalen Stoffwechsels	Schwindel- und Schwächegefühl, Blutdrucksenkung, Änderung der Herzrate
	Kalzium-Antagonisten	Nimodipin	Blockade des Kalzium Einstroms in geschädigte Nervenzellen	
Unruhe Agitation Schlafstörungen	Niederpotente Neuroleptika	Prometazin Promazin Melperon Pipamperon	Primär sedierende Wirkung	Vegetative Nebenwirkungen wie Mundtrockenheit, Obstipation, Bluthochdruck, bei Langzeitanwendung Bewegungsstörungen
	Benzodiazepine	Diazepam Temazepam Lormetazepam Clomethiazol	Verstärkung der GABA-Stoffwirkung	Sedierung, Müdigkeit Benommenheit, Konzentrationsstörungen, Gedächtnisstörungen, Schlafstörung, Schwindel, Koordinationsstörung, paradoxe Wirkung, Sucht
Wahn Halluzinationen	Hochpotente Neuroleptika	Haloperidol Risperidon	Blockade vom Dopaminrezeptor	Extrapyramidale Bewegungsstörung, Schwindel, dann Sedierung
Depression	SSRI	Sertralin Citalopram	Hemmung der Serotonin-Wiederaufnahme	Unruhe, Sedierung, Schlafstörung, Zittern, Übelkeit, Gewichtszunahme
	MAO-Hemmer	Moclobemid	Hemmung des Abbaus von Neurotransmitter und durch das Enzym MAO	Unruhe, Schlafstörungen, Zittern, Schwitzen, Störung der Blutdruckregulation
	Trizyklische Antidepressiva	Doxepin	Auswirkungen auf verschiedene Neurotransmittersysteme	Mundtrockenheit, Obstipation, Tachykardie, Sedierung, Schwindel, Zittern, Schwitzen, kognitive Beeinträchtigung

INFO 148 /

Zentral wirksame Substanzen zur Behandlung von Sexualstörungen

Pharmakotherapeutische Überlegungen zu Sexualstörungen

Bevor psycho- oder pharmakotherapeutische Interventionen bei Sexualstörungen erwogen werden, sollte sich jeder Behandler darüber klar sein, dass psychische Krankheiten (z. B. Depressionen), Suchtstoffe (z. B. Opioide) und Arzneimittel (SSRIs = selektive Serotonin-Reuptake-Inhibitoren) die Ursache sein können. Oft ist es wichtiger, diese teilweise ausschaltbaren Ursachen zu beseitigen, als spezifische sexualtherapeutische Maßnahmen anzuwenden. Unabhängig von der Ursache sind einige pharmakotherapeutische Eingriffe möglich. Diese müssen aber immer psychotherapeutisch begleitet oder initiiert werden. Gesicherte Interaktionen zwischen beiden Therapieformen sind den Autoren nicht bekannt, jedenfalls keine auf empirischer Grundlage. Daher seien hier nur die möglichen Pharmakotherapien genannt:

(1) **Arzneimittel zur Behandlung der männlichen erektilen Dysfunktion.** Hier sind vier 5-Phosphodiesterase-Hemmer zu nennen: Sildenafil (Viagra®), Tadalafil (Cialis®), Vardenafil (Levitra®) und Avanafil (Spedra®). Diese Arzneimittel wirken nur bei Männern und nur peripher. Sie haben Kontraindikationen, Nebenwirkungen, und sie werden gelegentlich missbraucht.

(2) **Arzneimittel zur Verstärkung der Libido bei Männern und Frauen.** Hier sind vor allem Dopamin-Agonisten wie Levodopa (mit Decarboxylas-Hemmstoff) oder Ropinirol zu nennen. Als Nebenwirkungen werden Impulskontrollstörungen, Einschlafneigung und Übelkeit (selten Erbrechen) beobachtet. Zahlreichen anderen Arzneimitteln und Nahrungsmitteln wird dieser Effekt ebenfalls zugeschrieben, ohne zwingenden empirischen Nachweis. Hier spielt auch der Placeboeffekt eine Rolle.

(3) **Androgen-Antagonisten** bewirken eine Triebdämpfung bei Sexualstraftätern und männlicher Hypersexualität, z. B. bei Pädosexuellen. Als Substanzen sind die direkten Androgen-Rezeptor-Antagonisten zu nennen, vor allem Cyproteronacetat (Androcur®) und Flutamid (Flumid®). Diese Arzneimittel schalten eine wesentliche Funktion im männlichen Hormonhaushalt aus (»chemische Kastration«, ihre Wirkung ist allerdings nach dem Absetzen reversibel). Sie haben erhebliche Nebenwirkungen (Potenzverlust, Libidoverlust, Knochentkalkung). Sie dürfen daher nur in Ausnahmefällen und mit vollem Einverständnis des Betroffenen verabreicht werden. Ihre Anwendung erfordert stets eine sorgfältige Überwachung und eine psychotherapeutische Betreuung. Das gilt ebenso für Goserelin und Parallelpräparate; sie sind GnRH-Analoga. Die Substanzen hemmen bei längerer Verabreichung (als Depotspritze) die Freisetzung männlicher Sexualhormone.

(4) **Arzneimittel zur Milderung der Ejakulatio präcox bei jungen, sexuell übererregbaren Männern.** Dies ist mit SSRIs (selektiven Serotonin-Reuptake-Inhibitoren) wie Sertralin oder Citalopram möglich. Die Wirkung setzt schnell ein und ist reversibel. Die Indikation ist bei beiden Substanzen nicht amtlich zugelassen. Wegen des geringen Nebenwirkungsrisikos verschreiben sie aber viele Ärzte »off label«, d. h. außerhalb der offiziellen Indikation Depression.

KAPITEL 30

Der Notfall: Was tun bei somatogenen und psycho-motorischen Anfällen, bei Gewalt- oder Suizidandrohungen?

Dietrich Roscher

Vorgehen bei somatogenen und psychogen-motorischen Anfällen

Während der Therapiesitzungen oder in einem anderen therapeutischen Setting (Psychiatrische Klinik, Reha u. Ä.) kann es vorkommen, dass Patienten einen sogenannten »Anfall« erleiden. Es handelt sich dabei um spezielle Störungen und Situationen, mit denen Psychologische Psychotherapeuten in niedergelassenen Praxen und Institutionen konfrontiert werden und denen sie signifikant häufig begegnen. Oft hindert sie die Unkenntnis der biologischen und klinischen Prozesse daran, kompetent zu handeln. Um die Wahrscheinlichkeit für derartige »Anfälle« bei ihren Patienten gering zu halten, beschränken sich manche Therapeuten auf kognitive Umstrukturierungen, verzichten auf Expositionsübungen, brechen Übungen übereilt ab und löschen damit nicht das Symptom, sondern halten es aufrecht oder verstärken es sogar. Auch Konfrontationen werden vermieden und Konflikte unzulänglich bearbeitet.

Kenntnisse über Pathophysiologie und Klinik der Anfall-Situationen, über Leitsymptome der Störungen, die Auslöser der Symptome und mögliche und notwendige Interventionen sind für Therapeuten, aber auch für Patienten wichtig. Derartiges Wissen verringert die Angst und ermöglicht kompetentes Handeln.

Die folgenden Situationen werden von Psychotherapeuten häufig als verunsichernd wahrgenommen. Primär sind es:

- ▶ Atemnot und Hyperventilation
- ▶ epileptische und psychogene Anfälle
- ▶ Störungen des Herz-Kreislauf-Systems
- ▶ psychischer Schock
- ▶ Schwindelattacken

Zudem können Notfälle auftreten, die mehr den psychiatrischen Störungen zuzuordnen sind. Dies sind:

- ▶ akute Verwirrtheits- und Erregungszustände
- ▶ beginnende Psychosen
- ▶ durch psychotrope Substanzen induzierte Notfälle (bei Intoxikationen und Entzugssymptomen)

- impulsiv-aggressives Verhalten in der Therapie mit Gewalthandlungen
- Suizidandrohung bzw. Suizidgefährdung des Patienten

Kenntnisse der Störungen, ihrer Abläufe und Interventionsmöglichkeiten sollen in Verbindung mit den Vorgehens-Checklisten erarbeitet werden, damit ein adäquater und möglichst professioneller Umgang mit diesen Problemen möglich ist.

Die Mehrzahl der vorgestellten Notfälle ist durch »talking down« und minimale Interventionen zu beherrschen. Viele »Anfälle« bedürfen einer längerfristigen psychotherapeutischen Behandlung, auch Psychoedukation oder erneute Expositionen sind indiziert. Akute Notfälle können sich jedoch auch in einer therapeutischen Situation ergeben und verlangen immer der ärztlichen Notfallbehandlung. Therapeuten sollten die Durchführung der stabilen Seitenlage und der sogenannten ABCD-Regelung beherrschen und die auch anwenden. Auch Polizei und Feuerwehr sind bei psychiatrischen Notfällen zur Hilfe zu holen.

Das hierzu notwendige Basiswissen zeigen die vorgestellten Informationsblätter (Checklisten). Sie folgen dem Schema:

- Leitsymptome der Störung: was ist wahrzunehmen
- Auslösefaktoren der Störung: Welche Faktoren bewirken die Störungen
- Interventionen bei dieser Störung: Was kann der Therapeut tun

Therapeuten sollen in der Lage sein, durch Kenntnis der Abläufe und praktische Handhabung der Interventionen kompetent und lebensrettend zu handeln.

Atemnot und Hyperventilation

INFO 149/Das Hyperventilationssyndrom. Das Arbeitsblatt soll veranschaulichen, dass bei dem Hyperventilationssyndrom Interventionen selten notwendig sind, der Notarzt nicht nötig und Medikation eher ein Verstärker der Angst ist.

INFO 150/Das akute Atemnotsyndrom. Das akute Atemnot Syndrom, das als akute Ateminsuffizienz zumeist durch Blockade der Atemwege oder als akuter Asthmaanfall, das Asthma bronchiale, vorliegt, wird in der Checkliste in seiner unterschiedlichen Bedeutung dargestellt und kann bei der Ateminsuffizienz einen Notfall (Herzstillstand) bewirken.

Epileptische und psychogene Anfälle

INFO 151/Grand mal-Anfall. Es wird oft befürchtet, dass aus einer Hyperventilationstetanie oder einem Erregungszustand ein epileptischer Anfall entstehen könnte. Die Erstmanifestation eines generalisierten tonisch-klonischen Krampfanfalls in der psychotherapeutischen Praxis ist jedoch äußerst selten. Zumeist gibt es eine Vorgeschichte und der Therapeut kann sich hierauf einstellen. Das Informationsblatt gibt Hinweise, wie sich dabei der Therapeut verhalten sollte.

INFO 152/Der fokale psychomotorische Anfall. Dieser Anfalltyp dauert nur wenige Minuten und die Ansprache des Patienten ist bald möglich. Symptome wie illusionäre Verkennung, Denkstörungen und Bewusstseinstrübungen sind oft irreführend bezüglich schwerer psychiatrischer Erkrankungen. Es gilt die Regel, analog zum »grand mal« zu verfahren.

INFO 153/Der sogenannte Kleine Anfall (Absencen). Bei der Absence ist »Erste Hilfe« nicht notwendig. Die kurzfristigen Bewusstseinstrübungen irritieren den Therapeuten häufig. Zumeist hat der Patient Vorerfahrung. Abzugrenzen ist diese neurologische Störung von den Dissoziationsstörungen.

INFO 154/Der psychogene Anfall. In der psychotherapeutischen Praxis ist dieser Anfallstyp häufiger denn der epileptische Anfall. Er tritt eher in psychischen Konfliktsituationen auf sowie bei internen Stimuli. Es sollte bei den Interventionen wie beim Ablauf »grand mal« verfahren werden.

Herz-/Kreislauf-Störungen

INFO 155/Herzphobische Störung/Panikattacke. Bei Angsterkrankungen ist die herzphobische Störung ein bekanntes Symptombild. Es handelt sich um einen akuten »Herzanfall« ohne Herzstillstand mit Angstzuständen und sich ausbreitenden phobischen und hypochondrischen Beschwerden. Dieses Störungsbild ist analog zur Panikattacke zu behandeln.

INFO 156/Ohnmachtsanfall und Schwindelattacke. Der Ohnmachtsanfall (vagovasale Synkope) ist eine kreislaufbedingte Störung und kann in der Therapie/Praxis oft beobachtet werden. Schwindelattacken sind dagegen keine kreislaufbedingten Störungen, die Symptome und Interventionen sind ähnlich.

INFO 157/Der Angina-pectoris-Anfall. Der Angina-pectoris-Anfall ist eine Minderdurchblutung des Herzmuskels ohne bleibende Schädigung des Muskelgewebes. Er ist deshalb vorübergehend und Patienten sind selten gefährdet. Er kann in therapeutischen Konfliktsituationen auftreten. Angina-pectoris-Anfälle über 20 Minuten sind Notfälle.

INFO 158/Der Herzinfarkt. Grundsätzlich bedarf der Herzinfarkt der notfallmäßigen klinischen Behandlung. Therapeuten können jedoch die Lage des Patienten kurzfristig verbessern durch aufrechte Lagerung, beruhigende Gespräche, gegebenenfalls ein Benzodiazepin-Aerosol. Furcht und Schmerz vertiefen sonst das Infarktgeschehen.

INFO 159/Der Herzstillstand. Bei Anzeichen für einen akuten Herzstillstand muss sofort eine Herz-Lungen-Reanimation durchgeführt werden. Dies ist lebenserhaltend. Die Durchführung der ABCD-Regel ist überlebenswichtig.

Psychiatrische Störungen

INFO 160/Der akute Erregungszustand. Das Ist ein Zustand starker innerer und/oder äußerer Erregtheit, meist ohne adäquate Ursache. Synonyme sind psychomotorischer oder psychogener Erregungszustand, Katatone Erregung (psychomotorische Erschlaffung). Dies kann ein psychiatrischer Notfall sein.

INFO 161/Der akute Verwirrtheitszustand. Dies ist eine Notfallsituation, gekennzeichnet durch die Unfähigkeit des Patienten, mit gewohnter Geschwindigkeit und Klarheit zu denken sowie sich in Bezug auf Zeit, Raum und Situation ausreichend zu orientieren (Bewusstseinstrübung mit Denkstörung).

Gewalt- und Suizidandrohungen

INFO 162/Aggressive und gewalttätige Patienten. Plötzliche gewalttätige Handlungen bei Personen, von denen eine körperliche oder psychiatrische Erkrankung (noch) nicht bekannt ist und Symptome des psychomotorischen Erregungszustandes nicht unmittelbar sichtbar sind. Für die Praxis eine erhöhte Bedrohung und als Notfall einzuordnen.

INFO 163/Suizidales Verhalten/Suizidversuch. Suizidalität meint alle Denk- und Verhaltensweisen, durch die der eigene Tod angestrebt oder als mögliche Konsequenz in Kauf genommen wird. Suizidversuche erfolgen in selbstmörderischer Absicht, enden aber nicht tödlich. Die Checkliste zeigt Ursachen und Interventionsmöglichkeiten auf.

INFO 164/Kurzfristige Strategien. Das Einüben von Handlungsabläufen im Ernstfall ist sinnvoll. Die Kenntnis von psychopathologischen Abläufen bei Störungsbildern sowie Kenntnisse des Störungsverhaltens selbst sind nötig, um der konkreten Störungssituation adäquater begegnen zu können.

INFO 165/Strukturelle Strategien. Anfallsstörungen, Herz-Rhythmusstörungen und psychiatrische »Notfälle« sind in der psychotherapeutischen Praxis selten ein »überfallartiges Geschehen«. Der Therapeut kann sich zumeist auf diese Situationen einstellen, denn sie haben eine längere Krankengeschichte. So können auch »schwierige Fälle« eingeordnet und behandelbar werden.

Quellennachweis

Die in diesem Kapitel verwendeten Arbeitsblätter stammen größtenteils aus: Roscher, D. (2014). Der Notfall: Was tun bei somatogenen und psycho-motorischen Anfällen, bei Gewalt- oder Suizidandrohungen? In H. H. Stavemann (Hrsg.), KVT-Praxis. Strategien und Leitfäden für die Integrative KVT (3. Aufl.). Weinheim: Beltz.

INFO 149 / T

Das Hyperventilationssyndrom

Körperliche Symptome des akuten Hyperventilationssyndroms

- Atembeklemmung
- Zwang, schnell und tief zu atmen
- Atemnot, Engegefühl über der Brust
- Druck auf der Brust, Brustschmerzen
- Herzklopfen und Herzrasen, Herzschmerzen
- Gefühllosigkeit der Hände (Fingerspitzen)
- Kribbeln und Zittern an den Händen
- Kribbeln um den Mund, taube Lippen
- Zuschnüren der Kehle (Globusgefühl)
- Verkrampfung der Hände (Pfötchenhaltung)
- Muskelschmerzen, motorische Störungen
- Druck im Kopf und Oberbauch
- Benommenheit, Übelkeit
- Sehstörungen
- Angst, ohnmächtig zu werden, eventuell Ohnmacht
- Todesangst

Körperliche Symptome des chronischen Hyperventilationssyndroms
Gastrointestinale Symptome:

- Oberbauchbeschwerden: Meteorismus, Aufstoßen, Flatulenz und Schluckbeschwerden

Vegetative und psychische Symptome:

- Müdigkeit, Schläfrigkeit, Konzentrationsstörungen, Vergesslichkeit
- Schwitzen, Harndrang

Psychische Symptome des Hyperventilationssyndroms

- Unruhe, Ängstlichkeit
- Eindruck zu ersticken

Auslöser

- Angstgedanken, Schmerzreize u. a.

Interventionen

- Rückatmung (Ein- und Ausatmen in eine Plastik- oder Papiertüte)
- Talking down
- beruhigen und psychoedukativ entängstigen
- Akutsituation: anxiolytische Medikation nicht notwendig

INFO 150 /

T

Das akute Atemnotsyndrom

Der akute Asthmaanfall (Asthma bronchiale)
Körperliche Symptome

- Eindruck, zu ersticken
- Atemnot, Engegefühl in der Brust
- beschleunigtes Atmen, Kurzatmigkeit
- Ausatmung erschwert und verlängert
- Ausatmung pfeifend
- erhöhte Herzbelastung

Leichter Anfall:

- Symptome wie bei Hyperventilation (Unruhe, Tetanie)

Schwerer Anfall:

- kalter Schweiß
- Verfärbung von Haut und/oder Schleimhäuten (Zyanose)
- Sprechschwierigkeiten
- Pulsbeschleunigung (Tachykardie)

Psychische Symptome

- Angst und Unruhe
- Müdigkeit, Verwirrung
- Hilflosigkeit
- Todesängste

Auslöser

- hauptsächlich seelische Belastungen
- Allergenexposition durch Medikamente, Inhalationsallergene
- Kaltluft, Reize wie Rauchen, Lachen
- Infektion der Atemwege
- körperliche Anstrengungen

Interventionen

Zuallererst beruhigen und entängstigen über den Kontakt mit dem Patienten. Ruhig ausatmen lassen, entspannte Körperhaltung nach vorn gebeugt, notfalls Besprechen und Gabe von Medikation (Aerosole).
Eine Beendigung des akuten Asthmaanfalles ist gut möglich. Bei Fortbestehen der Symptomatik über einen längeren Zeitraum (»status asthmaticus«) muss der **Notarzt** gerufen werden, da durch Kreislaufversagen ein tödlicher Ausgang möglich ist.

Grand mal-Anfall

Ablauf und Symptome des generalisierten tonisch-klonischen Anfalls (grand mal)

Tage vor dem Anfall:

- gereizte Stimmung, Kopfschmerzen, vegetative Störungen

Akut vor dem Anfall:

- eventuell Aura, d. h. Vorahnung auf allen Sinnesebenen

Anfallsgeschehen:

- Blickwendung zur Seite und nach oben
- plötzliche Bewusstlosigkeit
- plötzliches Stürzen, manchmal mit Initialschrei
- möglicher Atemstillstand
- tonische Verkrampfungsphase mit Erstarrung des Rumpfes und der Extremitäten
- klonische Phase (nach 10 bis 20 Sekunden), mit Zittern am ganzen Körper
- Steigerung des Zitterns bei gleichzeitigen Beugezuckungen der Extremitäten
- auch Zuckungen des Rumpfes und des Kopfes
- Speichel rinnt aus dem Mund
- lateraler Zungen- und/oder Wangenbiss
- mögliche Blutung aus dem Mund
- Urin- und Stuhlabgang

Postiktale Phase

- Entspannung von Rumpf und Extremitäten
- postiktale Schlafphase, Patient nur schwer erweckbar
- beim Erwachen ist Patient verwirrt
- Kopf- und Muskelschmerzen

Akute Auslöser

- Alkohol- und Medikamentenentzug (Benzodiazepine, Barbiturate)
- Medikamenteneinnahme (Neuroleptika, trizyklische Antidepressiva)
- diabetogene Unterzuckerung (Hypoglykämie)
- Schlafentzug
- Ermüdung
- Blitzlicht, Flimmerlicht
- Hyperventilation bei Provokation
- emotionale Erregung und Anspannung

INFO 151/

Grand mal-Anfall

Interventionen während des Anfalles:

- versuchen, den Patienten noch hinzulegen
- die Lage des Betroffenen **nicht** ändern
- gefährdende Gegenstände entfernen
- Krampferscheinungen nicht unterdrücken
- verkrampfte Fäuste nicht öffnen
- zuckende Arme und Beine nicht festhalten
- keinesfalls gewaltsam Mund öffnen
- soweit als möglich Kleidung lockern
- Anfallsgeschehen beobachten, Zeit kontrollieren
- Patient nicht allein lassen, solange der Anfall andauert (auch nicht, um zu telefonieren)
- dauert der Anfall länger als 5 bis 10 Minuten: Gefahr des »status epilepticus«, **Notarzt rufen**

Nach dem Anfall:

- feststellen, ob Patient bewusstlos ist
- Atemkontrolle, notfalls Beatmung
- Seitenlagerung
- bei Erregungszustand: unkontrollierte Handlungen ausführen lassen, nicht mit Gewalt festhalten
- in der Nähe bleiben
- Beruhigen des Patienten

INFO 152 / Der fokale psychomotorische Anfall

T

Ablauf der Symptome des fokalen psychomotorischen Anfalls

- dauert meist nur wenige Minuten an
- Bewusstseinstrübung
- oft orale Automatismen
- Angst und Erschrecken
- illusionäre Verkennung
- eventuell Halluzinationen
- Denkstörungen und Amnesien
- Entfremdungseindruck (»Jamais-vu«)
- Vertrautheitseindruck (»Déjà-vu«)
- traumartiger Zustand
- Glücksgefühl

Interventionen

- unmittelbare Intervention ist nicht nötig
- Kontakt herstellen nach Beendigung des Anfalls
- bei motorischen Bewegungen und sinnlosen Handlungen keine Intervention notwendig
- Patienten unterstützen und begleiten
- dauert der Anfall an (»status psychomotoricus«), **Notarzt rufen**

INFO 153 /

T

Der sogenannte Kleine Anfall (Absencen)

Symptome der Absencen

- abrupte Bewusstseinspause mit Verwirrung, keine Ohnmacht
- keine raptusartigen Stürze, Patient bleibt zumeist sitzen
- Ausführung von Automatismen
- unbegründete Verhaltensänderungen
- keine postiktale Phase

Auslöser

Absencen können durch Hyperventilation und/oder emotionale Erregung ausgelöst werden, aber auch bei Erschöpfung und Übermüdung auftreten. Zumeist setzen die Symptome im Sitzen ein. Differentialdiagnostisch ist eine hirnorganische Absence schwer von Dissoziationszuständen zu unterscheiden. Stereotypien und vegetative Symptome sind diagnostische Hinweise auf eine Absence.

Interventionen

- unmittelbare Intervention nicht nötig
- versuchen, Kontakt herzustellen
- bei Erstmanifestation neuropsychiatrische Abklärung

INFO 154 /

T

Der psychogene Anfall

Symptome des psychogenen Anfalls

Einige Symptome des psychogenen Anfalls sind häufig analog dem des »grand mal«, so u. a.

- plötzliche Bewusstlosigkeit
- möglicher Atemstillstand
- tonische Verkrampfungsphase mit Erstarrung des Rumpfes und der Extremitäten
- klonische Phase (nach 10 bis 20 Sekunden), mit Zittern am ganzen Körper
- Steigerung des Zitterns bei gleichzeitigen Beugezuckungen der Extremitäten
- auch Zuckungen des Rumpfes und des Kopfes
- Speichel rinnt aus dem Mund
- mögliche Blutung aus dem Mund
- Urin- und Stuhlabgang

Differentialdiagnostisch ist jedoch zu beobachten, dass der Patient, der einen psychogenen Anfall hat,

- nur extrem selten abrupt stürzt, es ist eher ein Gleiten
- im Anfall die Augen schließt, der Epileptiker sie fast immer offen hat
- keine starren Pupillen aufweist
- sich auf die Zungenspitze beißt und nicht lateral auf den Zungenrand
- seltener einnässt als der Epileptiker
- oft eine tonische Verkrampfung mit Überstreckung der Wirbelsäule (arc de circle) zeigt

Auslöser

Auslöser können hier psychische Konfliktsituationen sein, die an die Stelle der Problembearbeitung treten, sowie interne Reize.
Zudem tritt der psychogene Anfall immer situationsgebunden auf und fast nie ohne Beobachter.

Interventionen

Da die Differentialdiagnose »psychogener Anfall« auch für Fachärzte nicht immer leicht zu stellen ist, sollte wie bei dem »grand mal« verfahren werden: Bei längerer Dauer des Anfalls sollte ärztliche Hilfe in Anspruch genommen werden. Dies ist aber sehr selten notwendig.

INFO 155 /

Herzphobische Störung/Panikattacke

Körperliche Symptome der Panikattacke

- schnelle flache Atmung (Hyperventilation)
- Brustschmerzen
- Kribbelgefühle
- Tinnitus, Ohrensausen
- eventuell Hyperventilationstetanie
- Ohnmacht
- Schwitzen, Hitze- und Kältegefühl
- Übelkeit
- Zittern
- Blutdrucksteigerung
- Schwindel
- Kopfschmerzen
- Globusgefühl
- Hitzewallungen
- Kälteschauer
- motorische Unruhe
- Herzrasen
- unregelmäßiger Herzschlag

Psychische Symptome

- anfallsartige Angst
- Todesangst und Vernichtungsbefürchtungen
- Phobien, vor allem Herzphobien
- Depersonalisation, Derealisation

Auslöser

- interne Reize
- Medikamenten-, Alkohol- und Drogenabusus
- angstneurotische Erkrankungen
- akut belastende Lebensereignisse
- posttraumatische Belastungen

Interventionen

- zu einer ruhigen Atmung anleiten
- selbst ruhig bleiben und dadurch Patienten emotional entlasten
- Realitätsprüfung

INFO 156 /

Ohnmachtsanfall und Schwindelattacke

Körperliche Symptome der vagovasalen Synkope/Schwindelattacken

- »Liftgefühl«, Unsicherheitsempfinden, Benommenheit, Fieber
- Übelkeit, Erbrechen
- Hörverluste, Tinnitus
- Schwarzwerden vor den Augen, Schwindel, Schwäche
- Puls langsam und schwach, kurze Bewusstlosigkeit
- Sturz

Auslöser

- Wechsel von liegender in aufrechte Position
- warme, überfüllte Räume
- Schreck
- Schmerz
- gedachte und/oder erlebte unausweichliche Bedrohung
- Intoxikationen
- zerebrale Durchblutungsstörungen (Herzrhythmusstörungen)
- Bluthochdruck
- Entzündung im Innenohr
- Angst
- psychogener Schock

Interventionen

- Flachlagerung
- beruhigen durch Kontaktaufnahme
- nicht auskühlen lassen, zudecken
- Sauerstoffzufuhr durch frische Luft
- Puls in regelmäßigen Abständen überprüfen
- bei Sturzverletzungen: selbst versorgen oder Notarzt rufen

Dauert die Ohnmacht länger als eine Minute an, ist eine Notfallversorgung notwendig:

- Rückenlage für mögliche Beatmung
- Atmung und Kreislauf regelmäßig überprüfen
- **Notarzt rufen**

INFO 157 /

T

Der Angina-pectoris-Anfall

Ein Angina-pectoris-Anfall ist eine Minderdurchblutung des Herzmuskels ohne bleibende Schädigung des Muskelgewebes.

Körperliche Symptome

- starker Druck oder heftiger Schmerz hinter dem Brustbein, ausstrahlend in den linken Arm, manchmal auch in den rechten Arm, Rücken, Hals, Unterkiefer, Bauch
- starkes Engegefühl in der Brust
- Atemnot
- Schockzeichen:
  - kalter Schweiß, feuchtkühle Extremitäten, blassfahles Gesicht
  - Übelkeit und Erbrechen
  - wechselnde Pulsqualität
  - Unruhe, Vernichtungsbefürchtungen, Todesangst

Auslöser

- körperliche Anstrengung, Aufregung
- Kälteeinfluss
- reichliche Nahrungsaufnahme

Interventionen

- Lagerung in Sitzhaltung
- beruhigen
- Notarzt rufen
- für Wärmeerhaltung sorgen
- eventuell Nitrospray einsetzen
- Aerosole geben

Dauert der Angina-pectoris-Anfall länger als 15 bis 20 Minuten, ist von einem **Herzinfarkt (Myokardinfarkt)** auszugehen und der **Notarzt** zu rufen.

INFO 158 /

Der Herzinfarkt

Wie beim Angina-pectoris-Anfall kommt es beim Myokardinfarkt zu einer Minderdurchblutung des Herzmuskels, jedoch nachfolgend zum **Untergang** eines umschriebenen Herzmuskelbezirks.

Körperliche Symptome

- starker Druck oder heftiger Schmerz hinter dem Brustbein, ausstrahlend in den linken Arm, manchmal auch in den rechten Arm, Rücken, Hals, Unterkiefer, Bauch
- starkes Engegefühl in der Brust
- plötzliche und starke Atemnot
- Schockzeichen:
  - kalter Schweiß, feuchtkühle Extremitäten, blassfahles Gesicht
  - Übelkeit und Erbrechen
  - wechselnde Pulsqualität
  - Unruhe, Vernichtungsbefürchtungen, Todesangst

Cave: Bei Frauen sind auch Leitsymptome gegeben, die oft unauffällig sind:

- Übelkeit und Erbrechen
- Bauchschmerzen
- lumbale Rückenschmerzen

Die Symptome sind analog dem Angina-pectoris-Geschehen, jedoch sind die Schmerzen sehr viel intensiver. Die Vernichtungsbefürchtungen sind ausgeprägter. Der Anfall dauert länger an. Die Wirkung von Nitropräparaten ist nicht gegeben.

Auslöser

- körperliche Anstrengung, Aufregung
- Kälteeinfluss
- reichliche Nahrungsaufnahme
- Schlafapnoe

Interventionen

- **auf jeden Fall: Notarzt rufen!**

Kurzfristige Interventionen:

- Patienten zur besseren Atmung aufrichten
- beruhigen und Kontakt halten
- Medikamente (Benzodiazepine als Liquid oder Spray) zur Beruhigung geben

INFO 159 /

T

Der Herzstillstand

Bei Anzeichen für einen akuten Herzstillstand muss sofort eine Herz-Lungen-Reanimation durchgeführt werden.

Körperliche Symptome

- Bewusstlosigkeit
- Atemstillstand
- kein tastbarer Puls
- blassgraue, kalte Haut
- maximal weite, lichtstarre, entrundete Pupillen

Interventionen

Es sollte die ABCD-Regel durchgeführt werden:

A	B	C	D
Atmung	**Beatmung**	**Cirkulation**	**Drugs (Medikamente)**

Atmung:

- Atemwege freimachen
- Entfernen von Fremdkörpern aus Mund- und Rachenbereich
- Kopf überstrecken und Unterkiefer nach vorn und oben ziehen

Beatmung:

- von Mund zu Mund oder
- von Mund zu Nase

Cirkulation: Bei jedem Herzstillstand sollte mit Faustschlag auf das Brustbein und mit Herzmassage begonnen werden:

- Patient auf harte Unterlage lagern
- Druckpunkt unteres Brustbeindrittel
- Massagefrequenz sind 80 Drücke pro Minute
- nach 15 Druckmassagen folgen zwei Beatmungen

Drugs (Medikamente): kommen für den Therapeuten nicht infrage, sofern er nicht Arzt ist.

Auf jeden Fall: Notarzt rufen!

INFO 160 /

T

Der akute Erregungszustand

Zustand starker innerer und/oder äußerer Erregtheit, meist ohne adäquate Ursache.
Synonyme: **psychomotorischer Erregungszustand, psychogener Erregungszustand, katatone Erregung**

Leitsymptome

- motorische Unruhe: Umherlaufen, Treten, Um-sich-Schlagen bis hin zum Bewegungssturm, Toben, verbale Aggression, Rededrang
- Angst und Spannungsgefühle: Zusammenbeißen der Zähne, starre Haltung
- Wahrnehmungsstörung: Illusionäre Verkennung, Verwirrtheit, Euphorie
- vegetative Begleitsymptome: Tachykardie, Harndrang, Zittern, Schwitzen, Erbrechen

Auslöser

- Durchgangssyndrom im Rahmen einer exogen bedingten organischen Psychose, z. B.: Intoxikation, Drogenentzug, Alkoholabusus und Entzug, Medikamenteneinwirkung und v. a. Medikamentenentzug
- Hirntumor, Epilepsie, Schädel-Hirn-Trauma
- internistische Erkrankungen (z. B. Hypoglykämie bei Diabetes, Hyperthyreose)
- vorausgegangene schwere Konfliktsituationen oder ungewöhnlich starke psychische Belastung bei verminderter seelischer Belastbarkeit
- andere psychiatrische Störungen, bei denen kurzzeitig der oben genannte Symptomkomplex auftritt: Delir, Psychosen (Manie, Schizophrenie) und Persönlichkeitsstörungen (z. B. Borderline-Störung)

Interventionen

- Abstand halten, physisch und psychisch
- keine Gewalttätigkeiten akzeptieren – notfalls Konsequenzen in Aussicht stellen
- geduldige Kontaktaufnahme, in ein Gespräch verwickeln, für Anwesenheit von Dritten sorgen
- eine Weiterbehandlung durch einen Notarzt bzw. eine Aufnahme in eine psychiatrische Ambulanz organisieren
- Kränkungen, Beschimpfungen ertragen, sie weder persönlich nehmen noch dagegen argumentieren, auch nicht gegen wahnhafte Vorstellungen
- dem Patienten mit Respekt begegnen, ihn nicht abwerten
- notwendige Maßnahmen ruhig und sachlich erklären
- klare Anweisungen geben, Alternativentscheidungen anbieten

INFO 161 /

T

Der akute Verwirrtheitszustand

Der akute Verwirrtheitszustand ist eine Notfallsituation.

Leitsymptome

- verminderte Wachheit (Vigilanz) und Klarheit des Bewusstseins
- mangelnde Orientierung (Situation, Zeit und Ort), Gedächtnis- und Denkstörungen
- Sprache zeitweise zusammenhangslos, mit Neigung zum Haften oder zur Wiederholung
- gestörte Wahrnehmung
- gestörter Schlaf-Wach-Rhythmus
- Angst, Misstrauen
- motorische Unruhe (zielloses Umhergehen)

Auslöser

- überwiegend organische Ursachen: Herz-Kreislauf-Störungen (z. B. Herzrhythmusstörung, Synkope), Stoffwechselstörungen, Hormonstörungen; Erkrankungen des Gehirnes (z. B. Schlaganfall, Schädel-Hirn-Trauma); körperliches Trauma (Unfall, Operation); Vergiftungen, Sauerstoffmangel, Arzneimittelnebenwirkung, Entzugssyndrome; Unterkühlung, Überhitzung, Fieber sowie seelisches Trauma, Altersdepression, Altersparanoia

Verlauf

- Postoperativ und nach ausreichender Behandlung der körperlichen Ursachen ist die akute Verwirrtheit rasch reversibel.

Differentialdiagnose

- akutes Delir, psychogener Schock, psychogener Anfall

Interventionen

... bei erstmaligem Auftreten (im nicht-stationären Bereich)

- konsequent, aber taktvoll nach Alltagsrealitäten fragen
- auf Nachfragen des Patienten Begründung für diese Intervention geben
- langsam und verständlich mit dem Patienten sprechen
- den Patienten nach seinem Befinden, eventuellen Schmerzen oder anderen Symptomen fragen
- nach vorangegangenen Krankheiten, erschütternden Ereignissen und Medikamenten- oder Drogenkonsum fragen, medizinische Abklärung veranlassen

... bei fortschreitender Verschlechterung

- beruhigen
- Lagerung vornehmen
- Kreislauf- und Atemfunktion überprüfen
- Rettung verständigen und den Patienten über die getroffenen Maßnahmen informieren

... im stationären Bereich

- rasch medizinische Abklärung veranlassen
- Vertrautheit herstellen (Verwandte, Körperkontakt, Musik)
- Stress vermeiden, für ausreichende Ruhe sorgen
- für Rhythmus und Kontinuität der Betreuung sorgen
- Aufklärung der Angehörigen

INFO 162 /

T

Aggressive und gewalttätige Patienten

Leitsymptome der unmittelbar bevorstehenden Gewalt/Aggression

- verbale Ankündigung von Aggression
- trotziges, rebellisches Verhalten
- Sprachveränderungen (laut, fluchend, drohend)
- Verharren in einer unbequemen Körperhaltung (z. B. zum Sprung bereit in einer Ecke sitzend, Hände verschränkend)
- hyperkinetisches Verhalten
- Festhalten von gefährlichen Gegenständen

Risikofaktoren

- Alkohol- und Drogenmissbrauch
- verbale Gewaltbereitschaft
- geistig und körperlich behinderte Kinder/Jugendliche oder Kinder/Jugendliche aus verwahrlostem Milieu
- junge Angehörige einer sozialen Randgruppe
- Symptome des akuten Erregungszustandes
- psychotische Symptome (Verfolgungswahn, schizoaffektive Erkrankungen)
- intensive psychotherapeutische Arbeit mit Auftreten von intensiven Übertragungsphänomenen
- Borderline- oder antisoziale Persönlichkeiten
- hirnorganisches Psychosyndrom
- Gewalterfahrung passiv und aktiv in der Anamnese

Interventionen bei Patienten in der Vorphase

- Abstand halten und beruhigend zureden
- langsam sprechen mit Wiederholungen
- für die Anwesenheit von vertrauten Personen sorgen
- bestimmt und Grenzen setzend handeln
- Dramatisierung und Eskalation der Situation vermeiden

Interventionen bei Patienten in der gewalttätigen Phase

- verbale Interventionen sind kontraindiziert, zumeist Verstärken sie die Eskalation
- für eigenen Schutz sorgen, Polizei oder Notärzte verständigen
- **keinesfalls die eigenen Kräfte über- und**
- **das Gewaltpotential des Patienten unterschätzen**

Suizidales Verhalten/Suizidversuch

Suizidalität meint alle Denk- und Verhaltensweisen, durch die der eigene Tod angestrebt oder als mögliche Konsequenz in Kauf genommen wird.
Suizidversuche erfolgen in selbstmörderischer Absicht, enden aber nicht tödlich.

Risikofaktoren

Allgemeingültige Leitsymptome für einen Suizidversuch gibt es nicht.
Im Folgenden eine Aufzählung der Risikofaktoren:

- Einsamkeit, soziale Isolation
- Suizide in der Familienanamnese
- starke depressive Affekte, bipolare Erkrankungen, Schizophrenie, schizoaffektive Störungen
- Denkstörungen, imperative Stimmung, Wahnideen
- Persönlichkeitsstörungen, insbesondere bei hoher narzisstischer Kränkbarkeit
- Alkohol-, Medikamenten- und Drogenmissbrauch
- lange andauernde Schlafstörungen
- psychomotorische Erregtheit
- akute Krisen- und Verlusterlebnisse wie Scheidung, Traumatisierung, Arbeitslosigkeit und Schulden
- plötzliche und schwere körperliche Erkrankung
- ein bereits ausgeführter Suizidversuch

Das akute Suizidrisiko steigt ...

- zu Beginn einer medikamentösen antidepressiven Behandlung, besonders mit antriebssteigernden Medikamenten
- nach Entlassung aus der Psychiatrie oder dem Gefängnis
- bei zunehmenden Todes- und Selbstmordphantasien
- bei fehlender Distanzierung von Suizidideen im Gespräch
- bei impulshaften Suizidgedanken oder Handlungsimpulsen
- nach einem Suizidversuch
- bei überraschender Beschäftigung mit Erbschaftsangelegenheiten
- bei ausgeprägter Agitiertheit
- bei chronischen Schmerzen
- bei verändertem Sozialverhalten (Abbrechen von Freundschaften, Rückzug oder abwehrendes Verhalten)
- bei unmittelbarer Selbstmordankündigung (telefonisch oder persönlich)

Interventionen

Abklärung des suizidalen Risikos

- Welche Belastungen haben das suizidale Verhalten ausgelöst?
- Über welche Methoden hat der Patient nachgedacht? Welche hat er genutzt? Wie gefährlich sind diese?
- Wie schnell würden Suizidversuche von anderen entdeckt?
- Welche Warnhinweise gab es? Wie haben Freunde und Verwandte auf diese Hinweise oder bisherigen Suizidversuche reagiert?
- War der Suizid einer anderen Person ein Modell zur Nachahmung?
- Welche Einstellung hat der Patient zum Suizid? Sieht er darin eine Rache, Wiedergeburt, Vereinigung mit Verstorbenen und Bezugspersonen?
- Welche gefährlichen und gefährdenden Situationen gibt es im gegenwärtigen Leben des Patienten?
- Wird der Patient von irgendjemandem gedemütigt, hat er wichtige Bezugspersonen verloren?
- Hat der Patient Zugang zu Waffen oder Tabletten? Oder hat er andere Möglichkeiten, sich etwas anzutun?

Suizidales Verhalten/Suizidversuch

Handlungsmöglichkeiten des Therapeuten

- soziales Netz und individuelle Ressourcen aktivieren
- Notwendigkeit einer medikamentösen Therapie abklären oder veranlassen
- Eigenaktivität unterstützen
- notwendige Aktivitäten vertraglich festlegen und Vereinbarungen schriftlich fixieren
- Nicht-Suizid-Vereinbarung schließen
- Vereinbarung über nächsten Kontakt treffen
- stationäre Hilfe abklären
- getroffene Vereinbarungen kontrollieren

Vorgehen bei mangelnder Kooperation

- Initiative ergreifen
- Patienten nicht allein lassen, Dritte hinzuziehen
- stationäre Aufnahme veranlassen
- Patienten von Rettungsdiensten zur stationären Aufnahme bringen lassen
- falls der Patient nur telefonisch Kontakt hat oder bereits einen Suizidversuch durchführt, den Notarzt verständigen

INFO 164 /

T

Kurzfristige Strategien

Um im Ernstfall schnell eingreifen zu können, ist das Einüben von Handlungsabläufen sinnvoll. Insbesondere

- das Training der ABCD-Regel
- das Training der Interventionen bei Hyperventilation
- das Training der Interventionen bei Epilepsie und psychogenen Anfällen
- das Training der Interventionen bei Herzinfarkt / Herzstillstand
- das Training von Verhalten in Agitationssituationen
- das Training von Verhalten bei Aggressionssituationen
- das Training von Verhalten bei Suizidsituationen

Zur Bewältigung der konkreten Störungssituation ist hilfreich

- Kenntnis von psychopathologischen Abläufen bei Störungsbildern
- Kenntnisse des Störungsverhaltens selbst

Erwerb von Kenntnissen über

- die pathophysiologischen Abläufe der Symptome und Störungen
- die pathopsychologischen Bedingtheiten der Störungen
- Sofortmaßnahmen
- Interventionsmöglichkeiten

Lern- und Übungsfelder sind

- sogenannte Notfall- oder Expositionsworkshops
- während des Psychiatrischen Jahres in Ambulanzen und psychiatrischen Stationen
- im praktisches Lernen während der Bereitschaftsdienste (auch nachts!) der Ärzte

INFO 165 /

T

Strukturelle Strategien

Anfallsstörungen und psychiatrische »Notfälle« sind in der psychotherapeutischen Praxis selten ein »überfallartiges Geschehen«. Der Therapeut kann sich zumeist auf diese Situationen einstellen, denn sie haben eine längere Krankengeschichte.
Hierzu sind notwendig:

- Genauere Anamnesen unter Einbezug der somatogenen und psychiatrischen Störungsbilder,
- der medikamentösen Versorgung
- und der weitergehenden therapeutischen Versorgung.
- Vorbereitungen auf schwierige Fälle durch Kenntnis der psychopathologischen und Pathophysiologie-Abläufe

Es können dann mit dem Patienten Maßnahmen getroffen werden, die die Auftretenswahrscheinlichkeit der Störung reduzieren.
Dazu zählen unter anderem:

- Psychoedukation über Ablauf der Störung
- Atemübungen
- Entspannungstraining
- Konditionstraining

Konditionstraining ist insbesondere hilfreich für

- Expositionübungen in vivo
- Bei depressiven Störungen

Dies gilt auch für den Therapeuten, denn: Ein besserer körperlicher Zustand verbessert die psychische Gesundheit und damit die Fähigkeit, in Expositionsübungen effektiver zu arbeiten.

KAPITEL 31 /

KVT und Hypnose

Hans-Christian Kossak

- INFO 166/Therapeuten-Informationen zur Hypnose
- AB 170/Indikation und Therapieplanung der Hypnosebehandlung
- AB 171/Wichtige Aspekte bei der Hypnose-Induktion und Lernziele des Therapeuten
- INFO 167/Patienteninformationen zur Hypnose
- INFO 168/Allgemeines zu den Ruheszenen - Informationen zu Audiodateien
- AB 172/Ruheszene »Strand« - Entspannung
- AB 173/Weggabelung – Altersprogression zur Entscheidungsfindung
- AB 174/Durchführung einer bislang aversiven Tätigkeit – Erfolg vorwergnehmen

Allgemeines zu den Tools

Bei den nachfolgenden Materialien zur Anwendung von KVT in Kombination mit Hypnose ist davon auszugehen, dass die Anwender über eine Ausbildung in Klinischer Hypnose verfügen. Falls keine Hypnose-Ausbildung vorliegen sollte, könnten die bewusst dafür ausgewählten Therapiemodule auch ohne Hypnose-Induktion als reine Imaginationsmethoden genutzt werden. Die hier und von Kossak (2014) zitierten Therapiemethoden sind als Beispiele für die individuelle Anwendung von Hypnose in der KVT zu verstehen und nicht als absolute allgemeingültige Vorgehensweisen. Dies würde sonst dem Anliegen einer differenzierten und individuellen Diagnostik und Therapie mit KVT bzw. Hypnose widersprechen. Demnach beschränken sich die nachfolgenden Praxisvorschläge nur auf die oben zitierten Methoden. Sie sollen als Anregung dazu dienen, Hypnose auch aus dem Blickwinkel der KVT zu sehen – und ebenso umgekehrt. Im Folgenden werden jeweils die Ziele und Anwendungsbereiche der einzelnen Arbeitsblätter dargestellt.

INFO 166/Therapeuten-Informationen zur Hypnose. Dieses Tool sollte besonders von Therapeuten berücksichtigt werden, die entweder nur die Interventionsmöglichkeiten der Hypnose oder nur die der KVT kennen. Sie werden mit diesem Tool nochmals besonders darauf hingewiesen, dass sich beide Vorgehensweisen zwar unterscheiden, jedoch sehr gut kombinierbar sind. Deshalb sollte es grundsätzlich bei der Planung einer Hypnosetherapie berücksichtigt werden.

AB 170/Indikation und Therapieplanung der Hypnosebehandlung. Dieses Tool dient zur effektiven Planung der Kombination von Hypnose und KVT. Da diese Kombination anfangs ungewohnt sein mag, legt das Tool als Fragebogen oder Checkliste Impulse vor, mit denen die Planung und Indikation der kognitiv-behavioralen Hypnotherapie strukturiert werden sollte. Diese Liste kann allein oder im Team durchgearbeitet werden, um dann eine im Sinne der KVT und Hypnose gut geplante und durchführbare Therapie zu beginnen. Gleichzeitig dient sie auch zur Supervision, da sie eine klare Struktur vorgibt, nach der nicht nur die Planung, sondern auch die Durchführung und Effektivität der Therapieintervention erfassbar ist. Auch bereits geübte Therapeuten erhalten dadurch Impulse, ihre Vorgehensweisen zu reflektieren und daraus Schlüsse für ihr weiteres Vorgehen oder erforderliche Modifikationen zu ziehen.

AB 171/Wichtige Aspekte bei der Hypnose-Induktion und Lernziele des Therapeuten. Dieses sehr einfach wirkende Tool dient zur Selbstbeurteilung des Therapeuten und zur Beurteilung in der Supervision bei der Analyse von Videoaufnahmen konkreten therapeutischen Handelns. Dazu sind hier die wesentlichsten Basiskomponenten der therapeutischen Einzelverhaltensweisen aufgeführt. Diese Basiskomponenten sollten jeweils einzeln und im Gesamtkontext der Indikation besprochen und reflektiert werden. Dadurch erhält der Therapeut konkrete Rückmeldung über seine bisherigen positiv erreichten Lernziele – auch erhält er differenzierte Hinweise für die Verbesserung seines weiteren Vorgehens. Durch gezieltes Feedback werden wirksame sprachliche Instruktionen (= Suggestionen) gestaltet.

INFO 167/Patienten-Informationen zur Hypnose. Fast allen Patienten ist die Behandlung mit Hypnose unbekannt, sodass sie oft einige Fragen dazu haben. Manche können auch Angst vor der Anwendung der Hypnose haben. Diese Patientenfragen sollten auf jeden Fall differenziert beantwortet werden, damit der Patient für sich zufriedenstellend informiert ist und der geplanten Behandlung zustimmen kann. Zusätzlich zur persönlichen Erklärung im Dialog sollte jeder Patient die grundsätzlichen Informationen zur Hypnose auch schriftlich ausgehändigt bekommen. So kann er sie auch zu Hause nochmals durchlesen, sich dadurch noch sicherer fühlen oder die dann auftretenden Fragen mit seinem Therapeuten genauer besprechen.

Allgemeines zu den Ruheszenen – Informationen zu Audiodateien. In diesem Tool werden Therapeuten über die Möglichkeiten informiert, die Therapie mit Instruktionen von einer CD zu unterstützen. Bestimmte Ruheszenen zur Entspannung können dem Patienten zur häuslichen Übung z. B. auf CD mitgegeben werden. Dadurch wird eine größere Zeitökonomie und somit erhöhte Therapieeffektivität erreicht. Gleichzeitig dienen diese Tonaufnahmen auch besonders dem Anfänger-Hypnosetherapeuten als ein sprachliches Modell für Stimmgestaltung, Intonation, Sprechtempo und Sprechpausen.

Therapierelevante Hypnoseszenen bzw. Methoden – Beispiele

Die Tools dieses Abschnitts stellen nur eine kleine Auswahl der immens umfangreichen und kreativen Anwendungsmöglichkeiten von KVT und Hypnose dar. Beispiele für ihren Anwendungsbereich sind in Kossak (2014) aufgeführt. Ihre Vielfalt und große Indikationsbreite ist dem *Lehrbuch Hypnose* (Kossak, 2013) zu entnehmen.

AB 172/Ruheszene »Strand« – Entspannung. Das Tool Ruhebild »Strand« ist besonders für Anfänger geeignet. Sie können hierbei auf ihre eigenen Entspannungserfahrungen zurückgreifen, was ihnen die Formulierungen erleichtert. Sie können dabei die in AB 171 formulierten Lernziele realisieren lernen. Gleichzeitig können sie hierbei genau die auf die unterschiedlichen Suggestionen auftretenden Bewegungen und die Mimik des Patienten beobachten wie z. B. entspanntes Gesicht in der Sonne, Nasenbewegungen bei Meeresgeruch oder Lippenbewegungen beim Salzgeschmack. Daraus ist die Kooperation und bildhafte Vorstellungsfähigkeit des Patienten zu erkennen, die es differenziell zu verstärken gilt.

AB 173/Weggabelung – Altersprogression zur Entscheidungsfindung. Dieses Tool ist mehr für Fortgeschrittene in KVT und Hypnose angeführt. Das Tool gibt konkrete Anregungen, wie durch Projektion der Auswirkungen eines Problems auf die Zukunft deren emotionale Aspekte deutlich erlebt werden können und dadurch zu Entscheidungsfindungen beitragen können (siehe unten: Indikation). Der Dialog mit dem Patienten während dieser Intervention und die genaue Beobachtung seiner feinen motorischen (meist mimischen) Reaktionen geben besonders wertvolle Informationen, die im daran anschließenden Therapiegespräch weiterbearbeitet und ausgewertet werden.

AB 174/Durchführung einer bislang aversiven Tätigkeit – Erfolg vorwergnehmen. Das Tool gibt Anregungen für Fortgeschrittene, nun auf zwei Ebenen (Vergangenheit und Gegenwart) des Patienten zu arbeiten und diese miteinander zu verbinden. Das Tool verwendet den früheren Erfolg, besonders das positive emotionale Erlebnis des früheren Erfolgs. Mit dieser positiven Grundstimmung wird die Motivation des Patienten verbessert, eine bislang aversive Tätigkeit endlich zu beginnen. Nachdem die Problemhandlung in Hypnose, also rein mental in der Vorstellung, »konkret« erlebt und durchgeführt werden konnte, wird es dem Patienten nun möglich sein, diese neue Lernerfahrung in reales Handeln umzusetzen, da er ja nun auf das neu erlernte Verhalten zurückgreifen kann.

Literatur

Flammer, E. (2006). Die Wirksamkeit von Hypnotherapie bei Angststörungen. Hypnose. Zeitschrift für Hypnose und Hypnotherapie. Bd.1 u. 2, S. 173–198.

Kirsch, I., Montgomery, G. & Sapirstein, G. (1995). Hypnosis as an adjunct to cognitive-behavioral psychotherapy: A meta-analysis. Journal of Consulting and Clinical Psychology, 63, 214–220.

Kossak, H.-C. (2013). Hypnose. Lehrbuch für Psychotherapeuten und Ärzte (5. Aufl.). Weinheim: Beltz.

Kossak (2014). KVT und Hypnose: Die Rekonstruktion, Konstruktion und Bearbeitung problemrelevanter Kognitionen in Hypnose. In H. H. Stavemann (Hrsg.), KVT-Praxis. Strategien und Leitfäden für die Integrative KVT (3. Aufl.). Weinheim: Beltz.

Lynn, S. J., Kirsch, I., Barabasz, A., Cardena, E. & Patterson, D. (2000). Hypnosis as an empirical supported clinical intervention: The state of evidence and a look to the future. The International Journal of Clinical and Experimental Hypnosis, 48, 239–259.
Revenstorf, D. (2006). Expertise zur Beurteilung der wissenschaftlichen Evidenz des Psychotherapieverfahrens Hypnotherapie. Hypnose. Zeitschrift für Hypnose und Hypnotherapie. Bd.1 u. 2, S. 7–164.

Quellennachweis

Die in diesem Kapitel verwendeten Arbeitsblätter stammen u. a. aus Kossak (2013, 2014) und wurden teilweise modifiziert und erweitert.

INFO 166 /

T

Therapeuten-Informationen zur Hypnose

Zur Methodenkombination

- Prinzipiell lassen sich die verschiedenen Hypnose-Methoden (wie z. B. Dissoziation, Altersregression) mit den bekannten VT- und KVT-Methoden (wie z. B. Verstärkung, Reizkonfrontation, Reframing) kombinieren. Dann wird KVT unter Hypnose durchgeführt.
- Hypnose in Kombination mit KVT ist bei vielen Problemen und Störungen (z. B. Schmerzen, Psychosomatik, Ängste) effektiver als jede der Methoden für sich allein – und auch im Vergleich mit anderen Therapiemethoden (Flammer, 2006; Kirsch et al., 1995; Lynn et al., 2000; Revenstorf, 2006).
- Die Methoden der KVT neigen dazu, mehr kognitiv-rational zu sein. Entsprechend ist die Kommunikation mit dem Patienten mehr rational, so z. B. besonders beim Sokratischen Dialog.
- Hypnose bietet den Vorteil, mehr emotionale Aspekte des Erlebens anzuregen.
- Dadurch ergänzen sich KVT und Hypnose in ihrer Kombination besonders gut. So lassen sich z. B. die in Hypnose mehr emotional erfahrenen Erlebensanteile sehr gut und wirkungsvoll mit der daran anschließenden kognitiven Weiterbearbeitung im Sinne der KVT verbinden.

Umfang und Dauer der Hypnosetherapie

- Wird Hypnose zum Aufdecken komplexer Probleme genutzt, sind meist längere Therapiepassagen mit mehreren Methoden hilfreich, wie sie auch aus der KVT bekannt sind. Je nach Bedarf wird dann evtl. in jeder Therapiesitzung und über einen längeren Zeitraum mit Hypnose gearbeitet.
- Enger umrissene Übungen wie z. B. zur Angstannäherung, zur Selbstsicherheit oder zur Selbstkontrolle sind meist unterteilt in kleine Verhaltens- und Änderungseinheiten i. S. eines Mikroteaching durchzuarbeiten. Das kritische Verhalten wird in Hypnose durchgeführt, verstärkt, analysiert und mehrmals wiederholt, bis das Unter-Lernziel erreicht ist und die Bearbeitung der nächsten kleinen Einheit erfolgt, die dann in der nachfolgenden Besprechung ausgewertet und weiter geplant werden.

Kontingente und differenzielle Verstärkung

- Bei der gesamten Behandlung ist es immer sinnvoll, die Erfolge zu verstärken durch:
  - Lob des Therapeuten
  - Aus der Perspektive Dritter (imaginierte bedeutungsvolle Personen) betrachten und verstärken zu lassen
  - Anstatt kognitiv »Was würde ihr Freund X dazu sagen?« erfolgt hier mehr die emotionale Beziehung wie: »Ihr Freund hat das alles gesehen und schaut Sie anerkennend an. Sehen Sie, wie er nickt, lächelt und begeistert seinen Daumen hochstreckt!«
  - Imaginierte »reale« Wahrnehmungen wie Eis essen, Freude fühlen, den Erfolg als Erleichterung wahrnehmen, eine materielle oder soziale Belohnung bekommen
- Die vom Patienten erreichten Veränderungen in Richtung auf das angestrebte Ziel, soll der Therapeut nicht nur kontingent verstärken; er sollte immer wieder betonen, dass gerade jetzt der Patient wieder *seinen* Erfolg erreicht hat, *er/sie es* bewirkt hat. Es ist immer wieder beeindruckend, wie überrascht Patienten über ihre gerade erlebte Selbstwirksamkeit sind.
- Diese differenzielle Verstärkung der Selbstwirksamkeit fördert deutlich die weitere Therapiemotivation und Kooperation des Patienten.
- Gleichzeitig erfährt der Patient, dass er die Therapie selbst aktiv gestalten kann und Hypnose keinesfalls passiv und gefügig macht.

Indikation und Therapieplanung der Hypnosebehandlung

Fragenliste zur Indikation der Hypnose

Name: ________________ **Patient:** ________________ **Sitzung/Datum:** ________________

Diagnostik, Indikation von Behandlungsmethoden

(1) Welche Diagnose besteht – und welches therapeutische Verfahren ist im vorliegenden Fall *ohne* Hypnose angezeigt?

____

- Welche Vorteile hat dieses Verfahren? ________________
- Welche Nachteile hat dieses Verfahren? ________________
- Wie wird der Patient darauf reagieren? ________________
- Hat der Patient bestimmte psychische, motorische, soziale Grenzen, die Veränderungen des Standardverfahrens erforderlich machen? ________________
- Welche Modifikationen wären dazu erforderlich? ________________

Indikation der Hypnose

(2) Aus welchen Gründen soll unbedingt Hypnose eingesetzt werden?

- Gibt es Grenzen der konventionellen Methode (s. o.)? ________________
- Liegen Widerstände des Patienten vor? Wenn ja, welche? ________________

(3) Gibt es bestimmte erwartete Vorteile der Hypnoseanwendung?

- Welche Vorteile könnte Hypnose bieten? ________________

Ziele der Therapie

(4) Welche Ziele sollen u. a. mit Hypnose erreicht werden?

- Gewinnung diagnostischer Informationen? Welcher? ________________
- Abbau von Widerständen, Aufbau von Kooperation? Welcher Form von Kooperation?
- Als therapeutische Ziele werden angestrebt (z. B.):
  - Reine Entspannung ________________
  - Anwendung eines bestimmten Hypnose-Therapieverfahrens ________________

– Konfrontation (mit) ....

– Selbstregulation, Selbstkontrolle von ....

– Sonstiges ....

Methodenkombination von KVT und Hypnose

(5) Soll eine Kombination von KVT und Hypnose erfolgen?

► Welche KVT-Methoden sollen mit welchen Hypnose-Methoden kombiniert werden? (s. Punkt 1).

....

► Was ist dabei besonders zu beachten? ....

Patienten: Erwartungen und Bedürfnisse

(6) Wie viel weiß der Patient bereits über Hypnose?

► Welche Erwartungshaltungen liegen vor? ....

► Will der Patient passiv bleiben, Verantwortung abgeben? ....

(7) Müssen Vorurteile/Ängste in Bezug auf Hypnose abgebaut werden?

....

....

Besondere Vorbereitungen, Übungen, Tests

(8) Müssen dazu (s. Frage 6 u. 7) mit dem Patienten Vorbereitungs- oder Vertrauensübungen erfolgen?

....

(9) Ist die Durchführung spezieller Hypnosetests/Suggestibilitätstests erforderlich?

....

(10) Müssen aufgrund der Tests oder Grenzen des Patienten (s. o.) spezielle Hypnose-Induktionen oder -Methoden erfolgen oder modifiziert werden?

....

....

AB 171 /

Wichtige Aspekte bei der Hypnose-Induktion und Lernziele des Therapeuten

(1) Verbalisierungen: anschaulich-konkret, aufgabenorientiert, zielorientiert, ruhig.

Veränderungsvorschläge: ....

(2) Positive Formulierungen: zielorientiert, Verneinungen unterbleiben, ermunternd.

Veränderungsvorschläge: ....

(3) Orientierung an Erfahrungen des Patienten: VAKOG = Formulierungen, die Erinnerungen ansprechen auf den Ebenen: visuell, akustisch, kinästhetisch, olfaktorisch, gustatorisch.

Veränderungsvorschläge: ....

(4) Timing: langsam sprechen, dem Patienten Zeit geben, entsprechend Imaginationen zu entwickeln, dabei genau beobachten und Reaktionen auf VAKOG nutzen.

Veränderungsvorschläge: ....

(5) Kontingente Verstärkung jeder kleinen Kooperation in Richtung auf die gewünschten Ziele: Imagination, sprachliche Kooperation, Wirkung der Suggestionen für KVT und Hypnose (s. INFO 166).

- Die Verstärkung erfolgt kontingent
- Die Verstärkungen erfolgen meist verbal durch den Therapeuten
- Verstärkung durch imaginierte Hilfs- oder Modellpersonen (Anerkennung, Lob, Zuwendung)
- Verstärkung durch vom Patienten gewünschte imaginierte »reale« Verstärker wie z. B. Eis essen, Rosenduft riechen, Katze streicheln
- Verstärkung der Selbstwirksamkeit, Kooperation etc. des Patienten

Veränderungsvorschläge: ....

(6) Sprachliche Kommunikation: Während der gesamten Sitzung sollte der Therapeut die sprachliche Kommunikation mit dem Patienten (= Rapport) aufrechterhalten. Dadurch erfährt er, inwiefern der Patient auf die Suggestionen/Imaginationen reagiert, ob Modifikationen erfolgen müssen, ob Ängste auftreten etc. Gleichzeitig verhindert er dadurch, dass der Rapport abbricht und der Patient sich dann z. B. alleingelassen fühlen kann oder die therapeutische Intervention vermeidet, indem er andere Imaginationen entwickelt.

Veränderungsvorschläge: ....

(7) Anwendungskonsequenzen der Kombination von KVT und Hypnose: Wie bereits in INFO 166 erwähnt, erleichtert Hypnose mehr den emotionalen Zugang zu Problemen; zusätzlich erfordern ihre Vorgehensweisen sehr viel an Kreativität, um relevante Informationen oder Veränderungen zu bewirken. Dabei ist kontinuierlich zu beachten, ob die in der Indikation der KVT-Methode (s. INFO 166, besonders in AB 170) geplanten theoretischen und praktischen Elemente weiterhin berücksichtigt sind.

Veränderungsvorschläge: ....

INFO 167 /

P

Patienteninformationen zur Hypnose

Von Hypnose besteht oft ein falsches Bild

In der Regel erscheint dem Laien Hypnose als ein Zustand, der durch eine besondere Gabe des Hypnotiseurs herbeigeführt wird, in dem der Hypnotisierte wie ein Roboter willenlos Befehle ausführt und dabei auch Leistungen vollbringt (Steigerung der muskulären Belastbarkeit bzw. gesteigerte Lern- und Gedächtnisleistungen), die ihm normalerweise nicht möglich sind und an die er sich – wieder zurück im Wachzustand – nicht mehr erinnern kann. Dieses Bild von Hypnose entnimmt die Öffentlichkeit den Sensationsberichten über hypnotische Phänomene bzw. den Darstellungen von Bühnenhypnose in den Medien (Fernsehen, Illustrierte). Leider zeichnen derartige Berichte nicht nur ein falsches Bild von Hypnose, sondern wecken auch unrealistische Erwartungen und Ängste über Dauer und Verlauf einer Hypnosetherapie.

Hypnose lenkt die Aufmerksamkeit auf die innere Realität

Tatsächlich ist der Patient in Hypnose sich seiner selbst und der Vorgänge während der Hypnosesitzung bewusst und kann sich hinterher in der Regel an alles erinnern.

Spontane Amnesien (Erinnerungslücken) sind sehr selten. Meist wird Hypnose so »wie kurz vor dem Einschlafen« erlebt. Man denkt dabei mehr »in Bildern«, die intensiver und stabiler sind als ohne Hypnose, die Aufmerksamkeit ist auf die »innere Realität« gerichtet, die der Therapeut durch Suggestionen, Metaphern etc. gestaltet, während die Umwelt, die »äußere Realität«, in den Hintergrund tritt.

Die Fähigkeit, Hypnose zu erleben, hängt nicht – wie vom Laien oft vermutet – mit (eher negativen) Persönlichkeitsmerkmalen wie Neurotizismus, Hypochondrie, sozialer Angst etc. zusammen, sondern insbesondere mit der Fähigkeit, lebhafte Vorstellungen entwickeln zu können.

Hypnose ist nicht Schlaf

Weiterhin werden kreative Fähigkeiten bzw. die Fähigkeit zur »Absorption« (»Aufgehen« in der Beschäftigung mit der Sache) diskutiert. Physiologisch kann Hypnose klar vom Schlaf abgegrenzt werden, während die physiologischen Effekte von Entspannung/Meditation mit denen von Hypnose vergleichbar sind.

Hypnose bewirkt nichts Außergewöhnliches

Leistungssteigerungen (ohne vorheriges Training) oder eine Minderung der moralischen Verantwortlichkeit sind in Hypnose nicht möglich. Zwar werden immer wieder derartige außergewöhnliche Phänomene berichtet, mit sorgfältig kontrollierten wissenschaftlichen Experimenten wird aber belegt, dass diese Phänomene auch ohne Hypnose möglich sind.

Hypnose kann therapeutisch eingesetzt werden

Laien sind oft von den Möglichkeiten der Hypnose fasziniert, die angeblich das normale Maß übersteigen. Medienberichte hierzu sind oft einseitig oder falsch, da sie Sensationen darstellen wollen.

Die wissenschaftlich ausgebildeten Therapeuten sind mehr von der Möglichkeit fasziniert, die in Hypnose veränderte »innere Realität« therapeutisch effektiv einzusetzen. Gerade hierzu zeigen Untersuchungen aus der klinischen Hypnoseforschung, dass Hypnose bei sehr vielen psychischen und psychosomatischen Problemen von großem therapeutischen Nutzen ist.

Hypnose wird in Kombination angewandt

Hypnose ist keine eigenständige Therapieform, sondern wird in der Regel in Kombination mit den bekannten Psychotherapieformen angewandt: In der Verhaltenstherapie etwa, um den Patienten eine normalerweise angstauslösende Situation in der »inneren Realität« angstfrei bestehen zu lassen, um z. B. neue Denk-, Erlebensformen, Konfliktlösungen und Verhaltensweisen zu erkennen, zu erproben und später real einzusetzen. In der Psychoanalyse z. B., um in der hypnotischen Altersregression wichtige Kindheitserlebnisse zu reaktivieren und aufzuarbeiten.

Neben der Kombination mit psychotherapeutischen Verfahren hat die Hypnose aber auch ihren sehr weiten Anwendungsbereich in der Verhaltensmedizin bzw. psychosomatischen Medizin, wo psychisch bedingte Krankheiten wie Bluthochdruck, Hautprobleme etc. mit Hypnose behandelt werden können.

Hypnose wird ebenfalls zur Schmerzkontrolle eingesetzt, so z. B. in der zahnärztlichen Praxis, bei Rücken- oder Kopfschmerzen.

INFO 168 /

T

Allgemeines zu den Ruheszenen – Informationen zu Audiodateien

In der Praxis der Therapie mit Hypnose besteht oft der Bedarf nach erprobten und somit wirksamen Suggestionen, um diese Patienten auf ihre Tonträger zu überspielen, damit sie nach entsprechender Anleitung Selbsthypnose erlernen. Den Wünschen von lernenden und praxiserfahrenen Seminarteilnehmern bzw. Psychotherapeuten, Ärzten und Zahnärzten folgend gibt es zum Lehrbuch »Hypnose« (Kossak, 2013) Audiodateien von fast 80 Minuten Spieldauer zum Download. Für Studierende dienen die einzelnen Szenen als Modell für die Suggestion entsprechender Imaginationen. Die Indikationen und Anwendungsgrenzen wurden bereits ausführlich dargestellt.
Die Szenen wurden vom Autor selbst gesprochen und mit vielen Patienten auf ihre individuelle Anwendbarkeit erprobt. Deshalb können die Szenen oft als Standardszenen wie z. B. »Waldspaziergang« oder »An der See« benutzt werden. Dies hat den Vorteil, dass eine Sprachaufnahme der Szene dem Patienten mitgegeben werden kann, damit er sie zu Hause täglich mindestens einmal übt und so für die Weiterbehandlung in der nächsten Sitzung gut vorbereitet ist. Wurde mittels der o. g. Ruheszene erkannt, dass für den Patienten Modifikationen erforderlich sind, sollten diese selbstverständlich erfolgen.

Hinweise zur Anwendung und zu den Grenzen der Audiodateien. Die Indikationen und Anwendungsgrenzen von Tonträgern werden ausführlich im Lehrbuch von Kossak (2013, S. 372) besprochen. Dennoch soll auch hier auf die besonderen Bedenken und ggf. Grenzen der Anwendung Audiodateien/Tonträgern hingewiesen werden:

- Die Anwendung der Audio-Dateien sollte nach einer entsprechenden Indikation mit weiteren Anleitungen durch einen Therapeuten begleitet werden.
- Der Patient sollte unbedingt auf Folgendes hingewiesen werden:
  - Er soll die CD nur für die Anwendungen nutzen, die mit dem Therapeuten abgesprochenen sind.
  - Es soll während der CD-Anwendung keine weitere Person mithören können, damit diese keine unbeabsichtigte Suggestion erhält.
  - Die CD darf keinesfalls an Dritte weitergegeben werden, damit diese sie nicht unsachgemäß anwenden können.
- Die Übungen für Studierende sollen zur Unterstützung ihrer Ausbildungserfahrungen dienen und in diesem Kontext angewandt, ggf. auch supervidiert und besprochen werden.
- Werden die Instruktionen und Suggestionen der Online-Dateien nicht im vorgenannten Sinn von Therapeuten bzw. Klienten fachgerecht genutzt, wird für deren Wirkung keine Verantwortung übernommen.

AB 172 /

T

Ruheszene »Strand« – Entspannung

Vorexploration

- Standard: Vielen Patienten reicht ein Strand im Sommer, wie hier im Text.
- Individuell: Manche Patienten wünschen sich eine bestimmte Jahreszeit oder landschaftliche Besonderheit des Strandes. Dafür ist der u. g. Text relativ allgemein gehalten. Viele Patienten können diese Szene dann trotz ihrer individuellen Wünsche akzeptieren. Falls nicht, müssen sie ihr ganz persönliches Strandbild erhalten.

Indikation

- Die Szene dient zur Einleitung der Hypnose/Imagination und zum ruhigen Beginn der Hypnosebehandlung.
- Falls während der Behandlung Stress auftritt, kann wieder auf die sichere (angst- und stressfreie) Ruheszene zurückgegangen werden.
- Später als Selbsthypnose dient die Szene zur Selbstkontrolle in kritischen Situationen.

Dauer, Setting

- 12 bis 13 Minuten. Nach entsprechender Übung werden später oft nur 2–3 Minuten bis zur starken Entspannung benötigt.

Anmerkungen zur Durchführung

- Gerade hier wird viel VAKOG erforderlich.

Nach- und Weiterbesprechung

- Stets erfragen, welche Vorstellungen besonders angenehm waren. Ebenso erfragen, ob ggf. unangenehme Vorstellungen auftraten. Diese Informationen müssen weiterhin berücksichtigt werden.

Wirkungen

- Meist tritt eine angenehme Entspannung auf, verbunden mit der Bereitschaft, nun therapeutisch weiterzuarbeiten.

Ruheszene »Strand«

»Sie befinden sich hier am Strand; das ist Ihr Strand mit der herrlich *weit geschwungenen* Bucht vor Ihnen und dem *breiten weißen* Sandstrand. Der ist so hell, dass er in der Sonne *fast blendet*. Sie *liegen* auf Ihrem Badetuch und genießen die viele Zeit, die Sie haben. Die Sonne scheint *warm* auf Ihre Haut, Sie merken deutlich die *Wärme* der Sonnenstrahlen in Ihrem Gesicht, wie diese dort die Haut leicht *anspannen*. Auch auf Ihren Schultern (usw.) merken Sie diese *Wärme* ganz deutlich. Die Wellen des *blauen* Meeres sind ganz *flach* und *laufen langsam*, fast *träge* ans Ufer. Die Brandung ist ganz *leise, ein leises Zischen* vom Kommen und Gehen der Wellen … Sie *riechen* auch deutlich diese würzige Luft; das Salz der Seeluft *spüren* Sie deutlich in Ihrer Nase, vermischt mit dem leichten *Geruch* von Tang. Die Luft ist ganz salzhaltig; das merken Sie auch auf Ihren Lippen. Die *schmecken* ganz salzig; Sie merken deutlich mit Ihrer Zunge diesen Salzgehalt, typisch nach Seeluft *schmeckt* es … In der Entfernung *sehen* Sie ein paar Segelboote *langsam vorbei gleiten* und einige Manöver machen, die Segel sind leicht aufgebläht im Wind. Und Sie *genießen* diese herrliche Entspannung an diesem wunderschönen Sandstrand mit den Wellen, die *leicht auf und ab gehen*, und der herrlichen Sonne, in der Sie so schön *dösen* können. Nun können Sie noch einige Zeit diese schöne Entspannung genießen … …«
[Nach ca. 1 Minute lauter:]
»Ich werde nun rückwärts von Drei nach Null zählen. Sie werden dann die Augen öffnen und sich entspannt und wohlig aktiv fühlen. … Drei … Sie hören deutlich meine Stimme, befinden sich hier in diesem Raum …. Zwei … Sie befinden sich auf diesem Stuhl … Eins … Sie werden gleich die Augen öffnen … Null … Sie Öffnen nun die Augen und werden sich ganz entspannt und wohlig aktiv fühlen.«

AB 173 /

Weggabelung – Altersprogression zur Entscheidungsfindung

Vorexploration
Nach der Anamnese reicht meist aus, darauf hinzuweisen, dass nun zur Entscheidungsfindung eine kleine Wanderung auf verschiedenen Wegen erfolgt.

Indikation
Bei Entscheidungsproblemen wie z. B. Trennung, Veränderung im Beruf, Änderungen des Lebensweges liegen oft nur rationale Argumente zur Entscheidungsfindung vor. Durch eine Altersprogression erfolgt die Konfrontation mit den Auswirkungen der Entscheidung/Veränderung. Der Patient findet dadurch auch Zugang zu bislang nicht zugelassenen oder unbeachteten emotionalen Langzeitauswirkungen. Die Konsequenzen des gegenwärtigen Handelns, Denkens, Fühlens werden dadurch vorweggenommen bzw. klarer erkannt.

Dauer, Setting
Ca. 25–30 Minuten.

Anmerkungen zur Durchführung
Der Patient muss jeweils ausreichend Zeit bekommen, sich die einzelnen Phasen und deren Auswirkungen vorzustellen. Sie sollten während der Hypnose vom Patienten konkret geschildert werden (VAKOG anregen).

Nach- und Weiterbesprechung
Nach der Durchführung der Intervention sollte der Patienten ausreichend Zeit zur Rückorientierung haben, um dann mit ihm die Hypnoseerlebnisse und ihre Auswirkung auf die gegenwärtige Entscheidung durchzuarbeiten.

Wirkungen
Fast alle Patienten sind oft sehr beeindruck, ergriffen, sogar erschüttert über ihre in Hypnose gemachten Erfahrungen. Entsprechend benötigen sie Zeit, diese zu verarbeiten. Hier wird sehr viel an Behutsamkeit und Empathie des Therapeuten gefordert. Er sollte keinesfalls auf sofortige Lösungen drängen.

Weggabelung

(**Vorbemerkung:** die im Text mit A und B bezeichneten Probleme/Alternative müssen jeweils konkret ausformuliert werden.)
»Sie gehen eine lange Straße entlang; es ist die Straße der Entscheidung. … Nach einiger Zeit kommen sie an eine Weggabelung. Dort steht ein Schild mit der Aufschrift »Weg mit der Lösung A« und eines mit der Aufschrift »Weg mit der Lösung B«. Bitte entscheiden Sie sich erst einmal für einen der beiden Wege.« (Patient entscheidet sich z. B. für B)
»Sie gehen also nun den Weg (B) entlang. Es ist ein langer Weg, der zehn Jahre dauert. … Sie gehen nun in ihre Wohnung und sehen sich dort um, wie es nun dort nach zehn Jahren aussieht. Sie sind nun zehn Jahre älter; es ist zehn Jahre her, seitdem Sie sich für/gegen Lösung A entschieden haben. Sie stehen morgens auf, sehen in den Spiegel, sehen sich und ihr Gesicht, das zehn Jahre älter geworden ist.« [Diese Veränderungen ggf. weiter plastisch ausformulieren.]
»Sie verbringen nun einen ganzen Tag so, wie Sie sich damals entschieden haben, gehen zur Arbeit [wird konkret mit dem Patienten durchgesprochen]. … Und abends sehen Sie wieder in den Spiegel, sehen Ihr Gesicht und beobachten ganz genau, wie Sie sich dann fühlen, nachdem Sie einen normalen Alltag erlebt haben«.
[Nun wird die Szene mit der anderen Alternative durchgearbeitet:]
»Sie befinden sich wieder auf der Straße der Entscheidung … nach einiger Zeit kommen Sie … und nun wählen Sie den anderen Weg (A) der Gabelung.
Sie sind nun wieder zehn Jahre älter … [gleicher Text wie zuvor] … wie Sie sich dann fühlen, nachdem Sie einen normalen Alltag erlebt haben. … [Diese Veränderungen ggf. weiter plastisch ausformulieren.]
»Nun Befinden Sie sich nochmals auf dem Weg der Entscheidung und kommen an die Weggabelung, schauen sich beide Wege noch einmal an und spüren ganz deutlich, bei welchem Weg Sie sich besser fühlen. … Sie spüren deutlich Ihr Gefühl bei Weg A und Ihr Gefühl bei Weg B. Sie merken es ganz deutlich, bei welcher Lösung Sie sich besser fühlen. Sie merken auch, *warum* Sie sich bei dieser Lösung besser fühlen.«
[Nun erfolgt die Beendigung der Szene durch Rückwärtszählen – s. AB 172/Ruheszene »Strand« – Entspannung.]

AB 174 / T

Durchführung einer bislang aversiven Tätigkeit – Erfolg vorwegnehmen 1/2

Vorexploration

Siehe unten unter Erfolgsexploration.

Indikation

Handlungen können per se aversiv sein oder durch Vermeidung, Prokrastination etc. immer aversiver werden, d. h. ihre Bewertung wird dadurch meist immer negativer. Beispiele: Hausaufgaben, Seminararbeit, Gutachten schreiben, ein unangenehmes Gespräch führen.

Dauer, Setting

Oft dauert diese Intervention ca. 20 bis 25 Minuten.

Anmerkungen zur Durchführung

Genaue Angaben hierzu weiter unten.

Nach- und Weiterbesprechung

Der Patient wird darin bestärkt, dass er die in Hypnose gefundene Lösung selbst vorgenommen hat, sie also möglichst bald konkret erfolgreich umsetzen kann (= Aufbau von Selbstwirksamkeit!).

Wirkungen

Viele Patienten sind sehr verblüfft über eine so schnell und scheinbar einfache Wirkungsweise, konkrete Vorgehensweisen zu erarbeiten. Erfahrungsgemäß werden diese bislang aufgeschobenen Handlungen schnell und mit dauerhafter positiver Wirkung durchgeführt.

Durchführung einer bislang aversiven Tätigkeit – Erfolg vorwegnehmen

(1) Erfolgsexploration

Mit dem Patienten wird eine frühere Erfolgssituation differenziert und anschaulich exploriert. Diese Exploration kann ggf. bereits in Hypnose erfolgen.
Die Erfolgssituation, in der er deutlichen Erfolg verspürte, sollte inhaltlich entfernt von der Problemsituation sein (= Stimulus-Diskriminierung). So z. B. Erfolg im Sport, als der Patient das entscheidende Tor schoss, alle jubelten, ihm auf die Schulter klopften und er sich dabei stolz und geehrt fühlte.
Diesen konkreten Erfolg durchlebt er nun in Hypnose plastisch (VAKOG).
»Sie haben gesiegt, waren erfolgreich, die anderen zeigen ihre Anerkennung, … sie jubeln (plastisch beschreiben) und Sie machen Ihre Siegerpose. … Sie spüren deutlich *Ihren* Erfolg, *Ihre* Freude, auch am Körper an der speziellen Stelle und legen dort Ihre Hand darauf.«
Er wird darin bekräftigt, wie schön dieser Erfolg ist, wie er z. B. eine innere Wärme spürt, sich größer und stark fühlt.

(2) Bearbeitung der aversiven Handlung

Nun wird in Hypnose die aversive Arbeit begonnen.
»Es wechselt die Szene: Sie befinden sich am Anfang Ihrer Tätigkeit. Sie sitzen an Ihrem Schreibtisch und beginnen (z. B. Ihre Hausaufgaben, Berichterstellung, Haushaltstätigkeit).« [Der Therapeut beschreibt diese ganz konkret-neutral, vermeidet dabei Negativformulierungen.]

Suggestion. »Nachdem Sie das eine Weile getan haben, merken Sie, dass die Zeit ganz schnell vergangen ist. … Und Sie langsam zum Ende von [Therapeut nennt die konkrete Tätigkeit] kommen. Nun merken Sie deutlich Ihr Erfolgsgefühl von früher, Ihre Siegerpose [Therapeut beschreibt sie konkret] und die Anerkennung durch die anderen [Therapeut nennt sie konkret] … und das schöne Gefühl im Körper [Therapeut nennt es konkret]. *Sie* haben es geschafft! … *Sie* haben Ihre Tätigkeit [konkret] durchgeführt und mit einem angenehmen Erfolgsgefühl beenden können. … Wie fühlt sich das jetzt an?«
[Den Patienten berichten lassen und ggf. dahin lenken und verstärken, dass er vorwiegend positive Imaginationen berichtet – also seine bisherigen Verhaltensmuster verlässt.]
»Bitte stellen Sie sich nun vor, wann und an welchem Ort Sie diese Tätigkeit möglichst bald durchführen werden.« [Therapeut. lässt sich das konkret nennen].

Posthypnotisch wirkende Suggestion. »Sie werden das [Tätigkeit konkret nennen] erfolgreich durchführen und erfolgreich beenden.« [Konkret den Erfolg nochmals wiederholen]. … »Mit diesem angenehmen Gefühl werden Sie am [Zeit und Ort nennen] Ihre Tätigkeit leicht und zuversichtlich beginnen und durchführen. … Öffnen Sie nun die Augen und genau wie gerade werden Sie sich dann [Zeit und Ort nennen] gut fühlen.«
Nun wird mit dem Patienten ganz konkret und verbindlich besprochen, wann, wo und mit welchen Startsignalen (Auslösern) er seine Arbeit beginnen soll.
Ggf. soll er sich dann vor Beginn seiner Tätigkeit nochmals seine Erfolgssituation vorstellen.

Verzeichnis der Arbeits- und Informationsblätter

II Materialien für spezifische Patientengruppen

30 Der Notfall: Was tun bei somatogenen und psycho-motorischen Anfällen, bei Gewalt- oder Suizidandrohungen?

Dietrich Roscher

31 KVT und Hypnose

Hans-Christian Kossak

Quellenverzeichnis der Materialien aus Fremdpublikationen

2 Exploration, Anamnese, Diagnose und Therapieplanung
Harlich H. Stavemann
INFO 4/Informationsblatt für Verhaltenstherapie (KBV-Vordruck) wird abgedruckt mit freundlicher Genehmigung der Kassenärztlichen Bundesvereinigung (KBV).

11 KVT in der stationären und teilstationären psychiatrischen Behandlung
Maren Jensen • Michael Sadre-Chirazi-Stark
Die Arbeitsblätter dieses Kapitels stammen mit freundlicher Genehmigung des Psychiatrie-Verlages teilweise aus Jensen, M., Hoffmann, G., Spreitz, J. & Sadre-Chirazi-Stark, M. (2014). Diagnosenübergreifende Psychoedukation. Ein Manual für Patienten- und Angehörigengruppen (2. Aufl.). Köln: Psychiatrie Verlag.

18 KVT bei bipolaren Störungen
Thomas Meyer • Martin Hautzinger
AB 96/Checkliste HCL-32 Kurzform wird mit freundlicher Genehmigung von Professor Jules Angst (Zürich) abgedruckt.

22 KVT in der Suchtbehandlung
Johannes Lindenmeyer
Die in diesem Kapitel verwendeten Arbeitsblätter stammen mit freundlicher Genehmigung des Hogrefe-Verlags aus: Lindenmeyer, J. (2015). Alkoholabhängigkeit. Fortschritte der Psychotherapie Bd. 6 (3. Aufl.). Göttingen: Hogrefe.

26 IRRT bei PTBS
Mervyn Schmucker • Rolf Köster
Ein Großteil der in diesem Kapitel verwendeten Arbeitsblätter stammt mit freundlicher Genehmigung des Klett-Cotta Verlags aus: Mervyn Schmucker / Rolf Köster. Praxishandbuch IRRT – Imagery Rescripting & Reprocessing Therapy bei Traumafolgestörungen, Angst, Depression und Trauer. Mit einem Vorwort von Martin Hautzinger und Dirk Zimmer. Klett-Cotta (Leben Lernen 269), Stuttgart 2014.

27 CRT bei PTBS
Julia König • Rita Rosner
Die in diesem Kapitel verwendeten Arbeitsblätter stammen mit freundlicher Genehmigung des Hogrefe-Verlags aus: König, J., Resick, P. A., Karl, R. & Rosner, R. (2012). Posttraumatische Belastungsstörung. Ein Manual zur Cognitive Processing Therapy. Göttingen: Hogrefe.

Autorenverzeichnis

Herausgeber:

Dr. **Harlich H. Stavemann**, Dr. Dipl.-Psych.
Institut für Integrative Verhaltensherapie (IVT)
Osterkamp 58, 22043 Hamburg

Beiträge von:

Dr. **Ina Beintner,** Dipl.-Psych.
Institut für Klinische Psychologie, TU Dresden
Chemnitzer Str. 46a, 01187 Dresden

Dr. **Anne Boos**, Dipl.-Psych.
Dresdner Fortbildungszentrum Traumatherapie
Psychotherapeutische Praxis
Dresdner Str. 11, 01909 Großharthau

Prof. Dr. **Martin Hautzinger**
Mathematisch-naturwissenschaftliche Fakultät, Klinische Psychologie und Psychotherapie
Eberhard Karls Universität Tübingen
Schleichstr. 4, 72076 Tübingen

Prof. Dr. **Thomas Heidenreich**, Dipl.-Psych.
Fakultät für Soziale Arbeit, Gesundheit und Pflege
Hochschule Esslingen
Flandernstr. 101, 73732 Esslingen

Dr. med. **Claus Jacobi**
Paracelsus Roswitha-Klinik
Dr.-Heinrich-Jasper-Str. 2a, 37581 Bad Gandersheim

Prof. Dr. **Corinna Jacobi**, Dipl.-Psych.
Institut für Klinische Psychologie, TU Dresden
Chemnitzer Str. 46, 01187 Dresden

Petra Jacobi, Dipl.-Psych.
Paracelsus Roswitha-Klinik
Dr.-Heinrich-Jasper-Str. 2a, 37581 Bad Gandersheim

Maren Jensen, Dipl.-Psych.
Asklepios Westklinikum Hamburg
Abteilung für Psychiatrie und Psychotherapie
Suurheid 20, 22559 Hamburg

Dr. **Wolfgang Kalbe**, Dipl.-Psych.
Regio Klinikum Elmshorn
Abteilung für Psychiatrie, Psychotherapie und Psychosomatik
Agnes-Karll-Allee, 25337 Elmshorn

Dr. **Hans-Christian Kossak**, Dipl.-Psych.
Psychotherapeutische Praxis
Schnatstr. 25, 44795 Bochum

Dr. **Julia König**, Dipl.-Psych.
Katholische Universität Eichstätt-Ingolstadt
Lehrstuhl für Klinische und Biologische Psychologie
Ostenstr. 25 (Waisenhaus), 85072 Eichstätt

Dr. med. **Rolf Köster**
Facharzt FMH für Psychiatrie und Psychotherapie
Ärztlicher Leiter des Zentrums für Psychiatrie, Psychotherapie & Beratung ZPPB
Sonnengutstr. 2, 5620 Bremgarten
Schweiz

PD Dr. **Johannes Lindenmeyer**, Dipl.-Psych.
Salus-Klinik Lindow
Straße nach Gühlen 10, 16835 Lindow

Angela Luppen, Dipl.-Psych.
Praxis für Neuropsychologie und Kognitive Verhaltenstherapie
Badehaus I, Herforder Str. 45, 32545 Bad Oeynhausen

Prof. Dr. **Stephanie Mehl**, Dipl.-Psych.
Universitätsklinikum Gießen und Marburg GmbH
Standort Marburg, Rudolf-Bultmann-Str. 8, 35039 Marburg

Dr. **Thomas Meyer**, Dipl.-Psych.
Health Science Center at Houston, Medical School
Department of Psychiatry & Behavioral Sciences
The University of Texas
1941 East Road, BBSB 3118, Houston, TX 77054
USA

Prof. Dr. **Johannes Michalak**, Dipl.-Psych.
Dept. of Psychology and Psychotherapy
Witten/Herdecke University
Alfred-Herrhausen-Str. 50, 58448 Witten

Prof. Dr. **Stephan Mühlig**, Dipl.-Psych.
Institut für Psychologie, Technische Universität Chemnitz
Wilhelm-Raabe-Str. 43, 09120 Chemnitz

Prof. Dr. **Simone Munsch**, Dipl.-Psych.
Lehrstuhl Klinische Psychologie und Psychotherapie, Universität Fribourg
1700 Fribourg, Rue de Faucigny 2
Schweiz

Dr. **Peter Neudeck**, Dipl.-Psych.
Praxis in der Salzgasse
Salzgasse 7, 50667 Köln

Dr. **Carmen Oelkers**, Dipl.-Psych.
Fachberiech Psychologie
Eberhard Karls Universität Tübingen
Gartenstr. 29, 72074 Tübingen

Prof. Dr. med. **Wolfgang Poser**
Klinik und Poliklinik für Psychiatrie/Psychotherapie, Universität Göttingen
V.-Siebold-Str. 5, 37075 Göttingen

Dr. med. **Dietrich Roscher**, Dipl.-Soz.
Praxis für Psychotherapie, Psychosomatik und Psychiatrie
Im Sieke 16, 37130 Gleichen/Klein Lengden

Prof. Dr. **Rita Rosner**, Dipl.-Psych.
Lehrstuhl für Klinische und Biologische Psychologie
Katholische Universität Eichstätt-Ingolstadt
Ostenstr. 25 (Waisenhaus), 85072 Eichstätt

Prof. Dr. med. **Michael Sadre-Chirazi-Stark,** Dipl.-Psych.
Ärztlicher Leiter Prof. Stark Institut für innovative Behandlungsformen, Diagnostik und Beratung
Beim Schlump 29, 20144 Hamburg

Prof. Dr. **Angelika Schlarb**, Dipl.-Psych.
Universität Bielefeld, Fakultät für Psychologie und Sportwissenschaft
Abteilung für Psychologie
Postfach 100131, 33501 Bielefeld

Prof. Dr. **Mervyn Schmucker**
Klinik am Waldschlößchen, Fachklinik für Psychosomatische Medizin
Zentrum für Psychotraumatherapie
Sudhausweg 6, 01099 Dresden

Prof. Dr. **Ulrich Stangier**, Dipl.-Psych.
Goethe-Universität, Institut für Psychologie
Klinische Psychologie und Psychotherapie
Varrentrappstr. 40–42, 60486 Frankfurt am Main

Achim Tacke-Pook, Dipl.-Psych.
Paracelsus Roswitha-Klinik
Dr.-Heinrich-Jasper-Str. 2a, 37581 Bad Gandersheim

Prof. Dr. **Andreas Thiel**, Dipl.-Psych.
Klinik für Psychosomatische Medizin und Psychotherapie
Zentrum für Psychosoziale Medizin
Agaplesion Diakonieklinikum Rotenburg
Elise-Averdieck-Str. 17, 27356 Rotenburg

Dr. **Rolf Winiarski**, Dipl.-Psych.
Psychotherapeutische Praxis
Herlingsburg 16, 22529 Hamburg

Praxisorientierte Einführung für Psychotherapeuten

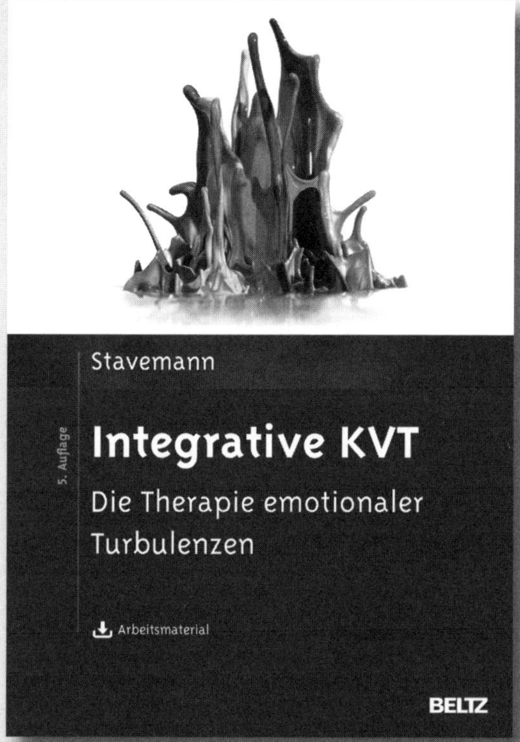

Harlich H. Stavemann
Integrative KVT
Die Therapie emotionaler Turbulenzen. Mit Arbeitsmaterial zum Download
2014. 395 Seiten. Gebunden.
ISBN 978-3-621-28150-8

Dieses Buch ist auch als E-Book erhältlich.
ISBN 978-3-621-28179-9

Wesentlich an Kognitiver Verhaltenstherapie ist der Prozess der „kognitiven Umstrukturierung": Gemeinsam mit den Patienten werden irrationale oder krank machende Denkmuster aufgedeckt, durch neue funktionale Denkweisen ersetzt und trainiert. Die vorliegende Einführung bietet Therapeuten eine Systematik zur Strukturierung emotionaler Turbulenzen.

Schritt für Schritt und anhand fachlich kommentierter Fallbeispiele beschreibt der Autor das therapeutische Vorgehen beim kognitiven Umstrukturieren in 5 Phasen:

1. Vermitteln des kognitiven Modells,
2. dysfunktionale Denkweisen auffinden,
3. diskutieren, ob sie realitätsbezogen sind,
4. funktionale Denkweisen erarbeiten,
5. diese alternativen Denkweisen trainieren.

Jedes Kapitel schließt mit Übungs- bzw. Ausbildungsfragen und weiterführender Literatur. Insbesondere für Berufsanfänger und Ausbildungskandidaten ist diese Einführung in die Integrative Kognitive Verhaltenstherapie eine unentbehrliche Hilfe.

Verlagsgruppe Beltz • Postfach 100154 • 69441 Weinheim • www.beltz.de

Der Einstieg in die psychotherapeutische Selbsterfahrung

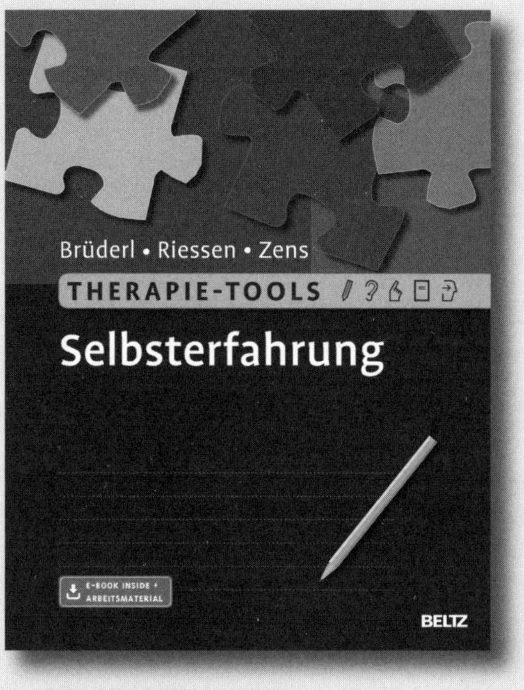

Leokadia Brüderl • Ines Riessen • Christine Zens
Therapie-Tools
Selbsterfahrung
Mit E-Book inside und Arbeitsmaterial
2015. 330 Seiten. Broschiert.
ISBN 978-3-621-28221

Dieses Buch ist auch als E-Book erhältlich.
ISBN 978-3-621-28240-6 (PDF)

Selbsterfahrung ist ein wichtiger Bestandteil sowohl der Ausbildung als auch des weiteren Berufslebens eines Psychotherapeuten. Erst die fundierte Selbsteinschätzung und Kenntnis der eigenen Persönlichkeit ermöglicht eine erfolgreiche und zufriedenstellende therapeutische Arbeit.

Ein nachhaltiger selbsterfahrender Prozess für Personen aus (psycho-)therapeutischen Berufsgruppen umfasst viele einzelne Puzzleteile, die hier in sechs inhaltlichen Modulen erarbeitet werden können. Diese folgen primär dem verhaltenstherapeutischen Ansatz und beziehen dabei auch Elemente der 3. Welle sowie nahestehender Methoden mit ein, z. B. Schematherapie, CBASP, ACT oder systemische Interventionen.

Mit 40 Übungen und 140 Arbeitsblättern zu den Themen:

- Biografiearbeit
- Emotionale Kompetenzen
- Selbstwertstärkung
- Arbeit mit Selbstanteilen
- Therapeutenidentität
- Umgang mit Verlust durch Abschied oder Tod

Verlagsgruppe Beltz • Postfach 100154 • 69441 Weinheim • www.beltz.de